Sprachstörungen nach Schädelhirntrauma

Tübinger Beiträge zur Linguistik

herausgegeben von Gunter Narr

425

Renate Drechsler

Sprachstörungen nach Schädelhirntrauma

Diskursanalytische Untersuchungen aus textlinguistischer und neuropsychologischer Sicht

gnv Gunter Narr Verlag Tübingen

Die Deutsche Bibliothek – *CIP-Einheitsaufnahme*

Drechsler, Renate:
Sprachstörungen nach Schädelhirntrauma : diskursanalytische
Untersuchungen aus textlinguistischer und neuropsychologischer Sicht /
Renate Drechsler. – Tübingen : Narr, 1997
  (Tübinger Beiträge zur Linguistik ; 425)
  Zugl.: Freiburg (Breisgau), Univ., Diss., 1995
  ISBN 3-8233-5090-0

© 1997 · Gunter Narr Verlag Tübingen
Dischingerweg 5 · D-72070 Tübingen

Das Werk einschließlich aller seiner Teile ist urheberrechtlich geschützt. Jede Verwertung außerhalb der engen Grenzen des Urheberrechtsgesetzes ist ohne Zustimmung des Verlages unzulässig und strafbar. Das gilt insbesondere für Vervielfältigungen, Übersetzungen, Mikroverfilmungen und die Einspeicherung und Verarbeitung in elektronischen Systemen.
Gedruckt auf säurefreiem und alterungsbeständigem Werkdruckpapier.

Verarbeitung: Nädele, Nehren
Printed in Germany

ISSN 0564-7959
ISBN 3-8233-5090-0

Vorwort

Diese Arbeit ist als Dissertation an der Albert-Ludwigs-Universität in Freiburg/ Breisgau entstanden. Dank für beständige Unterstützung, Diskussionsbereitschaft und Ermutigung schulde ich vor allem Prof. Dr. Wolfgang Raible, dem Betreuer dieser Arbeit. Für seine Bereitschaft, als Zweitgutachter zu fungieren, und für interessante Anregungen, die im Laufe der Jahre von ihm oder von ihm initiierten Arbeiten ausgingen, danke ich Prof. Dr. Claus W. Wallesch. Dem Jugendwerk Gailingen und der Klinik Bethesda, Tschugg, danke ich für die Möglichkeit, Patienten für diese Untersuchung testen zu können. Viele Kollegen aus Neuropsychologie und Sprachtherapie an beiden Kliniken haben mich bei der Datenerhebung unterstützt oder ihre Testdaten zur Verfügung gestellt, wofür ich ihnen danken möchte. Hier ist besonders Edith Simon zu nennen. Erika Hunziker und Ingrid Baltisberger haben die Korrektur der Dialekt-Transkripte übernommen. Mit Gudrun Kaiser verbindet mich seit langem eine berufliche und private Freundschaft, der ich viele Anregungen verdanke. Ihr und Geli Bauer sei für wichtige Rückmeldungen zur Arbeit gedankt. Meinem Chef, dem Ärztlichen Direktor der Klinik Bethesda Dr. Fabio M. Conti, danke ich für das Verständnis und die Unterstützung, die er mir besonders in der Endphase der Arbeit entgegengebracht hat.

Schliesslich aber ist vor allem den Patienten zu danken, die sich für diese Untersuchung zur Verfügung gestellt haben. Einige wenige von ihnen – und seitdem natürlich viele andere Patienten mit Störungen des kommunikativen Verhaltens nach Schädelhirntrauma – habe ich noch über lange Zeit hinweg therapeutisch betreuen und so ihre weitere Entwicklung verfolgen können. Dies hat mir Gelegenheit gegeben, die Brauchbarkeit der in dieser Arbeit vorgestellten Modelle und Analysemethoden auch am Verlauf zu überprüfen. Aber das wäre schon wieder – oder wird vielleicht – ein anderes Buch ...

Tschugg, Frühjahr 1997

Renate Drechsler

Inhaltsverzeichnis

0. Einleitung 1

Teil I : Theoretische Einführung

1. Sprachstörungen nach Schädelhirntrauma – Literaturüberblick

1.0 Einleitung...	4
1.1 Die frühen Arbeiten..	5
1.2 Aphasie nach Schädelhirntrauma.................................	7
1.2.1 Auftretenshäufigkeit...	7
1.2.2 Aphasische Syndrome und Symptome bei Patienten nach Schädelhirntrauma	8
1.2.3 Verlaufsstudien..	9
1.2.4 Gib es spezielle aphasische Profile nach Schädelhirntrauma ?	11
1.2.5 Störungen der Sprachäusserung und des Sprechens nach Schädelhirntrauma	13
1.3 Sprachstörungen nach Schädelhirntrauma als Ausdruck kognitiver Störungen	14
1.3.1 Die Desintegration sprachlicher Prozesse während Phasen der Desorientiertheit (confusional states)	14
1.3.2 Sprachstörungen als Konsequenz kognitiver Störungen	16
1.3.3 Gemeinsames Auftreten kognitiver und sprachlicher Störungen	18
1.3.4 Untersuchungen zu kognitiven Störungen gebunden an verbale Leistungen - verbales Gedächtnis und Kategorienbildung...	19
1.3.5 Zusammenfassende Diskussion der Literatur	22
1.4 Untersuchungen zu Störungen des Kommunikationsverhaltens.........	22
1.4.1 Untersuchungen zur Pragmatik	22
1.4.2 Diskursanalyse	27
1.4.3 Zusammenfassende Diskussion der Literatur............	32
1.5 Störungen der sozialen Interaktion nach Schädelhirntrauma............	32
1.5.1 Soziale Interaktion, soziale Anpassung und soziale Integration	33
1.5.2 Entwicklungsbezogene Konzepte	34
1.5.3 Gestörtes Erkennen des affektiven Ausdrucks	35
1.5.4 Untersuchungen im Rahmen des Trainings sozialer Fertigkeiten	36
1.5.5 Zusammenfassende Diskussion der Literatur............	37

2. Frontalhirnfunktionen und Sprache

2.0 Einleitung	38
2.1 Frontalhirnfunktionen – Störungen und Modelle	38
2.1.1 Die Beschreibung affektiver Veränderungen bei Frontalhirnstörungen	39
2.1.2 Neuropsychologische Beschreibungen von Frontalhirnstörungen	40
2.1.3 Modelle und Theorien der Frontalhirnfunktionen	43
2.1.4 Die Rolle der Frontallappen beim Störungsbewusstsein	48
2.1.5 Zusammenfassung	49
2.2 Frontallappenfunktionen und Sprachstörungen	50
2.2.1 Überblick über die Lokalisation frontaler Sprachstörungen	50
2.2.2 Frontale Sprachstörungen mit beeinträchtigtem Sprechantrieb	53
2.2.3 Textproduktion	60
2.2.4 Die Störung exekutiver Funktionen bei Aphasikern	61

3. Textverarbeitung – Linguistische Beschreibungsebenen und kognitive Modelle

3.1 Linguistische Konzepte und Beschreibungsebenen bei der Analyse von Texten	63
3.1.1 Einige Grundbegriffe der Textlinguistik	63
3.1.2 Das Modell der Textverarbeitung von Kintsch & van Dijk	66
3.1.3 Methoden der Dialoganalyse	68
3.2 Kognitive Modelle der Sprachverarbeitung	70
3.2.1 Sprachproduktion nach Levelt	70
3.2.2 Das Modell von Herrmann und Grabowski	73
3.2.3 Zusammenfassende Bewertung	76

4. Methodische Vorüberlegungen zu einer Untersuchung sprachlich-kommunikativer Auffälligkeiten nach Schädelhirntrauma

4.1 Gruppenstudie versus Einzelfalluntersuchung	77
4.2 Quantitative versus qualitative Analyse	79
4.3 Einschränkung der Testvoraussetzungen bei der Durchführung standardisierter Tests	79
4.4 Fluktuation von Störungsmerkmalen in Abhängigkeit der Anforderungen	80
4.5 Sprachliche versus nicht-sprachliche Störungen	81
4.6 Auswirkungen affektiver Störungen und Störungen der Selbstwahrnehmung	83

4.7 Ein Modell sprachlich-pragmatischer Störungen nach Schädelhirntrauma 85

Teil II: Empirische Diskursuntersuchungen

1. Untersuchungsdesign und Beschreibung der Probanden ... 90

1.1 Fragestellung und Aufbau der Untersuchung 90
    1.1.1 Fragestellung 90
    1.1.2 Aufbau der Untersuchung 91
1.2 Beschreibung der Probanden 96
    1.2.1 Beschreibung der Kontrollgruppe 96
    1.2.2 Beschreibung der Patienten 96
    1.2.3 Krankheitswahrnehmung und Störungsbewusstsein der Patienten 100
1.3 Zur Durchführung der Untersuchungen 107

2. Diskursaufgabe: Märchen

2.1 Beschreibung und Analyse der Aufgabe "Märchen" 108
2.2 Analyse der Textproduktion der Kontrollgruppe 109
2.3 Analyse und Zusammenfassung der Patiententexte 115
2.4 Vergleich der Textproduktionen von Patienten und Kontrollgruppe .. 123

3. Diskursaufgabe: Geschichten Fortsetzen

3.1 Beschreibung und Analyse der Aufgabe "Geschichten Fortsetzen" ... 127
3.2 Analyse der Textproduktion der Kontrollgruppe 129
3.3 Analyse und Zusammenfassung der Patiententexte 134
3.4 Vergleich der Textproduktionen von Patienten und Kontrollgruppe .. 139

4. Diskursaufgabe: Schriftsprache

4.1 Analyse und Beschreibung der Aufgabe "Schriftsprache" 144
4.2 Analyse der Textproduktion der Kontrollgruppe 145
4.3 Analyse und Zusammenfassung der Patiententexte 151
4.4 Vergleich der Textproduktionen von Patienten und Kontrollgruppe .. 159

5. Diskursaufgabe: Prozedurale Texte

5.1 Beschreibung und Analyse der Aufgabe "prozedurale Texte" 166
5.2 Analyse der Textproduktion der Kontrollgruppe 166
5.3 Analyse und Zusammenfassung der Patiententexte 172
5.4 Vergleich der Textproduktionen von Patienten und Kontrollgruppe .. 181

6. Diskursaufgabe: Bildgeschichten

6.1 Beschreibung und Analyse der Aufgabe "Bildgeschichten" 184
6.2 Analyse der Textproduktion der Kontrollgruppe 186
6.3 Analyse und Zusammenfassung der Patiententexte 193
6.4 Vergleich der Textproduktionen von Patienten und Kontrollgruppe .. 202

7. Diskursaufgabe: Rollenspiel

7.1 Analyse und Beschreibung der Aufgabe "Rollenspiel" 206
7.2 Analyse der Dialoge der Kontrollgruppe 208
7.3 Analyse und Zusammenfassung der Patientendialoge 219
7.4 Vergleich der Dialoge von Patienten und Kontrollgruppe 232

8. Analyse von drei Fallbeispielen

8.0 Einleitung 237
8.1 Fallanalyse : MI 237
8.2 Fallanalyse : SU 252
8.3 Fallanalyse : WA 268

9. Vergleich der Einzelanalysen und Schlussfolgerungen

9.1 Phänomene auf diskursiver Ebene und ihre Erfassung 285
9.2 Vergleich der Leistungen in verschiedenen Textproduktionsaufgaben 288
9.3 Gemeinsame Merkmale der Patienten bei der Diskursproduktion 289
9.4 Sprachsystemstörungen und sekundäre Beeinträchtigungen des
    Sprachverhaltens 290
9.5 Die Auswirkungen Störungen der Selbstwahrnehmung und von
    affektiven Störungen 292
9.6 Der Zusammenhang von diskursiven Auffälligkeiten und
    neuropsychologischen Störungen 294
9.7 Therapeutische Konsequenzen 295
9.8 Fazit 296

10. Zusammenfassung der Arbeit 297

Literaturverzeichnis 300

Anhang 320

0. Einleitung

Viele Patienten nach Schädelhirntrauma weisen in ihrem sprachlich-kommunikativen Verhalten Auffälligkeiten auf, die sich mit herkömmlichen Verfahren der Aphasiediagnostik nicht angemessen beschreiben lassen. Gerade diese Störungen, die sich in der sprachlich-pragmatischen Interaktion mit anderen zeigen, stehen bei den oft noch jungen Patienten einer erfolgreichen Rehabilitation im Wege, erschweren die berufliche Wiedereingliederung und behindern soziale Kontakte (vgl. Brooks 1987). Die Frage, wie man sprachlich-kommunikative Störungen dieser Patientengruppe erfassen, verstehen und therapieren kann, ist daher von grosser klinischer Relevanz. Erstaunlicherweise orientieren sich bislang im deutschen Sprachraum diagnostische und therapeutische Vorgehensweisen überwiegend an Verfahren und Konzepten, die auf Aphasien nach vaskulären Läsionen ausgerichtet sind. Veröffentlichungen, die auf die Besonderheiten von Sprachstörungen nach Schädelhirntrauma abzielen und an denen sich Sprachtherapeuten orientieren könnten, liegen bislang kaum vor. Aus neurolinguistischer oder kognitiv-neuropsychologischer Perspektive scheinen Schädelhirntrauma-Patienten offenbar zur Forschung ungeeignet: Bei den meisten Patienten treten unterschiedliche Störungen gleichzeitig auf, die sich überdecken und beeinflussen.

Im anglo-amerikanischen Raum entstand dagegen im Rehabilitationsbereich eine recht umfangreiche Literatur, in der für Sprachstörungen nach Schädelhirntrauma diagnostische und therapeutische Vorgehensweisen entworfen und in Ansätzen Modelle entwickelt werden. Dabei fällt auf, dass die verschiedenen Autoren sich der Thematik auf unterschiedlichste Weise nähern. Schädelhirntrauma-Patienten werden etwa daraufhin untersucht, ob sie an Aphasien leiden, an frontalen Funktionsstörungen oder an globalen intellektuellen Defiziten, ob sie in ihrem Sozialverhalten und in ihrer Selbstwahrnehmung verändert sind. So wenig einheitlich wie die Blickwinkel, sind auch die Ergebnisse, was die sprachlichen Auffälligkeiten angeht. Offensichtlich können sich bei Patienten nach Schädelhirntrauma sprachliche Störungen auf unterschiedlichste Weise manifestieren und in unterschiedlichsten Kombinationen auftreten. Eine Aufteilung in Untergruppen sprachlich-kommunikativer Syndrome scheint schwierig; vorhandene Ansätze dazu sind grob und nicht umfassend.

In der vorliegenden Arbeit wird ein Versuch unternommen, verschiedene Aspekte bei der Beschreibung des sprachlich-kommunikativen Verhaltens nach Schädelhirntrauma zu integrieren. Sprachlich-kommunikative Störungen werden als Ausdruck eines komplexen Zusammenspiels von sprachsystematischen, affektiven und anderen neuropsychologischen Faktoren aufgefasst. Im Mittelpunkt steht dabei die Untersuchung von sprachlich-diskursiven Leistungen in Aufgaben zur Textproduktion. Es wird zunächst untersucht, welche sprachlich-pragmatischen Auffälligkeiten zu beobachten sind und in welchem Kontext sie im Diskurs auftreten. Eine weitere Frage ist, welche Faktoren bei ihrem Entstehen eine Rolle spielen und wie diese zusammenwirken. Ein dritter Aspekt ist die Frage nach Modellen und Erfassungsmethoden, die unterschiedlichsten Störungsmanifestationen und auch möglichen Wechselwirkungen gerecht werden können. Es wird aufzuzeigen sein, dass eine grosse Bandbreite von diskursiven Auffälligkeiten besteht und dass selbst oberflächlich ähnliche Phänomene bei genauer Betrachtung wenig miteinander gemeinsam haben und auf unterschiedliche Ursachen zurückgeführt werden können.

Die Arbeit ist in zwei Teile untergliedert: Der Literaturteil vermittelt zunächst einen Überblick über relevante Arbeiten zum Thema sprachlich-kommunikative Störungen nach Schädelhirntrauma. Da viele Schädelhirntrauma-Patienten Verletzungen des Frontalhirns aufweisen, werden die kognitiven, affektiven und sprachlichen Störungen, die nach Frontalhirnschädigung zu beobachten sind, in einem gesonderten Kapitel beschrieben. Beide Literaturteile sind relativ ausführlich, um den Hintergrund, aus dem heraus die Diskursanalysen und die Fall-Interpretationen erfolgen, verständlich zu machen. In einem weiteren Kapitel wird auf Grundbegriffe der Diskursanalyse und auf Modelle der kognitiven Psychologie zur Textproduktion eingegangen. Anschliessend werden die methodischen und theoretischen Annahmen diskutiert und daraus Schlussfolgerungen für den Aufbau der Untersuchung gezogen.

Der Untersuchungsteil besteht aus einer Beschreibung der Probanden und des Vorgehens sowie aus sechs Untersuchungen zur Textproduktion. Alle Aufgaben stellen in unterschiedlichem Ausmass Anforderungen an Gedächtnis- und Planungsprozesse und sind daher für die Patienten unterschiedlich schwierig. Das Vorgehen der Patienten bei der Bearbeitung der Aufgaben wird deskriptiv analysiert und mit einer Kontrollgruppe verglichen. Schliesslich wird der Versuch unternommen, Auffälligkeiten im sprachlichen Verhalten in ein übergreifendes neuropsychologisches Modell einzuordnen und Konsequenzen für therapeutische Vorgehensweisen abzuleiten. Im letzten Teil werden die Ergebnisse der Einzelfallanalysen zueinander in Beziehung gesetzt und Schlussfolgerungen gezogen.

Der Ansatz zu dieser Arbeit ist aus einer klinischen Perspektive heraus entstanden. Die Verfasserin arbeitet als Neuropsychologin, klinische Linguistin und Psychotherapeutin mit hirnverletzten Patienten in der Neurorehabilitation. Diese Kombination von Aufgaben legt es nahe, Zusammenhänge zwischen den verschiedenen Verhaltensbereichen herzustellen. Einschränkend muss jedoch vorausgeschickt werden, dass der psychotherapeutische Bereich hier weitgehend ausgespart wird. Da ausführliche Textbeispiele der Patienten aufgeführt werden und somit eine gewisse Wiedererkennbarkeit gegeben ist, werden alle Angaben zur Person auf das Notwendigste beschränkt. Dies ist der Grund, warum für die

Einleitung

Dialoganalyse ein Rollenspiel ausgewählt wurde und keine natürlichere Gesprächssituation, in der die Patienten Informationen zur eigenen Person preisgeben. Auch wenn dieser Bereich hier nicht vertiefend dargestellt wird, geht der Aspekt der Anpassung an die Störung trotzdem in die Erklärungsmodelle ein.

Teil I : Theoretische Einführung

1. Sprachstörungen nach Schädelhirntrauma - Literaturüberblick

1.0 Einleitung

Sprachstörungen nach Schädelhirntrauma wurden aus unterschiedlichsten Perspektiven heraus und mit unterschiedlichsten Methoden untersucht. Die Arbeiten lassen sich ihrer Ausrichtung nach grob in vier Gruppen aufteilen:
- Schädelhirntrauma-Patienten werden daraufhin untersucht, ob sie an aphasischen - d.h. an sprachsystematischen - Störungen leiden.
- Sprachstörungen nach Schädelhirntrauma werden als Folge und Ausdruck einer Desintegration übergreifender kognitiver Prozesse aufgefasst. Die Sprache ist desorganisiert oder "verwirrt" und nur bezogen auf die Schwere und Art der kognitiven Störungen beschreibbar.
- Im Sprachverhalten bzw. im pragmatischen Verhalten nach Schädelhirntrauma gibt es Besonderheiten, die man mit Methoden der Pragmatik oder der Diskursanalyse erfassen kann.
- Es bestehen Auffälligkeiten im interaktiven Verhalten von Schädelhirntrauma-Patienten, für die Erklärungsmodelle und therapeutische Strategien entworfen werden.

Diese verschiedenen Ansatzpunkte scheinen sich gegenseitig in Frage zu stellen, mögliche Ursachen und Erklärungen werden in sehr unterschiedlichen Bereichen gesucht. Diese Vielfalt der Sichtweisen in der Literatur ist ein Hinweis darauf, wie schwierig es ist, globale Modelle zu entwerfen, in denen die verschiedenen Aspekte integriert werden. Um dem Thema "Sprachstörungen nach Schädelhirntrauma" gerecht zu werden, ist aber die Einengung auf nur eine Methodik oder einen Aspekt nicht angebracht. Im folgenden Literaturüberblick soll deutlich werden, dass die verschiedenen Betrachtungsweisen ihre Berechtigung haben, auch wenn einzelne Arbeiten zum Teil eindimensionale Fragestellungen verfolgen und Zusammenhänge ausblenden.

Vor der Darstellung der obigen Positionen erfolgt zunächst eine Einführung in die frühen Arbeiten zum Thema, die den Ausgangspunkt für spätere Untersuchungen bildeten.

1.1 Die frühen Arbeiten

Fast alle frühen Arbeiten, die sich mit traumatischen Aphasien beschäftigen, gehen auf Untersuchungen bzw. Fallbeschreibungen von Kriegsverletzten zurück, deren Traumen auf Verletzungen durch Granatsplitter oder Schussverletzungen beruhen (vgl. Peacher 1947, Schiller 1947, Goldstein 1942). Ganz allgemein basiert eine grosse Anzahl der grundlegenden, frühen Arbeiten zur lokalisatorischen oder funktionalen Theorie der Aphasien auf Untersuchungen von Patienten mit Kriegsverletzungen (vgl. Marie et al. 1917, Head 1926, Kleist 1934).

Die umfassendste und bedeutendste Monographie über traumatische Aphasien legte 1947 Luria vor (in der Überarbeitung von 1959 erschien das Werk 1970 auf Englisch). Die Arbeit basiert auf der Untersuchung von über 800 Patienten, die im zweiten Weltkrieg durch die Einwirkung von Geschossen Schädelhirnverletzungen erlitten hatten. Von diesen Patienten wiesen 240 in frühen Phasen Anzeichen von Aphasien auf. Durch die Art der Verletzung bedingt, hatten die meisten der Patienten offene Hirntraumen; bei einigen verletzte das Geschoss nicht die Dura, sondern nur die Schädelkalotte. Luria unterteilt seine Darstellung in die Beschreibung unterschiedlicher Ausgangsschweregrade, unterschiedlicher Remissionsphasen und Lokalisationen. Er beschreibt die verschiedenen topologischen Syndrome traumatischer Aphasien und stellt diagnostisch-klinische Vorgehensweisen zur neuropsychologischen Untersuchung sprachlicher und nichtsprachlicher Funktionen vor. Illustriert wird seine Darstellung immer wieder durch prägnante, ausführliche Fallbeschreibungen. In dieser Arbeit entwickelt Luria einige seiner grundlegenden Konzepte zur Aphasie, zur Arbeitsweise funktioneller kognitiver Systeme und ihrer Störungen. Eine so umfassende Betrachtung der Sprachstörungen nach Schädelhirntrauma, wie sie in diesem grundlegenden Werk von Luria präsentiert wird, wurde später von keinem anderen Autor mehr vorgelegt. Lurias Ansatz kann auch dort, wo es nicht explizit um sprachliche Funktionen geht, bis heute als wegweisend für das Verständnis des Zusammenwirkens neuropsychologischer Störungen und deren komplexe Auswirkungen auf das Verhalten gelten. Luria geht davon aus, dass es nach Hirnschädigungen zu einer funktionalen Reorganisation kommt und dass sich im Verhalten primäre – unmittelbare – wie sekundäre Auswirkungen zeigen. Letztere wären vor allem als kompensatorische Anpassungen des Systems aufzufassen (Luria 1966, Luria et al. 1969, vgl. auch Christensen 1989).

Einen weiteren frühen, ganzheitlichen Ansatz, der bis heute prägend wirkt, stellen die Arbeiten von Kurt Goldstein dar (vgl. z.B. Goldstein 1948, 1942). Auch für Goldstein sind neuropsychologische Symptome nicht der unmittelbare Ausdruck isolierter Schädigungen, sondern müssen als komplexe Reaktionsweisen des Organismus aufgefasst werden. So kommt es etwa zu Dedifferenzierungen von Funktionen, die nicht nur quantitative, sondern qualitative Verhaltensänderungen bewirken. Dazu gehört die Störung der abstrakten Haltung, bei der ein Patient eine Handlung nicht mehr willentlich, von der konkreten Situation entbunden, ausführen kann. Als einen organischen Schutzmechanismus versteht Goldstein die Tendenz, sogenannte "Katastrophenreaktionen" zu vermeiden, d.h. Situationen auszuweichen, in denen eine direkte Konfrontation mit den Störungen und Ausfällen stattfindet.

Sowohl Luria wie Goldstein gingen also in ihren Theorien von komplexen Mechanismen des Zusammenwirkens von Schädigungen aus, betonten die Bedeutung der am Einzelfall orientierten Analyse und hielten die isolierte Betrachtungsweise von Einzelsymptomen bei der Interpretation des Störungsbildes für nicht ausreichend.

Eine zweite Monographie über traumatische Aphasien, von Russell & Espir (1961), geht auf die Untersuchung von 280 Patienten mit traumatischer Aphasie zurück, die ebenfalls als Soldaten durch Geschosse am Kopf getroffen worden waren und in der Mehrzahl offene und relativ genau lokalisierbare Hirnverletzungen aufwiesen. In dieser Untersuchung werden anhand der analysierten Fälle Überlegungen zur Lokalisation der Sprachzentren, zur Beziehung von Lokalisation und Händigkeit sowie zu assoziierten Störungen angestellt. Es werden schliesslich eine Klassifikation verschiedener Aphasiesyndrome vorgenommen und Beziehungen zwischen Sprache und Gedächtnis erörtert.

Sammlungen von Fallbeschreibungen traumatischer Aphasien, die nicht auf Kriegsverletzungen zurückgehen, wurden im französischen Sprachraum und in Rumänien veröffentlicht. Alajouanine et al. (1957) beschrieben 43 Fälle, von denen eine kleine Anzahl gedeckte Traumen aufwies. Bei ihrer Gruppierung in verschiedene Störungsbilder findet sich auch eine Untergruppe von "aphasies post-commotionnelles", die durch ihre Uneinheitlichkeit auffallen. Es sind bei diesen Aphasien weniger einzelne sprachliche Leistungen, sondern vielmehr "Kernfähigkeiten" betroffen - "la forme de l'idée fait défaut" (S. 34). Gemeinsames Merkmal sei jedoch eine Wortfindungsstörung, "le manque du mot au moment voulu" (S. 34). Diese Form der Aphasie hätte im allgemeinen eine günstige Prognose. De Morsier (1973) beschreibt den Langzeitverlauf von 23 Einzelfällen, die er im Zeitraum von über 30 Jahren gesammelt hat, und gibt einen Überblick über die Literatur. Die günstige Remissionsrate von über 80 Prozent heben Arseni et al. (1970) in ihrer Untersuchung traumatischer Aphasien hervor.

Eine andere Gruppe relevanter älterer Arbeiten orientiert sich nicht an Fallbeschreibungen, sondern entwickelt neue Begriffe und Beschreibungskategorien für sprachliche Auffälligkeiten, die nicht auf klassische Aphasiesyndrome ausgerichtet sind. Weinstein und Keller (1963) untersuchten verschiedene sprachliche Kategorien von Fehlbenennungen und fanden, dass Fehlbenennungen bei Patienten mit diffusen Läsionen und beeinträchtigter Orientierung meist einen Bezug zu persönlichen Problemen und Erfahrungen aufwiesen. Geschwind (1964) bezeichnet Fehlbenennungen, die bei desorientierten Patienten zu beobachten sind, als "non-aphasic misnaming". Unter dem Stichwort "minimale Kommunikationsstörungen" beschreibt Critchley (1972) Kategorien wie "poverty of speech", "talkativeness", "gratious redundancy" und nennt eine Reihe von Verfahren, mit denen diese nach seiner Einschätzung zum Teil nicht-aphasischen, zum Teil rest-aphasischen sprachlichen Beeinträchtigungen erfasst werden können. Darley (1969, zitiert nach Pepping & Roueche 1991, vgl. auch Darley 1964, 1982) unterschied fünf Neuropathologien im Bereich der Sprache und des Sprechens: Aphasien, verwirrte Sprache ("language of confusion"), die Sprache der übergreifenden intellektuellen Beeinträchtigung ("language of generalized intellectual impairment"), Sprechapraxie und Dysarthrie. Ausgehend von dieser Unterscheidung verglichen Halpern et al. (1973) vier Patientengruppen mit unterschiedlichen Kommunikationsbeeinträchtigungen. Die Gruppen wurden unterteilt in Patienten mit aphasischen, mit sprechapraktischen Störungen, mit allgemeinen intellektuellen Beeinträchtigungen infolge diffuser, meist degenerativer Hirnschädigung sowie in eine Gruppe verwirrter Patienten mit "confused language". Zur letzten Gruppe zählten vor allem Patienten nach Schädelhirntrauma. "Confused language" wird durch die folgenden Merkmale charakterisiert:

> " () reduced recognition and understanding of and responsiveness to the environment, faulty short term memory, mistaken reasoning, disorientation in time and space, and behavior which is less adaptive and appropriate than normal." (S.163)

1.2 Aphasie nach Schädelhirntrauma

Seit Beginn der siebziger Jahre wurden Sprachstörungen von Patienten nach Schädelhirntrauma mit Testbatterien für Aphasie untersucht und anhand der Ergebnisse Klassifikationen in Aphasiesyndrome vorgenommen. Gefragt wurde dabei meist, ob und in welchem Ausmass aphasische Syndrome bei Schädelhirntrauma-Patienten diagnostiziert werden können und welche Syndrome am häufigsten sind.

1.2.1 Auftretenshäufigkeit

Es gibt extrem unterschiedliche Angaben zur Auftretenshäufigkeit von Aphasien nach Schädelhirntrauma. Dies ist darauf zurückzuführen, dass es viele verschiedene Definitionen von Aphasie gibt und mal aphasische Syndrome, aphasische Symptome oder einfach Auffälligkeiten im Sprachverhalten gemeint sein können. Ausserdem werden die Erhebungszeitpunkte oft nicht berücksichtigt und akute mit residuellen Zustandsbildern verglichen. Aber auch bezogen auf "Aphasien" im engeren Sinne liegen unterschiedliche Angaben vor. So finden Sarno et al. (1986) eine Inzidenz für Aphasie nach schwerem Schädelhirntrauma von 29 Prozent nach einer mittleren Verlaufsdauer von 45 Wochen. Heilman et al. (1971) gehen von einem Aphasikeranteil von 2 Prozent aus. Levin et al. (1976) klassifizierten 16 Prozent der Patienten einer Untersuchungsgruppe als im engeren Sinne aphasisch. Stepanik & Roth (1985) berichten von Inzidenzen von 18 bis 28 Prozent für Rehabilitationspatienten, während der Anteil der Aphasiker unter den Schädelhirntrauma-Patienten im Akutbereich nur 2,4 Prozent beträgt (zitiert nach Schwartz-Cowley & Stepanik 1989). (Vgl. auch Groher 1990).

1.2.2 Aphasische Syndrome und Symptome bei Patienten nach Schädelhirntrauma

Wenig einheitlich sind auch die Befunde in der Literatur, wenn es darum geht, welches die häufigsten Aphasiesyndrome oder die häufigsten aphasischen Symptome nach Schädelhirntrauma sind. In seinen Überblicksartikeln (1991, vgl. auch Levin et al. 1982, Kapitel 7, Sarno & Levin 1985) nennt Levin die gestörte Wortfindung (Anomia) als häufigstes Symptom akuter Aphasie nach Schädelhirntrauma, an zweiter Stelle folgt die Wernicke-Aphasie. Dabei schränkt Levin zugleich ein, dass bei desorientierten Patienten gestörte Wortfindung nicht zu den aphasischen Symptomen zu zählen ist. Heilman et al. (1971) fanden in ihrer Gruppe von 15 aphasischen Patienten vier mit Wernicke Aphasie und neun mit amnestischer Aphasie, während keine nicht-flüssigen Aphasieformen vertreten waren. Levin et al. (1976) untersuchten 50 Schädelhirntrauma-Patienten. Davon wurden acht als schwer aphasisch klassifiziert, mit folgender Verteilung: Vier "expressive", ein "specific anomia", sechs "mixed". Dreizehn weitere Patienten hatten leichtere aphasische Beeinträchtigungen, davon vier "expressive", vier "specific anomia", ein "receptive", vier "mixed". Die Autoren heben die Beeinträchtigungen beim Benennen und bei der Wort-Assoziation hervor und schlussfolgern, dass die beeinträchtigte Wortfindung zu den hervorstechenden Merkmalen der Aphasien nach Schädelhirntrauma gehört.

Sarno (1980, vgl. auch Sarno 1984, Sarno, Buonauguro & Levita 1986) untersuchte Patienten nach schwerem gedeckten Schädelhirntrauma etwa drei Monate nach dem Ereignis. Die Patienten wurden in drei Gruppen unterteilt: Patienten mit Aphasie, Patienten mit Dysarthrie und subklinischen Störungen, Patienten ohne aphasische bzw. dysarthrische Symptomatik aber mit subklinischen aphasischen Auffälligkeiten. "Subklinische Störung" bedeutete, dass die Patienten vom klinischen Eindruck her, also etwa im Gespräch, nicht aphasisch wirkten, dass sie aber in mindestens einem der durchgeführten Tests auffällig waren. Nach dieser Definition war keiner der Patienten von Sarno im sprachlichen Bereich ohne Beeinträchtigung ! Die häufigste Störung fand sich in den subklinischen Gruppen beim Nachsprechen von Sätzen. Innerhalb der Gruppe der aphasischen Patienten waren flüssige Aphasien so häufig wie nicht-flüssige. Amnestische Aphasien waren selten, in der letzten Studie gar nicht vertreten. Sarno folgert aus ihren Ergebnissen, dass etwa ein Drittel aller Patienten nach schwerem Schädelhirntrauma deutlich als sprachgestört im Sinne von aphasisch eingestuft werden kann, während die übrigen zwei Drittel letztlich in irgendeiner Weise "subklinisch" sprachlich beeinträchtigt sind, obwohl sie klinisch nicht aphasisch wirken.

Thomsen (1975, 1976) untersuchte zwei Patientengruppen nach Schädelhirntrauma mit aphasischen Symptomen, darunter 12 Patienten mit gedecktem Schädelhirntrauma und diffuser Hirnschädigung und 15 Patienten mit nachweisbaren fokalen Läsionen. Die Patienten mit schwerem gedeckten Trauma zeigten in der frühen Phase am häufigsten semantische Paraphasien und Wortfindungsstörungen. In der Patientengruppe mit fokaler Hirnschädigung fanden sich in der frühen Phase zwei Patienten mit globaler Aphasie, sieben mit sensorischer, vier mit amnestischer, einer mit motorischer und einer mit fraglicher Aphasie. Allerdings wiesen die meisten Patienten in dieser Phase sehr komplexe Beeinträchtigungen auf. Wortfindungsstörungen waren das häufigste Symptom, gemeinsam mit Perseverationen, gefolgt von semantischen Paraphasien.

Luzzatti et al. (1989) untersuchten 30 junge Schädelhirntraumatiker mit einer italienischen Version des *Aachener Aphasie Tests*. 18 Patienten wurden als aphasisch klassifiziert, davon 11 als Broca-Aphasiker. Die Beurteilung der Spontansprache ergab jedoch, dass bei 6 dieser 11 Patienten ausgeprägte dysarthrische Symptome im Vordergrund standen. Die flüssigen Aphasien bildeten eine Minderheit.

Es zeigt sich, dass die in der Literatur dargestellten Ergebnisse unterschiedlich und sehr widersprüchlich sind. Dass Wernicke Aphasien oder Amnestische Aphasien zu den häufigsten Syndromen zählen, ist keinesfalls belegt. Der Status von Wortfindungsstörungen als aphasische oder nicht-aphasische Störung wird von den Autoren unterschiedlich gehandhabt, weshalb auch hier Schlussfolgerungen schwierig zu ziehen sind. Mit Ausnahme der Studien von Sarno fällt auch auf, dass Aussagen letztlich anhand sehr kleiner Patientenzahlen getroffen werden. Die Einführung von Kategorien wie "subklinische Aphasie" fügt dem Begriff "Aphasie" noch eine weitere Facette hinzu und trägt nicht unbedingt zur Klärung bei (vgl. auch Holland 1982).

1.2.3 Verlaufsstudien

Wie entwickeln sich aphasische Störungen nach Schädelhirntrauma? Thomsen (1975, 1976) führte etwa zwei Jahre später Follow-up-Untersuchungen mit den oben erwähnten Patientengruppen durch. Bei den 15 Patienten mit fokalen Läsionen war es in 9 Fällen zu einem Syndromwandel gekommen. Globale Aphasien hatten sich zu sensorischen entwickelt, die meisten urspünglich sensorischen Aphasien waren zu amnestischen geworden. Alle Patienten hatten in einem gewissen Ausmass immer noch aphasische Störungen. In der Patientengruppe mit diffuser Hirnschädigung nach Schädelhirntrauma wurden vier Patienten nicht mehr als aphasisch eingestuft, wiesen aber trotzdem noch Auffälligkeiten im sprachlichen Bereich auf – etwa beeinträchtigtes verbales Lernen oder häufig abgebrochene Redeansätze. In den meisten Bereichen hatten sich für die gesamte Patientengruppe aber zumindest deutliche Verbesserungen ergeben.

In einer Follow-up-Untersuchung mit 21 Patienten sechs Monate nach dem Ereignis fanden Levin et al. (1981) drei verschiedenen Gruppen: 1) Eine Gruppe von sechs Patienten mit einer selektiven sprachlichen Störung im expressiven Bereich, besonders beim Benennen, während andere sprachliche Bereiche intakt waren. 2) Eine Gruppe von sechs Patienten mit einem generellen sprachlichen Defizit, das sowohl rezeptive wie expressive Funktionen betraf. Diese Patienten waren auch im non-verbalen Bereich am schwersten beeinträchtigt. 3) Eine Gruppe von neun Patienten ohne nachweisbare sprachliche Beeinträchtigungen, die sich also von der ursprünglichen akuten Symptomatik erholt hatten.

Luzzatti et al. (1989) führten mit einem Teil der oben bereits erwähnten Patientengruppe eine Nachuntersuchung durch. Die zuvor als aphasisch eingestuften Patienten hatten sich zwar verbessert, allerdings ohne die Norm zu erreichen. Die Dysarthrie hatte sich bei nur drei von zehn Probanden verändert.

Über die sprachliche Enwicklung nach langer Komadauer berichten Najenson et al. (1978). Von fünfzehn beobachteten Langzeit-Koma-Patienten zeigten neun im Laufe eines Jahres eine deutliche Besserung. Nur drei Patienten wiesen aphasische Störungen auf, klassifiziert als globale, amnestische und expressive Aphasie. Acht von neun Patienten mit guter Erholung waren noch dysarthrisch.

Einige Untersuchungen zeigen, dass auch noch nach längerer Zeit Besserungen der aphasischen Symptome auftreten können (vgl. auch Thomsen 1984). Thomsen (1981) beschreibt den Langzeitverlauf von einem ursprünglich schwerst aphasisch gestörten Patienten nach Schädelhirntrauma. In einer Nachuntersuchung 10 Jahre später wirkte der Patient spontansprachlich fast unauffällig, wenn auch etwas verlangsamt. In verschiedenen Sprachuntersuchungen liessen sich allerdings doch noch eindeutige Beeinträchtigungen nachweisen. Warren & Datta (1981) berichten über einen Patienten mit schwerem Schädelhirntrauma, der nach 4 1/2 Jahren ohne lautsprachliche Äusserungen plötzlich zu sprechen begann und das Bild einer mittelschweren Aphasie entwickelte. Der Patient konnte schliesslich selbstständig leben und wieder arbeiten.

Insgesamt betrachtet, halten Hartley & Levin (1990) die Prognose der Aphasien nach gedecktem Schädelhirntrauma für günstig, selbst nach längerer Komadauer, wobei leichtere sprachliche Defizite wie Wortfindungsstörungen fortdauern können. Allerdings würde bei kognitiv schwer beeinträchtigten Patienten oft eine generelle Einschränkung sprachlicher Fähigkeiten bestehen bleiben. Thomsen (1975, 1976) hält das Ausmass begleitender neuropsychologischer Störungen für die Prognose am ausschlaggebendsten.

Es lässt sich zusammenfassen, dass bei den Verlaufsbeschreibungen die meisten Autoren einen bedeutsamen Zusammenhang zwischen aphasischen und neuropsychologischen Beeinträchtigungen feststellen. Es wird mehrfach ein residuelles Zustandsbild mit zugleich kognitiven und sprachlichen Beeinträchtigungen beschrieben, das nicht in das Raster aphasischen Syndromwandels passt.

1.2.4 Gibt es spezielle aphasische Profile bei Schädelhirntraumatikern?

Diese Frage lässt sich zum einen auf unterschiedliche Gruppen von Schädelhirntraumatikern beziehen, zum anderen auf einen Vergleich mit Gruppen von Aphasikern vaskulärer Ätiologie. Zunächst zum Vergleich von Gruppen von Schädelhirntraumatikern: Man geht von der Annahme aus, dass Patienten mit offenem Schädelhirntrauma eher fokale Läsionen aufweisen, Patienten mit gedecktem Schädelhirntrauma eher bzw. auch diffuse Schädigungen. Dementsprechend ist bei gedecktem Trauma eher eine gemischte Symptomatik zu erwarten, mit generellen kognitiven Funktionseinbussen, während fokale Läsionen eher isolierte Störungen erwarten lassen. Besonders im Fall von Läsionen durch Geschosse würden in der Folge klar umschriebene aphasische Symptome auftreten, die mit Aphasien nach Schlaganfall zu vergleichen wären (vgl. z.B. Marquardt et al. 1986). Deshalb werden in vielen Arbeiten über Sprachstörungen nach Schädelhirntrauma von vorneherein nur Patienten mit gedeckten Traumen einbezogen (vgl. z.B. Levin et al., Sarno, Hartley). Andere Autoren wiederum unterscheiden nicht zwischen diesen beiden Gruppen. Eine klare Auswertung der Literatur hinsichtlich der Unterschiede ist daher schwierig. Groher (1990) diskutiert diese Problematik und stellt fest, dass bislang Lurias (1970) Untersuchung die einzige ist, bei der ein Vergleich der Sprachstörungen nach offenen und gedeckten Traumen vorgenommen wurde, wobei in der akuten Phase keine Unterschiede zwischen den Gruppen festgestellt werden konnten. In der postakuten Phase dagegen zeichnete sich eine günstigere Prognose für Patienten mit gedecktem Trauma ab: Diese Patienten erholten sich rascher und in einem höheren Prozentsatz von der aphasischen Symptomatik als dies bei Patienten mit offenem Trauma der Fall war. Trotz dieser generellen Tendenz muss man bedenken, dass im Einzelfall ein gedecktes Trauma nicht das Vorhandensein von fokalen Läsionen ausschliesst und bei offenen Traumen diffuse Läsionen zusätzlich auftreten können. Natürlich können auch eine ausgeprägte aphasische Symptomatik – Folge einer fokalen Läsion – und übergreifende kognitive

Defizite – als Folge mehrerer fokaler Läsionen oder einer diffusen Schädigung – gleichzeitig bei einem Patienten vorhanden sein.

Bei der Frage, ob Aphasien nach Schädelhirntrauma anders sind als bei Patienten mit vaskulär bedingten Aphasien, stösst man auf methodische Probleme. Dazu gehört, dass die Gruppen von Patienten, die an vaskulären Aphasien leiden, und die Gruppe der Schädelhirntrauma-Patienten hinsichtlich demographischer Daten (vor allem Alter) nicht identisch sind. Ein weiteres methodisches Problem besteht darin, dass Untersuchungen mit Aphasie-Tests, die zur Erfassung vaskulär bedingter Aphasiesymptome und -Syndrome entwickelt wurden, natürlich nur Störungen aufdecken, die in dieses Raster passen. Es gibt nur wenige Studien, in denen vaskuläre Patienten und Schädelhirntrauma-Patienten auch anhand anderer Skalen und sprachlicher Untersuchungen miteinander verglichen werden. In einer Arbeit von Bernstein-Ellis et al. (1985) wurden Gruppen von SHT-Patienten (mit bilateraler Schädigung) und Patienten mit linkshemisphärischer vaskulärer Läsion hinsichtlich ihrer Leistungen nach dem *Porch Index of Communication Ability PICA* (Porch 1981) untersucht. Der *PICA* ist ein Instrument zur Einschätzung kommunikativer Fähigkeiten, das nicht auf die Erfassung aphasischer Syndrome ausgerichtet ist. Die Einschätzung mit dem *PICA* ermöglichte eine deutliche Diskrimination zwischen den Gruppen. Die Schädelhirntrauma-Patienten waren beim Schreiben überlegen, dafür waren die vaskulären Patienten besser beim Verarbeiten visueller Informationen. Signifikante sprachliche Unterschiede zeigten sich nicht. In einer Untersuchung von 1990 untersuchten Butler-Hinz et al. Beeinträchtigungen beim Verstehen syntaktischer Konstruktionen bei Patienten nach gedecktem SHT und nach linkshemisphärischen vaskulären Ereignissen. Sie fanden in beiden Gruppen ähnliche Beeinträchtigungen.

Auch wenn diese Untersuchungen keine eindeutigen sprachlichen Unterschiede ergeben, so lässt sich trotzdem nicht folgern, dass die sprachlichen Störungsmuster identisch sind. Es stellt sich die Frage, ob nicht doch bei diesen Vergleichen Störungen unterschiedlicher Qualität vermischt werden. Holland betitelte daher ihren Artikel (1982) über Sprachstörungen nach gedecktem Schädelhirntrauma mit der Frage: "When is aphasia aphasia?" und findet die Antwort:

> "If the language problems in closed head injured patients don't look like aphasia, sound like aphasia, act like aphasia, feel, smell or taste like aphasia, then they aren't aphasia. Further they will not be terribly responsive to the traditional methods by which we have come to treat aphasia." (S.345)

Holland schlägt daher vor, möglichst klar zwischen aphasischen und übergreifenden, kognitiven Störungen zu trennen.

1.2.5 Störungen der Sprachäusserung und des Sprechens nach Schädelhirntrauma

Als "non aphasic disorders of speech" oder "non-linguistic disorders" bezeichnet Levin (1991, Levin & Hartley 1990) Phänome, die sich auf die Beeinträchtigung von Sprachäusserungen oder des Sprechens beziehen. Dazu gehört der Mutismus – das völlige Fehlen sprachlicher Kommunikation (vgl. Levin et al. 1983, von Cramon & Vogel 1981, vgl. auch die Ausführungen unter 2.2). Weitere Formen gestörter sprachlicher Äusserung sind Echolalie – die Wiederholung der Äusserungen eines anderen –, Palilalie – Wiederholungen der eigenen Worte –, Stottern und Dysarthrie. Thomsen & Skinhoj (1976) beschreiben drei Patienten nach sehr schwerem Schädelhirntrauma, bei denen Echolalie und Palilalie zu beobachten waren. Die Art der Einbettung in eine übergreifende Symptomatik war bei allen drei Patienten unterschiedlich und so wurde auch in jedem Fall eine unterschiedliche Deutung der Symptome vorgenommen. Bei einer – zugleich psychotischen – Patientin interpretierten Thomsen & Skinhoj etwa Echolalie als sprachlichen Ausdruck einer gesamthaften Regression in frühkindliche Verhaltensweisen.

Über die Auftretenshäufigkeit von Dysarthrie nach Schädelhirntrauma gibt es ebenso widersprüchliche Angaben wie über die von Aphasie. Die Zahlen rangieren zwischen 8 bis 100 Prozent (Cherney & Miller 1991, vgl. Sarno 1980, 1984, Groher 1977, Rusk et al. 1969). Yorkston et al. (1989) fanden in einer Population von 297 Patienten mit Schädelhirntrauma 56 (=19%) mit Dysarthrie. Weitere acht litten an einer Dysphonie. Es zeigte sich, dass die grösste Anzahl von Patienten keiner eindeutigen Dysarthrieform zugeordnet werden konnte, sondern abweichende oder Mischsymptomatiken aufwies. Die am häufigsten klassifizierbaren Dysarthrieformen waren schlaffe (14%), spastisch/schlaffe (12,5%) und ataktische Dysarthrie (11%). Die Patienten mit den schwersten dysarthrischen Störungen wiesen oft auch die schwersten kognitiven Defizite auf. Ziegler & Cramon (1987) fanden in einer Gruppe von Schädelhirntraumatikern bei 52 Prozent eine Dysarthrophonie. Nur 19 Prozent der Patienten litten auch an Sprachstörungen. Die Patienten mit Dysarthrophonie liessen sich wie folgt den verschiedenen Dysarthrieformen zuordnen: Rigide Dysarthrophonie 30 %, spastische Dysarthrophonie 25%, ataktische Dysarthrophonie 10 %, gemischte Dysarthrophonie 35%.

Aus diesen Zahlen wird ersichtlich, dass Dysarthrie nach Schädelhirntrauma häufig anzutreffen ist. Da es offensichtlich oft die kognitiv schwer beeinträchtigten Patienten sind, die zugleich Dysarthrien aufweisen, ist zudem mit einer Interaktion der Störungen und mit zusätzlichen Auswirkungen auf das pragmatische Verhalten zu rechnen, da es für diese Patienten schwieriger ist, ihre Sprechstörung zu kontrollieren und kompensieren.

1.3 Sprachstörungen nach Schädelhirntrauma als Ausdruck kognitiver Störungen

Seit Beginn der achtziger Jahre wird im anglo-amerikanischen Raum vor allem aus therapeutischer Sicht die Auffassung vertreten, dass es sich bei Sprachstörungen nach Schädelhirntrauma meist nicht um aphasische Beeinträchtigungen handelt, sondern dass sie als Folge kognitiver Störungen zu verstehen sind. Deshalb können sie auch durch herkömmliche Aphasie-Tests, die auf die Desintegration sprachsystematischer Prozesse ausgerichtet sind, aber von einer relativen Intaktheit anderer kognitiver Prozesse ausgehen, nicht adäquat erfasst werden. Die Literatur lässt sich grob in folgende Ansätze unterteilen (wobei Überschneidungen möglich sind):

a) Arbeiten, die sich primär mit Sprachauffälligkeiten beschäftigen, die während "confusional states" auftreten, also bei desorientierten, verwirrten Patienten, die sich im sogenannten Durchgangssyndrom nach SHT befinden. Viele dieser Arbeiten beschreiben auch einen Phasenverlauf.

b) Arbeiten, die sich mit Sprachauffälligkeiten beschäftigen, die nach Abklingen der Phase der Verwirrtheit zu beobachten sind. Unterscheiden lassen sich hier folgende Schwerpunkte:

– Sprachstörungen werden als sekundär zu übergreifenden oder selektiven kognitiven Störungen betrachtet.
– Es wird das gemeinsame Auftreten von kognitiven und sprachlichen Störungen beschrieben, ohne dass die einen aus den anderen abgeleitet werden.
– Sprachlich-kommunikative Prozesse werden als Teil von kognitiven Prozessen aufgefasst.
– Es werden kognitive Prozesse untersucht, die an sprachliche Manifestationen gebunden sind (z.B. Untersuchungen zum verbalen Gedächtnis).

1.3.1. Die Desintegration sprachlicher Prozesse während Phasen der Desorientierung (confusional states)

Adamovitch (1990) definiert "confusional states" in Anlehnung an Geschwind (1982) als Verlust des normaler Zusammenhanges beim Denken oder Handeln. Sie beschreibt Verwirrtheitszustände nach Schädelhirntrauma als (vorübergehenden) Zusammenbruch von Aufmerksamkeitsfunktionen. Sprachliche Symptome, die in dieser Phase auftreten, wie "occupational jargon"[1] oder Störungen der Schriftsprache mit graphischen Abweichungen, falscher Wortwahl

---

[1] Klinikangestellte oder -gegenstände werden mit Bezeichnungen aus einer anderen Berufswelt benannt.

und Orthographiefehlern führt sie ausschliesslich auf die beeinträchtigte Aufmerksamkeit zurück. Groher (1977) kommt anhand von Verlaufsuntersuchungen an Schädelhirntrauma-Patienten zu dem entgegengesetzten Schluss: Er meint, dass während der frühen Phase aphasische Störungen und "confused language skills" (gestörtes Kurzzeitgedächtnis, fehlerhafte Schlussfolgerungen, unangemessenes Verhalten, geringes Situationsverständnis, Desorientierung) nebeneinander existieren. Im Verlauf würden sich die aphasischen Symptome schneller zurückbilden als die "confused language skills". Die Patienten wären dann zwar in Aphasietests unauffällig, im Alltagsverhalten würden sich aber ständig noch sprachlich-kommunikative Beeinträchtigungen zeigen.

Die grundlegenden Arbeiten zum Thema stammen von Hagen (1984, vgl. auch Hagen 1981, 1983). Er schlägt ein theoretisches Konzept vor, in dem sich diese entgegengesetzten Beobachtungen integrieren lassen: Er geht davon aus, dass in der Phase der Desorientierung/Verwirrtheit wichtige kognitive Prozesse unterdrückt oder desorganisiert sind. Als Konsequenz davon sind auf sprachlich-kommunikativer Ebene Auffälligkeiten zu beobachten. Die Sprache der Patienten ist in der Phase der Verwirrtheit:

- desorientiert (nicht situationsangemessen)
- desorganisiert (rezeptiv wie expressiv unvollständig, fragmentiert)
- verwirrt (konfabulatorisch, abschweifend, tangentiell)
- reizabhängig (auf einen konkreten Teilaspekt der Situation bezogen)
- antriebsgemindert (auf Aussenimpulse angewiesen)
- mit verminderte Hemmung (die einmal begonnene Rede wird ohne präzisen Rückbezug auf das Thema fortgesetzt)

Dies würde sich auf sprachsystematischer Ebene in Symptomen zeigen wie:
1) vermindertes auditives Sprachverständnis, 2) vermindertes Verständnis von Schriftsprache, 3) sinnleere Aussagen, 4) syntaktisch korrekte aber zusammenhanglose Aussagen ohne Bezug zum Thema, 5) fehlende Hemmung bei Äusserungen, 6) inadäquate Sequenzierung vom Satzelementen, inadäquate Syntax, 7) Beeinträchtigungen beim Wortabruf.

Die Erholung von "confusional states" verläuft in verschiedenen Phasen. Zu deren Charakterisierung bezieht sich Hagen auf die *"Levels of Cognitive Functioning Scale"*. Die "verwirrte" Sprache würde sich entsprechend der Erholung der kognitiven Funktionen allmählich bessern. Sprachstörungen als Folge kognitiver Defizite schliessen zusätzliche sprachsystematische Defizite nicht aus: Für Hagen sind Sprachstörungen nach Schädelhirntrauma durch ein im Einzelfall abzuwiegendes Nebeneinander von Sprachsystemstörungen und einer gleichzeitig bestehenden "verwirrten" Sprache gekennzeichnet.

Hagen unterscheidet drei Phasen im Heilungsverlauf:
1) In der initialen Phase sind praktisch alle kommunikativen und kognitiven Fähigkeiten unterdrückt.

2) In einer Zwischenphase existieren reversible und irreversible Defizite nebeneinander.
3) In der Spätphase werden die irreversiblen neurologischen, kommunikativen und kognitiven Schädigungen offensichtlich.
In dieser dritten Phase würden nun drei Schädigungstypen sichtbar:
- desorganisierte Sprache als Folge kognitiver Desorganisation, mit oder ohne begleitende spezifische Sprachstörung,
- eine spezifische Sprachstörung als hervorstechendste Beeinträchtigung bei minimaler kognitiver Beeinträchtigung,
- kognitive Störungen im Bereich Gedächtnis oder Aufmerksamkeit aber ohne sprachliche Beeinträchtigungen.

Die Merkmale desorganisierter Sprache dieser späten Remissionsphase beschreibt Hagen wie folgt (S.265): 1) inadäquat, 2) irrelevant, 3) konfabulatorisch, 4) fragmentiert, 5) ohne logischen Zusammenhang in der Reihenfolge, 6) abschweifend, 7) tangentiell, 8) konkretistisch, 9) mit Schwankungen und Missverständnissen beim Verstehen.

Die Unterteilung in Phasen der Erholung im sprachlichen Bereich, wie sie Hagen vornimmt, wurde inzwischen von einer Reihe anderer Autoren übernommen und adaptiert (vgl. Sbordone 1988, Ylvisaker et al. 1993). Eine am Phasenverlauf ausgerichtete Einteilung ermöglicht es auch, zwischen dem Einfluss von akuten "confusional states", die mit einer – meist – generellen Störung verschiedenster kognitiver Funktionen mit Schwerpunkt in den Bereichen Aufmerksamkeit und Gedächtnis einhergehen, und den Langzeitauswirkungen schwerer diffuser Hirnschädigungen mit übergreifenden kognitiven Funktionseinbussen bei vorhandener Orientierung zu unterscheiden. Letzteres wird in der Literatur oft als sprachliche Beeinträchtigung infolge eines "generellen intellektuellen Defizits" bezeichnet (vgl. z.B. Adamovitch & Henderson 1983[2]).

1.3.2 Sprachstörungen als Konsequenz kognitiver Störungen

Einige Autoren sind der Ansicht, dass es unmöglich ist, bei Schädelhirntrauma-Patienten zwischen sprachlich-pragmatischen und kognitiven Störungen zu trennen. So schreibt Adamovitch (1990):

> "Attempts to separate the process of language and cognition are artificial. These processes are interrelated and mutually dependant. () Language is a cognitive process."(S.16)

Sie vertritt den Standpunkt, dass die meisten kommunikativen Probleme nach Schädelhirntrauma sekundär auf Beeinträchtigungen allgemeiner Aufmerksam-

---

[2] S. 105: "() general intellectual impairments resulting in an overall decline in cognitive processes, including high levels of linguistic skills".

keits- oder kognitiver Verarbeitungsprozesse zurückzuführen sind. Ihrer Ansicht nach kann dasselbe sprachliche Symptom, z.B. Wortfindungsstörungen, bei vaskulären Aphasien als Ausdruck sprachsystematischer Defizite und bei Schädelhirntraumatikern als Ausdruck kognitiver Defizite interpretiert werden.

Auch Ylvisaker & Holland (1985) gehen davon aus, dass die meisten Sprachstörungen direkt aus kognitiven Beeinträchtigungen resultieren und listen auf, welche sprachlichen Symptome auf welche zugrundeliegenden kognitiven Störungen zurückzuführen sind. So manifestieren sich z.B. Störungen der Aufmerksamkeit auf sprachlicher Ebene als vermindertes Verständnis und als Schwierigkeit, im Gespräch einen organisierten Ablauf aufrecht zu erhalten. Störungen der Verarbeitungsgeschwindigkeit und -Kapazität würden sich sprachlich als vermindertes Sprachverständnis zeigen, in Abhängigkeit von Darbietungsgeschwindigkeit, Menge und Komplexität des zu verarbeitenden Materials. Diese Art von Störungen erfordert ein differenziertes diagnostisches Vorgehen. Es setzt sich zusammen aus einer informellen Befragung, aus verschiedenen Verhaltensbeobachtungen und einer Reihe standardisierter Testverfahren, zu denen eine Sprachdiagnostik gehört. Ylvisaker und Holland versuchen auch, spontan eingesetzte kompensatorische Strategien zu erfassen, Motivation und prämorbide Persönlichkeit zu berücksichtigen. Es wird zusätzlich untersucht, wie sich die Leistungen in unterschiedlich komplexen Situationen und unter Stressbedingungen verändern.

Für Groher & Ochipa (1992) sind sprachlich-pragmatische Störungen überwiegend auf beeinträchtigte Frontalhirnfunktionen zurückzuführen. "Exekutive Funktionen der sprachlichen Performanz"[3] (vgl. S.252) sind ihrer Ansicht nach abhängig von der Integration sprachlicher, Wahrnehmungs-, Gedächtnis- und Aufmerksamkeitsprozesse und können frontal lokalisiert werden.

Die "American Speech, Language, and Hearing Association" hat die sprachlich-kommunikativen Störungen, die nach Schädelhirntrauma auftreten, unter der Überschrift "Cognitive-Communicative Impairment" zusammengefasst (ASHA 1988), wobei sie kognitive und exekutive Beeinträchtigungen einbezieht (zitiert nach Ylvisaker 1992, S.241):

- "disorganized, tangential, wandering discourse, including conversational and monologic discourse (e.g. spoken or written narratives);
- imprecise language and word retrieval difficulties;
- disinhibited, socially inappropriate language; hyperverbosity, ineffective use of social and contextual cues; restricted output, lack of initiation;
- difficulty comprehending extended language (spoken or written) especially under time pressure; difficulty detecting main ideas;
- difficulty following rapidly spoken language;

---

[3] Darunter verstehen sie z.B.: Formulieren eines Plans, Weiterentwicklung des Plans, Initiierung eines Plans, Ausführung der verschiedenen Schritte.

- difficulty communicating in distracting or stressfull environments;
- difficulty understanding abstract language, including indirect or implied meaning;
- inefficient verbal learning and verbal reasoning."

1.3.3 Gemeinsames Auftreten kognitiver und sprachlicher Störungen

Einige Autoren fragen danach, welche kognitiven und sprachlichen Störungen nach Schädelhirntrauma gemeinsam auftreten. Luzzatti et al. (1989) untersuchten in der bereits erwähnten Arbeit junge Patienten nach Schädelhirntrauma mit dem *AAT* und führten zusätzlich noch Tests zur Erfassung verschiedener neuropsychologischer Beeinträchtigungen durch, darunter sprachlich relevante Aufgaben und non-verbale Aufgaben. Es ergaben sich in der Follow-up-Untersuchung etwa drei gleich grosse Gruppen: Patienten mit Beeinträchtigungen im *AAT* und in einem oder beiden weiteren Bereichen, Patienten mit Beeinträchtigungen nur im *AAT*, Patienten ohne Beeinträchtigungen. Es waren in der ersten Gruppe alle möglichen Arten von Störungskombinationen zu beobachten.

Payne-Johnson (1986) untersuchte 20 Patienten nach gedecktem Schädelhirntrauma mit einer Testbatterie, die sowohl Intelligenztests als auch diverse sprachlich-kommunikative Aufgaben enthielt. Die Leistungen der Trauma-Patienten waren in den meisten Subtests vermindert, wobei praktisch kein Leistungsbereich – auch kein non-verbaler – grundsätzlich selektiv ausgespart war. Lediglich im Subtest "Articulation" erreichten die Schädelhirntraumatiker unauffällige Werte. Dies spricht laut Payne-Johnson für eine Störung von allgemeinen Prozessen, die Fähigkeiten wie Gedächtnis, Intelligenz, Sprache zugrunde liegen.

Es ist also nach den Ergebnissen dieser Untersuchungen davon auszugehen, dass nach Schädelhirntrauma keine regelhaften Kombinationen von sprachlichen und kognitiven Störungen vorliegen, sondern dass unterschiedlichste Störungsverbindungen sowie übergreifende Beeinträchtigungen möglich sind. Dies wird auch in einigen neueren Arbeiten vertreten. So nehmen Chapman et al. (1995a) eine Interaktion sprachlicher und kognitiver Störungen nach Schädelhirntrauma an. Sprachliche Störungen beeinflussen kognitive Leistungen, kognitive Störungen können sich wiederum auf kommunikative Leistungen auswirken. Es sollte das Ziel der Diagnostik sein, diese gegenseitige Beeinflussung zu beschreiben. Empirische Daten liegen hierfür allerdings erst aus Studien von hirnverletzten Kindern vor (Chapman et al. 1995b).

1.3.4 Untersuchungen zu kognitiven Störungen gebunden an verbale Leistungen – verbales Gedächtnis und Kategorienbildung

Eine Verbindung zwischen sprachlichen und kognitiven Aspekten stellen Untersuchungen zum verbalen Gedächtnis und zur Kategorienbildung nach Schädelhirntrauma her. Levin & Goldstein (1986) fragten sich, aus welchem Grund Schädelhirntraumatiker semantisches, kategoriales Wissen nur selten zum Lernen oder zum Abruf nutzen, wie aus klinischen Beobachtungen bekannt ist. Sie liessen nicht-aphasische Schädelhirntrauma-Patienten unterschiedlich konstruierte Wortlisten lernen. Die erste Liste enthielt Wörter ohne semantischen Zusammenhang, die Wörter der zweiten Liste liessen sich in zufälliger Reihenfolge Kategorien zuordnen, die Wörter der dritten Liste waren nach Clustern geordnet. Die Trauma-Patienten erzielten bei allen Aufgaben gleichermassen erniedrigte Werte im Vergleich zur Kontrollgruppe. Die Vorgabe geordneter semantischer Kategorien verbesserte das Lernen also nicht entscheidend. Levin & Goldstein ziehen den Schluss, dass Patienten nach Schädelhirntrauma beeinträchtigt sind in der Fähigkeit, beim Lernen von verbalem Material aktiv Strategien anzuwenden und vermuten, dass dies mit Frontalhirnstörungen in Zusammenhang steht.

Der *California Verbal Learning Test* ist ein häufig in der neuropsychologischen Diagnostik angewandtes Verfahren, um verbales Lernen zu messen[4]. Dabei soll der Proband eine "Einkaufsliste" von 16 Gegenständen lernen, die auditiv in zufälliger Reihenfolge dargeboten werden. Die Gegenstände lassen sich vier Kategorien zuordnen (z.B. Obst, Gemüse, Werkzeug etc.). Die Liste wird mehrfach wiederholt, jedesmal soll der Proband die Listenwörter unmittelbar danach reproduzieren. Es folgt eine Liste mit 16 neuen Wörtern und deren Abruf. Dies dient als Interferenzaufgabe. Anschliessend soll der Proband aus dem Gedächtnis die erste Liste reproduzieren. Danach werden ihm als Abrufhilfen die vier Kategorien vorgegeben, denen die Wörter zugeordnet werden konnten (z.B. "Welche Gemüse kamen vor ?"). Nach zwanzig Minuten erfolgt eine erneute freie Reproduktion der ersten Liste und eine weitere mit Abrufhilfen. Zum Schluss soll der Proband aus einer grösseren Anzahl die Wörter der Einkaufliste wiedererkennen (Recognition-Aufgabe).

In verschiedenen Untersuchungen wurde dieser Test mit Schädelhirntrauma-Patienten durchgeführt (Crosson et al. 1988, Crosson et al. 1989, Haut & Shutty 1992) oder der einfacher konstruierte *Auditory Verbal Learning Test* (vgl. Lezak 1983, Geffen et al. 1994). Es zeigten sich bei Schädelhirntrauma-Patienten eine allgemein verminderte Lernleistung, eine erhöhte Interferenzanfälligkeit (vor allem retroaktive Interferenz), eine erhöhte Anzahl von Intrusionen, irrtümliches

---

[4] Deutsche Version: *Münchner verbale Gedächtnistest*, Ilmberger 1988, vgl. auch die deutsche Version des *Auditory Verbal Learning Test* von Helmstaedter & Durwein 1990.

Wiedererkennen und eine geringe Neigung zur Clusterbildung. Millis & Ricker (1994) fanden in einer Gruppe von Patienten mit mittlerem und schwerem Schädelhirntrauma vier Untergruppen von Lern- und Fehler-Profilen:

1) Den "aktiven" Typus, der zwar leichte Abrufstörungen zeigt, aber ansonsten aktiv semantische Cluster-Strategien beim Lernen anwendet und diese von sich aus findet.
2) Den "desorganisierten" Typus, dessen Vorgehen planlos und willkürlich ist, dessen Lernbeeinträchtigung beim Enkodieren ansetzt und der eine erhöhte Anzahl von irrtümlichem Wiedererkennen zeigt. Die proaktive Interferenz ist meist erhöht.
3) Den "passiven" Typus, der sich beim Lernen vor allem an der Reihenfolge der dargebotenen Wörter orientiert und "serielle Cluster" bildet. Er wird als rigider, reizabhängiger Lerntyp beschrieben. Bei ihm wären eher Konsolidierungsprozesse beeinträchtigt.
4) Den "defizienten" Typus, der durch verlangsamtes Lernen und eine Orientierung an der Reihenfolge der Wörter gekennzeichnet ist. Er zeigt eine deutlich erhöhte Fehlerrate beim Wiedererkennen. Die Lernstörung betrifft vermutlich Enkodierungsprozesse.

Millis und Ricker beziehen sich bei ihrer weiteren Interpretation auf eine Unterscheidung von Crosson (1992), der zwischen "endo-evoked", also "intern-evozierten", und "exo-evoked", also "extern-evozierten", kognitiven Prozessen unterscheidet. Der aktive Typus würde intern-evozierte Strategien anwenden, d.h. eine Strategie zum semantischen Clustern intern-gesteuert abrufen. Die anderen Typen würden eher extern-evoziert vorgehen, d.h. ihre Strategien werden unmittelbar vom Stimulusmaterial bestimmt.

Richardson (1984) untersuchte das Lernen von abstrakten und konkreten Wörtern. Während sich in der Kontrollgruppe ein deutlicher Effekt zugunsten der konkreten Wörter ergab, lernten Schädelhirntrauma-Patienten konkrete und abstrakte Wörter etwa gleich gut. Es kam nur selten vor, dass Kontrollprobanden beim Abruf einer Liste mit konkreten Wörtern plötzlich abstrakte Wörter als Intrusionen nannten, d.h. sie blieben meist innerhalb der vorgegebenen Kategorie. Solche Vermischungen waren dagegen bei Schädelhirntrauma-Patienten häufig zu beobachten. Richardson zieht den Schluss, dass Schädelhirntraumatiker von der Bildhaftigkeit der Wörter beim Lernen keinen strategischen Gebrauch machen.

Von einer Untersuchung zur Konzept- und Kategorienbildung berichten Goldstein und Levin (1991). Sie verwendeten dafür das "20-Fragen Spiel". Dabei werden dem Patienten gleichzeitig 42 Bildkarten präsentiert. Die Gegenstände auf den Bildkarten können verschiedenen Kategorien zugeordnet werden (z.B. Tiere, Werkzeug, Fahrzeuge). Der Patient soll mit möglichst wenig Fragen denjenigen Gegenstand herausfinden, an den der Untersucher gerade denkt. Dieser antwortet nur mit ja oder nein. Schädelhirntrauma-Patienten benutzten dafür eher Fragen, die sich auf einzelne Bilder bezogen, als Fragen, mit denen ganze Kategorien ausgeschlossen werden konnten. In dieser Vorgehensweise unterschieden sie sich von einer Kontrollgruppe. Für Goldstein & Levin lassen sich diese Befunde am ehesten im Rahmen von Problemlösestörungen interpretieren. Sie sehen auch einen Zusammenhang zu den bei Schädelhirntraumatikern häufig beeinträchtigten Leistungen im *Wisconsin-Card-Sorting-Task*. Dass semantische Kategorien prinzipiell von Schädelhirntrauma-Patienten enkodiert werden können, zeigten Goldstein et al. (1989) auch am sogenannten *"Release-from-Proactive-Interference"- Paradigma* auf. Levin (1989) vermutet, dass der Ansatz von Hasher & Zacks (1979), der automatischen versus bewusst-kapazitätsfordernden Informationsverarbeitung, zur Erklärung beitragen kann. Möglicherweise benötigen Schädelhirntraumatiker für ehemals automatisch verarbeitete Merkmale nun Verarbeitungskapazität:

> "() it is plausible that features which are ordinarily processed in an automatic mode require greater effort in survivors of closed head-injury. Accordingly, if the head-injured patient is expending greater capacity to process relatively contextual features, then there is less capacity for encoding the actual material to be learned ()." (S.143ff.)

Der Zugriff auf semantische Kategorien bei Schädelhirntraumatikern wurde von Lohmann, Ziggas & Pierce (1989) durch eine sogenannte *Word-fluency-Aufgabe*[5] untersucht. Dabei sollen innerhalb einer bestimmten Zeit so viele Elemente wie möglich einer vorgegebenen Kategorie produziert werden (vgl. Barsalou 1987). Die Autoren wählten dafür semantische Kategorien wie Kleidungsstücke, Sportarten, Möbel etc. aus. Die Schädelhirntrauma-Patienten fanden deutlich weniger Elemente zu jeder Kategorie als die Kontrollprobanden. Dafür unterschieden sich die gefundenen Elemente in ihrer Typikalität (vgl. Rosch 1975) nicht von denen der Kontrollgruppe, d.h. die Elemente waren im selben Ausmass prototypisch für die vorgegebene Kategorie. Dies ist ebenfalls ein Hinweis, dass nicht die semantischen Kategorien als solche gestört sind, sondern Zugriff- oder Abrufprozesse.

Zusammenfassend lässt sich zu diesen Untersuchungen sagen, dass bei Schädelhirntrauma-Patienten offensichtlich eine Tendenz besteht, vorhandenes semantisches Wissen unvollständig abzurufen und von semantischen Merkmalen bei der Informationsverarbeitung keinen Gebrauch zu machen. Nur wenn die Aufgabenstellung direkt auf diese Merkmale abzielt, und sie sozusagen durch eine externe Kontextvorgabe angesteuert werden, finden sie Eingang in den Verarbeitungsprozess.

---

[5] Wort-Generierungs-Aufgabe oder Wort-Flüssigkeitsaufgabe

1.3.5 Zusammenfassende Diskussion der Literatur

Versucht man eine Synthese aus den vorgestellten Arbeiten zu ziehen, dann gelangt am ehesten zu einer Position, wie sie aus klinisch-rehabilitativer Sicht vertreten wird, also etwa von Hagen (1984) und Ylvisaker et al. (1993). Diese Autoren gehen von einem <u>Nebeneinander unterschiedlicher Störungsarten</u> aus, wozu auch aphasische Störungen und übergreifende kognitive Beeinträchtigungen zählen. Die relevante Frage ist also nicht: "Haben Schädelhirntrauma-Patienten Aphasien – ja oder nein?", sondern vielmehr: "<u>Welche Art von Störungskombination liegt in dieser Remissionsphase bei diesem Patienten vor?</u>" Es ist auffallend, dass die Autoren, die sich für eine integrierte Sichtweise aussprechen, keine empirischen Ergebnisse vorlegen, sondern höchstens vereinzelt Fallausschnitte zur Illustrierung ihrer Vorgehensweise präsentieren. Abgesehen davon, dass sich klinische Erfahrungen manchmal nur schwer in empirische Fragestellungen umformulieren lassen, scheint dies wieder ein Indiz dafür, wie schwierig es ist, in einem so wenig eingrenzbaren Rahmen empirisch überprüfbare Modelle zu formulieren.

1.4 Untersuchungen zu Störungen des Kommunikationsverhaltens

Die folgenden Untersuchungen fragen nicht nach Störungsarten, sondern gehen von beobachtbarem sprachlichen Verhalten aus, haben also in der Regel eine empirische Grundlage. Auch hier besteht eine Vielfalt von Methoden und Gewichtungen. Gemeinsamer Ausgangspunkt ist die Beschreibbarkeit der Merkmale mit Methoden der Linguistik, vor allem der Pragmatik und Diskursanalyse. Die meisten Untersuchungen zum Kommunikationsverhalten gehen von der klinischen Beobachtung aus, dass sich Schädelhirntrauma-Patienten, unabhängig von eventuellen sprachsystematischen Störungen, in Gesprächssituationen und bei der Textproduktion anders als gesunde Sprecher verhalten. Die Untersuchungen zielen darauf ab, diese Besonderheiten bzw. Abweichungen zu beschreiben.

1.4.1 Untersuchungen zur Pragmatik

Pragmatische Untersuchungen mit Schädelhirntraumatikern haben das kommunikativ-interaktive Verhalten zum Inhalt und ermitteln Merkmale, die das Gesprächsverhalten innerhalb einer Dialogsituation bestimmen (zur Definition von Pragmatik vgl. Levinson 1983).

1.4.1.1 Einstufung des pragmatischen Verhaltens anhand von Beurteilungsskalen

Zur Erfassung des pragmatischen Verhaltens wurden Beurteilungsskalen entwickelt, in denen die verschiedenen Einzelaspekte des Verhaltens bewertet werden. Milton et al. (1984) untersuchten eine Gruppe von fünf Schädelhirntrauma-Patienten und eine Kontrollgruppe durch Einstufung auf dem von Prutting und Kirchner (1983, 1987) entwickelten "*Pragmatischen Protokoll*". Dabei wird anhand einer 30-Punkte-Skala das pragmatisch-kommunikative Verhalten beurteilt. Die Skala umfasst drei Bereiche: Verbale Aspekte, paralinguistische Aspekte und nonverbale Aspekte. Zu den paralinguistischen Aspekten zählen Merkmale wie Verständlichkeit, Stimmqualität und Sprechmelodie; zu den non-verbalen Aspekten gehören etwa Körperhaltung, Gesten und Blickkontakt. Die verbalen Aspekte lassen sich unterteilen in Sprechakte, Thema, Sprecherwechsel (turn-taking) und Wortwahl/Wortgebrauch. Alle Kategorien sind nochmals in speziellere Punkte unterteilt. Milton et al. fanden, dass sich die Schädelhirntraumatiker vor allem in den Merkmalen Prosodie, Themenauswahl, Aufrechterhaltung des Themas, Sprecherwechsel, Initiierung von Sprechakten, Pausenzeiten, Kontingenz sowie Informationsmenge /Präzision von dem Verhalten der Kontrollpersonen unterschieden.

Mit einer vereinfachten Version des *Pragmatischen Protokolls* aus 13 Unterpunkten, der "*Communication Performance Scale*", untersuchten Ehrlich und Sipes (1985) eine Gruppe von Schädelhirntrauma-Patienten Die Autoren führten mit ihren Patienten über mehrere Wochen ein gezieltes Kommunikationstraining durch, bei denen die einzelnen Parameter in der Gruppe immer wieder diskutiert und zum Teil in Rollenspielen erarbeitet wurden. Die Patienten erhielten dabei genaue Rückmeldung über ihr eigenes kommunikatives Verhalten. Bei Abschluss des Training zeigten sich im Durchschnitt besonders ausgeprägte Verbesserungen in den Bereichen "Themenwahl" und "Gesprächsinitiierung", relative Verbesserungen bei "Syntax" und "Zusammenhang".

Von einem vergleichbaren Trainingsprogramm berichten auch Sohlberg & Mateer (1989b), die sich dabei auf die ursprüngliche Version des "*Pragmatischen Protokolls*" stützen. Ehrlich & Barry (1989) entwickelten schliesslich eine noch kürzere Fassung der "*Communicative Performance Scale*" für Schädelhirntraumatiker, mit nur noch sechs Bereichen, die auf einer 9-stufigen Skala eingeschätzt werden: 1)Intelligibiliy, 2)Eye gaze, 3)Sentence formation, 3)Coherence, 4)Topic, 5)Initiation.

1.4.1.2 Kompensationsstrategien

Penn & Cleary (1988) untersuchten die Kompensationsstrategien, die im Gesprächsverhalten von sechs Schädelhirntrauma-Patienten eingesetzt wurden. Sie gingen von der Annahme aus, dass sich kommunikative Beeinträchtigungen an den – mehr oder weniger bewusst – eingesetzten Kompensationstechniken ablesen lassen. Dabei verwendeten sie die von Penn (1985) entwickelte *"Taxonomy of Compensatory Strategies"*. Es handelt sich dabei um eine Beurteilungsskala, auf der insgesamt 32 Strategien aufgelistet sind, die unter die folgenden sieben Kategorien eingeordnet werden (vgl. S.4): 1)Simplification, 2)Elaboration, 3)Repetition, 4)Fluency, 5)Sociolinguistic, 6)Non-verbal, 7)Interlocutor. "Simplifications" wären z.B. eine Verkürzung der Aussage, vereinfachte Wortfolge, direkte Rede statt indirekter etc. Zu den soziolinguistischen Strategien würden Turn-taking, Selbstkorrekturen, Kommentare, Themenwechsel, Fragen nach Erklärungen und das Einschieben von Pausen gehören. Unter "Interlocutor" werden diejenigen Strategien eingeordnet, die vom gesunden Gesprächspartner angewandt werden, um dem Patienten bei seinen Äusserungen zu unterstützen, also etwa durch die Vorgabe von Wörtern, Ratestrategien, Nachfragen. Als Grundlage für die Einstufung nach der *"Taxonomy of Compensatory Strategies"* diente ein auf Video aufgezeichnetes Gespräch mit einem Therapeuten. Die Analyse ergab, dass die einzelnen Patienten sehr unterschiedliche Strategien anwandten. Bei allen Patienten liessen sich jedoch vereinfachende Strategien beobachten, vor allem verkürzte Gesprächsturns, Pronominalisierungen ohne eindeutigen Referenten und direkte Rede statt indirekter. Umschreibungen, Wiederholungen und Selbstkorrekturen waren ebenfalls häufig. Die Mehrzahl der Patienten benutzte auch Stellvertreter-Ausdrücke und Pausenfüllsel. Vier von sechs Patienten zeigten ein wenig adäquates Turntaking: Sie ermöglichten es ihrem Gesprächspartner nicht genügend, den Sprecherpart zu übernehmen. Es zeigte sich, dass dieselben Strategien bei verschiedenen Personen unterschiedliche Wirkungen haben konnten und die Kommunikation mal verbesserten, mal verschlechterten.

1.4.1.3 Funktion des Redebeitrags

Coelho et al. (1991b) untersuchten eine Gruppe von fünf Schädelhirntrauma-Patienten mit einem an psychiatrischen Gruppen erprobten Verfahren (Blank & Franklin 1980). Dabei werden die Redebeiträge in Gesprächen nach ihrem Aufforderungscharakter kategorisiert. Äusserungen, die eine Antwort zur Folge haben müssen, werden als "obliges", Äusserungen, auf die keine Antwort folgen muss, als "comments" bezeichnet. Schädelhirntrauma-Patienten zeigten eine höhere Anzahl von "comments" in ihren Gesprächen, während die gesunden Gesprächspartner dafür eine deutlich erhöhte Anzahl von "obliges" produzierten. Die von den Patienten produzierten Äusserungen waren kürzer als die der Kontrollgruppe, es gab eine höhere Anzahl von Sprecherwechseln. Die Autoren deuten diese Ergebnisse dahingehend, dass Schädelhirntraumatiker "besser reden können als kommunizieren" (vgl. auch Sohlberg & Mateer 1989a) und dass ihre Äusserungen Unklarheiten mit sich bringen, die häufiges Nachfragen erforderlich machen. Die Verantwortung für die Aufrechterhaltung des Themas liegt dann gezwungenermassen beim gesunden Gesprächspartner.

1.4.1.4 Kognitiv-pragmatische Ansätze

Zu den wenigen Autoren, die pragmatische Leistungen direkt mit neuropsychologischen Faktoren in Verbindung bringen, gehört McDonald (1992, 1993, McDonald & van Sommers 1993). Sie untersuchte zwei Patienten nach Schädelhirntrauma mit einer neuropsychologischen Testbatterie und stellte fest, dass beide Patienten Störungen der exekutiven Funktionen aufwiesen, die sich auf verschiedene Weise äusserten. Mit diesen beiden Patienten und einer Kontrollgruppe wurde eine Reihe von pragmatisch ausgerichteten Untersuchungen durchgeführt. Untersucht wurde zunächst die Fähigkeit der Patienten, das Informationsbedürfnis von Hörern in einer bestimmten Situation richtig einzuschätzen. Dazu mussten die Probanden ein Spiel, das sie soeben durch Nachahmung und Ausprobieren erlernt hatten, einer dritten Person erklären. Diese Erklärungen wurden nun hinsichtlich ihrer pragmatischen Angemessenheit eingeschätzt. Dazu wurde eine Skala benutzt, die die Autorin auf der Grundlage der Griceschen Konversationsmaxime (Grice 1978) entwickelt hatte. Die Maxime der Quantität und der Modalität wurde in fünf Kategorien unterteilt (Repetitiveness, Detail, Clarity, Organization, Effectiveness) und jeweils beurteilt. Die Patienten wichen beide in ihrer Leistung von der Kontrollgruppe ab; der eine Patient durch auffallend viele Wiederholungen, der andere durch eine zu geringe Anzahl von Details. Ansonsten unterschieden sie sich in vielen Bereichen nicht von der Kontrollgruppe. Die Autorin versucht diese Auffälligkeiten in Zusammenhang mit den frontalen Störungen zu erklären.

In einer weiteren Untersuchung ging es um die Fähigkeit, sich höflich zu verhalten und diplomatisch vorzugehen. Es wurden dafür verschiedene Situationen konstruiert, in denen der Proband eine bestimmte Bitte an seinen Gesprächspartner zu richten hatte, etwa die Bitte, ihm das Auto auszuleihen. In den untersuchten Parametern (negativen versus positiven Höflichkeitsausdruck, Anzahl von Höflichkeitsausdrücken) fanden sich keine eindeutigen Unterschiede zwischen Patienten und Kontrollgruppe. Die Patienten setzten in ihrer Argumentation aber etwas andere Schwerpunkte.

In einem dritten Experiment sollten die Probanden indirekte Aufforderungen aussprechen. Dafür wurden Situationen vorgegeben wie: "Sie sind in einer Kneipe. Wie können Sie die Person neben sich darauf aufmerksam machen, dass sie jetzt an der Reihe wäre, die nächste Runde auszugeben?" Während die Kontrollpersonen Hinweise fanden, die als mehr oder weniger indirekt eingestuft wurden ("Ein Mann ist kein Kamel"), hatten die Patienten Mühe mit indirekten Aussagen. Ihre Aufforderungen waren häufig – trotz anderslautender Instruktion – relativ direkt. McDonald zieht die Schlussfolgerung, dass sich beeinträchtigte kognitive Fähigkeiten, gestörtes Problemlöseverhalten und eine verminderte Verhaltenskontrolle auf pragmatische Fähigkeiten auswirken. Um eine soziale Situation angemessen bewältigen zu können, müsse man Situationserfordernisse sowie die jeweiligen Prioritäten genau abwägen und sein eigenes Verhalten ständig überprüfen können. Genau darin aber sind Patienten mit Frontalhirnstörungen beeinträchtigt.

1.4.1.5 Pragmatische Analyse als Teil des diagnostischen Vorgehens

Milton und Wertz (1986) und Hartley (1990) legen keine empirischen Untersuchungen vor, sondern plädieren für ein diagnostisches Vorgehen, dass eine Analyse pragmatischen Verhaltens einschliesst. Milton & Wertz (1986) sehen die pragmatische Analyse als Teil einer umfassenderen kognitiven Untersuchung. Pragmatische Auffälligkeiten entstehen ihrer Ansicht nach als typische Folge kognitiver oder sprachlicher Störungen. Sie geben eine Auflistung von Problemen nach Schädelhirntrauma an, die Störungen des sprachlich-pragmatischen Verhaltens nach sich ziehen. Demnach hätten Schädelhirntrauma-Patienten z.B. Probleme beim präzisen und spezifischen Ausdruck der eigenen Gedanken, bei der Aufrechterhaltung des Themas, bei der Auswahl von angemessenen Wörter oder Ausdrücken usw. Zur Erfassung dieser Schwierigkeiten schlagen die Autoren ein Prozedere vor, bei dem Ausschnitte von Patientendialogen transkribiert und einer Analyse unterzogen werden. Dies demonstrieren sie an einem Fallbeispiel. Die Autoren beschreiben die dort auftretenden Schwierigkeiten und interpretieren sie hinsichtlich ihres neuropsychologischen Hintergrundes. Zwar bezeichnen sie diese Analyse als "pragmatisch", wenden jedoch dabei keine linguistisch-pragmatischen Kriterien an.

Hartley (1990, 1992, 1995, Hartley & Griffith 1989) plädiert dafür, die sprachlich-kommunikativen Fähigkeiten von Schädelhirntrauma-Patienten konsequent aus der Perspektive der "functional communication"[6] zu untersuchen. Sie beschreibt die Erfassung von "functional communication" als einen übergreifenden Ansatz, bei dem nicht-sprachliche Gesichtspunkte, die die äussere Kommunikationssituation betreffen, sowie die möglichen Reaktionen der Patienten darauf, einbezogen werden müssen. Das Erfassen des pragmatischen Verhaltens stellt dabei nur einen Unteraspekt dar. Berücksichtigt werden muss ferner das Wissen, das dem Verhalten in Interaktionssituationen zugrundeliegt, z.B. Wissen über beteiligte Personen, über deren sozialen, emotionalen und kognitiven Status, Informationen über das Setting, z.B. Ort, Zielsetzungen etc.

---

[6] Entwickelt wurde der Ansatz der funktionalen Kommunikation (oder alltagsrelevanten Kommunikation) ursprünglich für Aphasiker, da deren Fähigkeit, sich in einer konkreten Situation mitzuteilen, oft relativ unabhängig ist vom Schweregrad der sprachsystematischen Störung. Es wurden eine Reihe von Verfahren entwickelt, um die Fähigkeit des sprachlich-kommunikativen Handelns in konkreten Situationen zu erfassen, wobei meist kleine Rollenspiele verwandt werden (vgl. Sarno 1969, Holland 1980, Blomert et al. 1987). Damit sollen alltagsnahe Informationen über die Verständigungsmöglichkeiten der Patienten ermittelt und alltagsrelevante therapeutische Ziele definiert werden.

Zur Gesamterhebung gehören ebenso die Untersuchung der kommunikativen Bedürfnisse des Patienten, sowie Verhaltensbeobachtungen in unterschiedlichen Kommunikationssituationen und eine standardisierte Erfassung kognitiver und sprachlicher Leistungen.

1.4.2 Diskursanalyse

Im Unterschied zur Pragmatik, bei der interaktive Aspekte der Kommunikation im Vordergrund stehen, liegt in der Diskursanalyse der Schwerpunkt auf Merkmalen und Organisationsformen von Texten, wobei es keine Rolle spielt, ob diese schriftlich oder mündlich produziert werden.[7] Es gibt eine grössere Anzahl von Arbeiten, die sich mit dem Textverstehen und der Textproduktion bei Aphasikern beschäftigen; dabei werden Formen wie narrativer Diskurs, prozeduraler Diskurs, Interview u.a. untersucht (vgl. z.B. Brookshire & Nicholas 1984, Dressler & Pléh 1988, Engel 1977, Ulatowska et al. 1981, 1983a, 1983b, 1989, Ulatowska & Chapman 1994, Huber 1990, Kotten 1989, Stark & Stark 1991). Arbeiten, die speziell das Verstehen und die Produktion von Texten bei Schädelhirntrauma-Patienten zum Inhalt haben, sind vor allem in den letzten fünf bis zehn Jahren entstanden.

1.4.2.1 Methoden der Diskursanalyse und ihre Anwendung auf Schädelhirntrauma-Patienten

Einen Überblick über Methoden der Diskursanalyse bei Texten von Schädelhirntraumatikern geben Hartley (1990, 1992) und Coelho et al. (1991a, vgl. auch Coelho 1995). Während Hartley eher eine diagnostische Vorgehensweise im Blick hat und die Diskursanalyse im Rahmen einer globalen kommunikativen Sprachanalyse beschreibt, beziehen sich Coelho et al. (1991a) auf die Methodik bisheriger Forschungsarbeiten. Sie unterscheiden folgende Analyse-Ebenen:

- Analysen auf Satz-Ebene,
- Analysen auf Mehr-Satz-Ebene (across sentence level),
- Analysen auf Geschichten - Ebene
- Analysen, die sich auf Menge und Inhalt der produzierten Texte beziehen

Bei den Analysen auf *Satz-Ebene* werden die folgenden Parameter ermittelt: Die Anzahl der T-Units[8], die Anzahl subordinierter Aussagen, das Verhältnis subordinierte Aussagen / übergeordnete Aussagen, die Anzahl agrammatischer Sätze.

---

[7] In Anlehnung an Herrmann & Hoppe-Graff (1988) verwende ich die Begriffe "Text" und "Diskurs" hier synonym.

[8] Als T-Unit gilt eine unabhängige Äusserung, d.h. die übergeordnete Aussage plus alle ihr subordinierten Aussagen, zur Definition vgl. Hunt 1970.

Auf der *Mehr-Satz-Ebene* werden als Parameter die Kohäsion zwischen den Sätzen und die Angemessenheit der gewählten kohäsionsschaffenden Elemente genannt. Bei den inadäquaten Kohäsionselementen wird wiederum kategorisiert nach vollständigen, unvollständigen und falschen Elementen.

Auf *Geschichten-Ebene* beziehen sich Coelho & et al. auf Geschichtengrammatiken, die die Gesamthandlung in einzelne Komponenten unterteilen. So besteht eine einfachste, vollständige Episode mindestens aus drei Teilen: Einem Ausgangsereignis (initiating event), einer Handlung und einer Konsequenz. Basierend auf diese Unterteilung wird die Anzahl der vollständigen Episoden im Diskurs ermittelt.

Weitere Parameter sind Produktivitätsmasse (Gesamtanzahl der Wörter, Sprechrate, d.h. Anzahl der Silben pro Sekunde) und Inhaltsmasse (d.h. Anzahl angemessener Inhalte zu einem bestimmten Thema). Insgesamt ist die vorgestellte Methodik ganz auf eine quantitative Erfassung diskursiver Parameter ausgerichtet.

Diese Analyse-Methoden wandten Coelho et al. (1991a, 1991b) bei der Langzeit-Untersuchung der diskursiven Fähigkeiten von zwei jungen Schädelhirntrauma-Patienten an. Der Diskurs des ersten Patienten zeichnete sich durch unzureichende Organisation der Sätze aus, was sich in der geringen Anzahl kohäsionsschaffender Elemente zeigte. Auf der Inhaltsebene wurden zwar komplette Episoden produziert, viele Inhaltseinheiten bezogen sich aber nicht auf die Vorlage, sondern waren Abweichungen und Ausschmückungen. Die zweite Versuchsperson produzierte auf der Geschichten-Ebene keine vollständige Episoden. Ihre Äusserungen waren lediglich Beschreibungen der Bildvorlage, aber keine Geschichten. Es zeigte sich im Verlauf, dass Versuchsperson Nr. 1 eine wesentlich günstigere Entwicklung nahm und sich besser erholte als Versuchsperson Nr. 2, deren berufliche bzw. schulische Wiedereingliederung scheiterte.

Ehrlich (1988) untersuchte zehn Schädelhirntraumatiker und eine Kontrollgruppe anhand einer Bildbeschreibung des bekannten "Cookie-Theft-Picture" aus der *Boston Diagnostic Aphasia Examination* (Goodglass & Kaplan 1972). Zu den erfassten Parametern gehörten die Anzahl der Content-units, Anzahl der Silben, Anzahl der Content-units pro Minute, Anzahl der Silben pro Minute und Redundanz. Er stellte fest, dass die Schädelhirntrauma-Patienten zwar nicht weniger Informationen vermittelten als die Kontrollgruppe, aber im Vergleich mehr Zeit brauchten und dass ihre Texte länger waren. Insgesamt bestand eine verminderte kommunikative Effizienz.

1.4.2.2 Redefluss, Themenfokussierung und Sprachstil

Prigatano et al. (1986) bedienen sich zur Beschreibung von Sprachauffälligkeiten nach Schädelhirntrauma keiner linguistischen Methoden, obwohl sie sich in erster Linie auf pragmatisch-diskursive Merkmale beziehen. Sie beschreiben drei "nicht-aphasische" sprachliche Parameter: "Talkativeness" (etwa "Geschwätzigkeit", Logorrhoe), "Tangentiality" (Tangentialität), und "peculiar phraseology" (eigentümliche Ausdrucksweise). Zur Objektivierung der "Talkativeness" befragten Prigatano et al. die Angehörige von Schädelhirntrauma-Patienten mittels eines Fragebogens nach deren Verhaltensauffälligkeiten. Etwa 17 Prozent der Patienten wurden als logorrhöisch eingestuft, zugleich galten diese Patienten auch als unruhig. Ausserdem zeigten sie Verhaltensauffälligkeiten wie Angst, Rückzug, Depression, Misstrauen. Vom neuropsychologischen Profil her ergaben sich dagegen keine signifikanten Unterschiede zu den nicht-logorrhöischen Patienten. Prigatano et al. vermuten, dass diese Art von Sprachauffälligkeit eher Ausdruck einer zugrundeliegenden affektiven Störung ist als einer kognitiven. *Tangentialität* setzt sich für Prigatano et al. aus Symptomen wie der Unfähigkeit, sich dem Kernthema zu nähern oder dabeizubleiben, einer Störung des abstrakten Denkens, dem Verlust des Zusammenhanges von Gedanken und Schwierigkeiten bei der Wortwahl zusammen. Zur *"peculiar phraseology"* gehört für Prigatano et al. eine verschrobene und eigentümliche Wortwahl, die an eine bizarre Metaphorik erinnert. Es kann auch zu übergenauen Spezifizierungen und zu immer detaillierteren Wiederholungen eines Themas kommen. Die beiden letztgenannten sprachlichen Besonderheiten beschreiben die Autoren anhand von kurzen Fallbeispielen.

1.4.2.3 Diskurs-Störungstypen

In ihrer Doktorarbeit von 1984 untersuchte (Hartley-)Wyckoff das Diskursverhalten von elf Schädelhirntrauma-Patienten. Die Probanden wurden aufgefordert, zwei narrative und einen prozeduralen Diskurs zu produzieren. Die Texte wurden auf Umfang (z.B. Dauer, Anzahl der Wörter, Silben pro Sekunde), Inhalt (z.B. Content units, Hinzufügungen) und Kohäsion hin einer quantitativen Analyse unterzogen. Im Vergleich zu einer Kontrollgruppe produzierten die Patienten insgesamt weniger Inhaltswörter und sie benutzten weniger kohäsionsschaffende Elemente, sprachen langsamer und konnten nur einen reduzierten Inhalt vermitteln (Wyckoff 1984, vgl. auch Hartley & Jensen 1991). Eine später durchgeführte Analyse dieser Daten ergab, dass sich die Diskurse der Schädelhirntraumatiker in drei Gruppen einordnen liessen (Hartley & Jensen 1992):

1) *"Ineffective discourse"*, der sich zwar inhaltlich und in der Informativität nicht wesentlich von der Kontrollgruppe unterschied, aber umfangreicher war und sehr viele überflüssige, irrelevante Elemente enthielt.
2) *"Impoverished discourse"*, mit kurzen Aussagen, verlangsamter Sprechweise, Pausen und wenig Inhalt. Diese Gruppe hatte auch Mühe, abstrakte Beziehungen auszudrücken.

3) *"Confused discourse"* mit Wort- und Satzwiederholungen und vor allem inhaltlichen Abweichungen. Konfabulatorische Antworten und der Gebrauch von Pronomen ohne eindeutigen Referenten waren häufig zu beobachten.

Hartley konnte allerdings drei ihrer elf Patienten keinem Diskurstyp zuordnen und sieht ihre Ergebnisse daher auch erst als vorläufig an.

1.4.2.4 Kohäsion

Mentis & Prutting (1987) untersuchten je vier Diskursbeispiele (Gespräch, Bildbeschreibung, zwei narrative Diskurssequenzen) von drei Schädelhirntrauma-Patienten und einer Kontrollgruppe hinsichtlich ihrer Kohäsionsmittel. Sie fanden, dass die Schädelhirntraumatiker – anders als die Kontrollgruppe – genauso viele kohäsionsschaffende Elemente pro Satz im narrativen Diskurs wie in der Gesprächssituation benutzten. Lexikalische Kohäsion war bei den Patienten insgesamt seltener als in der Kontrollgruppe, elliptische dagegen häufiger. Die Autorinnen führen dies zum Teil auf Schwierigkeiten bei der Wortfindung zurück. Unvollständige, uneindeutige Kohäsionsmittel kamen nur bei den Schädelhirntrauma-Patienten, nicht aber in der Kontrollgruppe vor.

1.4.2.5 Thematische Struktur

In einer Arbeit von 1991 beschreiben Mentis & Prutting ein Verfahren zur Analyse der thematischen Organisation, das sie anhand von Gesprächs- und Diskursanalysen eines Patienten nach Schädelhirntrauma und einer gesunden Kontrollperson darstellen. Mentis & Prutting unterscheiden zwei Hauptkomponenten thematischer Kohärenz: Themeneinführung (topic introduction) und Themenbeibehaltung (topic maintainance). Themensequenzen können untergliedert sein in Unterthemen (subtopics). Von dieser Einteilung ausgehend entwickelten die Autorinnen ein komplexes Klassifikationssystem zur Analyse von Themen und Themenwechseln. Untersucht wurden mit dieser Methode Dialoge und Monologe. Dabei wurden entweder abstrakte oder konkrete Themen vorgegeben (z.B. "Fernsehen" oder "Wahrheit"). Die Analyse zeigte schliesslich, dass die hirnverletzte Patientin deutlich mehr Probleme bei der thematischen Organisation hatte als die gesunde Kontrollperson. Es wurden von ihr weniger neue Informationen eingebracht, dafür mehr inkohärente Themenwechsel vorgenommen und mehr unzusammenhängende und unvollständige Inhalts-Einheiten genannt. Dies war bei abstrakten Themen und im Monolog deutlicher ausgeprägt als im Gespräch und bei konkreten Themen. Mentis & Prutting vermuten, dass die Patientin im Gespräch dank der Beiträge des gesunden Gesprächspartners die thematische Organisation besser kontrollieren konnte.

1.4.2.5 Makro- und mikropropositionale Struktur

Glosser & Deser (1990) verglichen vier Patientengruppen hinsichtlich ihrer "mikro- und makrolinguistischen" Fähigkeiten: 1) eine Gruppe von Patienten mit flüssiger Aphasie nach einem vaskulären Ereignis, 2) eine Gruppe von Patienten mit Alzheimer Demenz, 3) eine Gruppe von Schädelhirntrauma-Patienten mit einer flüssigen Sprachstörung, 4) eine Kontrollgruppe von gesunden Probanden. Jeder Proband wurde interviewt, das Gespräch wurde auf Tonband aufgezeichnet und transkribiert. Auf der mikrolinguistischen[9] Ebene wurden syntaktische und semantische Parameter analysiert. Auf der makrolinguistischen Ebene untersuchten die Autoren die Parameter Kohäsion und thematische Kohärenz. Dabei führten sie eine quantitative Analyse der auffälligen Merkmale durch. Beim Vergleich der Gruppen kamen Glosser & Deser zu dem Ergebnis, dass die aphasischen Patienten die schwersten Störungen auf mikrolinguistischer Ebene hatten, aber keine Störungen auf diskursiver Ebene, während die Alzheimer-Patienten das genau entgegengesetzte Muster zeigten. Bei den Schädelhirntrauma-Patienten fanden sich dagegen Störungen sowohl auf mikrolinguistischer als auch auf Diskurs-Ebene.

1.4.2.6 Auswirkungen unterschiedlicher Vorgaben auf die Textproduktion

Liles et al. (1989) untersuchten, ob Aufgabenstellungen verbunden mit unterschiedlichen kognitiven Anforderungen einen Einfluss auf die Qualität der produzierten narrativen Texte haben. Sie konfrontierten vier Schädelhirntrauma-Patienten und eine Kontrollgruppe mit den beiden folgenden Aufgaben:
1) Nacherzählung: Die Probanden sollten eine Bildgeschichte aus 19 Bildern nacherzählen, die sie auf einem Film (ohne Ton) gesehen hatten.
2) Geschichten-Erfinden: Den Probanden wurde ein Bild vorgelegt, auf dem eine aussagekräftige Szene mit verschiedenen Handlungsfiguren abgebildet war. Sie sollten eine Geschichte zu diesem Bild erzählen.

Es zeigten sich beim Nacherzählen kaum Unterschiede in den untersuchten diskursiven Merkmalen zwischen Kontroll- und Patientengruppe. Beim Geschichten-Erfinden waren dagegen Unterschiede vorhanden, z.B. verwendeten die Patienten mehr Proformen ohne eindeutigen Referenten und formulierten in der Mehrzahl keine vollständigen Episoden. Offensichtlich tendierten die Patienten mehr dazu, das Bild zu beschreiben, anstatt eine Geschichte zu erzählen. Liles et al. vermuten, dass es ihnen nicht gelungen ist, sich vom statischen Bild zu lösen und das Gesehene mit den vorhandenen sprachlichen Mitteln in eine dynamische Form zu übersetzen.

Snow et al. (1995) analysierten die diskursiven Leistungen von drei Schädelhirntrauma-Patienten und drei hinsichtlich soziodemographischer Daten vergleichbarer Kontrollpersonen. Es wurden vier Untersuchungen durchgeführt: Ein halbstandardisiertes Interview, eine prozedurale Aufgabe, die Beschreibung einer Bildgeschichte und eine Einschätzung von Veränderungen im

---

[9] Die Autoren setzen die sprachsystematische und die mikrolinguistische Ebene praktisch gleich. Dies deckt sich nicht mit der Definition der Begriffe nach Kintsch & van Dijk (1983).

kommunikativen Verhalten durch Betroffene und Angehörige anhand eines Fragebogens. Die diskursive Analyse erfolgte mittels der "Clinical Discourse Analysis" von Damico (1985), ein Verfahren, das auf die Griceschen Konversationsmaxime zurückgeht und Regelverstösse quantifiziert. Es liessen sich beim strukturierten Interview und in der prozeduralen Aufgabe keine Unterschiede zwischen den Gruppen aufzeigen. Die Analyse der Bildgeschichte und des Fragebogens erbrachten dagegen Unterschiede zwischen den Schädelhirntrauma-Patienten und der Kontrollgruppe. Die Autorinnen ziehen daraus eine Reihe von Schlüssen, u.a. dass sich kommunikative Veränderungen nicht in allen Diskursarten gleichermassen nachweisen lassen. Sie stellen ausserdem die Hypothese auf, dass in früheren Untersuchungen wohl nur deshalb quantifizierbare Unterschiede gefunden wurden, weil die Kontrollpersonen nicht wirklich aus einer vergleichbaren soziodemographischen Schicht stammten.

1.4.3 Zusammenfassende Diskussion der Literatur

Sowohl Diskursanalyse wie pragmatische Analyse sind offensichtlich geeignet, relevante Aspekte des sprachlichen Verhaltens von Schädelhirntrauma-Patienten darzustellen. Bei den Arbeiten zur Pragmatik fällt wieder auf, dass Autoren, die umfassende Ansätze vertreten, globale Vorgehensweisen beschrieben, die aber nicht empirisch belegt werden, während empirische Arbeiten Einzelaspekte behandeln. Da pragmatische und diskursanalytische Untersuchungen sehr aufwendig sind, werden überwiegend Einzelfalluntersuchungen mit wenigen Patienten durchgeführt. Die Arbeit von Hartley ist mit elf untersuchten SHT-Patienten die Studie mit der grössten Patienten-Anzahl. (Die Arbeit von Prigatano et al. umfasst zwar mehr Patienten, benutzt aber keine linguistische Methodik.) Diskursanalytische Arbeiten, die sich einer ausschliesslich quantitativen Methodik bedienen, bleiben in ihrer Aussage oft relativ blass. Erst wenn die Autoren ihre Daten zu interpretieren beginnen, entsteht ein kompletteres Bild, wobei natürlich wieder eine subjektive Sichtweise ins Spiel kommt. Gelegentlich fragt man sich dabei, ob die aufwendige quantitative Analyse wirklich erforderlich ist, um zu den inhaltlichen Schlussfolgerungen zu gelangen und ob zwischen den quantitativen und qualitativen Aspekten wirklich ein Zusammenhang besteht (vgl. z.B. die Untersuchung von Liles et al. 1989).

1.5 Störungen der sozialen Interaktion nach Schädelhirntrauma

Auffälligkeiten im Sozialverhalten werden als eine der häufigsten Folgeerscheinungen von Schädelhirntraumen genannt (vgl. Thomsen 1990, Brooks 1990, Brooks et al. 1987), soziale Isolation ist eine der gravierendsten langfristigen Konsequenzen (vgl. Weddell et al.1980, Oddy & Humphrey 1980, Oddy et al. 1985). Die Untersuchungen, die sich mit Störungen des Sozialverhaltens nach Schädelhirntrauma beschäftigen, gehen von ihrem theoretischen Rahmen her auf sozial- und entwicklungspsychologische, verhaltenstherapeutische oder psychiatrische Ansätze zurück. Darin unterscheiden sie sich von pragmatisch ausgerichteten Untersuchungen, obwohl sie häufig die Analyse von pragmatischen Parametern einbeziehen.

1.5.1 Soziale Interaktion, soziale Anpassung und soziale Integration

Newton & Johnson (1985) untersuchten die soziale Anpassung ("social adjustment") im Vergleich zu sozialen Fertigkeiten ("social performance") bei Patienten mit schwerem Schädelhirntrauma. Soziale Anpassung versuchten sie mittels einer psychiatrischen Skala zu erfassen, die durch nahe Angehörige ausgefüllt wird und mit der Merkmale wie Feindseligkeit, Hilflosigkeit, Misstrauen eingeschätzt werden. Soziale Fertigkeiten ermittelten sie anhand der Beobachtung eines Gespräch mit einer fremden Person, das mit einer Skala zum verbalen und non-verbalen sozialen Verhalten beurteilt wurde. Erhoben wurden ausserdem anhand von weiteren Skalen Selbst-Wertschätzung und Ängstlichkeit in sozialen Situationen. Schädelhirntraumatiker zeigten in allen Bereichen deutliche Beeinträchtigungen. Im Vergleich zu anderen klinischen Gruppen waren die Schädelhirntrauma-Patienten in ihren sozialen Fertigkeiten im Gespräch besonders beeinträchtigt.

Marsh & Knight (1991) untersuchten die soziale Kompetenz von Patienten nach Schädelhirntrauma mit unterschiedlichen Interaktionspartnern. Mal wurde ein naher Angehöriger als Interaktionspartner gewählt, mal eine fremde Person des anderen Geschlechts. Marsh & Knight fanden im Vergleich zur Kontrollgruppe vor allem Beeinträchtigungen bei den sprachlichen Merkmalen ("a technical deficiency in language use" S.737), während der Inhalt wenig abwich. Vor allem im Gespräch mit Fremden war auch eine Beeinträchtigung beim partnerbezogenen Verhalten festzustellen, etwa bei der Ausrichtung auf den Gesprächspartner, beim Einsatz von unterstützenden Verstärkern und Feedback.

Die Interaktion mit engen Familienangehörigen wurde von Godfrey et al. (1991) untersucht. Die Patienten wurden anhand von Voruntersuchungen (vgl. Godfrey et al. 1989) in Gruppen mit hohem und niedrigem sozialen Fertigkeitsniveau unterteilt. Die Interaktionspartner erhielten verschiedene Aufgaben zur Bearbeitung (z.B. "Einigen Sie sich, welches neue Auto Sie kaufen möchten"). Die Gespräche wurden auf Video aufgenommen und analysiert, wobei die Bereiche "positiver Affekt", "Zusammenarbeit" und "Unterstützung" beurteilt wurden. In der Gruppe mit niedrigen sozialen Fertigkeiten lag der Ausdruck des positiven Affektes und der Unterstützung überwiegend auf seiten des gesunden Angehörigen. Die Autoren folgern daraus, dass die Interaktion mit diesen

Patienten mühsam und anstrengend für den gesunden Gesprächspartner ist. Ähnlich wie bei schizophrenen Patienten könnte dies ein Grund für die hohe Belastung der Angehörigen in der Interaktion mit dem erkrankten Familienmitglied sein.

Elsass & Kinsella (1987) befragten eine Gruppe von Patienten nach schwerem Schädelhirntrauma und eine Kontrollgruppe nach ihren Sozialkontakten. Im Vergleich zur Kontrollgruppe hatten die Schädelhirntrauma-Patienten von der Quantität her weniger soziale Kontakte. Sie schätzten trotzdem die Qualität ihrer Kontakte als zufriedenstellend ein, worin sie sich nicht von der Kontrollgruppe unterschieden. Die Autoren diskutieren die Frage, ob die Patienten bei ihren Erwartungen an Sozialkontakte bereits von eingeschränkten Voraussetzungen ausgehen und ob sie sich womöglich durch zu intensive und nahe freundschaftliche Kontakte überfordert fühlen könnten. So wären möglicherweise eher oberflächliche Kontakte für einen Patienten mit schweren kognitiven und emotionalen Veränderungen leichter zu bewältigen.

Es zeigt sich insgesamt, dass soziale Interaktion und sprachlich-pragmatische Fähigkeiten bei Schädelhirntrauma-Patienten nicht zu trennende Faktoren sind. Sie müssen im Spannungsfeld von gestörter Selbstwahrnehmung und kognitiv beeinträchtigter Situationswahrnehmung auf seiten des Patienten und der besonderen Belastung auf seiten des Interaktionspartners gesehen werden.

1.5.2 Entwicklungsbezogene Konzepte

Van Horn et al. (1992) gingen bei ihrer Untersuchung von der These aus, dass Schädelhirntrauma-Patienten in ihren interaktiven Strategien möglicherweise in frühere Entwicklungsphasen zurückfallen und sich so verhalten, als wären weniger reife Konzepte wieder wirksam. Sie untersuchten zehn Patienten hinsichtlich dreier sozialer Konzepte : 1) Personenkonzepte, d.h. die Komplexität und Stabilität, mit der fremde Personen wahrgenommen werden, 2) interpersonelle Verhandlungsstrategien, unterteilt in vier Ebenen von "impulsiv" bis "kollaborativ", 3) Selbstverständnis, d.h. die Komplexität, mit der eigene Wesenszüge wahrgenommen und integriert werden. Anhand der Literatur wurden für jedes dieser Konzepte verschiedene Reifestufen definiert. Man erzählte dann den Probanden verschiedene Geschichten, die Problemsituationen zum Inhalt hatten und fragte sie anschliessend ausführlich nach ihrer Bewertung und nach Problemlösestrategien. Während die Konzepte zu Personen und zum Selbstverständnis nicht eindeutig von denen der Kontrollgruppe abwichen, zeigten sich die Schädelhirntrauma-Patienten beeinträchtigt in der Wahl der interpersonellen Verhandlungsstrategien. Hier wählten sie vor allem die Ebene der Reziprozität, d.h. die wahlweise Einnahme des einen oder des anderen Standpunkts, anstatt beide miteinander zu integrieren und von einem dritten

Standpunkt aus zu betrachten. Die bevorzugte Verhandlungsstrategie war die der Rechtfertigung. Auch hierin unterschieden sie sich von der Kontrollgruppe.

Spiers et al. (1994) untersuchten die Fähigkeit von Patienten nach Schädelhirntrauma, sich in eine fremde Rolle einzufühlen. Sie gaben den Probanden eine Beschreibung eines prototypischen Geschäftsmannes und wiesen sie an, eine psychiatrische Skala zur Selbsteinschätzung, den *MMPI* (Hathaway & McKinley 1951), so auszufüllen, wie es der Geschäftsmann vermutlich täte. Ein typisches "Geschäftsmann-Antwortprofil" war anhand von gesunden Kontrollgruppen erhoben worden. Ausserdem füllten die Patienten eine Skala zum Selbst-Monitoring aus. Hierbei beurteilt der Proband seine Fähigkeit, sich in andere einfühlen und sein Verhalten der jeweiligen Situation anzupassen zu können. Immerhin gelang es über 50 Prozent der Patienten gut, sich beim Ausfüllen des vorgetäuschten MMPI-Profils in den Geschäftsmann einzufühlen. Erstaunlicherweise verfehlten gerade diejenigen Schädelhirntrauma-Patienten das erwünschte MMPI-Profil, die sich selbst als einfühlsam und sensibel für situative Anforderungen eingestuft hatten. Diese Patienten orientierten sich offensichtlich beim Antworten mehr an sich selbst als an einer vorgegebenen Rolle. Die Autorinnen vermuten, dass im Rahmen von Frontalhirnstörungen aufgetretene Selbstüberschätzung und Egozentrizität zu dieser Diskrepanz führten.

Egozentrizität und die Fähigkeit, rekursiv zu denken, untersuchten Santoro & Spiers (1994) in einer weiteren Arbeit. Definiert wurden zunächst verschiedene Ebenen von Rekursivität (Larry denkt, dass..., Larry und Richard denken..., Larry denkt, dass Richard denkt..., Larry denkt, dass Richard denkt, dass Susan denkt..., Larry und Richard denken, dass Susan denkt...). Die Probanden sahen eine kurze Spielszene auf Video mit drei handelnden Personen, zu der sie anschliessend Fragen beantworten sollten. Die auffälligsten Abweichungen zur Kontrollgruppe gab es nicht bei Antworten, die doppelte Rekursivität beinhalteten, denn hier machten auch Gesunde relativ viel Fehler, sondern bereits bei einfachen Annahmen ohne Rekusivität (Larry denkt, dass...). Schädelhirntrauma-Patienten können offensichtlich schlecht unterscheiden, was nur sie selber wissen und was ein anderer weiss; sie gehen stets vom eigenen Standpunkt aus. Auch hier sehen die Autorinnen die Ursache in präfrontalen Störungen, in verminderter Impulskontrolle und verminderter Abstraktionsfähigkeit.

Insgesamt zeigen all drei Untersuchungen, dass sich entwicklungspsychologische Modelle der Denkentwicklung und des Sozialverhaltens in gewissen Grenzen auf Schädelhirntraumatiker anwenden lassen und neue interessante Aspekte erschliessen.

1.5.3 Gestörtes Erkennen des affektiven Ausdrucks

In einer sozialen Situation angemessen reagieren zu können setzt voraus, dass die affektive Bedeutung der Situation und die emotionalen Reaktionen des Gesprächspartners wahrgenommen und eingeordnet werden können. Braun et al. (1989) untersuchten die Fähigkeit von Patienten nach schwerem Schädelhirntrauma, den affektiven Ausdruck von Gesichtern und die affektive Bedeutung von Situationen zu verarbeiten. Dazu wurden den Probanden Photographien von Gesichtern mit sechs affektiven Grundausdrücken präsentiert (Freude, Trauer, Furcht, Ärger, Überraschung, Ekel). Im Vergleich zu einer Kontrollgruppe hatten die Schädelhirntraumatiker Mühe, die affektive Bedeutung zu erkennen, besonders bei den negativen Gesichtsausdrücken. Es wurden ihnen ebenfalls kurze Situationen geschildert und nach dem dazu passenden Affekt gefragt (Bsp. "Zur Beerdigung eines Freundes gehen" – gesuchte Antwort: Trauer). Hierbei waren die Patienten im allgemeinen nicht beeinträchtigt, ausser beim Erkennen von Situationen, die mit Ärger verbunden sind. Möglicherweise werden also negative Emotionen nicht angemessen verarbeitet, was nach Ansicht der Autoren mit organisch bedingten Verleugnungsmechanismen in Zusammenhang stehen könnte.

1.5.4 Untersuchungen im Rahmen des Trainings sozialer Fertigkeiten

Soziale Fertigkeiten werden meist im Rahmen verhaltenstherapeutischer Ansätze erfasst und trainiert. Dabei wird von der lerntheoretischen Annahme ausgegangen, dass ein Verhalten durch unmittelbar erfolgende Konsequenzen in seiner Auftretenshäufigkeit beeinflusst werden kann (vgl. Überblick bei Mateer & Ruff 1990). Eine Schlussfolgerung daraus ist, dass Patienten für ihr Verhalten eine direkte positive oder negative Rückmeldung benötigen. So entwickelten Gajar et al. (1984) ein Trainingsprogramm für zwei junge Patienten nach Schädelhirntrauma, in dem durch Lichtsignale ein Feedback gegeben wurde, wann immer unangemessenes oder erwünschtes Verhalten im Gespräch auftrat. Bei unerwünschtem Verhalten erschien ein rotes Lichtsignal, bei positivem ein grünes. Die Situationen wurden anschliessend genau besprochen. Die Patienten lernten schliesslich, sich selbst im Gespräch durch entsprechende Lichtsignale zu bewerten und auf diese Weise Monitoring-Prozesse bewusst durchzuführen.

Brotherton et al. (1988) führten mit Schädelhirntrauma-Patienten ein "social skill training" mit verhaltenstherapeutischer Methodik durch. Zunächst stellten sie die Problembereiche fest und definierten dann für die Patienten ein Zielverhalten, das im wesentlichen aus folgenden Komponenten bestand: Keine Selbstmanipulation (Zupfen, Kratzen etc.), bessere Haltung, flüssigeres Sprechen, Zeichen von Aufmerksamkeit für bzw. Hinwendung zum Gesprächspartner, Hörersignale / Unterstützung, positives Feedback, positive Äusserungen. Sie führten anschliessend Trainingssitzungen durch, in denen verschiedene verhaltenstherapeutische Techniken zur Anwendung kamen (Verstärkung, Lernen am Modell, Shaping etc.). Am besten lernten die Patienten, ihr motorisches Verhalten anzupassen (also etwa Selbstmanipulation), während inhaltlich-interaktionale

Veränderungen kaum erreicht werden konnten. Ylvisaker et al. (1992) halten es daher auch für fraglich, ob eine eher mechanistische Anwendung verhaltenstherapeutischer Methoden bei der Therapie sozialer Fertigkeiten bei Schädelhirntrauma-Patienten zum Ziel führen kann. Als Ergänzung zu diesen Methoden empfehlen sie daher ein Training, das auf die Verbesserung metakognitiver Fähigkeiten abzielt (vgl. auch Sohlberg et al. 1993). Der Patient sollte in die Lage versetzt werden, bewusst Entscheidungen treffen zu können, daher müsse seine Einsichtsfähigkeit gefördert und unterstützt werden. Besser als dem Patienten ein Verhalten anzutrainieren, das er in einer bestimmten Situation einsetzen könne, sei es allemal, ihm die Möglichkeit zu eröffnen, sich in dieser Situation bewusst für eine Alternative entscheiden zu können.

1.5.5 Zusammenfassende Diskussion der Literatur

Die vorgestellten Untersuchungen zum Sozialverhalten zeigen, dass sprachliche Interaktionen noch von vielen anderen Faktoren beeinflusst werden, als von sprachlichen Fähigkeiten und diskursiven Organisationsprinzipien. Ob eine Verständigung im Gespräch sozial angemessen gelingt, hängt unter anderem von affektiven, kognitiven und situativen Komponenten ab. Schädelhirntrauma-Patienten können in ihrer Fähigkeit, sozial angemessen zu reagieren, beeinträchtigt sein, auch wenn keine Sprachstörung vorliegt. Sie nehmen unter Umständen die soziale Situation, das Verhalten des Gegenübers und ihr eigenes Verhalten anders wahr als ein Gesunder, was sich dann in ihrem Sozialverhalten zeigt. Diese Veränderungen sind von grösstem Einfluss auf die Rehabilitation und die spätere soziale Integration. Entwicklungsbezogene Ansätze entwerfen dafür Erklärungshypothesen, die letztlich auf neuropsychologischen und kognitionspsychologischen Annahmen beruhen. Dabei gehen die Autorinnen von Modellen der Denkentwicklung und der sozialen Entwicklung aus. Sie erwähnen allerdings nicht, dass beides nicht zu trennen ist von der Entwicklung sprachlicher Leistungen. Es sich lässt daher die Frage ableiten, ob nicht auch in Bezug auf den Sprachgebrauch eine Rückkehr zu früheren Reifestufen beobachtet werden kann.

2. Frontalhirnfunktionen und Sprache

2.0 Einleitung

Die Frontallappen gehören aufgrund ihrer anatomischen Disposition zu den am häufigsten bei gedecktem Schädelhirntrauma betroffenen Hirnregionen (vgl. Richardson 1990, Adams et al. 1985, Levin et al. 1987, Courville 1950). Die Funktionen der Frontallappen sowie die Pathologie, die von ihrer Schädigung herrührt, sind daher für das Verständnis der Sprachstörungen nach Schädelhirntrauma von grosser Bedeutung, zumal viele Autoren Verhaltensauffälligkeiten nach Schädelhirntrauma auf frontale Störungen zurückführen. Wie von Cramon (1988) betont, sind die frontalen Hirnschädigungen, die diesen Störungen zugrundeliegen, nicht auf fokale Läsionen beschränkt, sondern umfassen auch diffuse Schädigungen oder Schädigungen der Faserverbindungen mit nichtfrontalen Hirnstrukturen[1]. Da das sprachlich-pragmatische Verhalten von Schädelhirntrauma-Patienten nicht nur durch Sprachsystemstörungen beeinflusst wird, wie aus dem letzten Kapitel hervorgegangen sein dürfte, sollen zunächst die wichtigsten kognitiven und affektiven Veränderungen, die durch Frontalhirnschädigung entstehen, dargestellt werden. Dabei werden Modelle der Frontalhirnfunktionen vorgestellt. In einem zweiten Teil dieses Kapitels wird auf die Sprachstörungen eingegangen, die nach Frontalhirnläsionen entstehen. Es werden die frontal lokalisierten sprachsystematischen Beeinträchtigungen kurz zusammengefasst bzw. deren Status als aphasische oder nicht-aphasische Störung anhand der Literatur diskutiert. Auch die Auswirkungen frontaler Schädigungen auf das diskursive Verhalten werden anhand der Literatur dargestellt.

2.1 Frontalhirnfunktionen - Störungen und Modelle

Die Phänomenologie der Frontalhirn-Störungen legt eine ganzheitliche Betrachtungsweise nahe; auch versuchen neuere theoretische Modelle, der gegenseitigen Beeinflussung affektiver und kognitiver Verhaltensaspekte gerecht zu werden. Traditionellerweise aber wird die kognitive Seite aus neuropsycho-

---

[1] "Unter 'frontaler' Hirnschädigung verstehen wir keinesfalls nur *fokale* Gewebsläsionen des Stirnhirns, sondern jede Art von Hirnschädigung, die eine substantielle (uni- oder bilaterale) Mitbeteiligung des Stirnhirns verursacht" (von Cramon 1988, S.248).

logischer Perspektive unter dem Oberbegriff "Handlungs- und Planungsstörungen" zusammengefasst, während man den emotionalen Bereich unter dem Oberbegriff "Störungen des affektiven Verhaltens" oder als "psychopathologische Syndrome" abhandelt, meist aus neuropsychiatrischer Sicht. Zur einfacheren Darstellung der Literatur wird diese Aufteilung zunächst beibehalten. Den Schwerpunkt bilden im folgenden Kapitel jedoch Modelle, die auf die integrierende Leistungen frontaler Funktionen abzielen und das Zusammenspiel von Basisfunktionen, exekutiven Funktionen und Selbstwahrnehmung beschreiben.

2.1.1 Die Beschreibung affektiver Veränderungen bei Frontalhirnstörungen

Es wurden in der Literatur unterschiedliche Arten von Persönlichkeitsveränderungen nach Frontalhirnläsionen beschrieben (vgl. Lishman, 1968, 1978, vgl. auch Bond 1984). Blumer & Benson (1975) unterscheiden zwei Syndrome: 1)"pseudodepressed" – eher apathisch und gleichgültig, ohne Initiative und verlangsamt, 2) "pseudopsychopathic" – eher kindlich und euphorisch, enthemmt und im Verhalten sozial unangemessen.

Neuere psychiatrische Einteilungen beziehen kognitive Komponenten häufig mit ein. So unterscheidet Cummings (1985) drei frontale Hauptsyndrome:
1) *"disinhibited"* – das "desinhibierte" Frontalhirnsyndrom, lokalisiert in der orbitofrontalen Region, mit Enthemmung, Impulsivität, Labilität, geringer Krankheitseinsicht und verminderter Kritikfähigkeit.
2) *"apathetic"* – das Frontalhirnsyndrom mit Antriebsverminderung, Gleichgültigkeit, motorischer Verlangsamung, verminderter Abstraktionsfähigkeit, verminderter Umstellungsfähigkeit, mit Lokalisation in der präfrontalen Region.
3) *"akinetic"* – das akinetische Frontalhirnsyndrom mit motorischer und verbaler Aspontaneität, vermindertem sprachlichen Output, Inkontinenz, lokalisiert in der medialen frontalen Region.

Wie Eames (1990) ausführt, wird der Oberbegriff "Frontalhirnsyndrom" im klinischen Alltag leider meist fälschlicherweise anstelle des Begriffs des Orbitalhirnsyndroms verwendet, d.h. für eine Kombination von Verhaltensweisen, zu denen sozial enthemmtes Verhalten, Ich-Bezogenheit, nichtaltersgemässes Verhalten, Festhalten an unrealistischen Erwartungen und verminderte Introspektionsfähigkeit gehören. Er selbst setzt den Begriff "Frontalhirnsyndrom" aus diesem Grund in Anführungszeichen und unterscheidet neben dem Orbitalhirnsyndrom noch zwei weitere Arten von frontal lokalisierten Verhaltensstörungen, die grob mit den von Cummings beschriebenen Syndromen übereinstimmen: Ein "passive behavior disorder", bei dem praktisch kein spontanes Verhalten mehr gezeigt wird, mit Läsionen medial frontaler Strukturen, und die Störung der exekutiven Funktionen bei Läsionen der lateralen Konvexität. Er geht dabei allerdings weniger einseitig von psychiatrischen Kategorien aus und gibt zu bedenken, dass bei Störungen im Sozialverhalten immer mehrere Interaktionsebenen berücksichtigt werden müssen. Denn Einschränkungen der Kognition und der Wahrnehmung verhindern häufig eine angemessene Verarbeitung sozialer Hinweisreize. Ausserdem zeigen Hirnverletzte verständlicherweise Reaktionen auf ihre Behinderungen (Frustrationen, Angst), was wiederum ihr Sozialverhalten beeinflusst.

Psychiatrisch vereinfachende Darstellungen des Frontalhirnsyndroms und Begriffe wie "Persönlichkeitsstörung" sind auch von verschiedenen anderen Autoren kritisiert worden und werden heute gerne durch weniger etikettierende Verhaltensbeschreibungen ersetzt.[2]

2.1.2 Neuropsychologische Beschreibungen von Frontalhirnstörungen

Neuropsychologische Auffälligkeiten von Patienten nach Frontalhirnschädigung wurden oft in Fallgeschichten dargestellt, wobei die Vielfalt der Symptome und deren schwierige Erfassbarkeit auffallen (vgl. z.B. Yarnell & Rossie 1990, Eslinger & Damasio 1985). Heute werden kognitive Störungen nach Frontalhirnläsionen meist unter den Stichworten "Störungen der exekutiven Funktionen" oder "Planungsstörungen". behandelt. Bei diesen Begriffen handelt es sich streng genommen zunächst nur um Definitionen funktioneller Störungen, die nicht automatisch an Lokalisationen gebunden sind (vgl. Lezak 1983, Sohlberg & Mateer 1989a).

Exekutive Funktionen unterteilt Lezak (1993) in vier Komponenten:
1. "Willen" ("volition"), dessen Störung, "Abulie", enthält die Komponenten "Unfähigkeit zu Entschlüssen" (vgl. von Cramon 1988, S.249), eine eingeschränkte Selbstwahrnehmung, die eingeschränkte Wahrnehmung anderer und die Beeinträchtigung motivationaler Faktoren.
2. "Planen" ("Planning") bezieht sich auf das vorausschauende Denken, auf die Fähigkeit, eine Sache aus einer objektiven Position betrachten zu können, Alternativen zu finden und auszuwählen, einen Plan entwerfen und die Aufmerksamkeit aufrecht erhalten zu können.
3. "Gezieltes Handeln / intentionales Handeln" ("purposive action"), mit den Fähigkeiten "Produktivität" (Finden von Lösungsmöglichkeiten) und Selbst-Kontrolle (Self-regulation).

---

[2] Vgl. Prigatano 1986, S. 29: "Thus, descriptions such as 'frontal lobe personality syndrome' are doomed to be oversimplified (Blumer & Benson 1975) and confusing to both clinicians and researchers." Vgl. zur Diskussion des Terminus "Persönlichkeitsstörung" z.B. Goldstein & Levin 1989, S. 218.

4. "Effektivität" ("performance effectiveness") bezieht sich auf die Kontrolle der Qualität der eigenen Leistung.

Sind diese Fähigkeiten gestört, so hat der Patient Mühe, zu planen und Entscheidungen zu treffen. Es ist für ihn schwierig, so zu handeln, dass er eigene Vorlieben oder Präferenzen umsetzen kann. Einmal festgelegte Abläufe können nicht mehr mittendrin verändert werden. Die Patienten können sich nicht auf Neues einstellen und nicht mehr flexibel auf Veränderungen reagieren. Es kann zu Perseverationen kommen. Diese Patienten haben die Fähigkeit weitgehend verloren, ihr eigenes Verhalten zu reflektieren, kritisch zu überprüfen und daraus Konsequenzen zu ziehen. (Zur Auflistung möglicher Fehlertypen vgl. von Cramon 1988, S. 258.) Selbst grobe Fehler werden nicht bemerkt, da keine eigenständigen Plausibilitätskontrollen durchgeführt werden. Deshalb können auch Schätzaufgaben nicht bewältigt werden (vgl. Shallice & Evans 1978, Smith & Milner 1984).

Diese Formen kognitiver Störungen können im Alltag gravierendste Konsequenzen nach sich ziehen und die Selbständigkeit eines Menschen in Frage stellen, sind aber mit herkömmlichen Testverfahren kaum feststellbar. Denn die meisten neuropsychologischen Tests sind klar strukturiert und geben definierte Zielsetzungen vor, so dass keine echten Problemlösestrategien angewandt werden müssen (vgl. Shallice & Burgess 1991a). Die Patienten sind zudem oft in der Lage, zu beschreiben, was sie in einer bestimmten Situation tun würden, setzen dies aber in der realen Situation nicht um. Auch aus diesem Grund werden Störungen der exekutiven Funktionen oft in Fallgeschichten beschrieben.

Zu den wenigen "klassischen Verfahren", mit denen Störungen der exekutiven Funktionen erfasst werden sollen, gehören "Fluency-Aufgaben" (etwa Wortflüssigkeits-Aufgaben oder der *5-Punkte-Test* von Regard), der *Wisconsin Card Sorting Test* (vgl. Milner 1963, Grafman et al. 1990, Anderson et al. 1991) oder der *Porteus Maze Test* (Porteus 1950), bei dem Labyrinthe durchfahren werden sollen.[3] Neuere Verfahren sind so konstruiert, dass die Lösungswege völlig offen bleiben und vom Probanden selber gefunden werden müssen. Shallice & Burgess (1991a) haben einen Test entwickelt, bei dem eine Reihe von Handlungsaufgaben vorgegeben werden, die in realen Situationen umgesetzt werden müssen (z.B. in einem Geschäft etwas kaufen, Informationen beschaffen). Bei einem anderen Test kommt es nicht auf die Menge der gelösten Aufgaben an, sondern auf die richtige Zeiteinteilung bei der Bearbeitung der verschiedenen Subtests. Im deutschsprachigen Raum sind verschiedene Verfahren zur alltagsnahen Erfassung von

---

[3] Zur Auflistung und Beschreibung der verschiedenen diagnostischen Verfahren vgl. z.B. von Cramon & Matthes-von Cramon 1993, von Cramon 1988, Parker & Crawford 1992.

Störungen exekutiver Funktionen in Vorbereitung[4]. Neben Testverfahren setzen von Cramon et al. (1991) auch eine Rating-Skala ein, mit der das Auftreten von Störungen bei Problemlöseaufgaben erfasst werden soll. Dabei werden die folgenden Kategorien vorgegeben, die typische Fehler bei Störungen exekutiver Funktionen beschreiben (nach von Cramon et al. 1991, S. 50):

1. Ungenügende Problem-Analyse (Die Patienten beginnen mit der Aufgabenbearbeitung, ohne die Aufgabe richtig verstanden zu haben.)
2. Fehlende Heuristiken (Den Patienten fehlt jede Vorstellung, wie man bei der Lösungssuche vorgehen könnte.)
3. Unmotivierte Entscheidungen (Entscheidungen werden getroffen, ohne dass das Für und Wider abgewogen wird.)
4. Vorschnelles Handeln
5. Regelbrüche
6. (Kognitive) Inflexibilität (Die Patienten können sich nicht auf neue Situationen einstellen und behalten alte Vorgehensweisen bei, selbst wenn sich die Bedingungen ändern.)
7. Perseverationen
8. Verminderte Plausibilitätskontrollen
9. Fehlen von zielgerichteten Ideen

Nach Frontalhirnschädigungen treten auch Störungen der Aufmerksamkeit auf. Besonders in frühen Phasen haben Patienten Mühe, ihre Aufmerksamkeit gezielt auf einen Gegenstand zu richten und sind stark ablenkbar (vgl. Stuss & Benson 1986). Die Schwierigkeit, bewusst und kontrolliert zu handeln, die als Störung exekutiver Funktionen beschrieben wurde, kann genauso gut aus einer Perspektive der beeinträchtigten Aufmerksamkeit interpretiert werden (vgl. van Zomeren & Brouwer 1994, Kapitel 7).

Frontalhirnläsionen können auch Gedächtnisstörungen zur Folge haben, wobei ebenfalls unklar ist, inwiefern es sich um eine eigenständige Störung handelt, sich Auswirkungen exekutiver Störungen bei Gedächtnisleistungen zeigen oder exekutive Störungen auf beeinträchtige Gedächtnisfunktionen zurückzuführen sind. Viele Autoren gehen davon aus, dass bei Frontalhirnläsionen Störungen des Arbeitsgedächtnisses auftreten und die zeitliche Organisation, die zeitliche Zuordnung und die Assoziation von Inhalten misslingt (vgl. Fuster 1989, Janowsky et al. 1989, McAndrews & Milner 1991, Petrides 1991, Moscovitch & Umiltà 1991, Goldman-Rakic 1993, Baddeley 1990). Shimamura et al. (1991, siehe dort Literaturüberblick) sind der Ansicht, dass die Fähigkeit, Neues zu lernen, nicht wesentlich beeinträchtigt wird durch Frontalhirnläsionen. Die Leistungsminderung beim Lernen, besonders von inhaltlich unstrukturiertem

---

[4] Z.B. der *Script-Monitoring-Test* (Funke & Grube-Unglaub 1993) oder der *Planungstest (*Stolze & Matthes-von Cramon, zitiert nach von Cramon & Matthes-von Cramon 1990)

Material wie Wortlisten, sei vielmehr auf fehlende Strategien und mangelhaftes Strukturieren bei der Informationsaufnahme, eventuell auch bei der gezielten Gedächtnissuche zurückzuführen. Deshalb sei auch eine klare Unterscheidung von Gedächtnisstörung und Störung exekutiver Funktionen kaum möglich.

2.1.3 Modelle und Theorien der Frontalhirnfunktionen

2.1.3.1 Das "Supervisory Attentional System" (SAS) von Norman and Shallice

Auf der Grundlage der Theorie Lurias haben Norman & Shallice (1980, 1986, vgl. auch Shallice 1988, Shallice & Burgess 1991b) ein Modell entworfen, das höhere informationsverarbeitende Prozesse, insbesondere exekutive Funktionen, abbilden soll und zugleich als ein brauchbares Erklärungsmodell für Frontalhirnstörungen angesehen werden kann. Nach diesem Informationsverarbeitungs-Modell werden die aufgenommenen Informationen zunächst auf einer unteren Ebene verarbeitet durch eine Reihe von Input-spezifischen Komponenten. Die so gewonnene Informationsbasis (Trigger data base) aktiviert eine Reihe von möglichen Handlungsschemata. Damit ein angemessenes Schema ausgewählt werden kann, müssen andere, konkurrierende Schemata gehemmt werden. Dies geschieht mit Hilfe des "Contention scheduling":

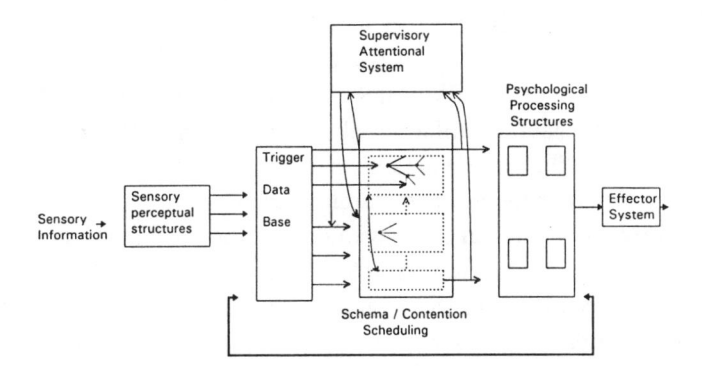

Abb.2.1 Das Modell des "Supervisory Attentional System" von Norman & Shallice
(nach Shallice 1988)

Konkurrierende Schemata werden verglichen, das Schema mit der höchsten Aktivierung setzt sich durch und führt zur Handlung. Bei hochautomatisierten Prozessen (Routinen) geschieht das ohne Mitwirkung des "Supervisory Attentional Systems". D.h. hochautomatisierte, "überlernte" Prozesse benötigen keine willentliche Kontrolle und somit auch nur wenig Verarbeitungskapazität. Norman und Shallice beziehen sich hierbei auf das Modell von Shiffrin & Schneider (1977) und ihre Unterscheidung von automatischer und kontrollierter Informationsverarbeitung. Das "Supervisory Attentional System" (SAS) kommt genau dann ins Spiel, wenn eine bewusste Kontrolle bei der Handlungsausführung benötigt wird. Das SAS "moduliert" das "contention scheduling" und kann neue Response-Schemata aktivieren. Dies ist bei folgenden Situationen erforderlich:

1. bei Planungs- oder Entscheidungsprozessen
2. bei Korrekturen und Fehlersuche
3. bei Handlungssequenzen, die noch nicht gut beherrscht werden oder die neue Elemente beinhalten
4. bei Handlungssequenzen, die als gefährlich oder technisch schwierig beurteilt werden
5. bei Situationen, in denen eingeschliffene Schemata verändert werden sollen oder gegen eine Versuchung angekämpft werden muss. (Vgl. Shallice & Burgess 1991b, S.129)

Der Einsatz des SAS erfordert Kapazität, d.h. es können nicht mehrere Verarbeitungsprozesse gleichzeitig ablaufen. Die Gedächtnis-Schemata, die beim Contention-scheduling aktiviert werden, stellt sich Shallice (1988) als Handlungsprogramme organisiert vor. Handlungsprogramme auf höherer Ebene entsprächen dem, was Schank (1982) als "Memory organization packets" (MOPs) bezeichnet hat, (zuvor Schank & Abelson 1977 als "scripts", man denke an das bekannte "Restaurant"-Script-Beispiel). Die Aktivierung eines solchen MOPs würde zwar eine Reihe von Handlungsschemata bereitstellen, aber noch keines automatisch auslösen. Auf niedrigerer Ebene, etwa innerhalb eines MOPs, gäbe es jedoch Programme, die automatisch oder auf bestimmte externe Reize hin Handlungsschemata auslösen – über den Weg des "contention scheduling". Als Beispiel nennt er Schemata, die beim Autofahren aktiviert werden, z.B. das Bremsen bei roter Ampel. Diese Handlungsschemata können zwar ausser Kraft gesetzt werden, dazu müsste aber eine Routine bewusst durchbrochen werden.

Shallice & Norman verstehen Störungen der exekutiven Funktionen, die in der präfrontalen Region angesiedelt werden, als Beeinträchtigungen des "Supervisory Attentional Systems (SAS)". Das SAS stellt ein Erklärungsmodell für eine Reihe von klinisch beobachtbaren Phänomenen dar. So wären z.B. die Schwierigkeiten der Frontalhirnpatienten, eigene Fehler zu erkennen und zu korrigieren, eine logische Konsequenz gestörter SAS-Funktionen. Wenn das Verhalten nur vom "Contention scheduling" gesteuert wird, dann kann eine – etwa durch die Lerngeschichte eines Individuums bedingte – hohe Aktivierung eines Schemas zu Perseverationen führen, da sich auch in veränderten Situationen das alte Schema weiterhin durchsetzt. In unklaren oder neuen Situationen, für die keine Routinen vorhanden sind, käme es zu keiner Entscheidung, da keines der konkurrierenden Schemata genügend aktiviert würde, oder aber es könnten durch irrelevante äussere Stimuli Schemata aktiviert werden. Das Individuum würde dann auf unwichtige Reize aus der Umgebung reagieren und wäre stark ablenkbar.

2.1.3.2 Ein Gesamtmodell frontaler Störungen ohne "exekutive Kontrolle"

Die Annahme eines frontalen "Supervisors", wie ihn Shallice und Norman vorschlagen, der für Entscheidungsprozesse zuständig ist, wurde von verschiedenen Autoren in Zweifel gezogen. So entwerfen Kimberg & Farah (1993) ein Modell exekutiver Störungen, das ohne die Annahme einer exekutiven Kontrollfunktion oder eines "Supervisors" auskommt. Sie gehen davon aus, dass sich alle auftretenden kognitiven Beeinträchtigungen letztlich auf eine gemeinsame Ursache zurückführen lassen, nämlich auf eine Störung des repräsentationalen Arbeitsgedächtnisses (vgl. 2.1.2). Demnach wären die Frontallappen zuständig für die Aufrechterhaltung assoziativer Verbindung zwischen Einzelelementen, was unabhängig von der Speicherung deklarativen Wissens an sich ist. Bei einer frontalen Störung wären nun die assoziativen Verbindungen geschwächt, mit der Konsequenz, dass die Auswahl relevanter Elemente misslingt, beliebig wird oder zu Perseverationen führt. Möglicherweise könnten selektive frontale Störungen auf unterschiedliche Lokalisationen zurückgeführt werden; etwa wären visuelle Leistungen mehr anterior lokalisiert als motorische Leistungen, wobei die zugrundeliegenden Störungsmechanismen jedoch identisch sind. Um ihre These zu erhärten, simulierten Kimberg & Farah frontale Störungen in verschiedenen Tests, die als sensibel für Frontalhirnfunktionen gelten (Wisconsin Card Sorting Test, Stroop Test, Motor Sequencing Task, Kontext-Gedächtnis) mit Hilfe eines "production-system"-Modells (vgl. Anderson 1993). Es gelang ihnen, anhand dieses Modells die verschiedenen Fehlertypen, die bei Frontalhirnpatienten auftreten, zu erzeugen. Insgesamt wirken die Argumente von Kimberg & Farah für übergreifende Störungsmechanismen sehr plausibel. Fraglich bleibt dabei jedoch, inwiefern sich Computersimulationen tatsächlich eignen, intentionale und bewusste Prozesse erschöpfend darzustellen (vgl. auch Levelt 1991).

2.1.3.3 Theorie frontaler Funktionen nach Stuss & Benson (1986) und Stuss (1991)

Stuss und Benson (1986) entwerfen ein Modell der Hirnfunktionen, bei dem die Frontallappen die Steuerung der anderen Hirnfunktionen übernehmen. Dabei berufen sie sich weitgehend auf die Theorien Lurias. Sie unterscheiden zwischen übergreifenden, frontal lokalisierten Steuerungsfunktionen und posterior lokalisierten, basalen Funktionen. Diese posterioren (oder basalen) Funktionen, zu denen neben der Sprache z.B. auch Gedächtnis, visuelle und räumliche Wahrnehmung, Aufmerksamkeit und Emotionen gehören, wären im Sinne von autonom arbeitenden, aber zugleich integrierten Funktionssystemen organisiert, etwa als Module, die miteinander in Verbindung stehen können. Diese Funktionen wären in posterioren Hirnabschnitten, an anatomisch vorbestimmten Regionen lokalisiert. Jede der basalen Funktionseinheiten ist mit frontalen Abschnitten verbunden.

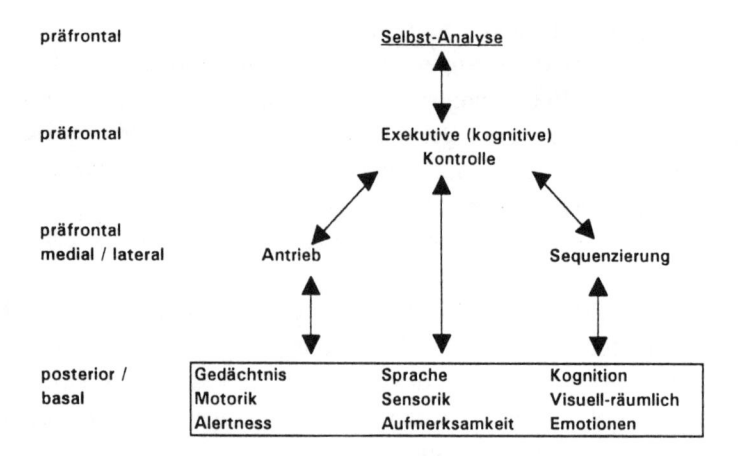

```
präfrontal                    Selbst-Analyse
                                    ▲
                                    │
                                    ▼
präfrontal                  Exekutive (kognitive)
                                 Kontrolle
                         ▲          ▲          ▲
                         │          │          │
präfrontal               ▼                     ▼
medial / lateral      Antrieb              Sequenzierung
                         ▲          ▲          ▲
                         │          │          │
                         ▼          ▼          ▼
posterior /    │ Gedächtnis    Sprache       Kognition        │
basal          │ Motorik       Sensorik      Visuell-räumlich │
               │ Alertness     Aufmerksamkeit Emotionen       │
```

Abb. 2.2   Hierarchie der Hirnfunktionen (nach: Alexander et al. 1989)

Als Funktionen des frontalen Cortex nehmen Stuss & Benson die folgenden, hierarchisch organisierten Operationen an:

1) *Selbst-Analyse oder Selbstreflektion* (Self-analysis, self-reflectiveness (Alexander, Stuss & Benson 1989), auch "Self-awareness "(Stuss & Benson 1986)): Dies beinhaltet die Fähigkeit, sich selbst, das eigene Handeln, Denken und Fühlen wahrnehmen und reflektieren zu können. Dies wäre die hierarchisch am höchsten stehende, übergeordnete kognitive Funktion.

2) *Exekutive Kontrolle* (executive control): Diese Funktion dient dazu, die einzelnen posterioren und basalen Funktionssysteme zu überwachen, zu steuern und zu integrieren. Stuss & Benson nennen vier Unterbereiche: Antizipation (anticipation), Zielauswahl (goal selection), Planungsvermögen (planning), Überwachung und Kontrolle der ablaufenden Funktionen (Monitoring).

3) *Antrieb* (Drive): Die Fähigkeit, zerebrale Aktivitäten zu initiieren, zu modulieren oder zu hemmen.

4) *Sequenzenbildung* (Sequencing): Die Fähigkeit, Informationen in sinnvolle Informationseinheiten zu untergliedern, die in Sequenzen hintereinander angeordnet werden können.

Stuss (1991b) unterscheidet drei Funktionsbereiche, durch die der frontale Cortex basalere Funktionen steuert: Der hierarchisch gesehen "unterste", lokalisiert in posterior dorsolateralen und medial frontalen Regionen, wäre zuständig für den Antrieb und die Organisation von Informationen in sinnvolle Sequenzen. Ein zweiter Funktionsbereich, lokalisiert im präfrontalen Cortex, wäre für exekutive Funktionen zuständig. Der dritte und "höchste" Funktionsbereich, den Stuss ebenfalls im präfrontalen Cortex lokalisiert, betrifft das Bewusstsein selbst, d.h. die Fähigkeit, sich seiner selbst und seiner Beziehungen zur Umwelt bewusst zu sein. Stuss (1991b, vgl. auch Sohlberg et al. 1993) entwirft ein Gesamtmodell der Informationsverarbeitung, -Integration und -Repräsentation auf drei hierarchischen Ebenen, wobei er sich auch auf das SAS-Modell von Shallice (1988) beruft. Er beschreibt die Ebenen als prinzipiell unabhängige aber bei Bedarf interaktiv arbeitende Funktionseinheiten. Jede Ebene besteht aus drei Komponenten: Der eingehenden Information (Input), einer Vergleichskomponenten (Comparator), die die eingehende Information mit vorhandenen Gedächtniseintragungen vergleicht, und einer Output-Komponenten (Output), in der das Ergebnis des Vergleichsprozesses in entsprechende Handlungsanweisungen oder Antworten umgewandelt wird.

Der Input auf der untersten Ebene ist vermutlich modular und domänspezifisch organisiert. Vergleichsprozesse sind dort "überlernt" und laufen schnell und automatisch ab. Sohlberg et al. (1993) setzen hier das "contention scheduling" an, bei dem sich unter verschiedenen Antwortalternativen diejenige durchsetzt, die den Resultaten basaler Informationsverarbeitungsprozesse am ehesten entspricht.

Diese Prozesse wären ausserhalb der präfrontalen Region lokalisiert. Die Frontallappen spielen für diese Funktionen vermutlich nur während der Lernphasen eine Rolle.

Die zweite hierarchische Ebene, die der exekutiven Kontrolle, kontrolliert und steuert die unteren Prozesse. Vergleichsprozesse laufen auf dieser Ebene langsamer ab und benötigen bewusste Reflektion. Durch Training und durch Wiederholung können diese Prozesse jedoch automatisiert und auf die untere Ebene transferiert werden.

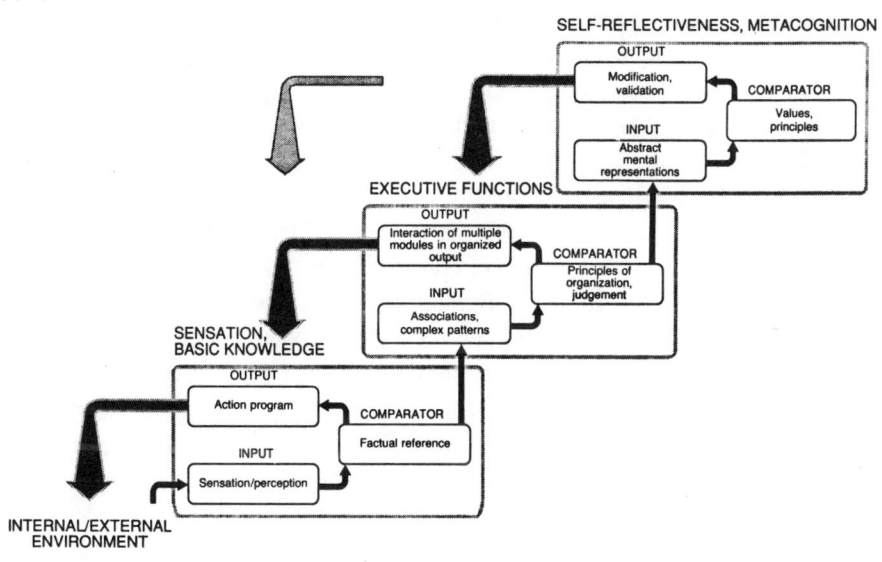

Abb. 2.3 Die drei hierarchischen Verarbeitungsebenen
(aus: Stuss 1991b, S. 262, Copyright 1991 by Springer Verlag)

Die dritte hierarchische Ebene beinhaltet die Fähigkeit, sich selbst und das eigene Handeln bewusst wahrzunehmen und zu reflektieren. Diese Fähigkeiten lassen sich auf präfrontale Strukturen zurückführen. Prozesse auf dieser Ebene sind abhängig von den eingehenden Informationen, d.h. von den Ergebnissen unterer Prozess-Ebenen. Der Output selbst-reflektorischer und metakognitiver Prozesse beeinflusst wiederum die exekutive Kontrolle auf mittlerer Ebene.

2.1.4 Die Rolle der Frontallappen beim Störungsbewusstsein

Nach dem Modell von Stuss (1991b) führt eine Frontalhirnschädigung zu einer generellen Störung der Selbstwahrnehmung oder der Selbstreflektion. Diese Störung kann, je nach Lokalisation, dazu führen, dass innerpsychische Vorgänge bei der Steuerung des Verhaltens eine geringere Rolle spielen und Umweltfaktoren an Einfluss gewinnen. Eine Folge ist die verstärkte Ablenkbarkeit durch Aussenreize oder eine starke Reizgebundenheit beim Handeln (vgl. auch die Störung der "abstract attitude", Goldstein 1944). In Abhängigkeit der Art der Schädigung lassen sich bei Frontalhirnpatienten verschiedene Fraktionierungen des Bewusstseins vorfinden: So können das Wissen um etwas, der Gebrauch dieses Wissens und die daraus zu ziehenden Konsequenzen voneinander getrennt sein. Auch scheinen einige Patienten mit Frontalhirnschädigung in ihrem Erleben sehr an die Gegenwart gebunden und wenig berührt von Gedanken an die Zukunft (vgl. Stuss 1991b). Dies entspricht der klinischen Beobachtung, dass Patienten mit Frontalhirnschädigung im Rehabilitationsprozess eigene Schwierigkeiten beim komplexen Handeln zunächst nicht wahrnehmen. Später - nach entsprechender Konfrontation - sind sie zwar manchmal in der Lage, Fehler zu bemerken, können ihr Entstehen aber trotzdem nicht beeinflussen und leiten daraus für sich keinerlei Konsequenzen ab, weder für ihr unmittelbares Handeln noch für ihre generelle Zukunftsplanung, etwa in Bezug auf realistische berufliche Möglichkeiten. Die gestörte Selbstwahrnehmung hat auch zur Folge, dass Auffälligkeiten im Sozialverhalten vom Betroffenen gar nicht wahrgenommen werden bzw. dass die ablehnenden Reaktionen, die das eigene Verhalten bei anderen auslöst, nicht registriert und erst recht nicht gedeutet werden können[5].

Goldberg & Barr (1991) interpretieren gestörtes Fehlerbewusstsein, bzw. gestörte Krankheitswahrnehmung, generell als Ausdruck defizienter Monitoring-Prozesse. Ihnen zufolge basieren Monitoring-Prozesse auf drei Komponenten: 1) einer internen Repräsentation des gewünschten kognitiven Produkts, 2) einem Feedback bezüglich der eigenen Leistungen (Output), 3) einem Vergleich zwischen dem Inhalt des Feedbacks und dem gewünschten kognitiven Produkt.

---

[5] Vgl. Prigatano 1991, S. 116: "Knowing who one is often depends on knowing who one is in relation to someone else."

Sie unterscheiden ferner drei Arten gestörter Selbstwahrnehmung:
1) Sie gehen von der Annahme eines "bewussten Homunculus" aus, also eines lokalisierbaren Apparates, der für Selbstwahrnehmungsprozesse zuständig ist und der durch eine Hirnschädigung gestört werden kann. Solche Selbstwahrnehmungs-Mechanismen wären präfrontal lokalisierbar. Die Störung kann auf zwei unterschiedlichen Ebenen ansetzen: Auf der unteren Ebene, des "Local error monitoring", können bei Patienten mit Frontalhirnschädigung z.B. Perseverationen und feldabhängiges (reizgebundenes) Verhalten auftreten. Patienten, die perseverieren, wissen manchmal sogar, dass sie sich wiederholen, können sich aber trotzdem nicht korrigieren. Bei feldabhängigem Verhalten lässt sich der Patient von situativen Reizen ablenken, entgegen seiner ursprünglichen Intention. Dies kann auch z.B. ein Grund sein, im Gespräch vom eigentlich gewählten Thema abzudriften. Eine Störung des "Global error monitoring" würde sich auf die Verkennung der eigenen Beeinträchtigungen, der Situation und auf die Fehleinschätzungen der eigenen Leistungsfähigkeit beziehen, die besonders bei Frontalhirnpatienten häufig zu beobachten sind.
2) Bestimmte kognitive Prozesse sind von ihrer Natur aus weniger bewusstseinsfähig als andere. Werden sie durch eine Hirnverletzung beeinträchtigt, so ist es für den Patienten kaum möglich, sich bewusst zu werden, was ihm eigentlich fehlt. Dies betrifft laut Goldberg & Barr vor allem Funktionen der rechten Hemisphäre.
3) Die Repräsentationen, die bei internen Vergleichsprozessen herangezogen werden, sind defekt bzw. können nicht abgerufen werden, oder aber die Inhalte der Feedbackprozesse sind instabil oder defekt. Goldberg & Barr ziehen diese Hypothese heran, um die gestörte Krankheitswahrnehmung bei Wernicke-Aphasie zu erklären. Bei Wernicke-Aphasie ist die phonematische Verarbeitung beeinträchtigt, d.h. es kann gar kein Feedback-Vergleichsprozess stattfinden, da die Datenbasis von vornherein unsicher ist.

Ähnlich – nämlich als einen Defekt auf "unterer", d.h. nahe am perzeptivanalytischen Verarbeitungsprozess zu situierender Ebene – interpretieren auch Heilman (1991) und Rubens & Garrett (1991) das defiziente Störungsbewusstsein bei Wernicke-Aphasie und anderen Aphasieformen mit Sprachverständnisstörungen. Lebrun (1987) führt dagegen Untersuchungen und Beispiele dafür an, dass Anosognosie auch bei Aphasikern als Ausdruck des Versuchs zu verstehen ist, das eigene Selbstbild zu schützen und aufrechtzuerhalten.

2.1.5 Zusammenfassung

Die vorgestellten Theorien und Modelle zur Frontalhirnstörung, (die natürlich nur einen Ausschnitt aus der Literatur darstellen), haben eines gemeinsam: Den

Frontallappen, insbesondere den präfrontalen Anteilen, wird eine übergreifende, integrierende Funktion zugeschrieben, die komplexes, intentionales Handeln ermöglicht. Selbstwahrnehmung, Selbstreflektion und metakognitive Prozesse werden präfrontal situiert. Das Modell von Stuss (1991b) versucht, möglichst viele Aspekte zu berücksichtigen und sieht eine gegenseitige Beeinflussung der verschiedenen Verarbeitungsebenen vor, bis hin zur Ebene domänspezifischer Prozesse. Es stellt zudem eine Integration verschiedener Sichtweisen dar und schliesst konnektionistische Modellvorstellungen nicht aus. Für die weitere Untersuchung wird es daher als theoretischer Rahmen dienen.

2.2 Frontallappenfunktionen und Sprachstörungen

Die Frontallappen besitzen neben ihren übergreifenden steuernden Funktionen, die natürlich auch das kommunikative Verhalten beeinflussen, spezifisch sprachliche Funktionen. Ein "klassisches" Sprachzentrum wurde auf dem Frontallappen der sprachdominanten Hemisphäre situiert.[6] Daher wird hier zunächst ein Überblick über Art und Lokalisation sprachsystematischer und sprachlich-kommunikativer Störungen der Frontallappen gegeben. Als Orientierung dient die Einteilung von Alexander, Benson und Stuss (1989). Einen zweiten Schwerpunkt bilden frontal lokalisierte Störungen, deren Status als aphasische, konzeptuelle oder Output-Störung umstritten ist. Dazu zählen transkortikale Aphasie, dynamische Aphasie und verbale Adynamie, die anhand der Literatur vorgestellt werden. Den dritten Schwerpunkt bilden schliesslich sprachlich-pragmatische Auffälligkeiten, die als Konsequenz exekutiver und affektiver Beeinträchtigungen entstehen.

2.2.1 Überblick über die Lokalisation frontaler Sprachstörungen

Neben den Arealen, die für das Entstehen klassischer Aphasie-Syndrome als kritisch angesehen werden, gibt es im Frontallappen noch eine Reihe anderer Gebiete, die für das Sprachverhalten von Bedeutung sind. Alexander et al. (1989) geben bezogen auf Lokalisation und Art der Störung eine Einteilung frontaler Sprachstörungen an.

---

[6] Allerdings geht man heute nicht mehr von der festen Lokalisation von Fähigkeiten aus, sondern von kortikalen Feldern und anpassungsfähigen kortikalen Netzen, bei denen auch subkortikale Strukturen einbezogen sind (vgl. Kertesz & Wallesch 1993). Es wird angenommen, dass Funktionen multiple Repräsentationen besitzen können und dass zugleich in bestimmten Hirnregionen mehrere Funktionen repräsentiert sind (vgl. Willmes & Poeck 1993). Angaben von Lokalisationen beziehen sich daher heute auf Störungen und weniger auf Fähigkeiten selbst.

2.2.1.1 Sprachlich-pragmatische Syndrome und Symptome bei Störungen des linken Frontallappens

Alexander et al. (1989) unterscheiden die folgenden Sprachstörungen nach Läsionen des linken Frontallappens:

- *Aphemie (pure motor aphasia, apraxia of speech):* Darunter verstehen die Autoren eine Störung des verbalen Outputs, bei dem das Sprachsystem eigentlich nicht betroffen ist. Die Patienten sind zu Beginn häufig vorübergehend mutistisch. Sie können sich allerdings problemlos schriftlich verständigen. Beginnen sie zu sprechen, ist die Sprache mühevoll, langsam, mit beeinträchtigter Artikulation und Prosodie.

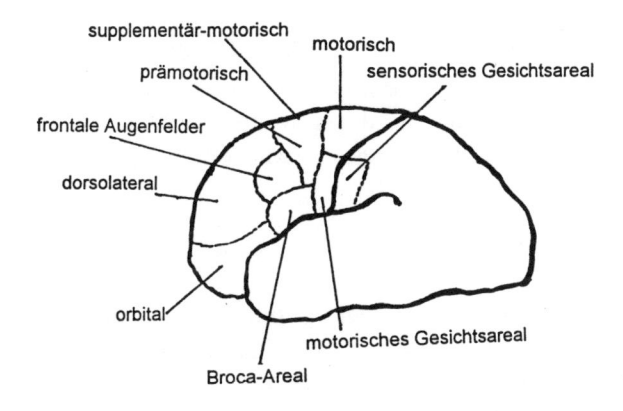

Abb. 2.4   Ansicht der ungefähren Grenzen funktionaler Gebiete des Frontallappens (nach: Kolb & Wishaw 1993)

- *"Little Broca aphasia" - Aphasie des Broca Areals*: Hier ist das ursprünglich von Broca als Sprachzentrum bezeichnete Areal betroffen. Die Patienten sprechen in der frühesten Phase meist nicht. Häufig leiden sie an buccofazialer und ideomotorischer Apraxie, Sprechapraxie, sowie an Dysarthrie. Beginnen sie zu sprechen, ist die Sprache langsam, mühevoll, die Sätze kurz, der Satzbau leicht eingeschränkt. Die Sprechinitiierung ist beeinträchtigt, es gibt viele Pausen. Ein ausgeprägter Agrammatismus kommt nicht vor. Wortfindungsstörungen und phonematische Paraphasien können auftreten. Die Schriftsprache ist meist in gleichem Ausmass gestört wie die Lautsprache.

- *Transkortikal motorische Aphasie:* Betroffen sind Patienten mit Läsionen im dorsolateralen frontalen Cortex. Die Patienten sprechen initial nicht. In späteren Verlaufsphasen sprechen sie spontan nicht oder nur sehr wenig, können aber sehr gut nachsprechen. Perseverationen, Echolalie und semantische Paraphasien können vorkommen. Dabei ist die Artikulation nicht gestört. Das Sprachverständnis ist weitgehend intakt.

– *Mutismus:* Bei Läsionen des supplementär motorischen Areals des linken Frontallappens sind die Patienten oft über einen längeren Zeitraum mutistisch (vgl. auch Levin et al. 1983). Beginnen sie schliesslich wieder zu sprechen, sind spontane Äusserungen zunächst überaus mühevoll und selten. Dabei ist vor allem die Initiierung von Sprechhandlungen schwierig. Die Artikulation ist nicht gestört. Auch das Sprachverständnis ist nicht beeinträchtigt. Die Patienten drücken sich nicht schriftlich aus. Oft besteht eine Störung des Schreibens.

– *Präfrontale Sprachstörungen:* Die Autoren unterscheiden zwischen Läsionen des linken anterioren präfrontalen Cortex und des linken Orbitalhirns. Bei Läsionen der anterioren präfrontalen Cortex käme es demnach nicht zu Sprachstörungen im engeren Sinne. Auftretende Störungen der Kommunikation wären auf Formulierungsschwächen zurückzuführen, als Folge kognitiver und emotionaler Beeinträchtigungen. Bei Orbitalhirnläsionen käme es ebenfalls nicht zu Sprachstörungen. Auffällig ist dagegen eine Veränderung im Verhalten und emotionalen Erleben und dem daraus erwachsenden veränderten Interaktionsverhalten.

2.2.1.2 Sprachlich-pragmatische Symptome nach Störungen des rechten Frontallappens

Alexander et al. (1989) versuchen eine Beschreibung rechtsseitiger Sprach- und Kommunikationsstörungen parallel zu den Störungen der linken Hemisphäre zu formulieren: Bei einer Läsion des rechten motorischen Cortex und des posterioren Operculums käme es zu einer Dysprosodie ("affective motor dysprosody"), bei der der affektive Ausdruck der Sprechmelodie verflacht oder fehlt. Das rechtsseitige Syndrom, das einer Läsion des Broca-Areals entspricht, würde zusätzlich noch Störungen im pragmatischen Sprachgebrauch aufweisen: Verständnisstörungen bei uneigentlicher Rede wie Humor, Sarkasmus, indirekter Ausdrucksweise. Bei rechtsseitigen dorsolateralen und präfrontalen Läsionen würden vermutlich pragmatische Störungen ganz im Vordergrund stehen: Fehlende soziale Angemessenheit im Gespräch, gestörte Kohärenz, Tangentialität, Schwierigkeiten beim Bilden von Inferenzen usw. Bei präfrontalen, anterioren Läsionen wäre die Kommunikation am deutlichsten durch das veränderte affektive Verhalten und die mangelnde Einschätzung sozialer Situationen beeinträchtigt. Medial-frontale rechtsseitige Läsionen führten dagegen zu einer gesamthaften Reduktion des sprachlichen Outputs und zu einer Dysprosodie.

Die Autoren schränken selbst jedoch ein, dass sich gerade die pragmatischen Störungen, die in den meisten Untersuchungen zum Sprachverhalten rechtshemisphärisch geschädigter Patienten beschrieben werden, nicht immer auf Läsionen frontaler Anteile begrenzen und nicht eindeutig lokalisieren lassen.

Frontalhirnfunktionen und Sprache - 53 -

Leider wird nämlich in den meisten Untersuchungen zum pragmatischen Verhalten rechtshemisphärischer Patienten ausser bei der Darstellung von Einzelfällen (vgl. Sherratt & Penn 1990, Beeman 1993) auf lokalisatorische und ätiologische Gesichtspunkte wenig eingegangen und allgemein nur zwischen Gruppen rechts- und linkshemisphärischer Patienten unterschieden (vgl. Joanette et al. 1990, Weylman et al. 1988, Rehak et al. 1992a, 1992b). Das ist besonders deshalb bedauerlich, da das "typische" sprachlich-pragmatische Verhalten rechtshemisphärisch beeinträchtigter Patienten offensichtlich viele Gemeinsamkeiten mit den kommunikativen Störungen von Schädelhirntrauma-Patienten aufzuweisen scheint (wobei eben unklar ist, inwieweit sich die Gruppen überschneiden). Myers (1993) etwa findet bei rechtshemisphärischen Patienten im Bereich der narrativen Sprachproduktion eine reduzierte Informativität, eine reduzierte narrative Effizienz und Beeinträchtigungen auf Makrostrukturebene, z.B. dass Einzelelemente nicht in die richtige Reihenfolge gebracht und Pointen nicht erkannt werden. Als Erklärung stellt Myers die Hypothese auf, dass rechtshemisphärisch geschädigte Patienten Einzelelemente nicht zu einem Gesamteindruck integrieren können.

Frontal communication disorders

	LEFT	RIGHT
Lower motor cortex (LMC) and posterior operculum	Aphemia	Affective dysprosody
Full operculum plus LMC	Broca's area aphasia	Affective dysprosody plus
Dorsolateral frontal	Transcortical motor aphasia	Defective pragmatic discourse
Medial frontal	Mutism	Decreased output
Prefrontal	Reduced formulation; impoverished discourse	Disordered formulation; tangential discourse; confabulation

Abb. 2.5 Zusammenfassung der Einteilung frontaler Sprachstörungen
(aus: Alexander, Benson & Stuss 1989, S.661)

2.2.2 Frontale Sprachstörungen mit beeinträchtigtem Sprechantrieb

Die Einteilung, wie sie Alexander et al. (1989) vornehmen, stellt natürlich eine Vereinfachung dar und ist, was die Definitionen der einzelnen Störungen und ihre Abgrenzungen angeht, nicht unumstritten. Fliessende Übergänge sind sowohl was die Phänomene selbst, wie den Verlauf angeht, zu beobachten. Als gemeinsames Merkmal frontaler Sprachstörungen im engeren Sinne (im Gegensatz zu den Störungen des pragmatischen Verhaltens), finden sich Beeinträchtigungen der Sprachflüssigkeit und der Sprechinitiierung. Diese

Sprachstörungen, die sich im Grenzbereich von Sprachsystem- und Antriebsstörung befinden, sollen deshalb noch genauer betrachtet werden.

2.2.2.1 Transkortikal motorische Aphasie

Bei der Beurteilung der transkortikal motorischen Aphasie bleibt strittig, inwiefern bei diesem Syndrom tatsächlich eine aphasische Störung vorliegt. Bereits Goldstein (1948, S.292) führte die transkortikalen Aphasien auf Störungen nicht-sprachlicher Leistungen zurück ("pictures of speech disturbances due to impairment of the non-language mental performances") und unterscheidet zwischen einer Unterform, bei der der motorische Sprechakt – meist transitorisch – mehr oder weniger beeinträchtigt ist, und einer Form, bei der eine generelle Störung des Sprechimpulses vorliegt ("an impairment of the impulse to speak at all", S.294).

Cappa (1993) beschreibt die transkortikal motorische Aphasie in seinem Handbuchbeitrag unter der Überschrift "nonaphasic language behavior". Diese Zuordnung begründet er aus theoretischen Erwägungen – die Sprachstörungen sind nicht mit den üblichen linguistischen Beschreibungskategorien zu erfassen –, sowie aus klinisch-praktischen Erwägungen – die Störungen werden von den üblichen Aphasie-Tests nicht erfasst.

Freedman et al. (1984) unterscheiden verschiedene Formen von transkortikal motorischer Aphasie. Zum "klassischen" Bild gehören die Einschränkung der spontanen Sprachproduktion, bei gut erhaltenem Nachsprechen, gutem Sprachverständnis und normaler Artikulation. Weitere Störungen wie Perseverationstendenzen, Wortfindungsstörungen und Schwierigkeiten beim Umgang mit idiomatischen Wendungen würden bei einem Teil dieser Patienten vorliegen. Bei allen Patienten wären die Fähigkeit zur Generierung von Wortlisten sowie die Fähigkeit, zusammenhängende Texte zu produzieren, beeinträchtigt. Andere Patienten weisen noch zusätzliche Symptome auf: Artikulationsstörungen, leichte Sprachverständnisstörungen und Stottern. Freedman et al. sehen die Gemeinsamkeit aller Formen transkortikal-motorischer Aphasie darin, dass "Starter-Mechanismen" der limbischen Strukturen von der kortikalen Sprach-Steuerung abgetrennt sind und es deshalb zu einer Störung der Sprechinitiierung kommt (vgl. auch Botez & Barbeau 1971). Je mehr sich die Läsionen in subkortikale Strukturen ausdehnen, desto mehr Assoziationsbahnen innerhalb der linken Hemisphäre sind betroffen. Es können dann unter Umständen aphasische Störungen im eigentlichen Sinne auftreten oder auch "frontale Störungen der Sprache", wie Einschränkungen der verbalen Abstraktion oder Perseverationen.

Jonas (1987) sieht die transkortikal-motorische Aphasie als Folge der Schädigung des supplementär motorischen Areals an. Dadurch würde die Verbindung zwischen dem Broca Areal und dem primären Motor-Kortex unterbrochen, eine Verbindung, die notwendig ist für die Produktion propositionaler Sprache. Lediglich automatische, nicht-propositionale Sprache könnte dann noch erzeugt werden (z.B. Zählen, Aufsagen von Reihen wie Wochentagen etc.), da diese Äusserungen nicht notwendigerweise über die Schaltstelle des supplementären prämotorischen Areals aktiviert werden, sondern über eine direkte Verbindung zwischen Broca-Areal und Motor-Cortex. Trotz einer generellen Störung der Sprechinitiierung von propositionaler Sprache käme es manchmal sogar zu unfreiwilligen Äusserungen von nicht-propositionaler Sprache, die für den Betroffenen dann nur schwer zu unterdrücken wären.

H. Damasio (1991) unterscheidet anhand lokalisatorischer Gesichtspunkte klar zwischen transkortikal motorischer Aphasie – die sie den Sprachstörungen zuordnet – und Mutismus, den sie nicht zu den Aphasien zählt. Mutismus wäre das Resultat von Läsionen der medialen Anteile des Frontallappens, während bei transkortikal-motorischen Aphasien linksseitige prämotorische oder motorische Areale ausserhalb des Broca-Areals betroffen sind. A.R. Damasio (1991) unterscheidet die beiden Gruppen klinisch dadurch, dass Patienten mit transkortikaler Aphasie zu kommunizieren versuchen, während mutistische Patienten verbal wie non-verbal keine Ansätze zur Verständigung zeigen. Andere Autoren bezweifeln allerdings, ob eine klare Unterscheidung zwischen (akinetischem) Mutismus und aphasischen Beeinträchtigungen bzw. Störungen der Sprechinitiierung klinisch und lokalisatorisch eindeutig möglich ist, zumal mutistische Zustandsbilder im Verlauf in transkortikal motorische übergehen können (vgl. Huntley & Rothi 1988, Jürgens & von Cramon 1982, vgl. den Überblicksartikel von Ziegler & Ackermann 1994).

2.2.2.2 Dynamische Aphasie

Luria (1968, 1970, 1973, vgl. auch Luria & Tsvetkova 1970) prägt den Begriff der "dynamischen Aphasie". Patienten mit ausgeprägtem Frontalhirnsyndrom leiden demnach neben einer allgemeinen Antriebslosigkeit und Aspontaneität auch an einer speziellen "aspontaneity of speech" (Luria 1973, S.318). Im Gespräch antworten sie auf geschlossene Fragen überwiegend echolalisch ("Were you drinking tea - Yes, I was drinking tea."), bei offenen Fragen ("Where have you been today?") zeigen sie aber grosse Formulierungsprobleme. Bei einer bestimmten Gruppe von Patienten mit Frontalhirnläsionen sind solche Störungen laut Luria nicht nur als sprachlicher Ausdruck einer generellen Aspontaneität zu interpretieren, sondern besitzen den Status einer echten Sprachstörung, was daher auch die Bezeichnung "Aphasie" rechtfertigt. Diese Patienten, mit Läsionen im Bereich der inferioren postfrontalen Zonen der linken Hemisphäre, können zwar nachsprechen oder benennen, sind aber unfähig, eigenständig einen Sachverhalt zu formulieren. Luria interpretiert dies als Störung der prädikativen Funktion von Sprache, d.h. als eine gestörte Realisierung der linearen Anordnung in Sätzen ("a disturbance of the 'linear scheme of the phrase'" Luria & Tsvetkova 1970, S.190) bzw. als einen Verlust innerer Sprachschemata. Die prädikative (oder narrative) Funktion teilt er in "recitative narrative speech" und "spontaneous (productive) narrative speech" und stellt sie der nominativen Funktion von Sprache, also dem Benennen, gegenüber (Luria 1970). Patienten mit dynamischer Aphasie könnten in gewissen Grenzen rezitativ-narrative Sprachleistungen erbringen, also z.B. nacherzählen, Bilder beschreiben oder eine sehr vertraute Situation beschreiben. Dagegen wäre ihnen die spontane Sprachproduktion etwa in einer Diskussion unmöglich:

> "Occasionally he is able to give a fuller description of a a thematic picture or of the circumstances presented in a certain short story, but he is never able to go beyond the discussion of a concrete subject to productive, spontaneous speech."
> (Luria 1970, S.301)

Betroffen wäre hierbei das "innere Sprechen" ("internal speech"), das eine Grundlage für die Umsetzung eines Plans in eine sprachliche Form bildet. Luria beruft sich dabei auf die Theorie Wygotskis (1964) zum inneren Sprechen. Danach erfolgt die bewusste Handlungssteuerung der Kleinkinder zunächst durch die Anweisungen der Mutter. Kinder im Vorschulalter steuern ihr Handlungen bereits selbständig, indem sie sich selber laut sprachliche Anweisungen geben. Diese äussere Sprache wird mit fortschreitender Entwicklung des Kindes schliesslich nach innen verlegt: Die Handlungssteuerung spielt sich nun innerlich ab, mit Hilfe der inneren Sprache (vgl. Luria 1982, Kapitel 7).

Luria unterscheidet dynamische Aphasie mit "inertia of speech", was sich in einer gesteigerten Perseverationstendenz zeigt, von einem klinischen Bild der dynamischen Aphasie ohne Perseverationen. Bei beiden Arten dynamischer Aphasie sei die eigentliche Störung auf einer den sprachlichen Formulierungsprozessen vorausgehenden Ebene anzusiedeln, da die inneren sprachlichen Schemata, die späteren Formulierungsprozessen zugrundeliegen, fehlen. Deshalb könnten vorsprachliche Intentionen auch nicht ausgedrückt werden und zu einer gedanklichen Planung führen:

> "Since thoughts do not formulate themselves into inner speech schemata they do not go beyond the stage of general intentions and, while the patient is able to comprehend speech and retains the motor mechanisms necessary for speech activity, he shows a characteristic kind of dynamic aphasia, which stands on the borderline between a speech disturbance and a disturbance of thougt processes."
> (1970, S.208)

Diese Patienten hätten das Gefühl einer Leere im Kopf und würden darüber klagen, dass ihre Gedanken stillstehen. Im Extremfall liesse sich die Störung auch als reiner Verlust der gedanklicher Initiierung beobachten ("a loss of 'thought initiative'" 1970, S.211). Der Verlust des inneren Sprechens würde dagegen eher bei Patienten mit Perseverierungstendenzen im Vordergrund stehen.

Der Begriff der "dynamischen Aphasie" wird von Luria in seinen Schriften also auf unterschiedliche Erscheinungsbilder angewandt. In seinen späteren Aufsätzen zur dynamischen Aphasie bezieht sich Luria meist nur noch auf die letztgenannte

Form, den Verlust des inneren Sprechens. Dabei wird die Tatsache, dass sich während der Redeabbrüche der Patienten mit dynamischer Aphasie im Zungenbereich keinerlei elektromyographische Artikulationsimpulse ableiten lassen, als Hinweis gewertet, dass ein Defekt auf der Ebene des inneren Sprechens vorliegt (vgl. Luria 1968). Allerdings gibt Tsvetkova (1982) an, dass alle von ihnen untersuchten Patienten mit dynamischer Aphasie auch Störungen anderer Art aufwiesen, etwa beim Finden von Synonymen oder in der Wortwahl, so dass sich die Störung nicht allein auf eine Beeinträchtigung des inneren Sprechens reduzieren lässt.

Anhand einer Fallbeschreibung diskutieren de Lacy Costello & Warrington (1989) das Phänomen der dynamischen Aphasie und kommen zu dem Ergebnis, dass die Fähigkeit, verbal zu planen, beeinträchtigt ist. Die Patienten hätten Mühe, einen inneren, gedanklichen Plan zu entwerfen, dem sie folgen könnten. Die Störung der sprachlichen Initiierung führen sie somit auf eine Schwierigkeit zurück, die auf einer vorsprachlichen Ebene liegt:

> "Thus we would argue that it is the initial 'thought' or plan that is impoverished not the ability to implement it." (S. 111)

Die sprachliche Umsetzung und Äusserung eines gedanklich vorhandenen oder durch Bildvorlagen ableitbaren Handlungsablaufs würde diesen Patienten dagegen kaum Probleme bereiten.

Lebrun (1995) versucht die Beobachtungen Lurias aus heutiger neurolinguistischer Sichtweise zu betrachten und kommt zu dem Schluss, dass Luria unter dem Begriff "dynamische Aphasie" mal die transkortikal motorische Aphasie, mal verbale Adynamie und mal ein "Spreading activation"-Syndrom beschreibt. Letzteres wäre dadurch gekennzeichnet, dass die Segmentierung eines ganzheitlichen Gedankens oder einer Intention in einzelne semantische Komponenten sowie deren sequentielle Anordnung misslingt. Es würden auf einer paradigmatischen Ebene immer mehrere Antwortalternativen aktiviert, so dass die Auswahl des Zielwortes erschwert ist bzw. es zu semantischen Paraphasien kommt.

2.2.2.3 Verbale Adynamie und Untersuchungen zur Wortflüssigkeit

Der Begriff "verbale Adynamie" (nach Kleist 1934 "Adynamie der Sprache") bezieht sich auf eine Störung der Initiierung und Aufrechterhaltung der Sprachproduktion ("...difficulty in speech initiation or disinclination for sustained verbal output", Stuss & Benson 1986, S.176). Die Untersuchung der Wortflüssigkeit ist ein bei Frontalhirnpatienten häufig eingesetztes Testverfahren, um diese Beeinträchtigung ausserhalb der Spontansprache zu erfassen. Dabei erhält der Patient die Aufgabe, innerhalb eines vorgegebenen Zeitraumes so viele Items wie möglich nach einem bestimmten Kriterium zu produzieren, also z.B.

Wörter mit einem bestimmten Anfangsbuchstaben oder Unterbegriffe zu einem bestimmten Oberbegriff.

Milner (1964) untersuchte die Wortflüssigkeit lobektomierter Patienten und kam zu dem Ergebnis, dass die Patienten hierbei deutlich beeinträchtigt waren. Perret (1974) fand, dass Beeinträchtigungen der Wortflüssigkeit bei Frontalhirnpatienten mit Beeinträchtigungen im Stroop-Test (Bäumler 1985)[7] korrelierten und zog daraus die Schlussfolgerung, dass Patienten mit Frontalhirnstörungen Schwierigkeiten beim Unterdrücken habitueller verbaler Reaktionen haben und deshalb eine sprachlich abstrakte Aufgabe wie das Finden von Wörtern anhand des Anfangsbuchstabens nicht leisten können. Untersuchungen zur Wortflüssigkeit bei Frontalhirnpatienten wurden u.a. auch von Wallesch et al.(1983), Laine (1989, vgl. dort Literaturüberblick) und Crowe (1992) durchgeführt. Vilkki (1988) untersuchte die Geschwindigkeit, mit der Patienten mit Frontalhirnschädigung Objekte benennen können und fand hierbei eine deutliche Verlangsamung.

Untersucht wurde bei Patienten mit Frontalhirnstörung auch die Sprachflüssigkeit in der Spontansprache. Dabei wurden die Anzahl der Wörter, Silben oder Phoneme pro Minute spontaner Sprachproduktion erfasst. Während Ardila & Novoa (1987) zu dem Ergebnis kommen, dass Patienten mit linksseitig präfrontalen Läsionen in Bezug auf verbale Flüssigkeit in der Spontansprache signifikant schlechter abschneiden als Patienten mit rechtsseitig präfrontalen Läsionen, lassen sich in der Untersuchung von Wallesch et al. (1983) keine signifikanten Unterschiede nachweisen. Kaczmarek (1984) findet ebenfalls, dass sich die rechtsfrontal geschädigten Patienten erstaunlicherweise weder von linksfrontalen Patienten, noch von posterioren Aphasikern in der "Speech ratio" (Anzahl der Wörter pro Sekunde) unterscheiden. Er führt dies auf die häufigen Pausen und auf die Pausenlänge bei den rechtsfrontal geschädigten Patienten zurück. Seiner Ansicht nach spiegeln sich bei ihnen in der verringerten "Speech ratio" Schwierigkeiten beim Entwickeln und Formulieren der auszudrückenden Gedanken wieder. Er hält dies weniger für ein linguistisches als für ein allgemeines Planungsproblem. Unterschiede zwischen den Gruppen fand Kaczmarek dagegen bei der Phrasenlänge. Die Patienten mit dorsolateralen Frontalhirnläsionen unterscheiden sich hinsichtlich der Phrasenlänge nicht von posterioren Aphasikern. Patienten mit links-orbitalen und rechtsfrontalen

---

[7] Untersucht wird beim Stroop-Test die Fähigkeit, irrelevante Informationen ausblenden zu können. Es werden Farbadjektive dargeboten, die in farbiger Schrift geschrieben sind. Die Farbe der Schrift ist nie identisch mit der Farbe, die das Adjektiv bezeichnet, z.B. steht das Wort "gelb" in grüner Schrift geschrieben. Der Proband soll nun jeweils die Farbe der Schrift nennen, ohne sich dabei vom Wortinhalt beeinflussen zu lassen.

Läsionen ähneln dagegen in diesem Parameter posterior geschädigten Patienten ohne Aphasie.

Laine (1989) fasst die empirischen Ergebnisse von Untersuchungen zur verbalen Adynamie zusammen (vgl. S.8):

1) Verbale Adynamie findet sich bei einigen aber nicht allen Frontalhirnpatienten mit linksseitiger Schädigung. Sie kann im Rahmen einer allgemeinen Antriebsstörung auftreten oder als spezifisch sprachliches Syndrom.
2) Verbale Adynamie ist unabhängig vom Auftreten einer Aphasie.
3) Verbale Adynamie beschränkt sich nicht nur auf den mündlichen Kanal, sondern tritt ebenso bei schriftlichen Äusserungen auf.
4) Einige Patienten mit verbaler Adynamie zeigen Symptome auch bei einfachen Sprachproduktionsaufgaben wie beim Benennen und beim Aufsagen von automatisierten Reihen, d.h. bei Tests, die weder eine Diskursplanung noch die Ausführung syntaktischer Operationen erfordern. (Wortflüssigkeitsaufgaben dagegen setzen eine selbst-initiierte und gesteuerte Suche im Lexikon voraus.)

Laine interpretiert die Ergebnisse seiner eigenen Untersuchungen dahingehend, dass, zumindest bei einigen Patienten, eine allgemeine "pathological inertia" (im Sinne von Luria & Hutton 1977) vorliegt. Das bedeutet, dass die verschiedenen Antworttendenzen übermässig stark miteinander konkurrieren. Der Patient hat Mühe, eine einmal gefundene Antwort im weiteren Verlauf einer Aufgabenbearbeitung zu unterdrücken und sich auf Neues einzustellen. Neue Antworten können daher nur schwer abgerufen werden und es kommt häufig zu Perseverationen.

2.2.2.4 Zusammenfassung und Diskussion der Literatur

Vergleicht man die Darstellung der transkortikal motorischen Aphasie, der dynamischen Aphasie und der verbalen Adynamie, drängt sich der Schluss auf, dass es sich jeweils um die Beschreibung ähnlicher oder derselben Phänomene aus unterschiedlichen Blickwinkeln, mit unterschiedlichen Gewichtungen und unter verschiedenen Bezeichnungen handelt. Sowohl unter dem Begriff der "dynamischen Aphasie" wie der "transkortikal motorischen Aphasie" werden jeweils verschiedene Störungsformen zusammengefasst, verbale Adynamie ist eines der Hauptmerkmale dieser Störungen. Deutlich wird dabei, dass eine klare Einteilung in Untergruppen und Syndrome schwierig ist, da die Literatur kein einheitliche Bild vermittelt, was die Kombination von Störungsmerkmalen angeht. Möglicherweise sind Übergänge fliessend und Störungskombinationen individuell. Unterscheiden kann man dagegen drei sich wechselseitig beeinflussende Ebenen, auf denen sich diese Störungen beschreiben lassen:

– Eine Antriebs-Ebene, die übergreifend oder sprachspezifisch gestört sein kann. Auf dieser Ebene sind Sprechinitiierung und das Aufrechterhalten des Redeflusses anzusiedeln.

– Eine konzeptuelle Ebene, die mit mangelnden Aktivierungsprozessen einhergehen kann. Patienten mit Beeinträchtigungen auf dieser Ebene scheitern nicht erst beim Formulieren, sondern bereits bei der gedanklichen Konzeption, wenn sie nicht auf konkrete Vorgaben zurückgreifen können.
– Eine linguistische Ebene, auf der sich sprachliche Beeinträchtigungen zeigen, die entweder als Konsequenz der Störung anderer Ebenen entstehen oder aber auf zusätzliche aphasische Beeinträchtigungen zurückgeführt werden können.

2.2.3 Textproduktion

Wenn von Auffälligkeiten bei der Textproduktion bzw. im kommunikativen Verhalten nach Frontalhirnschädigung die Rede ist, sind in der Regel Störungen gemeint, die in Zusammenhang mit Beeinträchtigungen der exekutiven Funktionen und der Selbstwahrnehmung auftreten, ohne dass sprachsystematische Störungen vorliegen. Diese Auffälligkeiten können sich auf verschiedenen Ebenen der Diskursorganisation sowie im pragmatischen Verhalten zeigen.

Als generelle Veränderungen im Dialogverhalten werden thematische Exkurse, implizite Referenz und gesteigerter Rededrang genannt. Auf stilistischer Ebene würden komplizierte Satzkonstruktionen und ein "geschraubter" oder "manieristischer" Sprachstil mit häufigem Gebrauch von Fremdwörtern auffallen (vgl. Greitemann 1988). Glindemann & von Cramon (1995, vgl. auch Glindemann et al. 1994) deuten diskursive Auffälligkeiten, die bei Patienten mit Frontalhirnstörungen zu beobachten sind, als Konsequenz exekutiver Funktionsbeeinträchtigungen. Dadurch wäre das Generieren textueller Makrostrukturen gestört, zwischen den einzelnen Aussagen besteht keine Kohärenz. Die Patienten würden Äußerungen assoziativ verknüpfen, ohne ein übergeordnetes Handlungsziel zu verfolgen. Für den gesunden Gesprächspartner entsteht dadurch der Eindruck von Weitschweifigkeit, seine Hörererwartungen betreffend der Relevanz von Aussagen werden nicht erfüllt. Frontalhirnpatienten machen auch weniger zentrale Aussagen als Gesunde und produzieren mehr metakommunikative Kommentare und Wiederholungen. Grafman et al. (1993) führen auch Ausschmückungen (embellishments) und Konfabulationen beim Geschichtenerzählen auf defekte Arbeitsgedächtnis-Prozesse zurück, die in Zusammenhang mit Beeinträchtigungen exekutiver Funktionen auftreten.

Novoa & Ardila (1987) und Kaczmarek (1984, 1987) verglichen in Untersuchungen zur Textproduktion Patientengruppen mit unterschiedlich lokalisierter Frontalhirnschädigung. Novoa & Ardila fanden, dass Patienten mit linksseitig präfrontalen Läsionen auf einem niedrigeren Abstraktionsniveau argumentierten als rechsseitig präfrontal geschädigte Patienten und Gesunde. Links-geschädigte Patienten waren beim freien Diskurs öfter inkohärent als rechts-geschädigte Patienten, die dafür zu einem Drittel der Fälle frei assoziativ und am Thema vorbei antworteten. Aufgaben zur Textproduktion bereiteten links- wie rechtsseitig geschädigten Patienten mehr Probleme als andere sprachliche Aufgaben. Syntaxfehler traten nur bei links-geschädigten Patienten auf. Schwierigkeiten beim Verstehen von komplexen Passiv- und Komparativ-Konstruktionen gab es dagegen bei beiden präfrontalen Gruppen. Phänomene wie Perseverationen, Adynamie, Weglassungen, Echolalie und die Unfähigkeit, etwas konzeptuell zu erfassen, wurden häufiger bei links-geschädigten Patienten, Konkretismus und Fragmentation wurden dagegen in beiden Gruppen gleich oft beobachtet. Das verbale Gedächtnis war bei linksfrontal geschädigten Patienten wesentlich stärker beeinträchtigt als bei rechtsfrontal geschädigten.

Kaczmarek (1984, 1987) fand in seiner Untersuchung, dass Patienten mit präfrontaler linker Schädigung Schwierigkeiten beim Entwickeln der Erzählung hatten. Viele blieben an der ersten Proposition "hängen". Im weiteren Verlauf kam es dann zu Perseverationen und Wiederholungen. Der Satzbau war meist sehr einfach; Satzabbrüche und unvollständige Sätze kamen häufig vor. Patienten mit Orbitalhirnschädigung zeigten häufig Abweichungen vom Thema und Konfabulationen. Sie sprachen zwar mit grösserer Flüssigkeit als die anderen Frontalhirn-Gruppen, aber offensichtlich mit geringer Kontrolle über das, was sie sagen wollten. Manche dieser Patienten widersprachen sich oder redeten inkohärent. Patienten mit rechtsfrontalen Läsionen zeigten in ihren Diskursen eine höhere grammatikalische Komplexität als linksfrontal geschädigte Patienten. Es bestand bei ihnen jedoch eine Tendenz, die Reihenfolge der Propositionen zu vertauschen. Sie benutzten häufiger als andere Gruppen stereotype Aussagen und hatten Schwierigkeiten, die Kernaussage eines Bildes richtig zu erfassen.

Auch hier zeigt sich, dass es nicht *ein* typisches diskursives Muster des Frontalhirnpatienten gibt, sondern dass differenziert werden kann zwischen unterschiedlichen Störungsbildern und -merkmalen.

2.2.4 Die Störung exekutiver Funktionen bei Aphasikern

Da ein Teil aphasischer Patienten ebenfalls an Frontalhirnschädigungen leidet, stellt sich die Frage, ob bei diesen Patienten Störungen des Selbst-Monitorings, der Kontrolle und des Planens als sekundär zur Sprachstörung aufzufassen sind, oder ob es sich hierbei nicht vielmehr um eigenständige kognitive Störungen handelt. Glosser & Goodglass (1990) versuchten letztere Hypothese in einer Untersuchung zu überprüfen. Dazu verglichen sie verschiedene Patientengruppen mit vaskulärer Ätiologie (Patienten mit linkshemisphärischen Störungen unterschiedlicher Lokalisation mit Aphasie, Patienten mit rechtshemisphärischen Läsionen sowie eine gesunde Kontrollgruppe) hinsichtlich ihrer Leistungen in non-verbalen Tests zur Untersuchung exekutiver Funktionen. Es zeigte sich, dass Aphasiker mit linksfrontalen Läsionen bei den gestellten Aufgaben stärker beeinträchtigt waren als Aphasiker mit posterioren Läsionen, obwohl sie sich in anderen non-verbalen Leistungstests nicht von ihnen unterschieden. Die Autoren folgern daraus, dass diese Beeinträchtigungen eine selektive Störung exekutiver Kontrollfunktionen widerspiegeln.

Dieses Ergebnis wird hier deshalb hervorgehoben, da ansonsten in der Literatur nur ein Zusammenhang zwischen Störungen der exekutiven Funktionen und den dazu sekundären Auffälligkeiten im sprachlich-pragmatischen Verhalten berichtet wird. Die Arbeit von Glosser und Goodglass zeigt, dass selbstverständlich auch Patienten mit Aphasie Störungen exekutiver Funktionen aufweisen können. Daraus lässt sich folgern, dass bei diesen Patienten Störungen auf Diskursebene nicht nur auf die Auswirkungen der Sprachsystemstörungen, sondern auch auf beeinträchtigte Planungs- und Kontrollprozesse zurückgeführt werden können. Wenn dies für Patienten mit vaskulären Aphasien gilt, dürfte es noch umso mehr auf Schädelhirntrauma-Patienten mit Sprachsystemstörung zutreffen.

3. Textverarbeitung - Linguistische Beschreibungsebenen und kognitive Modelle

Im Mittelpunkt der vorliegenden Arbeit steht die Analyse von Texten von Patienten nach Schädelhirntrauma. Auch wenn zur Beurteilung der Texte der Vergleich mit einer Kontrollgruppe vorgenommen wird, liegt doch der Schwerpunkt auf einer hypothesengeleiteten, qualitativen Vorgehensweise. Für ein solches Vorgehen ist es notwendig, neben neuropsychologischen und neurolinguistischen Theorien auch auf allgemeine Modelle der Sprachproduktion zurückzugreifen, um Hypothesen über Abweichungen und deren Mechanismen aufstellen zu können. Deshalb sollen kognitive Sprachproduktionsmodelle, die als Referenz dienen können, vorgestellt werden. Zur Einführung in die methodische Seite der Diskursanalyse werden jedoch zunächst wichtige Grundbegriffe der Textlinguistik erklärt und das Modell von Kintsch und van Dijk mit seiner Unterscheidung verschiedener Diskurs-Ebenen beschrieben.

3.1 Linguistische Konzepte und Beschreibungsebenen bei der Analyse von Texten

3.1.1 Einige Grundbegriffe der Textlinguistik

Die Methoden, die bei der Analyse der Patiententexte zur Anwendung kommen, gehen auf Konzepte der Textlinguistik zurück. Textlinguistik wird hier in ihrer weitesten Bedeutung verstanden; ihr Untersuchungsgegenstand ist die kommunikative Funktion von Texten (vgl. Brinker 1988).

3.1.1.1 Zu den Begriffen Kohäsion und Kohärenz

Die Begriffe Kohärenz und Kohäsion werden oft unterschiedlich benutzt, deshalb soll hier der Versuch einer Definition unternommen werden. Als kohäsive Mittel werden diejenigen Komponenten bezeichnet, die auf einer innersprachlichen Ebene Beziehungen zwischen den Sätzen eines Textes schaffen:

> "Cohesion is the step by step construction of discourse continuity based on the sequential enunciation of propositional frames." (Patry & Nespoulous 1990, S.15)

Laut De Beaugrande & Dressler (1981) beruht Kohäsion in erster Linie auf grammatikalischen Abhängigkeiten. Kohärenz dagegen wäre auf einer konzeptuellen Ebene anzusiedeln und zeigt sich in der Sinnkontinuität. Je nach Modell und Autor lässt sich ein mehr dynamischer Kohärenzbegriff - Kohärenz als Ergebnis eines kognitiven Prozesses – von einem statischen – Kohärenz als Texteigenschaft – unterscheiden (vgl. dazu den Überblick bei Schade et al. 1991). Einer mehr kognitiven Auffassung zufolge wäre Kohärenz somit stark von sogenanntem "Weltwissen" abhängig, d.h. von Wissen über Zusammenhänge von Handlungen, logischen Relationen, temporalen Abfolgen usw. Durch die Anwendung von Regelwissen wird Kohärenz hergestellt. Dabei wird auch Wissen verwendet, das nicht explizit im Text vorhanden ist, sondern aus dem Zusammenhang erschlossen werden muss (Inferenzen).

Die Mittel, mit denen Kohäsion hergestellt wird, lassen sich dagegen unmittelbar im Text aufzeigen. Dazu gehören etwa *Junktionen*, zur Kennzeichnung von kausalen oder temporalen Beziehungen zwischen Sätzen.[1] Weitere kohäsive Mittel sind *Substitution* ("John left before the end – I did the SAME."[2]) und *Ellipse* ("Have you been swimming – Yes, I HAVE"). Häufig werden auch *Koreferenz* und *lexikalische Beziehungen* als kohäsive Mittel bezeichnet, zumal bei Autoren, die sich auf Halliday & Hasan (1976) berufen, bei denen Kohärenz und Kohäsion nicht unterschieden werden. Unter *Koreferenz* versteht man den Verweis auf einen anderen Referenten innerhalb des Texts. *Koreferenz* kann unterteilt werden in *exophorische* und *endophorische Relationen* (vgl. z.B. Brown & Yule 1983). *Exophorische Relationen* beinhalten einen Verweis auf eine aussersprachliche Realität. *Endophorische Relationen* sind Verweise innerhalb des Texts. Dabei beziehen sich *Anaphora* auf einen vorangehenden Referenten ("Das Kind weint. ES hat Hunger."). *Kataphora* beziehen sich auf einen nachfolgenden Referenten ("ES hat Hunger, das Kind"). Solche Koreferenzrelationen werden häufig durch Pronomen hergestellt.

Lexikalische Kohäsion wird von Halliday & Hasan (1976) als eigene Kategorie behandelt, kann aber als eine Form der Koreferenz aufgefasst werden. Dazu zählen *vollständige oder partielle Wiederholungen* ("Er ging in DAS HAUS. DAS HAUS war düster"), *Synonyme, Oberbegriffs-Relationen, allgemeine Begriffe* ("I gave MARY my book. The IDIOT lost it.") und *Kollokation* ("AM MORGEN gehe ich in die Schule, AM MITTAG komme ich heim."). Bei De Beaugrande & Dressler (1981) ist *Koreferenz* eine Kategorie der Kohärenz, hat aber eine Entsprechung bzw. ihren konkreten Ausdruck auf der Kohäsionsebene als Proform. De Beaugrande & Dressler sehen Kohäsion insgesamt überwiegend als Funktion der Syntax (1981). Sie nennen die folgenden kohäsiven Mittel (vgl. S.50ff):

– *Rekurrenz*: einfache Wiederholung von Elementen und Mustern

---

[1] Hierbei kann unterschieden werden zwischen *additiven* (z.B. und), *adversativen* (z.B. jedoch, aber), *kausalen* (z.B. weil) und *temporalen* (z.B. dann) Junktionen (vgl. Brown & Yule 1983, S. 193). Halliday & Hasan (1976) führen auch noch *kontinuative* Junktionen an (z.B. schliesslich).

[2] Alle englischen Beispiele stammen aus Halliday & Hasan 1976.

- *partielle Rekurrenz*: Wiederholung von Wortkomponenten mit Wortklassewechsel (Bsp."Er kommt – sein Kommen")
- *Parallelismus*: "Strukturen, die mit neuen Elementen wiederholt werden"
- *Paraphrase*: "eine Rekurrenz von Inhalt mit Änderung des Ausdrucks". Dazu zählen die Autoren mit gewissen Einschränkungen auch die Synonymie.
- *Proformen*: Ersatz von bedeutungstragenden Elementen durch Platzhalter, in erster Linie durch Pronomina, aber auch etwa durch Proverben (z.B. tun), oder Nomina (mein Sohn - das Kind). Proformen können auch ganze Sätze ersetzen (z.B. so, das).
- *Ellipse*: Wiederholung von Struktur und Inhalt bei Auslassung von einigen Oberflächenelementen
- *Junktionen*: Konjunktionen (und), Disjunktionen (oder), Kontrajunktionen (aber, jedoch, indessen etc.), Subordination der Ursache (weil, da, denn etc.), des Grundes, der Zeitnähe (dann, danach), der Modalität (wenn ...).

Ausserdem rechnen die Autoren noch Tempus, Aspekt und Intonation zu den Mitteln, die Kohäsion unterstützen können.

3.1.1.2 Informationsstruktur

Unter der Informationsstruktur eines Textes versteht man die Art und Weise, wie alte und neue Informationen miteinander verbunden sind. Ob ein Text als informativ gelten kann, hängt nach textlinguistischen Kriterien davon ab, in welchem Ausmass er neue Informationen enthält (vgl. Brown & Yule 1983). So definieren etwa Beaugrande & Dressler (1981) Informativität in Bezug auf die Neuheit von Inhalten ("das Ausmass, bis zu dem eine Darbietung für den Rezipienten neu und unerwartet ist" (S.143). Ein anderes textlinguistisches Konzept bei der Analyse der Informativität von Texten ist die Unterscheidung von Thema und Rhema. Dabei wird als Thema die bekannte und als Rhema die neu eingeführte Information bezeichnet. Danes (1974) betrachtet Texte aus einer Perspektive der thematischen Progression. Er analysiert dabei unterschiedliche Modelle, wie Thema und Rhema sich innerhalb eines Textes aneinanderfügen und auseinander entwickeln können.[3] Prinz (1981) erstellt eine Taxonomie des Informationsstatus, nach der sich Informationen eines Textes in Bezug auf ihre "Neuheit" klassifizieren lassen. Dabei unterscheidet sie zwischen wirklich neuen Informationen (new entities), erschliessbaren Informationen (inferrable entities) und bereits genannten oder durch die Situation gegebenen Informationen (evoked entities). Diese Kategorien werden nochmals in feinere Subkategorien unterteilt.

Zur Unterscheidung von Vordergrund- und Hintergrundinformation lässt sich die sogenannte "Questio" heranziehen (vgl. Klein & von Stutterheim 1987, 1991). Die Questio ist eine implizite Frage, die durch eine Äusserung im Text beantwortet wird. In Erzählungen wären Äusserungen, die auf die Frage "Und

---

[3] Zur Darstellung und Diskussion der Thema-Rhema-Unterscheidung vgl. Gülich & Raible 1977.

was geschah dann?" bzw. "Was ist dir dann und dann passiert?" Antwort geben, der Handlungsstruktur – dem Vordergrund – zuzurechnen, während Bewertungen, Kommentare und Beschreibungen eine andere Art von Quaestio erfordern und zum Hintergrund gehören.

Bei der empirischen Analyse der Informativität von pathologischen Texten wählt man als Referenz meist eine Liste der wichtigsten Propositionen, die im Text enthalten sein sollten. Diese Propositionsliste wird ebenfalls empirisch erstellt, indem man Textproduktionsaufgaben einer gesunden Probandengruppe vorgibt und die am häufigsten genannten Propositionen ermittelt (vgl. z.B. Huber 1990).

3.1.2 Das Modell der Textverarbeitung von Kintsch und van Dijk

Im Modell von Kintsch & van Dijk (1983) werden Prozesse und Strategien beschrieben, die beim Textverstehen ablaufen bzw. eingesetzt werden. Allerdings ist es weniger ein textlinguistisches Modell als ein kognitives Modell der Verarbeitung von Texten. Obwohl ursprünglich gar nicht als Methode empirischer Textanalyse konzipiert, bilden die Konzepte, die in diesem Modell entworfen wurden, heute die Ausgangsbasis der meisten Untersuchungen pathologischer Texte (vgl. z.B. Stark & Stark 1991).

3.1.2.1 Mikro- und Makrostrukturen

Die unterste Analyse-Ebene im Modell von Kintsch und van Dijk ist die der Mikrostruktur. Damit ist keine verbal-sprachliche Ebene gemeint (im Sinne einer sprachlichen Oberflächenstruktur), sondern eine rein semantische, bestehend aus Bedeutungsrepräsentationen oder Propositionen. Anhand dieser Propositionen wird die sogenannte Textbasis gebildet, in der die einzelnen Elemente und ihre Verknüpfungen dargestellt sind. Die Relationen zwischen den Propositionen auf Mikrostruktur-Ebene bestimmen die *lokale Kohärenz*. Die nächsthöhere Analyse-Ebene ist die der Makrostruktur. Sie entsteht durch eine Reduktion, d.h. Zusammenfassung oder Vereinfachung, der Textbasis. Kintsch und van Dijk beschreiben eine Reihe von Regeln, mit denen die Makrostruktur gewonnen werden kann. Auf Makrostrukturebene sind die Hauptthemen des Textes repräsentiert, ebenfalls in Form von Propositionen. Auf dieser Ebene wird die *globale Kohärenz* definiert, als eine inhaltliche Beziehung zwischen den Hauptthemen des Textes.

3.1.2.2 Superstrukturen

Der Zusammenhang zwischen Makrostrukturen kann nun wiederum konventionalisiert sein, in sogenannten "Superstrukturen". Superstrukturen sind z.B. die Ablaufschemata der verschiedenen Textsorten, wie sie in Geschichtengrammatiken beschrieben werden. Kintsch & van Dijk vergleichen Superstrukturen auch mit einer "Makrosyntax". Für narrative Texte gehen die meisten

Textverarbeitung - 67 -

Autoren von einer mindestens zweiteiligen Superstruktur aus: Van Dijk (1980) setzt das "Ereignis" aus einer "Handlung" (Komplikation) und einer "Auflösung" (oder Reaktion) zusammen. "Ereignis" und "Rahmen" (Setting) bilden eine "Episode". Mehrere "Episoden" bilden den "Plot" der Erzählung. Neben diesen Handlungsstrukturen können in der Erzählung noch Teile vorkommen, die eine Bewertung von seiten des Erzählers enthalten (Evaluation) und schliesslich eine Art Fazit oder Moral der Geschichte. Diese Elemente bilden insgesamt die narrative Superstruktur.

Stein & Glenn (1979), auf die in der amerikanischen Diskursanalyse häufig verwiesen wird, unterteilen einfachste Erzählepisoden in "initiating event", "action" und "consequence".[4]

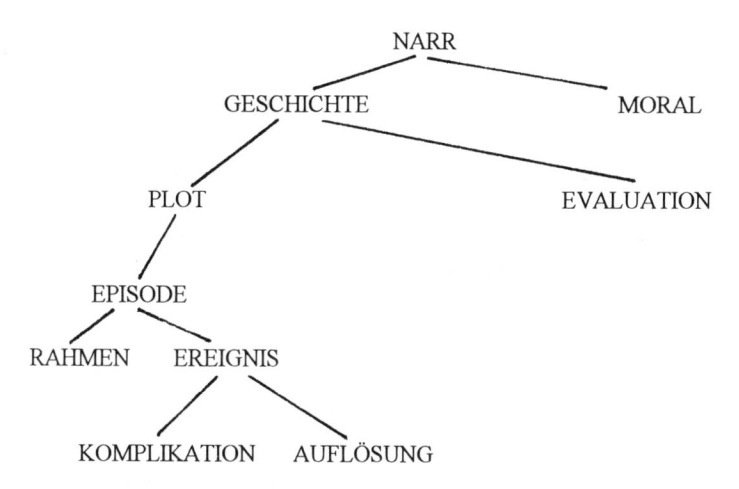

```
                    NARR
                   /    \
          GESCHICHTE    MORAL
            /      \
         PLOT    EVALUATION
          /
       EPISODE
        /    \
     RAHMEN  EREIGNIS
              /     \
       KOMPLIKATION AUFLÖSUNG
```

Abb. 3.1 Hierarchisches Baumdiagramm der narrativen Struktur
        (van Dijk 1980, S.142)

3.1.2.3 Situationsmodell

Eine Ebene, die oberhalb der Text-Ebenen im engeren Sinn anzusiedeln ist, bezeichnen Kintsch und van Dijk als "Situations-Modell" (vgl. auch Mross 1991). Andere Autoren sprechen in diesem Zusammenhang von "konzeptueller Ebene" (vgl. z.B. Fayol & Lemaire 1993) oder von "mentalem Modell" (vgl. Johnson-Laird 1983, Gentner & Stevens 1983, Schnotz 1988). Es wird angenommen, dass eine Art Gesamtrepräsentation einer Situation aufgebaut wird, in die unterschiedliche Arten von Vorwissen eingehen. Über die Art der Repräsentation – eher räumlich-visuell, prozedural, propositional oder in

---

[4] Eine Dreiteilung der Erzählstruktur aus Rahmen, Komplikation und Auflösung findet sich bereits in der klassischen Rhetorik als Schema der Narratio, aus Orientatio, Complicatio und Resolutio (vgl. Lausberg 1960).

verschiedenen verknüpften Kodierungsformen – bestehen unterschiedliche Ansichten.

3.1.2.4 Weiterentwicklungen

Kintsch & van Dijk haben ihren Ansatz seit ihrer gemeinsamen Arbeit weiterentwickelt, wobei Kintsch mehr die psychologische, van Dijk mehr die textlinguistische Seite vertritt. In der Weiterentwicklung seines Modells der Textverarbeitung versucht Kintsch (1988, vgl. auch Kintsch 1993) eine Verbindung zu konnektionistischen Theorien zu schaffen. Dabei geht er von einer Wissensbasis aus, die als assoziatives Netzwerk konzeptualisiert wird. Die Knoten dieses Netzwerks sind Propositionen oder Konzepte. Van Dijk entwarf Grundlagen zu einer Textsemantik (1985). So definierte er z.B. unterschiedliche Arten von Kohärenz nach ihrer Funktion. [5]

3.1.3 Methoden der Dialoganalyse

Es wurde bereits auf Untersuchungen von Schädelhirntrauma-Patienten eingegangen, die sich an der Pragmatik und an der Gesprächsanalyse orientieren, weshalb diese Methoden hier nur kurz erwähnt werden. Die Begriffe Gesprächsanalyse und Pragmatik beziehen sich beide auf ein weites Spektrum wissenschaftlicher Herangehensweisen, mit unterschiedlichen Forschungstraditionen im deutschen und angloamerikanischen Sprachraum, und sind daher schwer einzugrenzen (vgl. Levinson 1983, Brinker & Sager 1989).

Die Pragmatik geht auf eine philosophische Tradition zurück (Morris 1938, Austin 1962, Searle 1969) und beschäftigt sich mit der Beziehung zwischen Sprache und Sprachbenutzern bzw. der Einbettung von Sprache in einen aussersprachlichen Kontext. Themen, die sich mit dem pragmatischen Ansatz verbinden, sind z.B. Sprechakte, Deixis und andere Formen von inner- und aussertextuellen Referenz, etwa Anaphora oder indexikalische Ausdrücke (vgl. z.B. Levinson 1983, Green 1989). Die Pragmatik ist in ihrer Anwendung keinesfalls auf dialogische Texte beschränkt.

Die Gesprächsanalyse geht zurück auf die ethnomethodologische Konversationsanalyse (z.B. Jefferson 1972, Schegloff et al. 1977, Schenkein 1978), die sich mit

---

[5] *Lokale Kohärenz* entsteht demnach durch die inhaltliche Beziehung aufeinanderfolgenden Propositionen und kann unterteilt werden in *konditionale* und *funktionaler Kohärenz*. *Konditionale Kohärenz* liegt vor, wenn in einer Sequenz die Ereignisse einander bedingen, z.B. als Ursache und Folge. *Funktionale Kohärenz* liegt vor, wenn Propositionen eine semantische Funktion in Bezug auf die vorausgehende Proposition besitzen. Dazu gehören Funktionen wie Erklärung, Beispiel, Vergleich, Verallgemeinerung etc. *Globale Kohärenz* wäre für van Dijk die Möglichkeit, die Sätze des Diskurses einem übergeordneten Thema zuzuordnen.

dem Ablauf von konkreten Gesprächen in institutionalisierten Situationen beschäftigt. In der weniger soziologisch, sondern mehr linguistisch ausgerichteten Gesprächs- oder Konversationsanalyse geht es um das interaktive sprachliche Handeln in definierten Kontexten, wobei natürliche Gespräche als Ausgangspunkt der Analyse dienen (zur Definition vgl. z.B. Dittmann 1979, Kallmeyer & Schütz 1976). Das Ziel ist dabei, Ablaufstrukturen aufzuzeigen, die das konkrete sprachliche Handeln bestimmen. Dabei geht es nicht um eine Einordnung von Verhaltensweisen in ein normatives System oder um eine Orientierung an Normalsprechern, sondern um das Verstehen von kommunikativen Abläufen im Kontext. Spezielle Untersuchungsgegenstände der Gesprächsanalyse sind z.B. Formen und Determinanten des Sprecherwechsels, Themenaushandlung oder Gesprächsorganisation in Gesprächssequenzen.

Konversationsanalytische Methoden wurden von einigen Autorinnen in die Aphasieforschung übertragen. Dabei steht die Frage im Vordergrund, wie der Patient in der konkreten Situation sprachlich-kommunikativ interagiert, mit dem Ziel, Rückschlüsse über die bei ihm zugrundeliegenden Prozesse – z.B. das Verstehen des Gesprächspartners, Störungsbewusstsein, Situationsverständnis – zu erhalten und daraus Konsequenzen für therapeutische Interventionen zu ziehen (vgl. Perkins & Lesser 1993, Lesser & Milroy 1993, Vauth 1992). Bauer & Kaiser (1989) schlagen eine hypothesengelenkte Vorgehensweise bei der Untersuchung von Verbesserungshandlungen im Gesprächen mit Aphasikern vor. Sie beginnen mit einer Beobachtung und Sammlung der aphasischen Symptome. An zweiter Stelle steht die Einschätzung der vom Patienten verwendeten Strategie im Umgang mit Verständigungsproblemen. Dann erfolgt eine Interpretation auf neurolinguistischer Basis, d.h. es wird eine theoriegeleitete Hypothese aufgestellt, aus welchen Gründen der Patient sich in der beobachteten Weise verhält. Lesser & Algar (1995) plädieren ebenfalls für eine Integration verschiedener Vorgehensweisen. Sie beginnen mit einer theoriegeleiteten psycholinguistischen Analyse der sprachlichen Probleme und versuchen, die zugrundeliegenden Mechanismen den Angehörigen der aphasischen Patienten verständlich zu machen und wirkungsvolle Verständigungsstrategien zu verstärken. Anschliessend untersuchen sie Kommunikationsstrukturen innerhalb der Familie.

3.1.4 Zusammenfassende Bewertung

Textlinguistik und Dialoganalyse liefern den methodischen und theoretischen Rahmen, wie Texte analysiert und hinsichtlich ihrer Qualität und Funktionalität bewertet werden können. Obwohl gerade die Methoden zur empirischen Analyse auf möglichst grosse Objektivität abzielen, ist doch hervorzuheben, dass Aussagen über inhaltliche Aspekte von Texten, etwa über Kohärenz und Themenstruktur, letztlich immer einen deskriptiv-interpretativen Anteil enthalten.

Wie Holly (1992) ausführt, sind Bedeutungen in sprachlichen Interaktionen nicht "empirisch" gegeben, sondern Interpretationskonstrukte. Text- oder Dialoganalyse beinhalten daher – trotz aller Bemühungen um wissenschaftliche Objektivität – eine hermeneutische Vorgehensweise:

> "Ob man in der Interpretation "von oben" (top down) oder "von unten"(bottom up), d.h. von einer Theorie oder Hypothese aus (theory- or hypothesis-driven) oder vom Material aus (data-driven) einzusteigen glaubt, mit der jeweiligen Gefahr zu spekulativ oder zu trivial zu bleiben, – man muss sich in den hermeneutischen Zirkel begeben."(Holly 1992, S. 20)

3.2 Kognitive Modelle der Sprachverarbeitung

Die Sprachproduktion wurde lange Zeit weniger ausführlicher erforscht als die Sprachrezeption. Erst seit einigen Jahren gibt es Ansätze innerhalb der kognitiven Linguistik, die sich schwerpunktmässig mit diesem Gebiet befassen. Zu den globalen Entwürfen gehören z.B. die von De Beaugrande (1984), Herrmann (1985, Herrmann & Hoppe-Graf 1988, Herrmann & Grabowski 1994) und vor allem Levelt (1989). Seit Mitte der 80ger Jahre werden zunehmend interaktive, konnektionistische Sprachproduktionsmodelle entworfen (z.B. Dell 1986, 1988, Schade 1992, Berg & Schade 1992, vgl. auch den Überblick in Rickheit & Strohner 1993). Da sie als Ausgangspunkt für weitere Analysen dienen können, sollen hier die Modelle von Levelt (1989) und Herrmann & Grabowsi (1994) dargestellt werden.

3.2.1 Sprachproduktion nach Levelt

Levelt entwirft ein Sprachproduktionsmodell, bei dem verschiedene Komponenten relativ autonom arbeiten: In der *Konzept-Komponente* (*Conceptualizer*) wird zunächst die Botschaft, der auszudrückende Inhalt generiert. Das Ergebnis ist die *präverbale Botschaft* (preverbal message). In einer zweiten Komponente, dem *Formulator*, wird diese Botschaft in eine sprachliche Form umgesetzt. Dies geschieht zunächst durch das grammatikalische Enkodieren. Dazu gehört das Auffinden der benötigten Lemmata im Lexikon und die Anwendung von syntaktischen Konstruktions-Prozeduren. Das Ergebnis ist eine *Oberflächenstruktur* (*surface-structure*), die in einem *syntaktischen Zwischenspeicher* (*syntactic buffer*) abgelegt wird. Es folgt die phonologische Enkodierung, die in einem phonetischen oder artikulatorischen Plan resultiert. Diesen *phonetischen Plan* bezeichnet Levelt – mit Einschränkung – auch als "inneres Sprechen" (internal speech). Der phonetische Plan kann kurzzeitig im *artikulatorischen*

Speicher (*articulatory buffer*) aufbewahrt werden. Es folgt die eigentliche Artikulation, deren Ergebnis die äussere Lautsprache (overt speech) ist.

In Levelts Modell gibt es drei Ebenen, auf denen Monitoring möglich ist: Die erste Rückkopplung kann innerhalb der *Konzept-Komponente* selbst erfolgen, d.h. der Sprecher kann beim Erarbeiten der Konzepte überprüfen, ob die ausgewählten Elemente seiner kommunikativen Intention entsprechen. Weitere Kontrollmöglichkeit bestehen auf der Ebene des phonetischen Plans und der äusseren Lautsprache: Bei innerer wie äusserer Sprache erfolgt die Kontrolle über das Sprachverständnis - System. Die verschiedenen Komponenten des

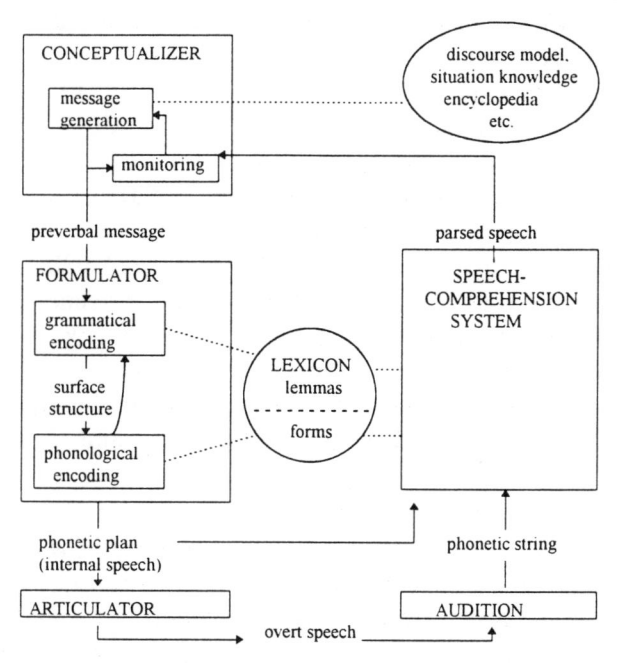

Abbildung 3.2 Das Sprecher-Modell nach Levelt; Rechtecke repräsentieren Prozess-Komponenten, Kreise und Ellipsen repräsentieren Wissens-Speicher (nach Levelt 1989, S. 9)

Systems werden als relativ autonom oder "modular" im Sinne Fodors (1983) bezeichnet, können aber trotzdem auf "inkrementelle" Weise gleichzeitig arbeiten. Das bedeutet, dass die verschiedenen Komponenten aus Gründen der zeitlichen Ökonomie gleichzeitig an unterschiedlichen Inhalten arbeiten können und nicht etwa eine Komponente warten muss, bis ein Verarbeitungsprozess vollständig abgeschlossen ist. Levelt unterscheidet die Komponenten auch von ihrer Arbeitsweise her: Konzeptuelle Prozesse benötigten in ihren meisten Anteilen exekutive Kontrolle und Verarbeitungskapazität. Die Kapazitätsgrenzen des Arbeitsgedächtnisses wären hierbei massgebend. Dagegen würden die Prozesse auf Ebene des Formulators und des Artikulators normalerweise automatisch, unbewusst und ohne Kontrollmöglichkeit ablaufen. Levelt lässt die Möglichkeit offen, ob die Funktionsweise einzelner Komponenten auch auf konnektionistische Weise dargestellt werden kann, etwa die der phonologischen Komponente. Für ihn ist der Konnektivismus keine kognitive Theorie, sondern vielmehr eine formale Sprache, mit der man Theorien ausdrücken kann. Er besteht jedoch auf der relativ getrennten, d.h. modularen Arbeitsweise der verschiedenen Ebenen.

Im Rahmen der vorliegenden Arbeit ist die Frage nach der konzeptuellen Komponente von besonderem Interesse und soll genauer dargestellt werden: Levelt unterscheidet auf der konzeptuellen Ebene Prozesse des Makro- und Microplannings. *Makroplanning* beinhaltet die Ausarbeitung der kommunikativen Absicht als eine Aneinanderreihung von Teilzielen sowie die Auswahl der zu vermittelnden Information. Bei der *Makroplanung 1*, die die Auswahl der Informationen betrifft, muss der Produzent Faktoren wie Diskurssituation und Textsorte, Thema, zu erwartendes Vorwissen, die bereits eingeführten Informationen und den augenblicklichen Fokus des Diskurses berücksichtigen. Ein Sprecher sollte versuchen, den Mittelweg zwischen zu ausführlicher und zu knapper Information zu finden, um Redundanz und Informationslücken zu vermeiden. Levelt verweist hier auf die Konversationsmaxime von Grice (1975). Eine Rolle spielen ausserdem die eigenen Aufmerksamkeits-Ressourcen. So lassen empirische Untersuchungen vermuten, dass sich Planungsphasen, die parallel zum Sprechen ablaufen und bei denen Aufmerksamkeitskapazität für die Gedächtnissuche und für die Planung aufgewandt wird, als Pausen oder "hesitant speech" im Diskurs zeigen.

Ein zweiter Aspekt der Makroplanung, *Makroplanning 2*, ist die Aneinanderreihung von Informationen. Dabei kann z.B. eine inhaltliche Reihenfolge, etwa die chronologische, oder eine Prozess-bezogene Reihenfolge gewählt werden. Letzteres wäre etwa bei der Beschreibung von räumlichen Anordnungen der Fall, bei der der Sprecher eine bestimmte Reihenfolge (oder einen mental vollzogenen Weg) für seine Erzählung zu wählen hat. Das Ergebnis der Makro-Planungsprozesse sind laut Levelt "Sprech-Akt-Intentionen" (speech-act-intentions), d.h. Botschaften, deren Modus (deklarativ, imperativ, interrogativ) und deren Inhalt definiert sind.

Das *Microplanning* schliesst sich zeitlich daran an. Es besteht aus drei Komponenten:
1) Die Festlegung durch den Sprecher der zu erwartenden Verfügbarkeit der Referenten: d.h. es muss berücksichtigt werden, ob ein aktueller Referent bereits zuvor im Diskurs genannt wurde, oder ob er an dieser Stelle neu eingeführt wird.
2) Topikalisierung, d.h. die Bestimmung, welcher Referent jeweils als Themenschwerpunkt zu betrachten ist.

3) Die Festlegung einer propositionalen Form und – bei räumlichen Beschreibungen – die Festlegung einer Perspektive, aus der heraus eine Beschreibung erfolgt.

Diese Planungsprozesse haben das Ziel, die Informationen, die der Sprachproduzent vermitteln möchte, in eine Form zu bringen, die versprachlicht werden kann. Das Ergebnis von Makro- und Mikroplanung ist die präverbale Botschaft, die nun dem Fomulierungsapparat übergeben wird.

3.2.2 Das Modell von Herrmann und Grabowski

Ein psychologisches Modell der Sprachproduktion, das Ergebnisse der kognitiven Psychologie einbezieht und sich u.a. auf die Arbeiten von Baddeley und Shallice beruft, wurde von Herrmann und Grabowski (1994) vorgelegt. Im Gegensatz zum Modell von Levelt ist bei Herrmann & Grabowski die Sprachproduktion immer als ein Teil eines Sprecher-Hörer-Systems bzw. einer Kommunikationssituation aufgefasst und berücksichtigt daher sehr viel ausgeprägter pragmatische und konzeptuelle Aspekte. Sie favorisieren für ihr Modell Vorstellungen subsymbolischer Informationsverarbeitung im Sinne konnektionistischer Netze. In ihrem Schema werden drei Subsysteme der Sprachproduktion unterschieden: Die Zentrale Kontrolle (Fokusspeicher, Zentrale Exekutive), Hilfssysteme und Enkodiermechanismen.

3.2.2.1 Die Zentrale Kontrolle

Die *Zentrale Kontrolle* setzt sich aus *Fokusspeicher* und *Zentraler Exekutive* zusammen. Sie entspricht in etwa einem für Sprachproduktion zuständigen Arbeitsgedächtnis, wobei der *Fokusspeicher* die deklarativen und die *Zentrale Exekutive* die prozeduralen Anteile repräsentiert. Als *Fokusinformation* wird der ständig wechselnde Inhalt des *Fokusspeichers*[6] bezeichnet, der die zur Sprachproduktion gerade aktivierten, relevanten Inhalte enthält. Da die Kapazität des *Fokusspeichers* begrenzt ist, aber zur Durchführung eines Gesprächs mehr Informationen benötigt werden als der bewussten Aufmerksamkeit gerade zugänglich, sind zugleich relevante Informationen im *Langzeitspeicher* voraktiviert. Die *Fokusinformation* enthält Informationen über die aktuelle Situation, die daran geknüpften Erwartungen, die Einschätzung der Art der Situation sowie Wissen und Annahmen über sich selbst, den Gesprächspartner und den Sachverhalt, um den es geht. Zur *Fokusinformation* gehört auch ein *Kommunikationsprotokoll*, in dem fortlaufend sinngemäss verzeichnet wird, was bereits gesagt wurde. Die Anfertigung des *Kommunikationsprotokolls* ist Aufgabe der *Hilfssysteme*.

---

[6] Der Begriff "Fokus" wird hier in einer anderen Bedeutung verwendet als in der Diskursanalyse.

```
                                                    ┌─────────────────────────┐
                                                    │     Langzeitspeicher    │
                                                    │ Situationsübergreifendes Wissen:│
            Wahrnehmung                             │   Selbstmodell, Partnermodell,  │
                                                    │   Weltwissen (u.a. Was-Schemata),│
                                                    │   Standards (u.a. Konventionen) │
                                                    └─────────────────────────┘
```

Figure: Funktionen der Zentralen Kontrolle with Fokusspeicher, Zentrale Exekutive, Einstellung, Protoinput, Rückmeldung.

Zentrale Kontrolle

Fokusspeicher
Ist- und Soll-Information; situations-spezifische und situationsübergreifende Information; selbst-, partner- und drittbezogene Information

Bereitstellung ↓ ↑ Abruf

Zentrale Exekutive
Initiierung und Überwachung des Sprechens durch fortlaufenden Ist-Soll-Vergleich; evtl. Komplettierung der Fokusinformation
- - - - - - - - - - - - - - - - - - - -
Generierung des Protoinputs durch Herstellung oder Verwendung von Selektions-, Aufbereitungs- und Linearisierungsprogrammen (u.a. Wie-Schemata)

Informationsbereitstellung / Informationsanforderung

Einstellung der Hilfssysteme und des Enkodiermechanismus

Protoinput (an Hilfssysteme)

Rückmeldung von Hilfssystemen und Enkodiermechanismus

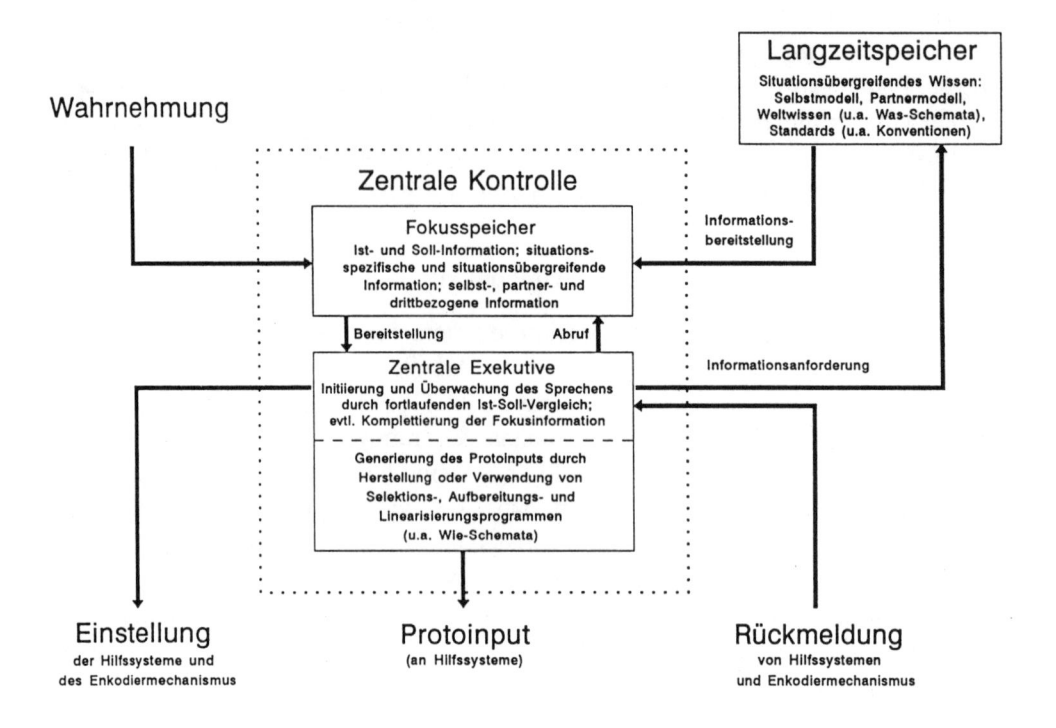

Abb. 3.3 Funktionen der Zentralen Kontrolle (aus: Herrmann & Grabowski 1994, S.359)

Die *Zentrale Exekutive* wählt die benötigten Prozeduren aus, die in einer bestimmten Situation die Sprachproduktion vorbereiten. Dazu gehören die folgenden Tätigkeitsklassen:

- *Komplettierung der Fokusinformation,* z.B. durch den Rückgriff auf Schemata, wenn die explizit vorhandene Information unvollständig ist.
- *Einstellung des Enkodiermechanismus,* z.B. auf Dialekt, Sprachschichtniveau, Stimmführung.
- *Manipulierung der Fokusinformation*: Dazu gehören die folgenden Operationen:
    * *Selektion,* d.h. dass mit dem Gesagten niemals all das vollständig ausgedrückt wird, was gemeint ist, sondern immer nur ein Teil davon ausgewählt wird.
    * *Aufbereitung* mit verschiedenen Unterkategorien, z.B. Transformation Perspektivenwechsel in der Rede , Umwandlung bei ironischer Rede), Deduktion, Abstraktion, Komplexion, Differenzierung.
    * *Linearisierung*: Die Informationen müssen in eine angemessene Reihenfolge gebracht werden. Zum Teil geschieht das durch die Anwendung

sogenannter "Wie"- Schemata, also relativ feste Ablaufschemata, die eine Reihenfolge vorgeben. Dazu gehören z.B. Geschichtengrammatiken.
- *Einstellung der Hilfssysteme*
- *Überwachen der Sprachproduktion*

Das Resultat der Arbeit der *Zentralen Kontrolle* ist der sogenannte *Protoinput*, normalerweise ein Gefüge von Propositionen, das den *Hilfssystemen* zur weiteren Bearbeitung übergeben wird.

3.2.2.2 Die Hilfssysteme
Die Hilfssysteme arbeiten parallel und interaktiv, ihre Tätigkeit betrifft Äusserungsdetails. Hierbei werden die folgenden Komponenten unterschieden: Der *Speicher für das Kommunikationsprotokoll* wurde oben bereits eingeführt. Die Autoren nehmen an, dass zunächst kurzfristig ein Wortlautprotokoll angefertigt wird, das aber zeitlich von geringer Dauer ist.
- Der *Transformationengenerator* greift auf Partneräusserungen zurück und passt sich ihnen an, z.B. bei elliptischen Antworten, Paraphrasen oder bei der Wiederverwendung von Wörtern, die der Gesprächspartner zuvor benutzt hat.
- Der *Kohärenzgenerator* schafft z.B. durch Pronominalisierungen oder Subordination Verknüpfungen im Text.
- Der *Emphasengenerator* sorgt etwa durch Betonung, Wortstellung, das Einstreuen von Abtönungspartikeln und erzählerische Inszenierungen für besondere Hervorhebungen.
- Der *Satzart-Tempus-Modus-Generator* legt Satzart, Tempus und Modus fest.

Die Hilfssysteme übergeben das Ergebnis ihrer Arbeit, den *Enkodierinput*, an den *Enkodiermechanismus*.

3.2.2.3 Der Enkodiermechanismus
Die Autoren beschreiben die Erzeugung von Wörtern, Wortfolgen und grammatischen Schemata auf der Grundlage von konnektionistischen Netzwerkmodellen. So wäre ein Wort vorstellbar als ein *Wort-Markenkomplex*, dem verschiedenste Marken z.B. phonetisch-metrische Information auf Ganzwort-, Silben- und Phonem-Niveau entsprächen und die bei der Generierung eines Worts aktiviert würden. Diese Marken aktivieren sich zu einem bestimmten Zeitpunkt der Sprachproduktion gegenseitig und hemmen sich sofort anschliessend, so dass dem nächstfolgenden Wort Platz gemacht wird. Entsprechend solcher Mechanismen der Aktivierung und Hemmung würden auch grammatische Schemata wirksam:

> "Grammatische Schemata sind so etwas wie Schaltpläne, nach denen die Aktivationshöhe von Knoten im Wortgenerierungsnetzwerk momentan beeinflusst wird."(S. 399)

Vorgänge, die den *Enkodiermechanismus* betreffen, sind hochautomatisiert. Sprechfehler, die auf dieser niedrigen Ebene der Sprachproduktion auftreten und die den Aktivierungsmustern entgegenstehen, wie z.B. Kontaminationsfehler, würden nicht erst durch die *Zentrale Kontrolle* entdeckt, sondern häufig schon auf der Ebene der Enkodierung identifiziert.

3.2.2.4 Arten der Steuerung

Zusätzlich beschreiben Herrmann und Grabowski drei Arten der Steuerung, nach denen Sprachproduktion ablaufen kann: Bei der *Schema-Steuerung* des Sprechens greift der Sprecher aufgrund seiner Einschätzung der Situation auf ein fertiges Schema zurück, das den weiteren Ablauf bestimmt, z.B. beim Erzählen eines Witzes, beim Mitteilen eines Kochrezepts etc. Bei der *Reiz-Steuerung* des Sprechens wird die jeweilige Partneräusserung zur Vorgabe, die das eigene Verhalten steuert. Bei der *Ad-hoc-Steuerung* muss die Programmkontrolle bei jedem Schritt anhand der Situationseinschätzung und eigenen Zielsetzung beständig neu das Vorgehen bestimmen und überprüfen. Zwischen diesen drei Steuerungsarten gibt es normalerweise in natürlichen Gesprächen Übergänge. So wird jemand mal überwiegend auf eine Partneräusserung reagieren, dann bei einer Ausführung über längere Zeit auf Ad-hoc-Steuerung zurückgreifen und schiesslich auf schemagesteuertes Sprechen übergehen.

3.2.3 Zusammenfassende Bewertung

In beiden vorgestellten Sprachproduktionsmodellen wird über das hinausgegangen, was im engeren Sinne als "Sprachsystemebene" gelten mag. Sprachproduktion wird in beiden Modellen als komplexer Vorgang betrachtet, in den Planungsprozesse, zum Teil auch interaktive Prozesse, selbstverständlich einbezogen sind. Herrmann & Grabowski greifen dabei auf neuropsychologische Theorien des Gedächtnisses und der kognitiven Steuerung zurück, was das Modell für eine Anwendung im klinischen Bereich interessant erscheinen lässt. Beide Modelle zielen auf Sprachproduktionsprozesse bei gesunden Sprechern ab und beziehen sprachpathologische Befunde nicht ein.

4. Methodische Vorüberlegungen zu einer Untersuchung sprachlich-kommunikativer Auffälligkeiten nach Schädelhirntrauma

Die heterogenen Störungsbilder, die Störungsvielfalt und unklare Lokalisation der Schädigung, die Patienten mit Schädelhirntrauma aufweisen, machen diese Gruppe, geht man etwa von den traditionellen linguistischen Methoden und Ansätzen der Aphasieforschung aus, zu einem denkbar ungeeigneten Forschungsobjekt. Auf der anderen Seite handelt es sich, wie aus epidemiologischen Angaben hervorgeht (vgl. Rimel et al. 1990, Kraus et al. 1984, Jennet & Frankowski 1990), um eine relativ umfangreiche Gruppe meist jüngerer Patienten, für die spezifische diagnostische und therapeutische Vorgehensweisen benötigt werden. In dieser Arbeit wird daher nach einer Herangehensweise gesucht, wie man die komplexe Situation dieser Patienten mit ihren Mischstörungsbildern aus sprachlicher und nicht-sprachlicher Symptomatik beschreiben und verstehen kann.

Welche methodische Vorgehensweise ist nun der Untersuchung dieser Patienten und ihrer Störungen angemessen? Wie lassen sich diese Störungen differenziert erfassen? Ausgangspunkt der Überlegungen ist die Hypothese, dass Abweichungen im sprachlich-pragmatischen Verhalten nach Schädelhirntrauma bei verschiedenen Patienten auf unterschiedliche Prozesse zurückzuführen sind und sich auch auf unterschiedliche Weise manifestieren. Beim einzelnen Patienten steht die Frage im Vordergrund, auf welche Weise sprachsystematische, sprachlich-kommunikative, kognitive und andere Faktoren interagieren und wie sich das im sprachlich-pragmatischen Verhalten aufzeigen lässt. Ich möchte daher einige methodische Aspekte und ihre besondere Problematik bei der Anwendung auf Schädelhirntrauma-Patienten diskutieren, Arbeitshypothesen aufstellen und jeweils Schlussfolgerungen für einen Untersuchungsansatz ziehen.

4.1 Gruppenstudie versus Einzelfalluntersuchung

In der Neuropsychologie wird seit einigen Jahren kontrovers diskutiert, ob Einzelfallstudien Gruppenstudien vorzuziehen sind (vgl. z.B. Cognitive Neuropsychology, No.5, 1988). Kritik an Gruppenstudien äusserte vor allem Caramazza (z.B. Caramazza 1985, Caramazza & McCloskey 1988). Er hält Gruppenstudien für nicht zulässig, da die Homogenität der Gruppen nicht gewährleistet werden kann. Bedeutsame Unterschiede innerhalb der Gruppe würden bei der Verrechnung der Gruppenmittelwerte nicht berücksichtigt. Die Methode der Wahl ist für ihn die Einzelfalluntersuchung, mit der allein man "doppelte Dissoziationen" von Störungen bei zwei Patienten auffinden könne, um daraus die Unabhängigkeit von kognitiven Komponenten abzuleiten. Sein Ziel ist dabei die Entwicklung von allgemeinen Modellen der Informationsverarbeitung. Wenn auch die Position Caramazza's nicht unumstritten ist, (vgl. etwa Whitacker & Slotnick 1988, Kelter 1991, Shallice 1988), hat doch die Einzelfallforschung in den letzten Jahren immer mehr an Boden gewonnen.

Der Einwand der Inhomogenität gilt in besonderem Masse für die Gruppe der Schädelhirntrauma-Patienten. Untersucht man die Gruppe als Ganzes und vergleicht sie etwa mit gesunden Kontrollgruppen, nivellieren sich Merkmalsunterschiede innerhalb der Gruppe unter Umständen auf den kleinsten gemeinsamen Nenner. Für eine Unterteilung der Schädelhirntraumatiker in Untergruppen fehlen bislang verlässliche Kriterien; inwieweit man von regelhaften Störungskombinationen ausgehen kann, ist zumindest unklar. Das Kriterium der Lokalisation ist jedenfalls äusserst unzuverlässig, da Art und Ausmass der Läsionen gerade bei gedeckten Traumen mit üblichen bildgebenden Verfahren nicht sicher festgestellt werden können. Bildet man Gruppen von Patienten mit und ohne Aphasie, steht man wieder vor den bereits erwähnten methodischen Problemen beim Einsatz von Aphasietests und riskiert, einen Teil der Ergebnisse als methodisches Artefakt vorwegzunehmen. Die meisten der im Literaturteil referierten Studien zum sprachlich-pragmatischen Verhalten beruhen auf sehr kleinen Patientenzahlen (eins bis elf) und zeigen auf, dass es zwar Abweichungen von gesunden Kontrollprobanden gibt, dass die Störungsprofile aber im Einzelfall höchst unterschiedlich sind.

Es wird daher von der Arbeitshypothese ausgegangen, dass die Gruppe der Schädelhirntrauma-Patienten inhomogen ist und sich wenig für Gruppenstudien eignet. Da es ein Ziel dieser Arbeit ist, gerade die Unterschiedlichkeit im Sprachverhalten zwischen den Patienten aufzuzeigen, soll der Schwerpunkt auf der Einzelfalluntersuchung liegen. Es werden mehrere Einzelfallstudien durchgeführt, zusätzlich wird eine Kontrollgruppe von gesunden Probanden untersucht. Die Ergebnisse der Kontrollgruppe sollen als Referenzmass dienen, da gerade beim sprachlich-pragmatischen Verhalten eine grosse Variabilität zu erwarten ist, abhängig von Intelligenzniveau, Persönlichkeit und Schulbildung, und man nicht einfach von einem "Normalverhalten" ausgehen kann. Auch bei den Kontrollpersonen wird daher weniger der Durchschnitt interessieren, sondern die Streuungsbreite.

4.2 Quantitative versus qualitative Analyse

Bei der Untersuchung sprachlich-pragmatischen Verhaltens stösst man mit einem rein quantifizierenden Ansatz an Grenzen. Zwar ist die Mehrzahl der vorliegenden Untersuchungen auf eine quantitative Erhebung von Merkmalen ausgerichtet (vgl. etwa Wyckoff 1984, Coelho 1991). Es handelt sich dabei meist um diskursanalytische Arbeiten, die auf die Erfassung innertextueller Merkmale wie Kohäsion, Proformen oder Referenz ausgerichtet sind, die sich an eindeutig definierbaren Kriterien festmachen lassen. Oft aber gehen qualitative Merkmale nicht direkt aus quantitativen hervor und der Leser fragt sich, ob die Methodik und der damit verbundene Aufwand dem Untersuchungsobjekt wirklich angemessen sind. Sobald inhaltliche Aspekte in den Vordergrund treten, etwa Thema, Redundanz, thematisches Abdriften, kommen eindeutig interpretative Vorgehensweisen ins Spiel. Zwar ist auch hier eine Quantifizierbarkeit theoretisch möglich, wenn entsprechende Kategorien definiert werden (vgl. z.B. Mentis & Prutting 1991), wobei immer ein Rest subjektiver Interpretation bleibt. Grundsätzlich aber besteht bei der Einordnung in vorgegebene Kategorien die Gefahr, dass das wirklich individuell Besondere sprachlicher Verhaltensweisen verlorengeht und der Prozess, durch den Abweichungen oder Auffälligkeiten zustandekommen, in seiner Kontextgebundenheit nicht nachvollzogen werden kann. Ausserdem beruht eine quantifizierende Methodik auf der Vorannahme, dass die Anzahl der kommunikativ-pragmatischen Auffälligkeiten diagnostisch relevant ist. Dies muss aber nicht der Fall sein. So kann ein einmaliger, aber völlig katastrophaler Zusammenbruch der Kommunikation oder eine einmalige Irritation, die dem Gespräch eine andere Richtung gibt, bedeutsamer und für die zugrundeliegende Störung aufschlussreicher sein, als das Auftreten einer häufigen, aber gut kompensierbaren Auffälligkeit.

Es wird von der Arbeitshypothese ausgegangen, dass eine rein quantifizierende Erfassung von Merkmalen in der Diskursanalyse bei Schädelhirntrauma Patienten inhaltlich wenig aussagen kann. Die Schlussfolgerung daraus ist, dass zwar für einen Vergleich des Einzelfalls mit anderen Einzelprofilen oder Gruppen grob quantifizierende oder klassifizierende Vorgehensweisen sinnvoll sind. Will man aber qualitative Aspekte erfassen und das Zusammenspiel komplexer Wirkfaktoren aufzeigen, muss man die Einzelsituation beschreiben und interpretieren.

4.3 Einschränkung der Testvoraussetzungen bei der Durchführung standardisierter Tests

Die meisten in der Neuropsychologie / Neurolinguistik angewandten standardisierten Verfahren sind so gestaltet, dass sie kognitive Leistungen möglichst selektiv erfassen. Dabei wird vorausgesetzt, dass keine anderen kognitiven Beeinträchtigungen vorliegen, die das Ergebnis beeinflussen oder verfälschen könnten. Ein Patient, mit dem ein Aphasietest durchgeführt wird, sollte beim Arbeiten mit Bildvorlagen über intakte perzeptive oder perzeptiv-analytische Fähigkeiten verfügen, er sollte die Übungssituation als solche verstehen, er sollte gezielt handeln können. Führt man umgekehrt kognitive Tests mit sprachgestörten Patienten durch, kann man von den Ergebnissen nicht unreflektiert auf zugrundeliegende Fähigkeiten schliessen, wenn die Aufgaben sprachlich relevante Anteile enthalten. Es ist zwar eine Binsenweisheit, dass Einzelbefunde auf der Grundlage neuropsychologisch-kognitiver Theorien zueinander in Beziehung gesetzt werden müssen, sie wird trotzdem hier im Rahmen eines Plädoyers für qualitative Einzelfallvergleiche hervorgehoben. Daraus folgt auch, dass die Bedeutung eines Testergebnisses in Bezug auf zugrundeliegende Störungen bei einem Patienten X nicht dieselbe sein muss wie beim Patienten Y, auch wenn beide Patienten im selben Umfang von der Norm abweichen.

Daraus wird für die vorliegende Fragestellung der Schluss gezogen, dass alle Patienten mit einer neuropsychologischen Testbatterie und mit einem Aphasietest abgeklärt werden sollen, dass die Ergebnisse jedoch als Einzelprofile bewertet und nur in diesem Rahmen interpretiert werden.

4.4 Fluktuation von Störungsmerkmalen in Abhängigkeit der Anforderungen

Auffälligkeiten im sprachlich-pragmatischen Bereich können – wie die klinische Erfahrung zeigt – sehr fluktuieren. Hier handelt es sich fast nie um Alles-oder Nichts-Phänomene, sondern überwiegend um ein Mehr-oder-Weniger. Der Schwierigkeitsgrad der Aufgabenstellungen kann das Auftreten sprachlich-pragmatischer Störungen beeinflussen. Unter Umständen wird eine leichte Aufgabe bestimmten Typs von Patienten mit spezifischen Störungen problemlos gelöst, während sich Beeinträchtigungen erst bei höheren Anforderungen manifestieren.[1] Es ist also sinnvoll, Patienten ähnliche Aufgaben unterschiedlichen Schwierigkeitsgrads zu stellen, was auch dem Konstruktionsprinzip vieler neuropsychologischer Tests entspricht. Wie aber kann man bei sprachlich-pragmatischen Aufgaben von vorneherein für alle Patienten definieren, welche Art der Variation eine zusätzliche Schwierigkeit bedeutet? Was sich im Einzelfall als eine Erhöhung der Anforderungen auswirkt – etwa komplexere sprachliche

---

[1] Shallice bezeichnet dieses Phänomen als "Resource Artefact" (1988).

Methodische Vorüberlegungen - 81 -

Zusammenhänge, höhere sprachliche Gedächtnisanforderungen, höhere Anforderungen an sprachliches Planen und Problemlösen, Ausrichtung auf einen Interaktionspartner etc. – hängt vom kognitiven Leistungsprofil ab. Eine Aufgabenerschwernis eines bestimmten Typs kann sich bei einem Patienten gravierend auswirken, bei einem anderen werden keine Effekte zu beobachten sein.

Es wird in der vorliegenden Untersuchung daher von der Hypothese ausgegangen, dass unterschiedliche kognitive Anforderungen diskursive Leistungen verändern können. Es werden deshalb den Patienten mehrere sprachlich-pragmatische Aufgabentypen angeboten, in denen in unterschiedlichem Ausmass und mit unterschiedlicher Gewichtung sprachlich-kognitive Leistungen erbracht werden müssen. So kann ermittelt werden, welcher Aufgabentyp einem bestimmten Patienten Schwierigkeiten bereitet und wo besonders gute Leistungen zu verzeichnen sind. Damit die Grenzen sprachlich-pragmatischer Leistungen erfasst werden können und sich Probleme manifestieren, wie sie auch in komplexen Gesprächssituationen zu erwarten sind, müssen die Aufgaben ausreichend schwierig sein. Der Textkorpus sollte so umfangreich sein, dass man trotz eventueller Fluktuationen ein repräsentatives Bild erhalten kann.

4.5 Sprachliche versus nicht-sprachliche Störungen

In der referierten Literatur geht es oft darum, aphasische und nicht-aphasische sprachliche Störungen klar gegeneinander abzugrenzen. Ob eine solche klare Abgrenzung inhaltlich wirklich möglich ist, muss jedoch - zumindest für einen Übergangsbereich von Phänomenen - in Frage gestellt werden. Zwar betrachtet man aus einer linguistischen Perspektive sprachliche Verarbeitungsprozesse häufig separat und unabhängig vom übrigen kognitiven System. Ein neurolinguistisches Arbeitsmodell etwa, wie es 1988 von Blanken vorgeschlagen wurde, umfasst drei Apparate: Einen pragmatisch-konzeptuellen Apparat, einen Fomulierungsapparat und einen Artikulationsapparat. Bei der Diskussion der Frage, inwieweit der pragmatisch-konzeptuelle Apparat bei Aphasie verschont oder in Mitleidenschaft gezogen ist, zieht Blanken den Schluss, dass die Funktionen des Formulierungsapparates und des pragmatisch - konzeptuellen Apparates "dissoziieren" können. Aphasiker scheinen demnach normalerweise keine Störungen auf der Ebene der Handlungsplanung aufzuweisen. Auffälligkeiten im Diskurs wären bei ihnen eher als Interferenzstörung zu werten, d.h. dass Störungen auf der Ebene des Formulierungsapparats Beeinträchtigungen auf kommunikativ-pragmatischer Ebene nach sich ziehen. Ein solcher Ansatz, der von getrennten, unabhängig arbeitenden Komponenten ausgeht, legt eine eindeutige Ausgrenzbarkeit von aphasischen und nicht-aphasischen Störungen nahe.

Aphasie wird per definitionem beschränkt auf Störungen, die "unterhalb" der konzeptuell-pragmatischen Ebene anzusiedeln sind. Diese Betrachtungsweise beinhaltet auch, dass genau das als "aphasisch" gilt, was mit linguistischen Kategorien erfasst und beschrieben werden kann.

Sprachsystematische und konzeptuell-pragmatische Prozesse können aber auch aus einer neuropsychologischen oder kognitiven Perspektive betrachtet werden. Dabei lassen sich verschiedene Ansatzpunkte unterscheiden:

1) Aphasiologische Forschung nach einem komponenten-orientierten Ansatz, der darauf abzielt, immer detaillierter funktionsspezifische Komponenten zu isolieren und Modelle für verschiedene aphasische Störungen zu entwickeln, die durch den Ausfall spezifischer, "enkapsuliert" und automatisch arbeitender Komponenten gekennzeichnet sind. Dies ist Ausgangspunkt des sogenannten kognitiv-neuropsychologischen Ansatz in der Aphasiologie (vgl. Margolin 1992, Humphreys & Riddoch 1994, Mitchum & Berndt 1995). Allerdings lassen sich übergreifende und interagierende Störungen nach diesen Modellen nur schwer abbilden.

2) Forschung, die darauf abzielt, dass neuropsychologische Störungen und aphasische Phänomene einander bedingen können. Beispiele oder Ansätze in dieser Richtung wären Arbeiten zu gestörten Kurzzeitgedächtnisleistungen bei Aphasikern (vgl. Gutbrod 1990, Saffran 1990), zur beeinträchtigten analytischen Kompetenz (vgl. Cohen et al. 1983, Cohen et al. 1988), zur Störung semantischer Repräsentationen (vgl. Kelter 1991), zur Beeinträchtigung bestimmter exekutiver Funktionen bei Aphasie (vgl. Glosser & Goodglass 1990, Beeson 1993), zur Anosognosie bei Aphasie (vgl. Lebrun 1987).

3) Ansätze, die auf die Beschreibung von generellen Informations-verarbeitungs-Prozessen abzielen, die sich auch als Erklärungsmodelle für aphasische Phänomene anbieten. Als Beispiel lässt sich hier die Unterscheidung automatisierter vs. kontrollierter Verarbeitungsprozesse nach Shiffrin und Schneider (1977) nennen. Diesem Modell zufolge existieren zwei unterschiedliche kognitive Verarbeitungsmodalitäten nebeneinander. Automatisierte Prozesse können parallel zueinander ablaufen und benötigen wenig Verarbeitungskapazität. Bewusst gesteuerte Prozesse dagegen benötigen Kontrolle und können nicht gleichzeitig ablaufen, da es sonst zu Interferenzen kommt. "Lernen" könnte so als ein Prozess fortschreitender Automatisierung verstanden werden, während bei Aphasie ein teilweiser Zerfall von Automatisierungsprozessen vorläge.

Auch bei konnektionistischen Theorien der Sprachverarbeitung (vgl. Rumelhardt & McClelland 1986, Schade 1992) werden allgemeine Modelle der Informations-verarbeitung auf aphasische Phänomene angewandt (vgl. Harley 1993)[2].

---

[2] In konnektionistischen Modellen werden sprachliche Netzwerke beschrieben als eine Matrix von "Neuronen", bei dem jedes Input-Neuron über zu spezifizierende Verschaltungen mit jedem Output-Neuron verbunden ist. Das System ist in der Lage,

Aphasische Phänomene können so weniger auf den Ausfall qualitativ unterschiedener linguistischer Komponenten, als auf quantitative Effekte zugrundeliegender, spezifisch wirksamer Mechanismen zurückgeführt werden.

Als Schlussfolgerung lässt sich ziehen, dass die Abgrenzung von sprachlichen und nicht-sprachlichen Störungen abhängig ist vom theoretischen Rahmen, innerhalb dessen man sich bewegt. Es gibt verschiedene Erfassungsebenen, die den beobachteten Phänomenen mit unterschiedlicher Präzision gerecht werden und die sich ergänzen. Deshalb soll nach Möglichkeit keine Ebene von vorneherein ausgeblendet werden. Ob eine Störung dann letztlich als aphasisch oder nicht eingestuft werden kann, scheint mehr ein definitorisches Problem und steht daher nicht im Mittelpunkt. Bei der Analyse von Diskursen ist es wichtiger, zu untersuchen, inwieweit sich sprachliche und andere kognitive Prozesse beeinflussen.

4.6 Auswirkungen affektiver Störungen und Störungen der Selbstwahrnehmung

In der Literatur wird ein Zusammenhang zwischen der Selbstwahrnehmung und der affektiven Situation von Schädelhirntrauma-Patienten und ihren sprachlich-pragmatischen Leistungen hergestellt. Um zu verstehen, wie ein Patient nach Schädelhirntrauma diskursive Aufgaben bewältigt, müssen diese Faktoren einbezogen werden. Bei der Beschreibung von affektiven Veränderungen lassen sich grob folgende Bereiche unterscheiden:
1) Affektive Veränderungen, bei denen durch eine organische Störung das affektive Erleben und die emotionale Steuerung unmittelbar betroffen sind (z.B. Antriebsstörungen, organisch bedingte Depression).
2) Affektive Veränderungen, die durch eine Beeinträchtigung der kognitiven Verarbeitungsmöglichkeiten entstehen (z.B. regrediertes Verhalten, Ängste).
3) Affektive Veränderungen, die als Reaktion des Individuums auf das Trauma und dessen Konsequenzen entstehen (z.B. reaktive Depressionen, Verweigerung). Hierbei spielen die prämorbiden Persönlichkeitsmerkmale des Patienten eine Rolle, aber natürlich auch die realen, oft gravierenden Folgen des Traumas für seine Lebenssituation, die der Patient realisieren und verarbeiten muss.
   Es ist differentialdiagnostisch nicht immer möglich, die Symptome klar auf eine dieser drei Ursachen zurückzuführen. Antriebslosigkeit etwa kann als primär

---

durch Training zu lernen, wie man für ein gegebenes Aktivierungs-Muster ein gewünschtes Output-Muster erzeugt. Wird nun ein Teil des Netzwerks zerstört, so ist trotz fehlender Neurone noch immer die Erzeugung des gewünschten Musters möglich, wenn auch unscharf oder mit gewissen Fehlern behaftet.

organisch bedingte Störung, als Folge kognitiver Beeinträchtigungen oder als reaktive Störung auftreten. Erfassungsinstrumente, die speziell auf das Nebeneinander von kognitiven, affektiven und reaktiven Störungen abzielen, das bei Schädelhirntrauma-Patienten meist vorliegt, wurden auf Deutsch noch nicht veröffentlicht.[3] Problematisch ist daher bei der Erfassung affektiver Störungen die unzureichende Übertragbarkeit psychiatrischer und persönlichkeitspsychologischer Skalen auf die spezielle Situation von Schädelhirntraumatikern, obwohl diese trotzdem oft verwendet werden (vgl. auch Lamberti 1993). Ein Beispiel: Während diffuse vegetative Beschwerden wie Kopfschmerzen, rasche Ermüdung, Erschöpfbarkeit, normalerweise als Hinweise für Neurotizismus gewertet werden, können sie bei Schädelhirntrauma-Patienten oft auf eine organische Ursache zurückgeführt werden. Ein weiteres Problem liegt darin, dass gerade hirnverletzte Patienten ihre Störungen nicht ausreichend wahrnehmen und sie deshalb auch nicht angeben können. Schliesslich orientiert sich ein hirnverletzter Patient bei seiner Selbsteinschätzung meist an prämorbiden Eigenschaften, während er seine derzeitige Befindlichkeit als vorübergehenden Zustand ansieht.

Der affektive Verhaltensbereich ist eng an die Selbstwahrnehmung gekoppelt. Wenn ein Patient sein eigenes Verhalten nicht einschätzen und steuern kann, so wird er auch kaum in Interaktionssituationen angemessen reagieren.

Es wird für die vorliegende Untersuchung von der Hypothese ausgegangen, dass sich affektive Störungen und Störungen der Selbstwahrnehmung im affektiven und im sprachlichen Bereich auf diskursive Leistungen auswirken. Um ein Bild der affektiven Situation der Patienten und von ihrer Selbstwahrnehmung zu erhalten, werden deshalb sowohl Fremdbeurteilungen wie Selbsteinschätzungen erhoben. Bei der Selbsteinschätzung kommt es vor allem darauf an, die vom Patienten wahrgenommenen Veränderungen im Gegensatz zu seinem affektiven und kognitiven Erleben vor dem Trauma zu erfassen. Parallel dazu werden Fremdeinschätzungen erhoben, um eventuelle Diskrepanzen zwischen subjektiver und fremder Einschätzung zu dokumentieren. Fremdbeurteilungsskalen sollen auf

---

[3] Auf englisch existieren einige Fremdbeurteilungsskalen, z.B. die *Neurobehavioral Rating Scale* von Levin et al. (1987) oder das *Portland Adaptability Inventory* von Lezak (1987). Die Skala von Lezak ist allerdings keine reine Verhaltensskala, sondern erhebt auch körperliche Beeinträchtigungen und Aktivitäten des täglichen Lebens. Zu einer Beurteilungsskala wie der von Levin muss angemerkt werden, dass hier bei der Einschätzung des Verhaltens zugleich auch eine Klassifikation, orientiert an vorgegebenen Symptomen und Syndromen, vorgenommen wird. Die Einschätzung durch den Beurteiler ist dabei meist bereits die Interpretation des beobachteten Verhaltens und setzt ein bestimmtes theoretisches Raster voraus. Dagegen sind Beobachtungsskalen wie die von Wood (1987, siehe hier auch die Kritik am psychiatrischen Labeling) auf tatsächliche, konkrete Beobachtungen ausgerichtet; sie sind jedoch sehr umfangreich und nur eingeschränkt auf Situationen ausserhalb des Klinikalltags übertragbar.

die spezielle Situation von Schädelhirntrauma-Patienten mit dem Nebeneinander von affektiven und kognitiven Problemen zugeschnitten sein. Erfasst werden soll ausserdem die Selbstwahrnehmung des Patienten in Bezug auf sein sprachlich-kommunikatives Verhalten. Auch hier werden parallel Fragebögen zur Selbst- und Fremdbeurteilung entwickelt.

4.7 Ein Modell sprachlich-pragmatischer Störungen nach Schädelhirntrauma

Gibt es ein Modell, das sprachsystematische, neuropsychologische und Selbstwahrnehmungsstörungen in ihrem Zusammenwirken abbildet? Vergleicht man die verschiedenen in dieser Arbeit vorgestellten Modelle, dann wird das Modell von Stuss (1991b, Sohlberg et al. 1993, vgl. Abschnitt 2.1.3.4) mit seiner Unterteilung in drei Verarbeitungsebenen diesem globalen Anspruch am ehesten gerecht. Es macht allerdings keine detaillierten Angaben darüber, wie sich sprachliche Störungen im Zusammenspiel dieser Ebenen konkret auswirken. Deshalb soll hier eine Anwendung des Modells auf Störungen des sprachlich-kommunikativen Bereichs skizziert werden.

4.7.1 Die sprachsystematische Ebene

Auf der untersten Ebene der Verarbeitung, der sprachsystematische Ebene, laufen Verarbeitungsprozesse unter normalen Bedingungen hochautomatisiert, domänspezifisch und ohne willentliche Beeinflussung ab. Diese Ebene entspricht denjenigen Komponenten der Sprachverarbeitung, die etwa im Sprachproduktionsmodell von Levelt (1989) als Formulierungsapparat und Artikulationsapparat dargestellt sind. Bezogen auf das SAS-Modell von Shallice & Norman (1986) ist dies eine Ebene, auf der das "Contention scheduling" stattfindet: D.h. es können sich Antwortalternativen, die mögliche Ergebnisse von Informationsverarbeitungsprozessen darstellen, aufgrund ihrer Aktivierungsstärke durchsetzen und das weitere Verhalten steuern, ohne dass ein Eingreifen kognitiv höherer Instanzen erforderlich wäre. Dies könnte man sich im Rahmen eines Netzwerkes mit Aktivierungsausbreitung vorstellen. In der normalen Sprachverarbeitung würden die höheren Ebenen exekutiver oder selbstreflektorischer Prozesse nur dann involviert, wenn Fehler korrigiert werden, bei besonders komplexen sprachlichen Anforderungen (z.B. komplexe, verschachtelte Sätze oder schwierig auszusprechende Lautfolgen), beim Lernen neuer Elemente oder wenn übergreifende, modulierende Einflüsse den automatischen Ablauf stören (z.B. Müdigkeit, Stress in Prüfungssituationen, Angst). Aphasische Störungen sind

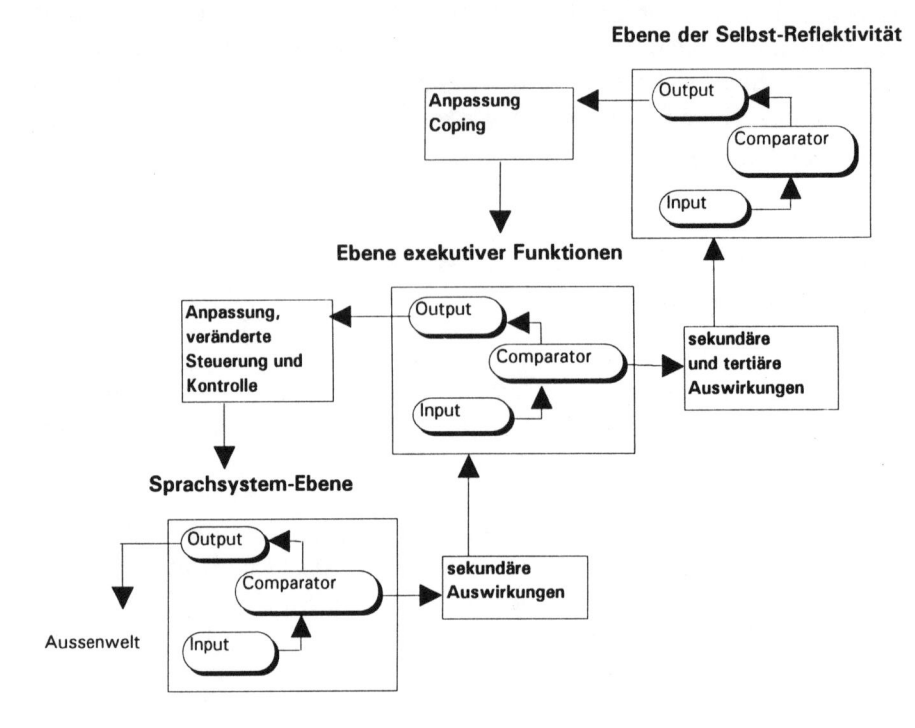

Abb. 4.1   Anwendung des Modells von Stuss auf sprachlich-pragmatische Störungen

nun – aus dem Blickwinkel konnektionistischer oder prozessorientierter Modellvorstellungen – interpretierbar als ein Zerfall der Automatizität und der Zielgenauigkeit sprachlicher Prozesse. Vormals automatisierte sprachliche Abläufe bedürfen nun einer kontrollierten, kapazitätsfordernden Verarbeitung und werden wenn möglich auf die exekutive Ebene transponiert. Voraussetzung dafür ist, dass Störungen der sprachsystematischen Ebene bereits dort durch Comparator-Prozesse registriert werden, damit eine Korrektur auf nächsthöherer Ebene einsetzen kann. Sind dagegen Inputprozesse auf unterer Ebene gestört, etwa die phonematische Analyse, ist die Datenbasis, anhand derer Entscheidungen getroffen werden, defizient oder unscharf. Genau dies ist bei vielen Aphasien mit Sprachverständnisproblemen der Fall. Hier laufen Dekodierungsprozesse – unscharf und fehlerhaft – weiter, ohne Anzeichen für eine Störung und damit ohne Bearbeitung auf exekutiver und höherer Ebene. Eine andere mögliche Fehlerquelle kann darin bestehen, dass das "Contention scheduling" gestört ist, z.B. wenn keine ausreichende Aktivierung der gewünschten Antwortalternative zustandekommt, so dass Kontexteffekte eine versehentliche Auswahl bewirken können.

4.7.2 Die Ebene exekutiver Funktionen

Exekutive Funktionen kommen ins Spiel, wenn Routinen unterbrochen und verändert werden müssen. Prozesse auf dieser Ebene[4] laufen langsam und intentional gesteuert ab. Eine Störung von Comparator-Prozessen dieser Ebene führt zu Planungsstörungen, wie sie bei Frontalhirnpatienten beschrieben werden (vgl. Abschnitt 2.1.2). In Bezug auf sprachlich-pragmatischen Leistungen bedeutet dies, dass sprachliche Aufgaben, bei denen eine Planung oder eine Problemlösung gefordert sind (etwa beim Herstellen globaler Kohärenz, bei der Auswahl und Anordnung relevanter Schemata, bei der Kontrolle von Plausibilität und Effektivität der eigenen Aussagen etc.), nicht angemessen bewältigt werden können. Besteht dagegen eine verminderte Verarbeitungskapazität, was als Einschränkung auf Ebene der Input-Analyse aufgefasst werden kann, scheitert die Ausführung daran, dass zuviele Prozesse nebeneinander ausgeführt und kontrolliert werden müssen, was zu Fehlern oder Abbrüchen führt, da das System überlastet ist. Das kann sich auf Textebene etwa als Kohärenzbruch oder als unklare Referenz zeigen.

4.7.3 Die Ebene der Selbstreflektivität

Prozesse auf der höchsten Verarbeitungsebene, der Selbstreflektivitäts- oder Metakognitionsebene, ermöglichen es, sich seiner selbst und seiner eigenen Handlungen bewusst zu werden, sie zu bewerten und gegebenenfalls zu verändern. Beeinträchtigungen der Selbstwahrnehmung können Auswirkungen auf das sprachlich-kommunikative Verhalten haben. Patienten nehmen z.B. keinen Blickkontakt auf, wählen keine angemessene Themen im Gespräch, reagieren nicht auf Hörersignale. Es findet keine Verständigungssicherung statt, Probleme werden sogar geleugnet. Selbstwahrnehmungs- und andere metakognitive Prozesse können auch deshalb beeinträchtigt sein, weil aufgrund der Störungen der Aufmerksamkeit, des Gedächtnisses oder der Sprache keine dauerhaften und differenzierten neuen Selbst-Repräsentationen entstehen können. Dies wäre wiederum auf Beeinträchtigungen unterer Ebenen zurückzuführen.

4.7.4 Der Rückgriff auf Wissensstrukturen

Allen drei Ebenen ist gemeinsam, dass sie auf Erinnerungen, Erfahrungen, Wissen zurückgreifen müssen, die als handlungssteuernde Programme abgerufen werden. Dieses Wissen ist im Langzeitspeicher verfügbar, der sich als Netzwerk mit Knoten unterschiedlicher Assoziationsstärke konzipieren lässt. Dazu gehört nicht

---

[4] Im Modell von Norman & Shallice (1986) entspräche diese Ebene dem "Supervisory attentional system". Es kann zum Teil auch mit der "zentralen Exekutive" des Working-Memory-Modells von Baddeley (1986) gleichgesetzt werden.

nur Wissen, das im engeren Sinne den Ablauf sprachlichen Handelns steuert, z.B. Regelwissen für den Aufbau von Geschichten, sondern auch "Weltwissen", d.h. das Wissen über plausible Zusammenhänge, Situationsmodelle, Wissen über kommunikative Regeln, Wissen über interaktionale Regeln etc. Auch bei der Anwendung dieses Regelwissens kann von Prozessen unterschiedlicher Automatizität ausgegangen werden. Wie gut jemand dieses Wissen abrufen kann, wird abgesehen von der Schädigung auch immer von den individuellen Voraussetzungen, d.h. Bildung, sprachliche Übung, Vorerfahrung, abhängig sein. Abrufprozesse können zudem global oder selektiv beeinträchtigt sein.

4.7.5 Interaktionen zwischen den Funktionsebenen

Gerade bei Schädelhirntrauma-Patienten muss davon ausgegangen werden, dass Störungen auf mehreren Ebenen gleichzeitig vorliegen und sich so in ihrer Auswirkung verstärken. Unterscheiden lassen sich nach dem vorgestellten Modell verschiedene Störungsebenen und -Interaktionen.

1) Die Störung ist auf einer einzelnen Ebene selektiv anzusetzen und hat Auswirkungen auf andere Verarbeitungsebenen:
- Die Störung auf Sprachsystemebene wirkt auf "höhere" Ebenen: Die Störung auf Sprachsystemebene zieht Kapazitätseinschränkungen auf der Ebene der exekutiven Funktionen nach sich und beeinträchtigt ebenfalls komplexe, sprachlich mitvermittelte Prozesse auf der Ebene der Selbstreflektivität.
- Die Störung auf der Ebene der exekutiven Funktionen führt zu Beeinträchtigungen, die sich sprachlich äussern: z.B. Wortwahlfehler, Störungen der Satzkonstruktion aufgrund fehlender Kontrollprozesse.
- Es besteht eine Störung auf der Ebene der Selbstreflektivität. Diese verhindert z.B. die Wahl eines angemessenen sprachlichen Registers oder es werden etwa Fehler völlig gleichgültig registriert und deshalb nicht korrigiert. Die Störung wirkt also zurück auf die sprachliche Planung auf exekutiver Ebene und auf die sprachliche Realisierung.

2) Es bestehen gleichzeitig Störungen auf verschiedenen Ebenen:
Zusätzlich zu den verschiedenen primären Beeinträchtigungen kommen noch jeweils sekundäre Auswirkungen hinzu, wodurch sich die Störungen nicht einfach addieren, sondern gegenseitig verstärken. Beispielsweise wird eine Störung auf sprachsystematischer Ebene mit Sprachverständnisstörung, wenn zusätzlich eine Beeinträchtigung exekutiver Funktionen und der Selbstwahrnehmung im Rahmen einer präfrontalen Störung vorliegt, zu einer besonders ausgeprägten Anosognosie führen, da sowohl auf sprachsystematischer Ebene, als auch auf höchster kognitiver Ebene unabhängig voneinander Vergleichs- und Feedback-Prozesse defizient sind.

Es wurde bereits angesprochen, dass eine prozessorientierte Betrachtungsweise fliessende Übergänge zwischen den einzelnen Ebenen erwarten lässt, die durch Störungen und durch Übung zudem in gewissem Ausmass veränderbar sind. So würden etwa durch aphasische Störungen Prozesse der sprachsystematischen Ebene auf die Ebene der exekutiven Funktionen verlagert; durch gezieltes Training und Bewusstmachung wären Prozesse der exekutiven Ebene auf die Ebene der Selbstreflexivität transponierbar etc.

4.7.6 Kompensatorische Strategien

Defizite führen auf verschiedenen Ebenen zu Verhaltensanpassungen, die je nach Art der Strategie intentional oder ohne bewusste Kontrolle eingesetzt werden. Auch hier lassen sich Hypothesen über verschiedenartige Mechanismen aufstellen und Beispiele nennen:
- Als Kompensationsmechanismen oder adaptive Strategien, die sich auf Sprachsystemebene äussern, werden etwa Auslassungen aus Gründen der Sprechökonomie in der Spontansprache oder die Verwendung von telegrammstilartigen Verkürzungen bei Broca-Aphasikern diskutiert (vgl. Heeschen 1985, Kolk 1987, Höhle 1994).
- Kompensationsmechanismen, die eher der Ebene der exekutiven Funktionen zuzurechnen sind, können z.B. in Zusammenhang mit dem kognitiven Stil stehen: Ob also ein Patient eine Aufgabenbeantwortung etwa schnell oder langsam angeht, dabei systematisch oder sprunghaft vorgeht. Ein anderes Beispiel wäre ein Patient, der Mühe hat, eine hierarchische Struktur zu konstruieren und inhaltliche Gewichtungen vorzunehmen; er kann statt dessen z.B. eine sequentielle Strategie verfolgen, indem. er Äusserungen aneinanderreiht, ohne sie hierarchisch zu verknüpfen.
- Kompensationsmechanismen auf Ebene der Selbstreflektivität lassen sich zum Teil unter die Begriffe "Coping " oder "Abwehr" fassen (vgl. z.B. Rüger et al. 1990, Beutel 1990, Olbrich 1990). Hier findet man etwa Rationalisierungen, die Patienten benutzen, um auftretende Probleme zu erklären, die sich ihrer Kontrolle und ihrem Verständnis entziehen. (Beispiel: "Ich bräuchte eine bessere Brille, dann könnte ich das lesen", "Eigentlich kann ich das gut, ich bin nur im Moment gerade müde"). Auch Verleugnung ("Das habe ich noch nie gekonnt, das brauche ich auch gar nicht zu können") ist auf dieser Ebene anzusetzen. Eine bewusst gesteuerte Anpassungsstrategie wäre dagegen z.B. eine verstärkte Selbstkontrolle.

Das hier skizzierte Modell zielt ausdrücklich darauf ab, Zusammenhänge aufzuzeigen und die gegenseitige Beeinflussung kognitiver Prozesse abzubilden. Es wird in späteren Kapiteln als Raster für Erklärungshypothesen dienen, die für die untersuchten Patienten anhand der Ergebnisse der verschiedenen Analysen entwickelt werden.

Teil II: Empirische Diskursuntersuchungen

1. Untersuchungsdesign und Beschreibung der Probanden

1.1 Fragestellung und Aufbau der Untersuchung

1.1.1 Fragestellung

Wie aus der referierten Literatur hervorgeht, werden Schädelhirntrauma-Patienten je nach theoretischer Herangehensweise sehr unterschiedliche Arten von Störungen zugeschrieben. Will man verstehen, wie sich ein bestimmter Patient in Diskurssituationen verhält, muss der theoretische Rahmen, den man zur Untersuchung wählt, möglichst viele dieser Aspekte berücksichtigen, sprachsystematische ebenso wie kognitive und affektive. Gerade bei Schädelhirntrauma-Patienten kann es nicht genügen, sich bei der Diagnostik auf die sprachsystematische Ebene zu beschränken. In der Regel ist bei diesen Patienten eben nicht mit einer isolierten Störung zu rechnen, sondern mit einem "Nebeneinander" oder auch einem "Übereinander" von verschiedenen Beeinträchtigungen und Reaktionen darauf. Aktuelle und detaillierte Modelle, wie sich Sprachstörung, beeinträchtigte Selbstwahrnehmung und affektiv-kognitive Beeinträchtigungen gemeinsam auf das diskursive Verhalten auswirken, liegen bislang nicht oder nur in Ansätzen vor. Mit der vorliegenden Untersuchung soll ein Versuch unternommen werden, das Zusammenwirken dieser verschiedenen Faktoren in ihrer Auswirkung auf das diskursive Verhalten bei einzelnen Patienten mit Schädelhirntrauma zu beschreiben.

Dabei stehen die folgenden Aspekte im Vordergrund:

1) Die Beschreibung der Phänomene, die auf diskursiver Ebene zu beobachten sind. Welche Art von Auffälligkeiten zeigen Patienten nach Schädelhirntrauma bei Aufgaben zur Textproduktion und im Gesprächsverhalten? Lassen sich Gemeinsamkeiten im Verhalten der Patienten aufzeigen? Wie unterscheiden sich die Patienten von einer Kontrollgruppe?

2) Individuelle sprachlich-pragmatische Verhaltensmuster. Lassen sich für den einzelnen Patienten über verschiedene Textproduktionen hinweg sprachlich-pragmatische Verhaltensmuster aufzeigen und an diskursiven Merkmalen festmachen?

3) *Der Zusammenhang zwischen diskursiven Auffälligkeiten und neuropsychologischen Störungen.* Lässt sich beim einzelnen Patienten ein Zusammenhang zwischen neuropsychologischen Störungen (z.B. sprachsystematische Ebene, Gedächtnis, Aufmerksamkeit) und Auffälligkeiten auf Diskursebene aufzeigen? Gibt es auf diskursiver Ebene Veränderungen, wenn unterschiedliche kognitive Anforderungen an die Textproduktion geknüpft sind?

4) *Erklärungsmodelle.* Es sollen Hypothesen entwickelt werden, die das beobachtete sprachlich-pragmatische Verhalten der einzelnen Patienten theoriegeleitet interpretieren. Berücksichtigt werden dabei sowohl Ergebnisse aus den neuropsychologischen, sprachsystematischen wie aus den pragmatisch-diskursanalytischen Untersuchungen, mit einem Schwerpunkt auf der Diskursanalyse. Auf dieser Grundlage soll ein therapeutisches Vorgehen skizziert werden.

1.1.2 Aufbau der Untersuchung

Die Untersuchung setzt sich aus den folgenden Teilen zusammen:
1) Untersuchungen zur Textproduktion und zum Gesprächsverhalten
2) Neuropsychologische Untersuchung
3) Aphasie-Abklärung
4) Selbsteinschätzung (Verhalten/Erleben und Sprache)
5) Fremdeinschätzung (Verhalten/Erleben und Sprache)
6) Angaben zur Person und zur Krankengeschichte

1.1.2.1 Untersuchungen zur Textproduktion und zum Gesprächsverhalten

Es werden Aufgaben zur Textproduktion gestellt, die mit unterschiedlichen kognitiven Anforderungen verbunden sind. Die ausgesuchten Aufgaben haben entweder einen Problemlösecharakter, erfordern den Rückgriff auf Vorwissen oder geben keinen eindeutigen Lösungsweg vor, so dass der Aufgabenrahmen vom Probanden selber definiert werden muss. Im Rollenspiel sind zusätzlich noch Flexibilität und Improvisationsfähigkeit gefordert. Die Aufgaben sind so gewählt, dass die Probanden ihre Aufmerksamkeit auf den Problemlöseprozess oder die Rekonstruktion von Gedächtnisinhalten richten sollen, nicht aber auf die sprachliche Formulierung. Bei der Bearbeitung dieser Aufgaben sind neuropsychologische Leistungen in unterschiedlichem Ausmass mitbeteiligt.

– *Märchen*: Die Probanden sollen ein Märchen ohne Vorlagen oder Abrufhilfen erzählen. Sie erhalten lediglich mehrere Märchentitel zur Auswahl.
– *Geschichten Fortsetzen*: Es werden zwei kurze Texte vorgelegt, die mitten in der Handlung abbrechen. Der Proband soll jeweils einen passenden Schluss erfinden. Die erste Geschichte erinnert an einen Zeitungsartikel, die zweite eher an eine Erzählung.
– *Schriftsprache*: Es soll anhand von zwei Listen aus zehn Wörtern jeweils eine Geschichte erfunden und schriftlich abgefasst werden. Die Wortlisten

unterscheiden sich dadurch, dass sie einmal einen inhaltlichen Zusammenhang nahelegen, das andere Mal völlig zusammenhanglos wirken.
- *Prozedurale Texte*: Die Probanden sollen Handlungsabläufe beschreiben. Dabei geht es in der ersten Aufgabe um einen alltäglichen, kurzen Ablauf (Kaffee in der Kaffeemaschine kochen), in der zweiten um eine weniger genau eingrenzbare Handlung ("Erzählen Sie, wie man ein Zimmer streicht").
- *Bildgeschichten*: Die Probanden sollen anhand von drei Cartoons von Loriot die dort abgebildeten Geschichten erzählen. Die Bildvorlagen unterscheiden sich in der Anzahl der Bilder und in der Unmittelbarkeit der Pointe.
- *Rollenspiel*: Der Patient führt mit einer ihm nicht oder nur wenig vertrauten Person ein Rollenspiel durch. Er soll einen Gesprächspartner überzeugen, einem Verein etwas zu spenden.

1.1.2.2 Neuropsychologische Untersuchung
Durchgeführt wurden in den verschiedenen Bereichen die folgenden Verfahren:

- *Erfassungsspanne verbal und non-verbal:*
Zahlennachsprechen (vgl. HAWIE-r 1991), *Corsi-Bloc-Tapping* (Corsi 1972, vgl. Schellig & Hättig 1993). Beim Zahlennachsprechen soll der Proband eine auditiv dargebotene Zahlenreihe nachsprechen, beim Corsi-Bloc-Tapping soll eine Bewegungssequenz im Raum durch das Antippen verschiedener Würfel imitiert werden.

- *Gedächtnis:*
Freie Reproduktion der *Rey-Figur* nach 20 Minuten (vgl. Spreen & Strauss 1991). Eine abstrakte Figur wird erst nach Vorlage, dann nach 20 Minuten aus dem Gedächtnis reproduziert. *Münchner verbale Gedächtnistest* nach Ilmberger (1988): Eine deutsche Adaptation des California Verbal Learning Tests (vgl.Teil I, 2.3.4). Untertest "*Geschichten*" aus der *Wechsler-Memory-Scale* (Wechsler 1945, Böcher 1963): Es werden zwei Geschichten vorgelesen, die vom Probanden nacherzählt werden sollen.

- *Generierungsaufgaben verbal und nonverbal:*
Im Untertest 6 des Leistungsprüfsystems LPS (Horn 1983) sollen innerhalb eines bestimmten Zeitraums soviele Wörter wie möglich gefunden werden, die mit einem vorgegebenen Anfangsbuchstaben beginnen. Alternativ dazu wurde bei einer Patientin die Wortflüssigkeitsaufgabe nach Thurstone verwendet (vgl. Regard 1990). Hier hat der Proband drei Minuten Zeit, soviele Wörter wie möglich mit einem bestimmten Anfangsbuchstaben zu finden. Beim 5-Punkte-Test von Regard (1990) sollen soviele unterschiedliche Muster innerhalb einer vorgegebenen Matrix gefunden werden wie möglich.

- *Kategorienbildung und Flexibilität:*
Der *Wisconsin Card Sorting Test* (Grant & Berg 1948, Heaton 1981) besteht aus 128 Karten mit farbigen Symbolen unterschiedlicher Anzahl. Der Proband soll diese Karten sortieren, das relevante Kriterium muss er durch Ausprobieren selber

herausfinden. Ob er richtig oder falsch getippt hat, erfährt er aus den Antworten des Versuchsleiters. Nach einer bestimmten Anzahl richtiger Antworten ändert der Versuchsleiter das Kriterium. Der Proband muss nun ein neues Kriterium suchen, nach dem er die Karten sortiert. Die Fähigkeit, sprachliche Kategorien zu bilden, wird beim Untertest "Gemeinsamkeiten Finden" des *HAWIE-r* (1991) untersucht. Hier soll der Proband eine Gemeinsamkeit zwischen zwei Begriffen herausfinden (z.B. Was ist die Gemeinsamkeit zwischen einer Orange und einer Banane ?)

- *Aufmerksamkeit und Verarbeitungsgeschwindigkeit:*
Untersucht wurde mit der *Testbatterie zur Aufmerksamkeitsprüfung TAP* von Zimmermann & Fimm (1993). Beim Untertest *"Alertness"* soll der Proband so schnell wie möglich durch Tastendruck auf am Bildschirm dargebotene Reize reagieren. Es gibt Erhebungsdurchgänge mit und ohne zusätzlichen Vorbereitungsreiz. Beim *Go/NoGo*-Versuch muss der Proband auf einen bestimmten Reiz so schnell wie möglich reagieren, auf einen anderen soll er keinerlei Reaktion zeigen. Der Untertest *"geteilte Aufmerksamkeit"* besteht aus der parallelen Verarbeitung von auditiven und visuellen Reizen, auf die jeweils selektiv reagiert werden muss. Beim Untertest *"Arbeitsgedächtnis"* erscheinen in vorgegebenem Rhythmus Zahlen auf dem Bildschirm. Der Proband soll die Taste bedienen, wenn die jeweils sichtbare Zahl identisch ist mit der vorletzten Zahl. Der *Zahlenverbindungstest ZVT* (Oswald & Roth 1987) und der *Aufmerksamkeitsbelastungstest D2* (Brickenkamp 1962) sind Papier-und-Bleistift-Tests. Beim *ZVT* sollen Zahlen von eins bis neunzig in aufsteigender Reihenfolge so schnell wie möglich miteinander verbunden werden. Der *D2* ist ein Durchstreichtest.

- *Visuelle Wahrnehmung und konstruktive Leistungen:*
Im *Untertest 9* des *LPS* wird vom Probanden die Anzahl der Flächen ermittelt, aus denen sich dreidimensionale Figuren zusammensetzen. Das Kopieren der *Rey-Figur* (vgl. Spreen & Strauss 1991) erlaubt Rückschlüsse auf visuelle Wahrnehmung, Vorgehensweise und konstruktive Leistungen. Beim *Mosaiktest* (HAWIE-r 1991) werden aus bunten Würfeln Muster nach Vorlagen nachgelegt.

- *Schlussfolgern und Erkennen von Zusammenhängen:*
Beim *Bilder Ordnen* aus dem HAWIE-r sollen Einzelbilder zu einer sinnvollen Sequenz zusammengefügt werden. Der *Untertest 3* aus dem *LPS* (Horn 1983) misst schlussfolgerndes Denken. Aus einer Reihe von abstrakten Symbolen soll ein Element herausgefunden werden, das den regelhaften Aufbau der Zeile durchbricht.

1.1.2.3 Aphasie-Abklärung

Es wurde der *Aachener Aphasie Test AAT* (Huber et al. 1983) durchgeführt. Er setzt sich zusammen aus einer Beurteilung der Spontansprache, dem *Token Test*, d.h. einem Untersuchungsverfahren, das Sprachverständnis misst und bei dem der Proband Anweisungen ausführen soll ("Zeigen sie den grossen grünen Kreis"), sowie den Untertests Nachsprechen, Schriftsprache, Benennen, Sprachverständnis. Die Klassifizierung wurde mit dem Alloc-Programm zum *AAT* vorgenommen. Da bei allen Patienten eine logopädische Betreuung stattfand, wurden die Beurteilungen der behandelnden Sprachtherapeutinnen bei der Beschreibung der Sprache einbezogen.

1.1.2.4 Selbsteinschätzung

Die Selbsteinschätzung setzt sich aus drei Komponenten zusammen: Fragen zur Krankheitswahrnehmung, einem Fragebogen zum Verhalten und Erleben, einem Fragebogen über Veränderungen im sprachlichen Bereich.

Befragung zur Krankheitswahrnehmung und Selbsteinschätzung

Es werden dem Probanden folgende Fragen gestellt: An welchen Beeinträchtigungen leiden Sie momentan, wo sehen Sie Probleme? Was macht Ihnen am meisten zu schaffen, was finden Sie am schlimmsten?

Verhalten und Erleben - Selbsteinschätzungsskala

Orientiert am Fragenkatalog des European Head Injury Evaluation Chart (vgl. Truelle & Robert-Pariset 1990) wurde ein Fragebogen entworfen *(Selbsteinschätzung des Verhaltens und Erlebens,* vgl. Anhang). Auf diesem Fragebogen soll der Patient sein Verhalten auf einer 5-stufigen Skala einschätzen. Zu jeder Frage sind zwei Einschätzungen vorzunehmen: Der Proband gibt zunächst eine Einschätzung seines heutigen Verhaltens und Erlebens ab – "heute" –, dann beurteilt er dieselbe Frage in bezug auf sein Verhalten und Erleben vor dem Unfall – "früher" –. Eingeschätzt werden 23 Verhaltensbereiche, z.B. Aggressivität, Rückzug, Frustrationstoleranz.

Sprachliches Verhalten – Selbsteinschätzungsskala

Es wurde nach demselben Prinzip eine weitere Skala konstruiert, die sprachlich-pragmatische Verhaltensbereiche zum Inhalt hat *(Selbsteinschätzung der Sprache und Kommunikation,* vgl. Anhang). Als theoretische Grundlage diente die referierte Literatur zum sprachlich-pragmatischen Verhalten bei Patienten mit Schädelhirntrauma. Auch hier soll der Proband jeweils sein heutiges und sein früheres Verhalten einschätzen. Dabei werden 16 Verhaltensbereiche beurteilt:

1) gesteigerter Redefluss, Logorrhoe
2) verminderter Redefluss
3) Angemessenheit der Themenauswahl
4) Themenfokus, d.h. den Kern eines Themas treffen und ausdrücken können
5) Monitoring, Überblick über sprachliche Handlungsabläufe
6) Abdriften vom Thema, von einem Thema zum nächsten gleiten
7) Zuhören
8) Unterbrechen des Gesprächspartners
9) Verständlichkeit
10) Störungsbewusstsein
11) Verstehen, Sprachverständnis
12) Wortfindung
13) "schnell " – erhöhte Sprechgeschwindigkeit

14) "langsam" – verlangsamte Sprechgeschwindigkeit
15) "laut" – erhöhte Lautstärke beim Sprechen
16) "leise" – verminderte Lautstärke beim Sprechen

Alle Fragen zur Selbsteinschätzung wurden den Patienten schriftlich vorgelegt, nochmals mündlich vorgetragen und gemeinsam mit der Untersucherin durchgegangen, zum Teil auch in mehreren Sitzungen. Verständnisfragen wurden nach Möglichkeit sofort geklärt. Trotzdem lässt sich natürlich nicht ausschliessen, dass einzelne Fragen nicht angemessen von den Probanden verstanden wurden.

Bei der Auswertung der Selbsteinschätzungen werden nicht die absoluten Werte, sondern die Veränderungen dargestellt, die für den Probanden durch das Trauma entstanden sind. Dabei ergeben sich in der Regel positive Werte, aus der Differenz des prätraumatischen und posttraumatischen Wertes, was eine stärkere Symptomausprägung nach dem Trauma anzeigt. Vereinzelt kommen negative Werte vor, wenn der Patient sich posttraumatisch "besser" einschätzt als vorher.

1.1.2.5 Fremdeinschätzung

Zu denselben Problembereichen wurden nach demselben Verfahren zwei Fremdeinschätzungsskalen konstruiert, die sich ebenfalls aus 46 Fragen (*Fremdeinschätzung "Verhalten und Erleben"*, vgl. Anhang) bzw. 32 Fragen (*Fremdeinschätzung "Sprache und Kommunikation"*, vgl. Anhang) zusammensetzen. Diese Fremdeinschätzungsskalen wurden jeweils zwei Betreuern des Patienten vorgelegt, wobei nach Möglichkeit ein Therapeut und ein Betreuer aus einem anderen Bereich (Pflege, Sozialpädagoge) gewählt wurden, um zu vermeiden, dass nur das beobachtete Verhalten aus Therapiesituationen in die Beurteilung eingeht.

Zu jedem der 23 Merkmale (Emotionales Erleben und Verhalten) bzw. 16 Merkmale (Sprachliches Verhalten) wurden zwei Fragen gestellt, jeweils in einer positiven und einer negativen Formulierung, um Antworttendenzen entgegenzuwirken. Zur Ermittlung der Einschätzungsprofile wurde der Wert der negativ formulierten Frage umgepolt und das Mittel aus beiden Werten errechnet. Ein Fehlen von Auffälligkeiten bzw. Symptomfreiheit wird als "0" gekennzeichnet, schwere Symptomausprägungen als "4". Da keiner der Fragebögen bislang von seiner Konstruktion her überprüft werden konnte, haben die Einschätzungen einen rein deskriptiven Wert und sind vermutlich zu einem gewissen Grad subjektiv verzerrt. Sie vermitteln dennoch einen groben Eindruck der wahrgenommenen Auffälligkeiten. Da es zudem nicht das Ziel der Untersuchung ist, vollständige subjektive Persönlichkeitseinschätzungen der Patienten abzubilden, werden bei der Fremdeinschätzung des emotionalen Verhaltens und Erlebens nur jene Merkmale dargestellt, die einen übereinstimmenden Wert beider Beurteiler von mindestens zwei und darüber erreichen, d.h. von beiden Beurteilern als relativ auffällig eingestuft werden. In der Fremdeinschätzungsskala zum sprachlichen Verhalten sind dagegen die kompletten Einschätzungen ohne Cut-off dargestellt.

1.1.2.6 Angaben zur Person und zur Krankengeschichte

Diese Angaben wurden so knapp wie möglich gehalten. Um die Wiedererkennbarkeit der Patienten anhand der Daten zu verringern, zumal die Textproben z.T. umfassend und ausführlich sind, wurden einzelne Angaben in den Fallbeschreibungen sinngemäss leicht abgeändert.

1.2 Beschreibung der Probanden

1.2.1 Beschreibung der Kontrollgruppe

Die Kontrollgruppe setzt sich aus insgesamt vierzehn gesunden Personen zusammen, sieben Männer und sieben Frauen. Das Durchschnittsalter beträgt 25,5 Jahre (jüngste Kontrollperson 17,5, älteste 33).

Dialekt: Es sprechen neun Probanden berndeutschen Dialekt, eine Probandin spricht Appenzeller Dialekt. Die übrigen vier Kontrollpersonen sprechen Hochdeutsch. Proband Nr.14 spricht seit vielen Jahren im Alltag Hochdeutsch, hat aber eine andere Muttersprache. Seine Fehler (Syntax, Interpunktion, Orthographie) wurden bei der Analyse nicht mitgezählt.

Ausbildung: Ein Proband hat als Schulabschluss das Abitur und anschliessend eine nicht-akademische Ausbildung absolviert. Den Primarschulabschluss haben fünf Probanden, einen Sekundarabschluss (bzw. Realschulabschluss) sechs Probanden. Zwei Probanden besuchen die 11. Klasse des Gymnasiums. Eine Berufsausbildung abgeschlossen haben neun Probanden, die übrigen fünf befinden sich noch in der Ausbildung.

1.2.2 Beschreibung der Patienten

Ausgewählt wurden Patienten, die sich zur stationären Rehabilitation in Kliniken befanden. Auswahlkriterien waren das Vorliegen einer traumatischen Hirnschädigung und klinische Auffälligkeiten im sprachlich-kommunikativen Verhalten. Seit dem Ereignis sollten mindestens drei Monate vergangen sein. Das Mindestalter betrug 18 Jahre. Die Patienten waren mit der Teilnahme an einer wissenschaftlichen Untersuchung und der Verwendung der Daten einverstanden.

1.2.2.1 Demographische Daten (Tabelle 1.1)

Alle Patienten hatten einen Schul- und Lehrabschluss oder befanden sich in Ausbildung. Unter den sieben Patienten findet sich nur eine Frau, was den niedrigeren Anteil von Frauen unter den Schädelhirntrauma-Patienten wider-

Patient	Geschlecht	Alter	Ausbildung	Berufstätigkeit vor Ereignis	Dialekt
1. GO	m	19	Sekundarschule	Lehrling	Freiburger Dialekt
2. RN	m	24	Sekundarschule, Lehrabschluss	technischer Beruf, angestellt	Hochdeutsch
3. MI	w	20	Sekundarschule, Lehrabschluss	kaufmännischer Beruf, angestellt	Zürcher Deutsch
4. AR	m	39	Primarschule, Lehrabschluss	handwerklicher Beruf, Vorarbeiter	Berndeutsch
5. SU	m	49	Hauptschule, Lehrabschluss	selbständiger Geschäftsmann mit Angestellten	Hochdeutsch, Ostschweizer Dialekt
6. WA	m	22	Sekundarschule, Lehrabschluss	technischer Beruf, angestellt	Berndeutsch
7. AL	m	18	Gymnasium, in Ausbildung	Schüler	Hochdeutsch

Tabelle 1.1 Demographische Angaben zu den Patienten

Patient	Unfall-Art	CT-Befund	Zeit seit dem Ereignis	Koma-Dauer
1. GO	Autounfall (Beifahrer)	linker Ventrikeleinbruch mit frontal-medialem Durchstoss, intraparenchymatöse Blutung, Kontusionen frontal und temporal links	14-15 Monate	2 Wochen
2. RN	Sportunfall	bifrontale Kontusionen, okzipitales Epiduralhämatom links	10 Monate	2 Wochen
3. MI	Autounfall (Fahrerin)	unauffälliges CT; klinische Zeichen für Hirnstammläsion	13 Monate	3 Wochen
4. AR	Verkehrsunfall	multiple intra-subdurale und subarachnoidale Blutungen	4-5 Monate	3 Wochen
5. SU	Sportunfall	Epiduralhämatom links	36 Monate	unbekannt (einige Stunden?)
6. WA	Sturz	multiple Kontusionen bifrontal und temporal links	4 Monate	< 24 Std., PTA* ca. 4 Wochen
7. AL	Verkehrsunfall	bitemporale Kontusionen	5 Monate	2 Wochen

Tabelle 1.2 Art und zeitlicher Verlauf der Hirnschädigung
  * PTA=Dauer der posttraumatischen Amnesie

spiegelt. Der jüngste Patient war 18, der älteste knapp 50 Jahre alt; fünf der Patienten waren jünger als 25 Jahre. Alle Patienten waren zur Zeit des Unfalls beruflich integriert. Kein Patient wies eine psychiatrische Vorgeschichte auf.

1.2.2.2 Angaben zum Unfall und zur Hirnschädigung (Tabelle 1.2)

Es lagen von allen Patienten CT-Befunde vor. Das Unfallereignis lag unterschiedlich lange Zeit zurück, zwischen 4 Monaten (WA) bis 3 Jahren (SU). Alle Patienten waren längere Zeit bewusstlos, in der Mehrzahl sogar für Wochen. Bei SU waren keine verlässlichen Angaben über die Dauer der Bewusstlosigkeit zu erhalten. Vier Patienten waren bei Verkehrsunfällen verunglückt, davon zwei im Auto, zwei als Verkehrsteilnehmer zu Fuss oder mit dem Rad. Zur Zeit der Untersuchung waren alle Patienten autopsychisch, zeitlich und örtlich orientiert.

1.2.2.3 Ergebnisse der Aphasiediagnostik[1]

Die Patienten wurden mit dem Aachener Aphasie Test abgeklärt; die Klassifikation wurde mit dem Alloc-Verfahren vorgenommen. Demnach waren nur vier von sieben Patienten aphasisch, die übrigen wurden als nicht oder restaphasisch klassifiziert.

Patient	Aphasie-Klassifikation anhand Testbatterie (AAT)	klinische Aphasie-Klassifikation durch Sprachtherapeutinnen
1. GO	Amnestische Aphasie	Dynamische Aphasie: Störung der Sprechinitiierung, Wortfindungsstörungen
2. RN	Amnestische Aphasie	keine Aphasie; einige Auffälligkeiten in Syntax und Kommunikationsverhalten; Dysarthrie
3. MI	keine Aphasie oder Restphasie	keine Aphasie; häufig Missverständnisse in Kommunikation; logorrhöisch
4. AR	Wernicke Aphasie	Wernicke Aphasie
5. SU	keine Aphasie oder Restaphasie	Restaphasie; Wortfindungsstörungen; logorrhöisch, abschweifend
6. WA	Amnestische Aphasie	Wernicke Aphasie
7. AL	keine Aphasie oder Restaphasie	Restaphasie; Beeinträchtigungen auf verbal-abstrakter Ebene (Kategorienbilden, Definitionen)

Tabelle 1.3 Aphasie-Klassifikation durch den Aachener Aphasietest (Alloc-Verfahren) und durch behandelnde Sprachtherapeutinnen

Die Ergebnisse wurden mit den klinischen Klassifizierungen der jeweiligen behandelnden Sprachtherapeutinnen[2] verglichen. Wie bei Schädelhirntraumapatienten häufig, stimmten die Klassifikationen nicht immer überein. Die Sprachtherapeutin von SU etwa vermerkt etwa bei der Beurteilung der Spontansprache im AAT "nicht wirklich beurteilbar anhand dieser Kriterien". In der klinischen Beurteilung wird ein Patient – RN – klinisch als nicht-aphasisch eingestuft,

---

[1] Die Ergebnisse der AAT-Subtests sind im Anhang aufgeführt.
[2] Mit einer Ausnahme handelt es sich bei jedem Patienten um eine andere Sprachtherapeutin.

während er im Test als Patient mit Amnestischer Aphasie klassifiziert wurde. Alle Patienten, die laut Testergebnis rest- oder nicht-aphasisch sind, werden aus klinischer Sicht als restaphasisch eingestuft. Zwei Patienten, GO und WA, werden von den Sprachtherapeutinnen einem anderen Aphasie-Syndrom zugeordnet als durch den Test.

1.2.2.4 Neuropsychologische Beeinträchtigungen (Tabellen 1.4, 1.5, 1.6)

Es wurden mit allen Patienten neuropsychologische Untersuchungen durchgeführt, deren Ergebnisse hier überblicksartig zusammengefasst sind (die genauen Werte der Testergebnisse sind im Anhang enthalten).

Testaufgabe	1.GO	2.RN	3.MI	4.AR	5.SU	6.WA	7.AL
Lernen einer Wortliste (long term recall)	- -	+	-	- -	+	+	-
Textgedächtnis	- -	+	-	- -	+	- -	-
Non-verbales Gedächtnis (Reproduktion einer Figur)	++	*	-	-	++	+	+
Zahlenspanne	-	+	+	-	-	- -	+
Non-verbale Gedächtnisspanne	+	+	+	+	+	++	+

Tabelle 1.4 Neuropsychologische Diagnostik: Gedächtnis
+ = unauffällig, im unteren bis mittleren Durchschnittsbereich, ++=gut- bis überdurchschnittlich, - = leicht vermindert, - - = deutlich vermindert, *= nicht beurteilbar

Testaufgabe	1.GO	2.RN	3.MI	4.AR	5.SU	6.WA	7.AL
Einfache Reaktionszeiten (mit Warnton)	+	-	- -	+	- -	+	-
Geteilte Aufmerksamkeit (Fehler)	+	-	- -	-	+	+	-
Go/No-Go (Fehler)	-	++	-	-	- -	+	++
Arbeitsgedächtnis (false alarms)	++	-	- -	- -	-	++	+

Tabelle 1.5 Neuropsychologische Diagnostik: Aufmerksamkeitsbereich
+ = unauffällig, im unteren bis mittleren Durchschnittsbereich, ++ = gut- bis überdurchschnittlich, - = leicht vermindert, - - = deutlich vermindert, *= nicht beurteilbar

Testaufgabe	1.GO	2.RN	3.MI	4.AR	5.SU	6.WA	7.AL
Wisconsin Card Sorting Test (Anzahl Kategorien)	+	-	- -	-	*	+	-
Bilderordnen	+	+	- -	-	+	+	-
nonverbale Ideenproduktion	- -	+	-	- -	++	-	- -
verbale Ideenproduktion / Wortflüssigkeit	- -	+	-	-	+	+	-

Tabelle 1.6 Exekutive Funktionen und Ideenproduktion (Flüssigkeit)
+ = unauffällig, im unteren bis mittleren Durchschnittsbereich, ++ = gut- bis überdurchschnittlich , - = leicht vermindert, - - = deutlich vermindert, *= nicht beurteilbar

Zusammenfassend lässt sich sagen, dass die Patienten sehr unterschiedliche neuropsychologische Profile aufweisen. Während z.B. WA ausser bei Aufgaben, die mit der Sprachstörung in Zusammenhang stehen, kaum neuropsychologische

Beeinträchtigungen zeigt, sind bei MI, die im sprachlichen Bereich nur geringe Probleme aufweist, erhebliche Beeinträchtigungen im Bereich Aufmerksamkeit, Gedächtnis und exekutive Funktionen zu verzeichnen. Andere Patienten sind vorwiegend in bestimmten Teilbereichen beeinträchtigt, etwa SU im Aufmerksamkeitsbereich, AL bei einigen Aufmerksamkeitsaufgaben und im exekutiven Bereich, GO ausser bei sprachlichen Aufgaben vor allem bei der Ideenproduktion.

1.2.3 Krankheitswahrnehmung und Störungsbewusstsein

1.2.3.1 Fragen zur Wahrnehmung und Bewertung der Symptome (Tabelle 1.7)

Patient	aktuelle Beschwerden*	"Was stört am meisten?"
1.GO	1. körperliche Beeinträchtigungen 2. Denken und Sprechen	körperliche Beeinträchtigungen
2.RN	1. körperliche Beeinträchtigungen 2. Vergesslichkeit	Trennung von Familie, anstehende Operationen
3.MI	1. Vergesslichkeit, Zeiteinteilung, körperliche Beeinträchtigungen	anstehende Operationen
4.AR	1. körperliche Beeinträchtigungen 2. "Kopf wird jeden Tag besser"	körperliche Beeinträchtigungen
5.SU	1. Vergesslichkeit, kein Rückgriff auf Fachwissen, Reizbarkeit	Wutausbrüche und Reizbarkeit
6.WA	1. keine Probleme 2. keine Probleme	Aufenthalt in der Klinik
7.AL	1. körperliche Beeinträchtigungen 2. Gedächtnisprobleme	Aufenthalt in der Klinik

Tabelle 1.7 Fragen zur Wahrnehmung und Bewertung der Symptome
* Die erste Antwort erfolgte spontan, vor der zweiten Antwort wurde konkret nachgefragt, ob irgendwelche neuropsychologische Beeinträchtigungen vorliegen. Diese Frage erfolgte nur, wenn spontan keine neuropsychologischen Störungen genannt wurden.

Nach aktuellen Beschwerden gefragt, antworteten nur zwei Patienten, MI und SU, spontan mit neuropsychologischen Beschwerden. Kein Patient nannte von sich aus sprachliche oder kommunikative Beeinträchtigungen. Vier Patienten, GO, RN, AR und AL, nannten erst auf genaues Nachfragen hin neuropsychologische Beschwerden. WA konnte auch dann noch keine Probleme feststellen. Keiner der Patienten bewertete neuropsychologische oder sprachliche Störungen als gravierendste Beeinträchtigung. Lediglich SU nannte seine erhöhte Reizbarkeit und die Unfähigkeit, sich zu kontrollieren, als für ihn schlimmstes Symptom.

1.2.3 2 Selbsteinschätzung im Bereich Erleben und Verhalten (Tabelle 1.8)

Die Probanden wurden nach der Einschätzung von Verhaltensmerkmalen vor und nach dem Unfall befragt. Veränderungen wurden aus der Differenz beider Werte

Verhaltensmerkmal	1.GO	2.RN	3.MI	4.AR	5.SU	6.WA	7.AL
Aggressivität	1	0	0	0,5	1	-0,5	0
emotionale Kontrolle	0	1	0	0,5	2	-0,5	0
Depressivität	0	0	2	0	2	0	0
Rückzug	0	0	0	0,5	2	-0,5	0
Verunsicherung	-0,5	0	0	0	3	-0,5	0
Regression	0	0	0	0	0	0,5	0
Umstellungsvermögen	0	0	0	0,5	2	-0,5	0
Gleichgültigkeit	0,5	0	0	0	0	1,5	0
Frustrationstoleranz	0	0	0	-2	2	-0,5	0
soziale Distanz	-1,5	-0,5	0	0	0	0,5	0
"albernes" Verhalten	0	0,5	0	0	0	0	0
Einfühlungsvermögen	0	0,5	0	0	0	0	0
Misstrauen	0	0,5	0	0	1,5	-0,5	0
manipulatives Verhalten	-0,5	0,5	0	0	0	0	0
Verweigerung	-0,5	0	0	0	0	0	0
Fügsamkeit	0	-0,5	0	0	2	0	0
Überblick	0	0	0	0	1	-0,5	0
Verlangsamung	1	0	0	0,5	1	1	0
hastiger Stil	0	0	1,5	0	-0,5	0	0
verminderter Antrieb	2	-1	0	0	3	0	0
gesteigerter Antrieb	0	1	0	0	4	-0,5	0
Fremdanregung	1	1	0	0	1	0	0
Motivation	0	0	0	0	0	0,5	0

Tabelle 1.8 Selbsteinschätzung der Veränderungen im Verhalten und Erleben seit dem Ereignis

Symptomzunahme ("Verschlechterung"): 1= leichte Symptomzunahme, 2= mittlere Symptomzunahme, 3= starke Symptomzunahme 4=sehr starke Symptomzunahme, 0= keine Veränderung; *Symptomabnahme ("Verbesserung")*: -1=leichte Symptomabnahme, -2= mittlere Symptomabnahme, -3= starke Symptomabnahme, -4= sehr starke Symptomabnahme

berechnet. Einige Patienten nahmen sich als fast oder völlig unverändert wahr (MI, AL), andere geben Veränderungen in vielen Verhaltensbereichen an (SU). WA sieht sich in vielen Merkmalen als "verbessert" im Vergleich zu vor dem Unfall. Symptomabnahmen werden von anderen Patienten sonst nur vereinzelt angegeben (GO, AR). Wesentlich häufiger sind Veränderungen im Sinne einer Symptomverstärkung.

1.2.3.3 Selbsteinschätzung im Bereich Sprache und Kommunikation (Tabelle 1.9)

sprachliches Merkmal	1.GO	2.RN	3.MI	4.AR	5.SU	6.WA	7.AL
gesteigerter Redefluss	-1	1	0	1	2	0,5	0
verminderter Redefluss	1,5	0	0	1,5	1	-0,5	0
Themenauswahl	-0,5	1	0	0,5	2	0,5	0,5
Themenfokussierung	1	0,5	0	2,5	3	0	0
Monitoring	1	1,5	0	0,5	2	0,5	0
Abdriften	1	1,5	0	0	3,5	-1	0
Zuhören	0,5	-0,5	0	0	-1	0,5	0
Unterbrechen	0	0	0	0,5	-2	0,5	0
Verständlichkeit	3	0,5	0	0	2,5	0	0
Störungsbewusstsein	1,5	0,5	0	1	0,5	0	0
Verstehen	2	0,5	0	2,5	1,5	-0,5	0
Wortfindung	2,5	-0,5	0	2	3	-1	1
erhöhtes Sprechtempo	0	1	0	0	0	0	0
vermindertes Sprechtempo	3	0	0	1	1	0	0,5
erhöhte Lautstärke	-0,5	-1	0	0	0	0,5	0
verminderte Lautstärke	1	1	0	0	0	1	0

Tabelle 1.9 Selbsteinschätzung der Veränderungen der Sprache und Kommunikation seit dem Ereignis
Symptomzunahme ("Verschlechterung"): 1 = leichte Symptomzunahme, 2 = mittlere Symptomzunahme, 3 = starke Symptomzunahme, 4 = sehr starke Symptomzunahme, 0= keine Veränderung; *Symptomabnahme ("Verbesserung")*: -1 = leichte Symptomabnahme, -2= mittlere Symptomabnahme, -3 = starke Symptomabnahme, -4= sehr starke Symptomabnahme

Auch im sprachlichen Bereich wurde das Ausmass der Veränderungen aus der Differenz der Selbsteinschätzungen vor und nach dem Trauma ermittelt. Mit Ausnahme von MI, die keine Unterschiede im Vergleich zu früher feststellen kann, bemerken alle Patienten Veränderungen im sprachlichen Verhalten. Dies sind in der Regel Symptomzunahmen. Wieder finden vor allem WA, aber auch andere Patienten (GO, RN, SU) leichte "Verbesserungen" in einigen Bereichen.

1.2.3.4 Fremdeinschätzung im Bereich Verhalten und Erleben (Tabelle 1.10)

In der Auswertung berücksichtigt wurden lediglich übereinstimmende Urteile von zwei Ratern (Fachpersonen aus dem Betreuungsteam) von mindestens mittlerer Symptomausprägung (>= 2). Unter diesen Voraussetzungen weisen zwei Patienten, WA und AL, laut Fremdeinschätzung keine Verhaltensauffälligkeiten auf, RN erreicht nur bei einem Merkmal einen Wert mittlerer Ausprägung. Häufige Verhaltenssymptome finden sich dagegen bei MI und GO, allerdings mit sehr unterschiedlichen Schwerpunkten.

Verhaltensmerkmal	1.GO	2.RN	3. MI	4.AR	5.SU	6.WA	7.AL
Aggressivität				2,5/2,5			
emotionale Kontrolle			3,5/ 4	4 /3,5			
Depressivität							
Rückzug	2 / 3						
Verunsicherung	3,5/2,5						
Regression							
Umstellungsvermögen	3,5/2,5		4 /3,5	3 / 3			
Gleichgültigkeit	2,5/ 2		2,5/ 2				
Frustrationstoleranz					3,5/3		
soziale Distanz			3 / 3				
"albernes" Verhalten			3 / 2,5				
Einfühlungsvermögen			2 / 3		3/3		
Misstrauen							
manipulatives Verhalten							
Verweigerung	2 /2,5						
Fügsamkeit							
Überblick	2,5/2		3 / 3	4 / 2,5	3 / 2		
Verlangsamung	2,5/2,5	2 / 2		2,5/2			
hastiger Stil			4 / 4		2 / 2		
verminderter Antrieb	3 /3,5						
gesteigerter Antrieb			3 / 4		3 / 2		
Fremdanregung	4 / 4						
Motivation							

Tabelle 1.10 Fremdeinschätzung des Erleben und Verhalten
Aufgeführt sind nur Urteile, bei denen beide Rater einen Wert von mindestens 2 angeben (mittlere Symptomausprägung). Der erste Wert gibt die Einschätzung des ersten, der zweite Wert die Einschätzung des zweiten Beurteilers wieder. 0 = keine Symptomausprägung, 1 = leichte Symptomausprägung, 2 = mittlere Symptomausprägung, 3 = starke Symptomausprägung, 4 = sehr starke Symptomausprägung

1.2.3 5 Fremdeinschätzung im Bereich Sprache und Kommunikation (Tabelle 1.11)

In der Fremdeinschätzung der Sprache und Kommunikation wird AL als einziger bei keinem Merkmal übereinstimmend als abweichend eingeschätzt (Wert >=2). Alle anderen Patienten weisen in drei (RN) bis neun (AR) Bereichen Auffälligkeiten mindestens mittlerer Ausprägung auf. Auch hier sind die Profile deutlich unterschiedlich: GO etwa wird vor allem im Redefluss und der Sprechgeschwindigkeit als vermindert eingeschätzt, MI als im Redefluss gesteigert und in der Themenfokussierung, beim Überblick und beim thematischen Abdriften auffällig. Immerhin wird bei fünf von sieben Patienten ein gesteigerter Redefluss angegeben, vier Patienten haben die Neigung, vom Thema abzudriften. Drei Patienten werden als wenig verständlich beschrieben.

Sprachliches Merkmal	1.GO	2.RN	3.MI	4.AR	5.SU	6.WA	7.AL
gesteigerter Redefluss	0 / 0	2/ 2,5	4 / 4	2,5/2,5	3 / 4	3 / 3	0 / 0
verminderter Redefluss	4 / 4	0 / 1,5	0 / 0	1 /0,5	0 / 0	0 / 0,5	0,5/0,5
Themenauswahl	0 / 0,5	2 / 1	2 / 1	1,5/0,5	2,5/ 4	0,5/1,5	0,5/ 1
Themenfokussierung	2 / 3	1/0,5	3 / 3,5	4 / 4	2/ 3,5	2 /2,5	0,5/0,5
Monitoring	3/ 3,5	1/1,5	3 / 3,5	4 / 4	1 /2,5	2,5/ 3	2 / 1
Abdriften	1 / 2	1,5/2	4 / 4	4 / 4	4 / 4	4 / 4	0,5/ 0
Zuhören	0/ 1,5	0 / 0	4 / 4	1/0,5	0 / 1	1 / 1	1 / 0
Unterbrechen	0 / 0	0 / 0	2 / 3	1 / 0	0,5/2	0 / 0	0 / 0
Verständlichkeit	2/ 2,5	4 / 4	0,5/0,5	4 / 3	0 /0,5	2 / 1	0 / 0
Störungsbewusstsein	2,5/2,5	3 /3,5	4 / 4	4 / 3,5	2 / 3	4 / 4	1,5/ 0
Verstehen	2 / 3	0 / 0	0,5/ 0	4 / 3,5	0 /1,5	2,5/ 4	0,5/ 0
Wortfindung	4 / 4	0,5/0,5	0 / 1	4 / 3	2 / 1	3 / 3,5	1 /0,5
erhöhtes Sprechtempo	0 / 0	0 / 0	1,5/1,5	0 / 0	1 / 2	0,5/ 1	0 / 0
vermindertes Sprechtempo	4 / 4	0 / 2	0 / 0	1 / 0	1 / 0	0 / 0	1 / 0,5
erhöhte Lautstärke	0 / 0	0 / 0	3 / 3	2 / 2	0 / 0	0 / 0	0 / 0
verminderte Lautstärke	0,5 / 2	0 / 1	0 / 0	0,5/ 0	0 / 0	0 / 0	0,5/0,5

Tabelle 1.11 Fremdeinschätzung der Sprache und Kommunikation
Der erste Wert gibt die Einschätzung des ersten, der zweite Wert die Einschätzung des zweiten Beurteilers wieder. 0 = keine Symptomausprägung, 1= leichte Symptomausprägung, 2 = mittlere Symptomausprägung, 3 = starke Symptomausprägung, 4 = sehr starke Symptomausprägung

1.2.3.6. Übereinstimmungen zwischen Selbst- und Fremdeinschätzung des Verhaltens und Erlebens (Tabelle 1.12)

Da bei der Selbsteinschätzung Veränderungen erhoben wurden, bei der Fremdeinschätzung dagegen direkt Symptomausprägungen, lassen sich nur Tendenzen vergleichen und keine numerischen Differenzen zwischen Fremd- und Selbsteinschätzung ableiten. Von besonderem Interesse sind hier Diskrepanzen, die sich zwischen Selbst- und Fremdeinschätzung ergeben. Generell lässt sich sagen, dass die meisten Patienten ihre Störungen als weniger ausgeprägt einschätzen als die Beurteiler (wobei zu berücksichtigen ist, dass prämorbid hohe Ausgangswerte möglicherweise in der Selbsteinschätzung die Symptomausprägung vermindern, es sich hier also um ein methodisches Artefakt handeln kann). Diskrepanzen zwischen dem Selbst- und dem Fremdrating ergeben sich, wenn in einer Beurteilung keine Symptomausprägung oder gar - in der Selbsteinschätzung - eine Symptomabnahme aufgeführt ist, in der anderen Beurteilung dagegen mindestens eine mittlere Symptomausprägung angegeben wird. Ausschliesslich diskrepante Einschätzungen finden sich bei MI. Bei GO und SU kommen dagegen sowohl übereinstimmende Urteile wie auch diskrepante Einschätzungen vor. AR findet lediglich sehr leichte Veränderungen, die von den Beurteilern als ausgeprägt eingeschätzt werden. WA und AL wurden als nicht verhaltensauffällig eingeschätzt, was sich mit deren Selbsteinschätzung deckt.

Verhaltensmerkmal	1.GO	2.RN	3. MI	4.AR	5.SU	6.WA	7.AL
Aggressivität	o	o	o	+-	o	o	o
emotionale Kontrolle	o	o	-	+-	-	o	o
Depressivität	o	o	-	o	-	o	o
Rückzug	-	o	o	o	-	o	o
Verunsicherung	- -	o	o	o	-	o	o
Regression	o	o	o	o	o	o	o
Umstellungsvermögen	-	o	-	+-	-	o	o
Gleichgültigkeit	+-	o	-	o	o	o	o
Frustrationstoleranz	o	o	o	o	++	o	o
soziale Distanz	o	o	-	o	o	o	o
"albernes" Verhalten	o	o	-	o	o	o	o
Einfühlungsvermögen	o	o	-	o	-	o	o
Misstrauen	o	o	o	o	o	o	o
manipulatives Verhalten	o	o	o	o	o	o	o
Verweigerung	- -	o	o	o	o	o	o
Fügsamkeit	o	o	o	o	-	o	o
Überblick	-	o	-	-	+	o	o
Verlangsamung	+	-	o	+-	o	o	o
hastiger Stil	o	o	-	o	- -	o	o
verminderter Antrieb	++	o	o	o	-	o	o
gesteigerter Antrieb	o	o	-	o	++	o	o
Fremdanregung	+	o	o	o	o	o	o
Motivation	o	o	o	o	o	o	o

Tabelle 1.12 Übereinstimmungen von Fremd- und Selbsteinschätzung des Verhaltens und Erlebens

°= kein Widerspruch, mögliche Übereinstimmung; - - = keine Übereinstimmung, Tendenz in unterschiedliche Richtungen; - =keine Übereinstimmung, deutliche Symptomausprägung in einer Einschätzung, keine Symptomausprägung in anderer Einschätzung; +-= leichte Übereinstimmung, Tendenz in dieselbe Richtung, Symptomausprägung der Selbsteinschätzung < 1; + = leichte Übereinstimmung, Tendenz in dieselbe Richtung, aber in unterschiedlicher Ausprägung; ++ = deutliche Übereinstimmung, mindestens mittlere Symptomausprägung in Selbst- und Fremdeinschätzung

1.2.3.7 Übereinstimmung von Fremd- und Selbsteinschätzung der Sprache und Kommunikation (Tabelle 1.13)

Zwei Patienten, GO und RN, zeigen ausschliesslich Übereinstimmungen zwischen Selbst- und Fremdbeurteilung der Sprache, wobei RN allerdings nur sehr geringe Merkmalsausprägungen wahrnimmt. AR und SU weisen einige deutliche Übereinstimmungen auf, zugleich aber auch diskrepante Einschätzungen. MI und WA stimmen in ihrer Selbsteinschätzung in keinem Merkmal mit den Beurteilern überein. AL stuft sich selbst als sprachlich wenig oder nicht auffällig ein, was mit dem Urteil des Fremdratings übereinstimmt.

Sprachliches Merkmal	1.GO	2.RN	3.MI	4.AR	5.SU	6.WA	7.AL
gesteigerter Redefluss	°	+	-	+	++	-	°
verminderter Redefluss	+	°	°	°	°	°	°
Themenauswahl	°	°	°	°	++	°	°
Themenfokussierung	+	°	-	++	++	-	°
Monitoring	+	°	-	+-	-	-	°
Abdriften	°	°	-	-	++	- -	°
Zuhören	°	°	-	-	°	°	°
Unterbrechen	°	°	-	°	°	°	°
Verständlichkeit	++	+-	°	-	-	°	°
Störungsbewusstsein	+	+-	-	+	-	-	°
Verstehen	++	°	°	++	°	- -	°
Wortfindung	++	°	°	++	-	- -	°
erhöhtes Sprechtempo	°	°	°	°	°	°	°
vermindertes Sprechtempo	++	°	°	°	°	°	°
erhöhte Lautstärke	°	°	-	-	°	°	°
verminderte Lautstärke	°	°	°	°	°	°	°

Tabelle 1.13 Übereinstimmung von Fremd- und Selbsteinschätzung der Sprache und Kommunikation

°= kein Widerspruch, Symptomausprägungen im Bereich <2; - - = keine Übereinstimmung, Tendenz in unterschiedliche Richtungen; - =keine Übereinstimmung, deutliche Symptomausprägung in einer Einschätzung, keine Symptomausprägung in anderer Einschätzung;
+ = leichte Übereinstimmung, Tendenz in dieselbe Richtung, aber in unterschiedlicher Ausprägung; ++ = deutliche Übereinstimmung, mindestens mittlere Symptomausprägung;
+-=Tendenz in dieselbe Richtung, sehr geringe Symptomausprägung bei Selbsteinschätzung (>1)

1.3 Zur Durchführung der Untersuchungen

Die Untersuchungen wurden in mehreren Sitzungen von unterschiedlicher Dauer durchgeführt, je nach Belastbarkeit des Patienten. Bei Patienten in logopädischer oder neuropsychologischer Behandlung wurden AAT und neuropsychologische Tests zum Teil von behandelnden Therapeuten erhoben.

Die Diskurse wurden auf Tonband aufgenommen und anschliessend transkribiert. Dabei wurden folgende Transkriptionskonventionen angewendet:

(,)	= kurzes Absetzen
..	= kurze Pause (ca. 1 Sek.)
...	= mittlere Pause (ca. 2 Sek.)
(Pause, 4 Sek.)	= lange Pause, mit Sekundenangabe
(x...x)	= unverständliche Passage
(wett i säge?)	= vermuteter Wortlaut, schwer verständlich
(?)	= Frageintonation
&	= auffällig schneller Anschluss
(LACHT)	= nicht-sprachliche Äusserung, Kommentar des Transkribenten
trotzdem	= Betonung
A| und ich meine B| aber kaum	= gleichzeitiges Sprechen
"Fön"	= betont Hochsprache, kein Dialekt
[wieso denn] (LEISE)	= [] gibt an, auf welchen Teil sich der Kommentar bezieht

Tabelle 1.14   Transkriptionskonventionen

Alle Diskurse von Dialektsprechern, Patienten wie Kontrollpersonen, wurden von muttersprachlichen Dialektsprecherinnen (Logopädinnen und Psychologin) korrigiert. Dabei wurden soweit als möglich die unterschiedlichen Schreibkonventionen der jeweiligen regionalen Dialekte berücksichtigt. Die Mehrheit der Patienten und Kontrollpersonen sprechen jedoch berndeutschen Dialekt (vgl. Marti 1985a, Marti 1985b, Steiner 1982, Greyerz & Bietenhard 1988).

Die vorliegende Arbeit ist von ihrem Ansatz her auf vergleichende Einzelfall-Analysen ausgerichtet. Der besseren Lesbarkeit und Übersichtlichkeit wegen wird jedoch nur eine Auswahl der Texte in den folgenden sechs Diskursanalysen ausführlich dargestellt. Die Beschreibungen und Analysen der anderen Patienten-Texte werden zusammengefasst. Eine Auswahl der dazugehörigen Transkripte ist im Anhang enthalten.

2. Diskursaufgabe: Märchen

2.1 Beschreibung und Analyse der Aufgabe "Märchen"

2.1.1 Beschreibung der Aufgabe

Die Probanden erhalten die schriftliche Anweisung, das Märchen "Aschenputtel" zu erzählen:

> " Kennen Sie das Märchen 'Aschenputtel' (auch Aschenbrödel oder Cinderella genannt) ? Bitte erzählen Sie das Märchen so ausführlich wie möglich."

Falls der Proband zögert oder den Einwand macht, er kenne das Märchen nicht, werden ihm zwei weitere Märchen-Titel schriftlich zur Auswahl vorgegeben: "Schneewittchen" und "Hänsel und Gretel". Sind ihm alle drei Märchen unbekannt, wird er gebeten, ein Märchen seiner Wahl zu erzählen. Fällt ihm immer noch kein Märchen ein, dann darf er einen Film erzählen. Es soll sich dabei um eine zusammenhängende Geschichte handeln.

2.1.2 Analyse der Aufgabe

Bei dieser Aufgabe geht es darum, inwieweit die Probanden eine Geschichte ohne irgendwelche Vorgaben zusammenhängend und für den Hörer nachvollziehbar aus dem Gedächtnis reproduzieren können. Es wird angenommen, dass die vorgeschlagenen Märchen den meisten Menschen im deutschsprachigen Raum bekannt sind. Anders als bei den sonst üblichen Textproduktionsaufgaben für Aphasiker[1], muss der Proband hier ausschliesslich auf sein Vorwissen rekurrieren. Es werden keine Hinweise, etwa in Bildform, gegeben, die eine Vergleichbarkeit der Wissensbasis garantieren. Es wurden gerade diese drei Märchen ausgesucht, weil sie z.B. durch die Disney-Filme oder andere Verfilmungen einen besonders hohen Bekanntheitsgrad haben.

Es wird davon ausgegangen, dass der freie Abruf einer Geschichte ein komplexer Vorgang ist, bei dem Planung, Abruf, Monitoring, sprachliche Formulierung und andere Prozesse zusammenwirken. Bei dieser Aufgabe werden die verschiedenen Einflussfaktoren mit Absicht möglichst wenig kontrolliert und begrenzt, damit der Proband einen grösstmöglichen Handlungsspielraum erhält.

---

[1] Vgl. etwa die Arbeit von Peuser (1983) zur Textproduktion des Märchens Rotkäppchen.

In der Diskursanalyse werden vier Ebenen untersucht:

1. Suchprozess und Entscheidung: Kann der Proband das gewünschte Märchen im Langzeitgedächtnis abrufen und entscheiden, ob das verfügbare Wissen ausreichen wird, um die Aufgabe zufriedenstellend zu bearbeiten?

2. Wissensaktualisierung: Hierbei geht es um einen Vergleich des Inhalts der produzierten Erzählung mit der Märchenvorlage. Hält sich der Proband an die Vorlage oder tauchen fremde Motive oder Vermischungen mit anderen Märchen auf ? Werden wesentliche Themen ausgewählt und in der richtigen Reihenfolge präsentiert? Welche Funktion besitzen eventuelle Handlungsteile, die sich nicht mit der Märchen-Vorlage decken?

3. Makropropositionale Struktur, Kohärenz: Ist das erzählte Märchen hinsichtlich seiner globalen und lokalen Struktur kohärent oder gibt es Brüche, Implausibilitäten oder Widersprüche? Wurde die richtige Textsorte mit der entsprechenden Superstruktur gewählt?

Bei der Textsorte "Märchen" handelt es sich um eine Geschichte, die einem narrativen Schema folgt und zu der zusätzlich bestimmte Eingangs- und Ausgangsformeln gehören ("Es war einmal ..." , "...und wenn sie nicht gestorben sind, dann leben sie noch heute"). Neben der Form wird das Märchen gekennzeichnet durch einen bestimmten Stil (vgl. Lüthi 1947) und durch bestimmte Motive und Inhalte (vgl. Propp 1975). Untersucht werden soll, ob der Proband diese Vorgaben einhält.

4. Monitoring, Kommentare: Schliesslich ist zu untersuchen, ob Äusserungen, Kommentare oder andere Elemente vorkommen, die als Ausdruck von Monitoring- und Planungsprozessen gewertet werden können.

2.2 Analyse der Textproduktion der Kontrollgruppe

2.2.1 Suchprozess und Entscheidung

Sämtliche Kontrollpersonen entschieden sich dafür, eines der drei Märchen, die zur Auswahl standen, zu erzählen. Neun Kontrollpersonen wählten "Aschenputtel", vier "Hänsel und Gretel" und eine "Schneewittchen". Alle Kontrollpersonen verfügten also über ein entsprechendes Vorwissen; allen war es möglich, ihr Wissen soweit abzurufen oder zumindest vorzuaktivieren, dass sie mit der Erzählung beginnen konnten.

2.2.2 Umfang

Für die längste Erzählung benötigte Vpn4 über 12 Minuten, die Erzählung setzte sich aus 2084 Wörter zusammen (vgl. Tabelle 2.1). Die kürzeste Erzählung dauerte 79 Sekunden und bestand aus 145 Wörtern. Diese

Geschichte wurde allerdings abgebrochen. Im Durchschnitt dauerten die Geschichten 280 Sekunden und bestanden aus 678 Wörtern. Von der Tendenz her waren diejenigen Märchen, die auf Unsicherheiten in der Wissensbasis oder im Abruf schliessen lassen, eher kurz, d.h. sie enthielten weniger als 400 Wörter (Vpn 2,3,5). Ein Proband brach die Erzählung zwar auch in der Mitte des Handlungsverlaufs ab, erzählte aber vorher sehr detailliert und anschaulich und benötigte dafür mehr als 400 Wörter.

2.2.3 Wissensaktualisierung 1: Inhaltliche Vollständigkeit

Um die Vollständigkeit der Märchenerzählungen beurteilen zu können, wurde von jedem Märchen eine Liste der wichtigsten Inhalte erstellt. Als Grundlage dienten bekannte Versionen der Märchen aus Märchenbüchern für Kinder (Grimm 1989). Da es von diesen Märchen, besonders von Aschenputtel, verschiedene Fassungen gibt, wurden die Inhaltsangaben möglichst allgemein gehalten, damit Detailunterschiede keine Rolle spielten.[2]

Inhaltsliste Aschenputtel
1. Aschenputtels Mutter ist gestorben, sie lebt mit Stiefmutter, Stiefschwestern (Tante, Kusinen).
2. Aschenputtel muss schmutzige Arbeiten verrichten.
3. Der Prinz veranstaltet einen Ball, um eine Braut zu finden.
4. Aschenputtel darf nicht zum Ball.
5. Aschenputtel erhält auf wundersame Weise schöne Kleider.
6. Sie geht heimlich auf den Ball.
7. Der Prinz tanzt nur mit ihr.
8. Um Mitternacht muss Aschenputtel fort (weil der Zauber vergeht).
9. Aschenputtel verliert dabei einen Schuh.
10. Der Prinz findet den Schuh.
11. Der Prinz sucht das Mädchen, dem der Schuh passt.
12. Der Prinz findet Aschenputtel.
13. Aschenputtel und der Prinz heiraten.

Inhaltsliste Schneewittchen (Sneewittchen)
1. Die Königin ist neidisch, weil Schneewittchen schöner ist als sie.
2. Die Königin weiss das von ihrem Zauberspiegel.
3. Die Königin befiehlt, Schneewittchen töten zu lassen.
4. Schneewittchen wird jedoch heimlich am Leben gelassen.
5. Schneewittchen findet im Wald das Haus der sieben Zwerge.
6. Sie darf dort bleiben und führt den Haushalt.
7. Die verkleidete Königin gibt Schneewittchen einen vergifteten Apfel.
8. Schneewittchen isst davon und stirbt.
9. Die Zwerge legen sie in einen Sarg aus Glas.

---

[2] Die Probanden wählten unterschiedliche Märchen und Geschichten, deshalb war eine empirische Gewinnung der häufigsten Makropropositionen nicht möglich.

Diskursaufgabe Märchen - 111 -

   10. Ein Prinz verliebt sich in das tote Schneewittchen und nimmt den Sarg mit.
   11. Dabei löst sich das Apfelstück im Hals und Schneewittchen erwacht wieder zu Leben.
   12. Der Prinz heiratet Schneewittchen.
   13. Die böse Königin muss sterben.

Inhaltsliste Hänsel und Gretel
   1. Die Eltern von Hänsel und Gretel können sie nicht mehr ernähren und schicken sie in den Wald hinaus.
   2. Hänsel und Gretel verirren sich im Wald.
   3. Sie finden ein Haus aus Lebkuchen.
   4. In dem Haus wohnt eine böse Hexe.
   5. Die Hexe lockt die Kinder in das Haus.
   6. Die Hexe sperrt Hänsel (die Kinder) ein.
   7. Die Hexe will Hänsel (die Kinder) fressen.
   8. Die Hexe will Hänsel (die Kinder) im Ofen braten.
   9. Gretel schiebt die Hexe in den Ofen.
   10. Die Kinder kehren nach Hause zurück.

Bis auf vier Erzählungen (Vpn 2,3,5,6) waren alle von den Kontrollpersonen erzählten Märchen vollständig, d.h. sie enthielten alle Inhalte der Liste ganz oder mit nur einer, höchstens zwei Ausnahmen. Das fehlende Element betraf in den meisten Fällen den Beginn oder den Schluss. So setzte das Märchen "Hänsel und Gretel" bei den Probanden direkt bei der Handlung ein; die Vorgeschichte, dass die Kinder von den Eltern fortgeschickt werden, fehlte.

2.2.4 Makrostruktur, Kohärenz

Mit Ausnahme von zwei Erzählungen, die abgebrochen wurden, da sich die Betreffenden nicht mehr an den weiteren Handlungsverlauf erinnern konnten, entsprachen alle Text in ihrem Aufbau einem vollständigen narrativen Schema. Sechs Texte endeten zudem mit einem Märchen-typischen Schlusssatz, etwa "und we sie nid gestorben si (,) de läbe sie no hüt" (Vpn 9, Z 58/59). Implausibilität und thematische Brüche kamen nicht vor. Auch in den vier unvollständigen Erzählungen (Vpn 2,3,5,6) waren keine inhaltlichen Widersprüche oder Brüche vorhanden.

2.2.5 Reihenfolge

Es gelang allen Kontrollpersonen, die Ereignisse in der richtigen Abfolge zu erzählen. Lediglich Vpn2 nahm den Schluss in einem Satz vorweg, lieferte dann aber noch eine Ereignisfolge nach:

   Vpn 2 ('Aschenputtel')
   22 o .. niemer het s kennt ... het s o mit em Prinz tanzet (,)

23 u aui hei s bewunderet (,) wo dert isch gsy ... u das isch
24 (,) drümau isch s gloub gange ... ja .. u när ... *am Schluss*
25 *is si du glych erkennt* (,) aso .. es het gloub no am Schluss
26 het s no ä Schue verlore .. u när isch dä Prinz dür aui
27 Hüser (,) het dä Schue probiert ar jedere Frou (,) het s du
28 äbe grad am Aschenputtel passt (,) när hei si du ghürate

2.2.6 Wissensaktualisierung 2: Thematische Abweichungen

Untersucht wurde weiterhin, ob thematische Elemente in den Erzählungen vorkamen, die nicht in den Handlungsablauf des Märchens gehörten. Dabei wurde unterschieden zwischen:
− Fremden Handlungselementen bzw. *Kontaminationen.* Dazu zählen Handlungselemente, die offensichtlich aus anderen Märchen oder Geschichten stammen.
− *Brückenelementen.* Darunter werden Handlungselemente verstanden, die zwar nicht in der Original-Version des Märchens vorkommen, die aber einen Zusammenhang zwischen Teilen der Geschichte herstellen und die Kohärenz vergrössern. Brückenelemente sollen Inhaltslücken schliessen, die nicht aus der Erinnerung gefüllt werden können.
− *Konfabulationen.* Darunter werden hinzugefügte Handlungselemente, Beschreibungen oder Themen verstanden, die nicht aus dem Märchen stammen und die keine Funktion für die Fortführung der Geschichte haben.
− *Themenausarbeitung.* Als Themenausarbeitung werden Themen oder Handlungsverläufe bezeichnet, die eine besondere Ausschmückung und detailreiche Ausarbeitung erfahren. Bei Themenausarbeitungen greift der Erzähler auf allgemeines situatives Wissen und auf sein Wissen über Erzählschemata zurück. Abgesehen von der grösseren Anschaulichkeit für den Text kann der Erzähler durch den Rückgriff auf allgemein verfügbares Situations-Wissen auch Zeit gewinnen, um im Langzeitgedächtnis nach der Fortsetzung des Märchens zu suchen und das weitere Erzählen zu planen.

In den Erzählungen der Kontrollpersonen liessen sich folgende thematische Abweichungen finden:

− *Kontaminationen:* Fremde Märchenelemente kamen in Ansätzen nur zweimal vor. So lässt Vpn 8 etwa Aschenputtel auf einem Schimmel zum Ball reiten:

69 (,) und denn is sie uf (,) uf ihren *Schimmel*
70 *gschtiege wo sie het dörfe bhalte scho vo ihre Muetter her* (,)
71 und die isch natüerlech handumkehrt in das Schloss gritte ..
72 (,) [ich verwechsle glaub was] (LEISE)

Diskursaufgabe Märchen - 113 -

– *Brückenelemente:* Eindeutige Brückenelemente fanden sich in den vollständigen Geschichten nur zweimal und betrafen nur Details :

>Bsp: Vpn 13 (Aschenputtel)
>23 [wie machen wir des jetzt weiter ?] (LEISE) *und die*
>24 *Taube überlecht sich dann (,) dass man Aschenputtel helfen*
>25 *muss (,) weil sie soviel* arbeiten *muss und (,) gar keine*
>26 *Freude hat* ähm (,) *überlecht sie (,) weil ein grosser*
>27 Ball *ist (,) wo der Prinz sich eine* Frau *aussuchen soll (,)*
>28 *und (,) findet dass Aschenputtel die Frau sein soll ..*

In den unvollständigen Märchen waren Brückenelemente sehr viel häufiger anzutreffen (kursiv dargestellt):

>Beispiel : Vpn 3 : Hänsel und Gretel
>1 Auso es (,) isch mau es Gschwisterpäärli gsy (,) Hänsel und
>2 Gretel .. di sy (,) zäme i Waud ga *spile* (,) sy de zum ne (,)
>3 Läbchuechehuus cho .. und hei gfunge si spili jitz um das
>4 Huus um .. irgendwenn mau (,) hei si (,) si sy yche i ds Huus
>5 (,) *hei dinne umegspiut* .. u nächäne isch .. dää ... d Frou
>6 wo dert wohnt (,) d Bsitzere vo däm Huus ä auti Häx (,) *grad*
>7 *zruggcho uf ihrem Bäse und het di zwöi Ching gseh (,) i ihrem*
>8 *Huus inn spile* .. Nächäne het si di zwöi *gjagt* (,) *und .. eis*
>9 *het si* verwütscht *.. und ds angere het* gloub *ab chönne*
>10 (Pause, 19 Sek) ja (,) ds einte isch ab und (,) und ds
>11 *angere het si verwütscht gha und het das nächäne* ygsperrt
>12 gha (,) im Chäuer .. und .. *ds zwöite isch nächhär dür* Waud
>13 *gsprunge* (,) ganz hilflos (,) het nid gwüsst was mache ..
>14 und .. het überleit und gstudiert wie si äch ihrem Brüetsch
>15 itz da chönn häufe dass dä wider usechunnt ... u nächäne eh
>16 (,) *isch si äch wider* zrugg ... äh (Pause 7 Sek) *si isch*
>17 zrugg .. und .. het äch d Häx i Ofe gstosse? (,) i Ofe gheit
>18 (,) het ihm d Türe uftaa (,) u när sy si beidi wider ab ...
>19 das isch (,) ds Märli

In dieser Geschichte ist zwar grob das Schema des Märchens enthalten, es ergeben sich allerdings viele "Ungenauigkeiten". Vpn 3 hat versucht, die Wissenslücken, die beim Erzählen der Geschichte aufgetaucht sind, sinngemäss zu füllen, um die Kohärenz im gesamten Handlungsverlauf der Geschichte zu erhalten (kursiv im Text). "Wissensinseln", die aus dem ursprünglichen Märchen stammen, werden so durch Brückenelemente zu einem doch relativ kohärenten Handlungsgefüge verbunden. Die langen Pausen sind ein weiteres deutliches Indiz dafür, dass sich der Erzähler seines Wissens unsicher ist und für die Gedächtnisabsuche Zeit benötigt.

– *Konfabulationen:* Echte Konfabulationen, die vom Erzähler selbst nicht bemerkt wurden, kamen in den Märchen der Kontrollgruppe nicht vor. Einen Grenzfall bildet die Erzählung von Vpn5. Er erfindet Details, die nicht aus dem Märchen stammen, bekundet dabei aber ständig seine Unsicherheit und bricht schliesslich ab (Konfabulationen bzw. Hypothesen kursiv):

    13 (LACHT) bi so <u>schlächt</u> im Märli
    14 ... [was isch no gsy (?)] (FLÜSTERND) ... *het se irgend (,)*
    15 *irgendwie het si se ver<u>zouberet</u> .. uf e nen Art ... ja ..*
    16 meh weiss i nüm

– *Themenausarbeitung:* Besonders bei den längeren Erzählungen waren Themenausarbeitungen (kursiv) häufig. Allerdings war eine sichere Zuordnung nicht immer möglich, da oft nicht geklärt werden konnte, auf welche Märchenversion sich die Probanden beriefen. Beispiele:

    Vpn 8 (Aschenputtel)
    65 .. und denn het sie gseh (,) e
    66 wunderschöns Kleid (,) *rosa Spitze vo Chopf bis Fuess* (,)

    Vpn 4 (Aschenputtel)
    16 ds Aschenputtel aso di
    17 Tochter di het sech zersch <u>gfröit</u> (,) *het dänkt (,) ja <u>guet</u>*
    18 *(,) itz muess i zwar haut (,) itz verlür i dr <u>Vater</u> aber ..*
    19 *muess i (,) muess ne haut teile aber i überchume no zwöi*
    20 *(,) Gschwüsterti derzue ..*

Irrelevante oder unpassende Themenausarbeitungen kamen in keinem Text vor.

2.2.7 Monitoring und Planungsprozesse

Anzeichen für gerade ablaufende Planungsprozesse waren in 11 von 14 Texten vorhanden. Sie lassen sich in folgende Kategorien einteilen:

1) Kommentare zum Text, mit denen die eigene Unsicherheit, Nicht-Wissen oder Zweifel bekundet werden. Beispiel Vpn 13:

    80 dann kommt die Taube auch nochmal *und sagt was (,) was ich*
    81 *jetzt nicht weiss (,)* [und] (GEDEHNT) ..

2) Laut geäusserte Reflektionen, Fragen oder Hypothesen, die die Geschichte betreffen oder die über das eigene Vorgehen beim Erzählen Auskunft geben. Beispiel Vpn 10:

    23 sie nimmt dann so .. [*was warn dis (?)*]
    24 (LEISE) (,) Linsen und ... [*schnell was finden*] (LEISE)
    25 und Erbsen (LACHT) .. in einen Topf

Diskursaufgabe Märchen - 115 -

3) *Selbstaffirmationen, d.h. Zustimmungen, dass die gewählte Handlungsalternative zutreffend ist.* Beispiel Vpn 14:

> 1 also es gab einmal ein Mädchen (,) assenputt Aschenputtel
> 2 genannt (,) *ja* (,) Aschenputtel genannt

Diese Zustimmungen werden als Ergebnisse von internen Kontrollprozessen gewertet. Der Erzähler überprüft im Nachhinein nochmals, ob seine Geschichte zutrifft und bestätigt sich das im Sinne von: "Ja, so war es, meine Erinnerung stimmt".

4) *Planungspausen.* Bei vier Kontrollpersonen traten in der Erzählung Pausen auf, die länger als drei Sekunden dauerten. Diese Pausen wurden als Ausdruck von inneren Planungs- und Suchprozessen interpretiert. Die längste Pause dauerte 19 Sekunden.

5) *Kommentare, die das Textverständnis des Hörers verbessern oder leiten sollen.* Der Erzähler weist in einem Kommentar daraufhin, wie der Hörer das Gesagte zu verstehen habe. Beispiel Vpn 11:

> 7 und haben auch alles von der St von der Mutter also (,) von
> 8 der Stiefmutter halt *von Aschenputtel aus gesehen* (,) haben
> 9 se halt alles gekriegt

Die erste Kategorie, Kommentare des Zweifels, der Unsicherheit oder Nicht-Wissens, war insgesamt am häufigsten vertreten (vgl. Tabelle 2.3). Diese Phänomene waren insgesamt Anzeichen für metakommunikative Prozesse, in denen über den Inhalt des Textes oder über eigene Such- und Entscheidungsprozesse reflektiert wurde. Ein Verlassen der Textebene zugunsten anderer Themen kam in der Kontrollgruppe nicht vor.

2.3 Märchen - Analyse und Zusammenfassung der Patiententexte

2.3.1 Märchen: Zusammenfassung GO

GO entscheidet sich rasch, das Märchen Aschenputtel zu erzählen. Er beginnt die Erzählung mit den wichtigsten und relevantesten Makropropositionen, kann jedoch im Verlauf seiner Rede den Sprechantrieb immer weniger aufrechterhalten, der schliesslich ganz versiegt. Der Diskurs wird unterbrochen von zahlreichen langen Pausen. Für seine Erzählung von 150 Wörtern benötigt GO deshalb über neun Minuten. Um das Märchen beenden zu können, ist er auf äussere Stimuli - die Fragen der Untersucherin - angewiesen. Das Ende der Geschichte wird im Vergleich zum Anfang inhaltlich nur lückenhaft erzählt. Auch nach einer längeren Pause setzt GO genau dort ein, wo die Rede abbrach.

Die gedankliche Planung scheint an demselben Punkt zu verharren, an dem die sprachliche Realisierung stoppt. Vermutlich entsteht bei GO daher auch auf konzeptueller Ebene keine detaillierte Repräsentation der Geschichte, obwohl die Wissensbasis dafür vielleicht vorhanden wäre Seine ohnehin schon eingeschränkten verbalen Ausdrucksmöglichkeiten werden durch Wortfindungsstörungen zusätzlich vermindert. Es kommen semantische Paraphasien vor (z.B. 'Eisprinzessin' anstelle von 'Fee'), viele abgebrochene Redeansätze, manchmal auch kurze Wiederholungen, mit denen GO offensichtlich verhindern möchte, dass der Redefluss abbricht.

2.3.2 Märchen: Zusammenfassung RN

RN entscheidet sich nach kurzem Nachdenken für das Märchen Aschenputtel. Es gelingt RN problemlos, das Märchen aus seiner Erinnerung abzurufen und zu erzählen. Die wichtigen Makropropositionen sind vorhanden. Der Text weist keinerlei Widersprüche auf, er bildet eine plausible und zusammenhängende Geschichte mit vielen Details. Selbst Elemente, die möglicherweise nicht aus dem Original-Märchen stammen, fügen sich gut und sinnvoll in die Geschichte ein. Diese Textproduktion unterscheidet sich praktisch nicht von den Märchenerzählungen der Kontrollpersonen. Auffällig ist allein die sehr anschauliche Verwendung von Dialogen, die zum Teil sogar szenisch – mit verstellter Stimme – dargestellt werden.

2.3.3 Märchen: Zusammenfassung MI

Die Aufgabe bereitet MI auf verschiedensten Ebenen Schwierigkeiten: Sie hat zunächst Mühe, überhaupt Erinnerungen an Geschichten frei abzurufen und meint zunächst, sie kenne keine Märchen. Eine gezielte Gedächtnissuche findet erst statt, als die Untersucherin insistiert und MI keine Ausweichmöglichkeit bleibt. MI entscheidet sich nun erst für eine Fernsehserie, bei der sie aber nur die Hauptfiguren aufzählen kann, dann für den Film "ET, der Ausserirdische". Die Geschichte wird inhaltlich erst nach und nach beim Erzählen rekonstruiert. Dabei wird die chronologische Reihenfolge nicht eingehalten. Besonders wenn es um die Beschreibung von konkreten Handlungen geht, kommen Leerformeln ohne echten Inhalt vor. MI kann dabei nicht immer zwischen Konfabulationen und wiedergefundenem Wissen unterscheiden. Auffällig ist die Bereitschaft von MI, unsichere oder unzutreffende Lösungen zu akzeptieren. Der Zweifel an der Richtigkeit der eigenen Erinnerungen verschwindet im Laufe der Erzählung. Insgesamt zeigt sich eine Tendenz bei MI, die Aufgabe eher oberflächlich zu bearbeiten, wobei eine gezielte Gedächtnissuche, eine Überprüfung der Erinnerungen und das kritische Verwerfen von ersten Lösungsmöglichkeiten ausbleiben. (Vgl. ausführliche Darstellung in 8.1.4)

Diskursaufgabe Märchen - 117 -

2.3.4 Märchen - Textproduktion von AR

AR liest die schriftliche Anweisung zum Märchen Aschenputtel laut vor und beginnt dann unvermittelt den folgenden Diskurs:

    1 ja das Aschenputtel isch ... d&Chuchi (,) un&nähär (,) nähär
    2 yche dert ... Aschenputtel (LACHT) .. puddel ... un&nähär
    3 yedrückt (,) un&nähär öppe .. öppe viertelstund oder halbstund
    4 backet (,) un&nähär use us (,) un&nähär no gwartet öppe no
    5 (,) a Stund u&nähär ässä ... (LACHEN) oder nid (?)

Die Untersucherin hat den Eindruck, dass AR die Aufgabenstellung missverstanden hat. Sie erklärt daher noch einmal ausführlich, er möge doch bitte ein Märchen erzählen. Es werden ihm als weitere Möglichkeiten die Märchen "Hänsel und Gretel" und "Schneewittchen" vorgeschlagen und als Titel schriftlich vorgelegt. Er wird ausserdem darauf hingewiesen, er könne auch ein anderes Märchen erzählen, wenn dies für ihn einfacher sei. Daraufhin beginnt AR "Hänsel und Gretel" zu erzählen, bricht aber schon nach einigen Worten ab und meint, er könne sich nicht mehr erinnern. Schliesslich beginnt er, das Märchen "Schneewittchen und die sieben Zwerge" zu erzählen, indem er als erstes den Titel laut nennt:

    "*Schneewittchen und die sieben Zwerge*"
    1b Das isch äs Fröilein gsy (,) un&nähär de (,) "fort" glouben i
    2b und siebe Zwärge däheime ...ghaute oder (,) un&nähär glouben i
    3b dr jüngscht .. nähär Ybrächer (,) un&nähär gsuecht(,) oder (,)
    4b aus zsämme gässe (,) und numme zletschte (,) siebe Zwärge (,)
    5b siebete .. unnähär Schrank piepiep piepiep (,) yibschlosse
    6b wisch (,) un nähär gsuecht gsuecht gsuecht und&när nümme ..
    7b nähär furt oder (?) un&nähär het är gseit (,) jetzt muess i
    8b luege oder .. un&nähär (,) die siebe Zwärge .. us (,) (säge
    9b mer?) Mau öppe .. Hütte un&nähär dr Waud un nachhär är lieget
    10b oder ... un&nähär .. was de .. un&nähär (,) hie dr anger
    11b piepiep piepiep (,) ghueschtet oder .. un&nähär eh (Pause,
    12b 4 Sek) (LACHEN) är irgendwie gschosse öppis so odr (,)
    13b unnähär .. explodiert (,) un&nähär .. piepiep piepiep
    14b piepiep aus zsämme (,) siebe siebe Zwärge noch (,) glych
    15b oder (,) un&nähär ache (,) und (,) Wasser trunke (,)
    16b un&nähär dr Hoiptling oder eso .. gluegt oder (,) un&nähär
    17b (,) abe .. dr Hoiptling abe (,) un när die angere (,) siebe
    18b (,) glachet oder ... (LACHEN)

Umfang
Die Erzählung des Märchens "Schneewittchen und die sieben Zwerge" dauerte 100 Sekunden und umfasste 149 Wörter.

Suchprozess, Entscheidung

AR versteht die erste Aufforderung, ein Märchen zu erzählen, offensichtlich falsch. Ohne nachzufragen, beginnt er eine Erzählung, die ihm wohl als Aufgabenbeantwortung angemessen erscheint. Es gibt bei ihm keinen Zweifel, er könnte die Aufgabe falsch verstanden haben. Es lässt sich nur darüber spekulieren, was AR tatsächlich verstanden haben könnte, vielleicht "Erzählen Sie bitte, wie man Plätzchen bäckt"(?). Möglich ist auch, dass AR mit dem Erzählen des Märchens beginnt ("2 ja das Aschenputtel isch ... d&Chuchi") und über die Wortkette Asche - Küche - Ofen - backen in eine andere Textsorte, z.B. Backrezepte, abdriftet, bis er schliesslich das Backen von Plätzchen oder anderen Backwaren beschreibt und seine Aufgabe danach als beendet ansieht. Er kommt also möglicherweise während der Aufgabenbearbeitung von der eigentlichen Aufgabenstellung ab. Bei der nochmaligen Klärung der Aufgabe gab es von seiner Seite keinerlei Zeichen, dass er die erste Bearbeitung als Fehler interpretierte. Der Abbruch der Erzählung "Hänsel und Gretel" nach wenigen Worten, ist ein Hinweis, dass er seine Wissensbasis hier überprüfte und als unzureichend einstufen konnte. Er wählt nun das Märchen "Schneewittchen und die sieben Zwerge": Dieser Titel wird klar und deutlich von ihm genannt, auch kommen die "sieben Zwerge" mehrfach im erzählten Text vor. Betrachtet man den Text auf seinen Inhalt hin, dann wird allerdings deutlich, dass AR hier ein ganz anderes Märchen erzählt, nämlich "Der Wolf und die sieben jungen Geisslein".

Inhaltliche Vollständigkeit

Das Märchen "Der Wolf und die sieben jungen Geisslein" nach den Brüdern Grimm lässt sich folgendermassen kurz zusammenfassen:

1. Eine Mutter Geiss wohnt mit ihren sieben Kindern in einer Hütte.
2. Sie lässt die Kinder alleine zu Hause.
3. Zuvor ermahnt sie die Kinder, niemanden ins Haus zu lassen, nur sie selbst.
4. Der böse Wolf versucht in Haus zu kommen.
5. Er verstellt seine Stimme und färbt seine Pfote weiss.
6. Da lassen ihn die Geisslein ins Haus.
7. Der Wolf frisst alle Geisslein auf.
8. Nur das Jüngste konnte sich verstecken.
9. Es erzählt der Mutter, was passiert ist.
10. Mutter Geiss findet den Wolf schlafend.
11. Sie schneidet ihm den Bauch auf.
12. Die Geisslein springen lebend aus dem Bauch des Wolfes.
13. Die Mutter Geiss füllt den Bauch des Wolfs mit Wackersteinen.
14. Der Wolf fällt in den Brunnen und ertrinkt.

Versucht man, in der Erzählung von AR Stereotypien, Floskeln und Kommentare soweit als möglich wegzulassen und die unvollständigen Teilsätze so plausibel wie möglich zu ergänzen (Ergänzungen in Klammern), dann ergibt sich folgende ergänzte Propositionsliste:

> da war ein Fräulein / (das Fräulein geht) fort / die sieben Zwerge (sind) daheim (geblieben) / der jüngste (?) / (ein) Einbrecher sucht und frisst alle (Zwerge) / nur das letzte der sieben Zwerge, das siebte im Schrank eingeschlossen / (der Einbrecher) sucht und sucht / und (er sucht dann) nicht mehr / (er geht) dann fort / er hat gesagt: ich muss jetzt mal schauen / dann (gehen) die sieben Zwerge (aus der) Hütte / (in) den Wald / er liegt / der andere hier (hat) gehustet / er (hat) irgendwie geschossen / (er) explodiert / die sieben Zwerge (sind) alle noch gleich (wie früher, d.h. lebendig) / (er ist) hinunter und (hat) Wasser getrunken / der Häuptling hat geschaut / der Häuptling (ist) hinunter (gestürzt) / die sieben haben gelacht

Vermutlich können die Aussagen "er hat gesagt: ich muss jetzt mal schauen" und "der Häuptling hat geschaut" als stereotype Floskeln interpretiert werden, die ohne Funktion für den Inhalt sind. Vergleicht man diese ergänzte Propositionsliste mit dem Inhaltsverzeichnis des Märchens, dann fehlen vor allem Details, die die handelnden Personen charakterisieren, z.B. dass der Einbrecher (später "Häuptling") ein Wolf ist, dass die Person, die ihn schlafend findet, die Mutter Geiss ist. Unklar bleibt auch, wie der Wolf ums Leben kommt. Bei AR wird er erst erschossen (von wem?), explodiert und stürzt schliesslich hinab (in den Brunnen?). Möglicherweise liegt hier eine Kontamination mit dem Märchen Rotkäppchen vor, in dem ein ähnliches Motiv auftaucht.[3] Sieht man aber davon ab, dass die handelnden Personen nicht dem Märchen entsprechend charakterisiert werden, dann ergibt sich von den wichtigen Makropropositionen her gesehen eine relativ vollständige Makrostruktur. Auch von der Superstruktur liegt ein relativ vollständiges Schema vor, in dem ein komplexer Handlungsverlauf geschildert wird.

Reihenfolge
AR konstruiert seine Geschichte nach dem Prinzip der zeitlichen Aneinanderreihung. Die zeitliche Bestimmung "und nachhär" kommt in diesem kurzen Text 21 Mal vor. In der chronologischen Abfolge gibt es allerdings einige Implausibilitäten: Z3b "dr jüngscht" scheint eine Antizipation zu sein, die nicht weitergeführt wird. Unklar ist auch, wieso der "Einbrecher", der bereits erschossen oder explodiert ist, anschliessend noch im Brunnen ertrinken kann.

Makropropositionale Struktur, Kohärenz
Versucht man, die Erzählung mit dem bekannten Märchen zur Deckung zu bringen, so ergibt sich eine relativ hohe Kohärenz und Vollständigkeit. Versucht man jedoch den Text zu verstehen, ohne sich auf eine Märchen-Vorlage zu

---

[3] Dort ist es ein Jäger, der den Wolf erst erschiessen möchte, ihm aber dann den Bauch aufschneidet und so Rotkäppchen und die Grossmutter rettet.

beziehen, dann wirkt er inkohärent und vielfach unverständlich. Dies ist überwiegend auf die fehlerhafte sprachliche Realisierung zurückzuführen. Es bestehen :

– *Auslassungen von wesentlichen syntaktischen Elementen*: So fehlt in vielen Sätzen das Subjekt (Z1b"un&nähär de (,) 'fort'", Z13b "unnähär .. explodiert"). Aber auch Verben fehlen, ebenso wie Präpositionen (Z8b"die siebe Zwärge .. us (,) (säge 9b mer?) mau öppe .. Hütte un&nähär dr Waud").

– *Referenzunsicherheiten*: Es ist unklar, auf welches Subjekt sich ein Prädikat bezieht (Z14b "siebe siebe Zwärge noch glych Z15b oder (,) un nähär ache (,) und (,) Wasser *trunke*"). Auch ist der Referent für das mehrmals auftauchende "die anderen" unklar (Z10b "hier dr anger", Z17b "die angere (,) siebe").

– *semantische Paraphasien* ("Hoiptling", "explodiert").

– *Stereotypien und Floskeln*. Besonders auffällig ist der wiederkehrende Automatismus "Piepiep". Er taucht in diesem Text dreimal auf (Z5b, 11b, 13b). An keiner Stelle scheint er als Ersatz für ein nicht gefundenes Wort oder eine gesuchte Wendung eingesetzt zu sein. Er tritt vielmehr zusätzlich auf, möglicherweise als Ausdruck von Erregung oder Aufregung, d.h. an Stellen, die besonders wichtig oder spannend sind.

Es ist schwer zu entscheiden, ob Kohärenzbrüche vorkommen, die völlig unabhängig von mangelhafter sprachlicher Realisierung bestehen. Im Text lassen sich allerdings einige Beispiele finden, die Ungenauigkeiten oder Inkonsistenzen enthalten:

 Z 10b und nachär .. was de .. un&nachhär (,) hier dr anger
 Z 11b piepiep piepiep ghueschtet oder ..

Es ist für den Hörer völlig unklar, was AR in diesem Satz meint, die köhäsiven Bezüge sind irreführend oder fehlen. Bezieht sich der Leser auf die Vorlage, dann könnte man interpretieren, der "Zwerg" (Geiss) im Schrank oder die "Zwerge" (Geissen) im Bauch des "Einbrechers" machten sich durch Husten bemerkbar (?).

 Z8b und&nachhär (,) die siebe Zwärge .. us (,) säge
 Z9b mer ?) mau öppe .. Hütte un&nachhär dr Waud un nachhär är lieget

Hier könnte gemeint sein, dass die sieben Zwerge im Bauch des "Einbrechers" (Wolfs) die Hütte verlassen, dass dieser in den Wald geht und sich hinlegt. Eventuell kann ein Sachverhalt, der durch eine Passiv-Konstruktion ausgedrückt werden müsste, von AR nicht angemessen dargestellt werden, woraus sich inhaltliche Inkonsistenzen ergeben. Möglicherweise hat diese sprachliche Ungenauigkeit ein Äquivalent auf konzeptueller Ebene in einem ungenauen, vagen Situationsmodell.

Diskursaufgabe Märchen - 121 -

Thematische Abweichungen
AR verwechselt die Märchen "Schneewittchen und die sieben Zwerge" und "Der Wolf und die sieben jungen Geisslein". Eine solche Verwechslung scheint durch die Parallelität der Märchen-Titel und vor allem durch die Zahl "sieben" ausgelöst. Es stellt sich die Frage, ob es sich um eine Kontamination handelt, d.h. ob sich AR tatsächlich Zwerge als Personen in seiner Erzählung vorstellt, oder lediglich um eine semantische Paraphasie, d.h. ob er "Geisslein" (oder "Zicklein") als "Zwerge" bezeichnet, obwohl er an Tiere als handelnde Personen denkt? Betrachtet man die Charakterisierungen der Personen im Text, so lässt sich nicht unterscheiden, ob von Tieren oder Menschen die Rede ist. Dies trifft auch auf die Figur des Wolfs (oder Einbrechers) zu, der mit Begriffen beschrieben wird, die eher zu Menschen gehören. Man kann also eher davon ausgehen, dass AR beide Märchen tatsächlich vermischt und nicht bloss semantische Paraphasien vorliegen, die perseveratorisch wiederkehren. Dabei liegt vermutlich eine ungenaue Repräsentation von Begriffen vor. Die Hauptpersonen der Märchen weisen einige gemeinsame Merkmale auf: "Weiblich" bei Schneewittchen und Mutter Geiss, "klein" und "sieben" bei den Geisslein und den Zwergen. Möglicherweise verfügt AR über sehr ungenaue semantische Repräsentationen, bei denen er nur wenige Merkmale als relevant herausgreift. Die bei ihm vorhandenen Konzepte scheinen für eine klare Unterscheidung der Märchen zu wenig ausdifferenziert, Implausibilitäten werden deshalb nicht bemerkt. Echte Konfabulationen, die sich nicht aus der Vagheit der Repräsentation sprachlicher Konzepte erklären lassen oder sich nicht aus Wortfindungsproblemen ergeben, liegen nicht vor.

Als AR im Anschluss an die Aufgabe gebeten wird, doch einmal einen Zwerg zu zeichnen, malt er eindeutig einen Zwerg und kein Tier.

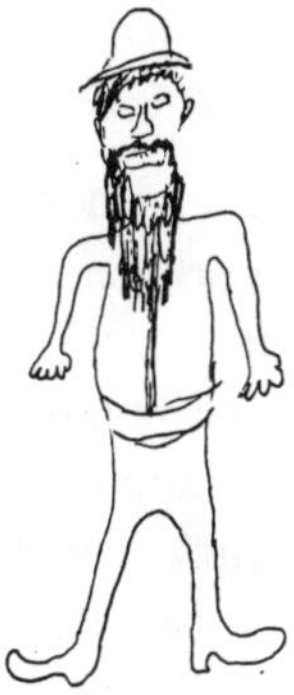

Abbildung 2.1
AR's Zeichnung eines Zwergs

Monitoring und Planungsprozesse
Kommentare, mit denen Zweifel oder Unsicherheit in Bezug auf den Inhalt ausgedrückt werden, kommen zweimal vor: Z1b, Z2b "glouben i". Häufig enden Sätze mit "oder (?)", was aber nicht als Ausdruck des Zweifels, sondern eher als Floskel aufzufassen ist. Es gibt noch andere stereotype Floskeln, die Unsicherheit ausdrücken und die an Stellen auftauchen, an denen neben inhaltlichen Zweifeln auch Unsicherheiten bei der Wortwahl bestehen:

8b/9b *(säge mer?) mau öppe*

11b un &nähär eh (Pause, 4 Sek) (LACHEN) *är irgendwie* gschosse *öppis odr so*
16b dr Hoiptling oder eso

In Z11b/12b findet sich eine Pause von vier Sekunden. AR weiss an dieser Stelle nicht mehr, wie die Geschichte weitergeht; seine unmittelbar folgenden Ausführungen haben auch eher den Charakter von Brückenelementen, die eine Fortführung der Geschichte ermöglichen sollen.

Es lässt sich aufzeigen, dass bei AR Kontrollprozesse stattfinden und er einzelne Unsicherheiten wahrnimmt. Dies betrifft auch sprachliche Suchprozesse, z.B. Z2b "daheime ... ghaute". Die Pause vor dem im Kontext falschen Wort "ghaute" ist ein Anzeichen dafür, dass AR hier nach dem richtigen Wort gesucht hat.

Zusammenfassung
AR scheitert zunächst am Verstehen der Aufgabenstellung. In einem weiteren Versuch wählt er die richtige Textsorte, erzählt jedoch den Handlungsablauf eines anderen Märchens. Diese Kontamination scheint mit vagen, uneindeutigen Begriffsrepräsentationen in Zusammenhang zu stehen. Vergleicht man die Erzählung mit der Märchenvorlage, lässt sich durch Interpretation eine relativ kohärente und vollständige Geschichte ableiten. Dabei gibt es jedoch im Detail Ungenauigkeiten und Widersprüche, die sich zwar auf sprachliche Schwierigkeiten zurückführen lassen, aber ebenso auf einer konzeptuellen Ebene vorhanden sein können. Ohne Orientierung an der Märchenvorlage bleibt der Text für den Hörer unverständlich. Dies wird von AR in keiner Weise wahrgenommen.

2.3.5 Märchen: Zusammenfassung SU

SU ist nicht in der Lage, einen Märchentext zu rekonstruieren. Er wählt einen Film als Vorlage, den er vor vielen Jahren gesehen hat und den er ebenfalls nur sehr unzureichend abrufen kann. Er ist sich seiner unzureichenden Erinnerungen bewusst und kommentiert mehrmals seine Unsicherheit. Beim Erzählen werden Themen kohärent aneinandergefügt, wenn auch die Wissensbasis unsicher ist. Der Eindruck von Umständlichkeit und Weitschweifigkeit, den sein Verhalten vermittelt, ist nicht auf Themenausarbeitungen, Themenwechsel oder etwa Konfabulationen zurückzuführen, sondern auf das Verlassen der Erzählebene zugunsten persönlicher Erinnerungen. SU berichtet schliesslich ausführlich, unter welchen Umständen er den Film gesehen und wieso er in seiner Jugend nie Märchen gehört habe.

2.3 6. Märchen: Zusammenfassung WA

WA meint zuerst, kein Märchen zu kennen. Er beginnt dann aber ohne weitere

Aufforderung, das Märchen Schneewittchen zu erzählen. Von der inhaltlichen Struktur her ist die Erzählung völlig unzureichend. WA nennt zwar einige Märchen-typische Versatzstücke, dabei entsteht aber keine kohärente Erzählstruktur. Er nennt nur ein einziges, wenig relevantes Handlungsdetail aus dem Originalmärchen, ansonsten werden Informationen zum Setting konstruiert. Eine Kontamination mit einem anderen Märchen, Dornröschen, kann nicht völlig ausgeschlossen werden. Wortsucheprozesse, die WA vom Thema wegführen, nehmen relativ viel Raum in der Erzählung ein. WA nimmt zwar wahr, dass sein Wissen unzureichend ist, er scheint aber trotzdem mit seiner Leistung zufrieden zu sein und registriert Wortfindungsprobleme eher amüsiert. Offensichtlich ist es für ihn unmöglich, kritisch zu bewerten, wie relevant, zutreffend und kohärent seine Aussagen tatsächlich sind. (Vgl. ausführliche Darstellung 8.3.5)

2.3.7 Märchen: Zusammenfassung AL

AL entscheidet sich klar dafür, das Märchen Schneewittchen zu erzählen. Er erinnert sich beim Abruf des Märchens an einzelne, wenige Details, kann aber nicht immer den richtigen Zusammenhang herstellen. So ist es in seiner Erzählung Schneewittchen, die den Spiegel befragt, und nicht die böse Königin. Trotzdem besteht zu Beginn eine grobe Übereinstimmung mit dem Original, bis AL die Erzählung plötzlich mittendrin abbricht. Er weiss an dieser Stelle nicht mehr weiter. Von der Untersucherin befragt, wie denn das Märchen ausgeht, fügt er schliesslich einen konfabulierten Schluss hinzu, der sich an der Alltagsrealität orientiert. Widersprüche und Implausibilitäten in seiner Erzählung lässt AL stehen, ohne sie zu korrigieren, wahrscheinlich auch ohne sie als solche wahrzunehmen. Die Erzählung weist von ihrer makroprositionalen Struktur abrupte Themenwechsel und Themenabbrüche auf. Einzelne Episoden stehen unverbunden nebeneinander. AL kann nicht sicher unterscheiden, wo seine Erinnerungen aufhören und wo er erfundene Inhalte hinzufügt. Er wählt manchmal ein etwas umgangssprachliches Register, das dem Märchen stilistisch nicht ganz angemessen ist. (Vgl. Anhang)

2. 4 Vergleich der Textproduktionen von Patienten und Kontrollgruppe

2.4.1 Suchprozess und Entscheidung

Alle Kontrollpersonen entschieden sich für eines der vorgegebenen Märchen und konnten das entsprechende Märchen auch abrufen, wenn auch nicht immer vollständig. Aus der Patientengruppe wählten nur GO, RN und AL klar erkennbar eines dieser Märchen. AR vermischte zwei Märchen; bei WA bleibt unklar, inwieweit eine Kontamination vorlag. SU und MI konnten sich an kein Märchen erinnern und erzählten statt dessen einen Film. Vier der Patienten scheiterten also bereits am freien Abruf.

2.4.2. Umfang

	Kontrollpersonen	GO	RN	MI	AR	SU	WA	AL
Anzahl Wörter	⌀ 678, Min 145, Max 2084	150	375	159	149	130	116	187
Dauer (Sek.)	⌀ 280, Min 79, Max 690	597	190	73	100	87	80	121

Tabelle 2.1 Anzahl der Wörter und zeitliche Dauer
⌀ = Durchschnitt, Max= maximaler Wert, Min = minimaler Wert ⌀

Insgesamt waren die Erzählungen der Patienten kürzer als die der Kontrollgruppe. Der gezielte Zugriff auf Altwissen war offensichtlich bei allen Patienten, mit Ausnahme von RN, erschwert. Weniger als 400 Wörtern fanden sich in der Kontrollgruppe nur bei unvollständigen Erzählungen.

2.4.3. Inhaltliche Vollständigkeit

Nur vier der Kontrollpersonen produzierten unvollständige Texte, alle anderen Texte waren vollständig, gemessen an den Elementen der Inhaltslisten der Märchen (± 1 Inhalt der Liste).

	Kontrollpersonen	GO	RN	MI	AR	SU	WA	AL
Anzahl Inhalte (genannte Inhalte / Anzahl Inhalte pro Märchen)	- vollständig (± 1): 10 Vpn - unvollständig: 4 Vpn, Min 4/10, Max 10/13	8/13	10/13	*	*	*	(1/13) (?)	2/13

Tabelle 2.2 Anzahl produzierter Inhalte
Max= maximaler Wert, Min = minimaler Wert, * = andere Geschichte gewählt

Keiner der Patienten erzählte dagegen ein Märchen vollständig. Auch die Patienten, denen es gelang, sich an eines der gesuchten Märchen zu erinnern, konnten nicht alle wesentliche Inhalte abrufen, wobei die Schwierigkeiten jeweils an anderer Stelle zu situieren waren: GO hatte Mühe, den Schluss zu vervollständigen, AL griff eine Episode heraus und konnte den Gesamtzusammenhang nicht herstellen. Bei WA blieb unklar, inwieweit er einfach Versatzstücke zusammensetzte, ohne sich tatsächlich an das gesuchte Märchen zu erinnern.

2.4.4. Makropropositionale Struktur

12 von 14 Kontrollprobanden realisieren eine komplette Märchen-Superstruktur. Dies ist in der Patientengruppe nur bei RN der Fall, mit Einschränkung auch bei AR. AL und GO müssen explizit aufgefordert werden, einen Schluss zu produzieren.

2.4.5. Thematische Abweichungen

Eindeutige thematische Abweichungen kamen in der Kontrollgruppe nur in den vier unvollständigen Erzählungen vor: Vermutlich eine Kontamination bei Vpn2, Brückenelemente und thematische Ausarbeitungen in den anderen drei Texten. Brückenelemente waren in den vollständigen Texten selten. Konfabulationen im eigentlichen Sinne gab es nicht; unzutreffende Inhalte wurden als Hypothesen gekennzeichnet.

Bei den Patienten kamen dagegen verschiedene thematische Abweichungen vor:
- AL, MI, und SU nannten Inhalte aus den jeweiligen Vorlagen in falschem Zusammenhang. Brückenelemente schafften hier nicht einfach Kontext zwischen Wissensinseln, sondern verfälschten den ursprünglichen Zusammenhang, so dass eine Rekonstruktion der Geschichte nicht gelingen konnte.
- Konfabulationen kamen bei MI und AL vor.
- MI akzeptierte nach und nach falsche oder unzureichende Aussagen.
- SU driftete in Kommentare aus dem persönlichen Erlebnisbereich ab.
- Bei GO gingen inhaltliche Ungenauigkeiten häufig auf Formulierungsschwierigkeiten zurück, die nicht korrigiert werden konnten.
- Themenausarbeitungen fanden sich nur bei RN, der Dialogszenen mit besonderer Anschaulichkeit darstellte.

2.4.6 Anzeichen für Monitoring, Planungsprozesse

In der Kontrollgruppe werden unzutreffende Aussagen praktisch immer von Äusserungen des Zweifels und der Unsicherheit begleitet. Dies ist bei den Patienten nicht der Fall, obwohl mit Ausnahme von RN bei allen Patienten Äusserungen des Zweifels vorkommen. Dies kann als ein Zeichen gewertet werden, dass sich die Probanden ihres Wissens zwar gelegentlich unsicher sind, aber letztlich nicht genau zwischen sicherem und unsicherem Wissen unterscheiden können. Am ausgeprägtesten ist sich noch SU seiner Unsicherheit bewusst. MI äussert zwar auch Zweifel, macht aber noch häufiger bloss Kommentare zum Textinhalt. Sie stellt dann Hypothesen zum Textinhalt auf, anstatt ihre eigene Unsicherheit wahrzunehmen. Auffallend viele Selbstzustimmungen finden sich nur bei RN, was man als externalisierte Monitoring-

Prozesse interpretieren kann.

Anzahl pro Text:	Kontrollpersonen	GO	RN	MI	AR	SU	WA	AL
Unsicherheit, Zweifel	Ø 1,7; Min 0, Max 6,	(1)*	0	3	2	6	1	3
Reflektionen, Hypothesen	Ø 0,67; Min 0, Max 2	0	0	5	0	0	0	0
Selbstzustimmung	Ø 0,28; Min 0, Max 1	0	6	2	0	1	1	0
Planungspausen	Ø 0,36; Min 0, Max 2	(16)*	0	0	0	0	0	0
Hörerorientierte Kommentare	Ø 0, 14, Min 0, Max 1					(1)+		

Tabelle 2.3   Anzeichen für Monitoring- und Planungsprozesse
Ø = Durchschnitt,   Max= Maximaler Wert,   Min = Minimaler Wert,   *= Ausdruck von Sprechnot, keine Planungspausen,   + = Verlassen der Textwelt

2.4.7 Zusammenfassung des Vergleichs von Patienten und Kontrollpersonen

Mit Ausnahme von RN haben alle Patienten deutlich Schwierigkeiten beim gezielten Abruf eines Märchens. Der Zugriff auf die Wissensbasis ist insgesamt bei den Patienten erschwert, was sich auch im geringen Umfang, in der unvollständigen Makrostruktur, und der verminderten Anzahl korrekt erinnerter Inhalte der Erzählungen zeigt. Viel problematischer als Konfabulationen, die man bei Schädelhirntrauma-Patienten erwarten würde, ist also die Tatsache, dass es den Patienten nicht gelingt, passende Inhalte überhaupt abzurufen und sinnvolle Zusammenhänge herzustellen. Auch können inhaltliche Lücken von einigen Patienten nicht gefüllt werden. Auf welche Art und Weise sich das in den Erzählungen manifestiert, folgt bei den einzelnen Patienten unterschiedlichen Mustern. Bei einigen Patienten finden deutlich weniger Plausibilitätskontrollen statt; es werden unzureichende Aussagen akzeptiert und nicht weiter nach optimalen Lösungen gesucht.

3. Diskursaufgabe: Geschichten Fortsetzen

3.1 Beschreibung und Analyse der Aufgabe "Geschichten Fortsetzen"

3.1.1 Beschreibung der Aufgabenstellung

In dieser Aufgabe ging es darum, zwei unvollständige Erzählungen auf sinnvolle Weise fortzuführen. Die Probanden erhielten nacheinander jeweils eine der folgenden schriftlichen Anweisungen vorgelegt, die sie laut vorlesen sollten:

Zeitungsmeldung (Text1)

> In der folgenden Zeitungsmeldung fehlt ein Teil.
> Wie könnte es weitergehen ?
> Bitte erzählen Sie die Zeitungsmeldung weiter.
> Finden Sie einen passenden Schluss.
> Wie könnte der Titel lauten ?
>
> Thun, Bern. Als Schlossermeister Walter J. (51) von einer Ferienreise nach Hause kam, glaubte er seinen Augen nicht zu trauen: Dort, wo vor zwei Wochen noch sein Haus gestanden hatte, war jetzt nur noch ein einziger Trümmerhaufen zu sehen. Was war geschehen ? Des Rätsels Lösung: ....

Auto-Geschichte (Text2)

> In der folgenden Geschichte fehlt ein Teil.
> Wie könnte es weitergehen ?
> Bitte erzählen Sie die Geschichte weiter.
> Finden Sie einen passenden Schluss
> Wie könnte der Titel lauten ?
>
> Es war ein schöner Sommerabend. Ursula Moser fuhr mit ihrem alten Auto auf der einsamen Landstrasse nach Hause. Sie hatte bis spät abends im Büro gearbeitet und den schwierigen Auftrag doch noch geschafft. Da sah sie im Halbdunkel einen roten Wagen am Strassenrand stehen, dessen Warnlichter blinkten. Normalerweise wäre sie wohl weitergefahren. Aber heute war sie mit sich und der Welt zufrieden. Sie hielt daher an und kurbelte das Fenster herunter. "Benötigen Sie Hilfe?" fragte sie laut. Keine Antwort. Da beugte sie sich vor, sah in den Wagen hinein und erblickte ....

Es wurde den Probanden nach dem Vorlesen der Texte jeweils angeboten, sich Zeit zu nehmen, um zu überlegen oder um die Anweisung nochmals durchzulesen. Die mündlich produzierten Texte wurden auf Tonband aufgezeichnet und anschliessend transkribiert.

3.1.2 Analyse der Aufgabe und Untersuchungskriterien

Die Probanden sollen anhand von Vorinformationen einen Handlungsfortlauf erfinden. Dabei muss eine – von der Logik der Geschichte her – plausible Ursache gefunden werden, die zu den vorgegebenen Informationen passt. Die Probanden müssen dafür Hypothesen bilden und überprüfen, was einem Problemlöseprozess gleichzusetzen ist, bei dem auf Geschichtenschemata und Wissen über mögliche Zusammenhänge zurückgegriffen wird. Die beiden Textvorgaben unterscheiden sich von ihrer Länge, ihrer Komplexität und von der Textsorte her. Dies hat möglicherweise einen Einfluss auf die Qualität der Aufgabenbeantwortung.

Es werden die folgenden Aspekte untersucht:

– *Argumentationsstruktur, Verwendung von Vorinformationen.* Von Interesse sind die Art der Argumentation und der Zusammenhang der gewählten Lösung zur Textvorgabe, d.h. inwiefern auf Vorinformationen Bezug genommen wird oder Widersprüche entstehen. Auch ob die Lösungen Elemente enthalten, die redundant oder für die Erklärung irrelevant sind, sagt etwas über die Qualität des Problemlöseprozesses auf einer konzeptuellen Ebene aus.

– *Wahl der Textsorte, Makrostrukur.* Vorgegeben sind unterschiedliche Textsorten, einmal ein Zeitungstext, das andere Mal eine Erzählung. Die Fortsetzung sollte so gewählt werden, dass sie der jeweiligen Textsorte entspricht und dass eine kohärente Makrostruktur geschaffen wird.

– *Verlassen der Textwelt.* Es soll untersucht werden, ob der Proband in seiner Erzählung auf Dinge, die ausserhalb der Textwelt liegen, Bezug nimmt, ob eine Selbstreferenz vorliegt und ob Kommentare auf einer metatextuellen Ebene gemacht werden.

– *Umfang.* Es stand den Probanden frei, den Umfang der Lösung selbst zu bestimmen. Die Länge der Geschichte (Anzahl der verwendeten Wörter) bildet daher einen Parameter, der etwas über die Aufgabeninterpretation aussagt.

– *Titel.* In welchem Verhältnis steht der gefundene Titel zur Gesamtgeschichte? Es wird angenommen, dass das Finden des Titels die Fähigkeit voraussetzt, wesentliche Aspekte der Geschichte herauszugreifen bzw. eine Geschichte auf ihre wesentlichsten Punkte zu reduzieren (vgl. Ulatowska & Bond Chapman 1991).

- Anzeichen für diskursive Planungsprozesse, Hesitations-Phänomene, Korrekturen. Das Auftreten von falschen oder abgebrochenen Wortanfängen, Pausen, Füllsel-Wörtern wie "äh", "ähm" kann, bei intakter sprachlicher Fähigkeit, als Indiz für kapazitätsfordernde Planungsvorgänge gewertet werden. Sie sind ein Anzeichen von ablaufenden Monitoring-Prozessen.

3.2 Analyse der Textproduktion der Kontrollgruppe

3.2.1 Argumentation, Makrostruktur, Plausibilität

Alle Probanden fanden Auflösungen, die eine gewisse Plausibilität aufwiesen. Beim *Zeitungstext* wurden die folgenden Lösungsmöglichkeiten genannt:

- Gasexplosion (5 mal)
- Brand (3 mal)
- irrtümlicher Abriss (2 mal)
- Erdbeben (2 mal).
- von Panzer bei Militärübung versehentlich zerstört (1 mal)
- durch wuchernden Efeu zum Einsturz gebracht (1 mal)

In der *Auto-Geschichte* wurden auf die Frage, was die Protagonistin im Auto vorfindet, folgende Lösungen vorgeschlagen:

- bewusstlose/r Frau/Mann, ohne weitere Angabe von Gründen (2 mal)
- Mann/Frau nach Unfall/Autopanne (3 mal)
- Frau mit neugeborenem Baby (2 mal)
- Leiche (3 mal)
- Pärchen (1 mal)
- Chef (1 mal)
- Sie findet sich selbst, als Zukunftsvision 10 Jahre später (1 mal)
- einsamer Hund ohne Herrchen (1 mal)

Diejenigen Antworten, die nur einmal genannt wurden, sind z.T. origineller, oft auch humorvoller als die anderen Lösungen.

Text 1: Argumentation, Makrostruktur
Für den Text 1 (*Zeitungsmeldung*) gibt es Begründungen unterschiedlicher Ordnung, die in den Geschichten-Fortsetzungen realisiert sein können:
a) Es wird eine Erklärung gegeben, für das, was passiert ist (siehe oben) und eventuell eine Abfolge von Ereignissen erzählt. Warum dies so passiert ist, wird aber nicht weiter begründet (Erklärung erster Ordnung).

> Vpn 3
> Eine Gasleitung war explodiert (,) und hatte so das ganze
> Haus in die Luft gejagt.

b) Die Begründung kann wiederum in einen weiteren Erklärungszusammenhang gestellt werden (Erklärung zweiter Ordnung):

> Vpn 10
> 6 daher (,) benutzte er
> 7 ein Feuerzeug (,) um sich überhaupt zurechtzufinden...
> 8 doch ... leider hatte Walter Jot vergessen .. den Gasherd
> 9 abzustellen (,)

> Vpn 13
> 1 in der Nähe des Schlossermeisters scht (,) äh ..
> 2 steht ein altes Haus (,) was abgerissen werden sollte.. die
> 3 Abrissfirma kommt .. und (,) konnte di äh ... Hausnummer
> 4 nich richtig lesn ..

Ein solcher Erklärungszusammenhang zweiter Ordnung ist in 12 von 14 Texten vorhanden. Nur in zwei dieser Texte wird für die Begründung auf weitere Vorinformationen aus dem Text zurückgegriffen:

> Vpn 8
> 1 Herr Walter I war begeisterter Hobbygärtner und hatte vor
> 2 zwei Wochen zu seinem einundfünfzigsten Geburtstag ... von (,)
> 3 einem Gärtnerkollegen einen schnellwachsenden Efeu (,)
> 4 bekommen

c) Es wird ausserdem in drei Texten erklärt, aus welchem Grund der Schlossermeister nichts von dem Unglück erfuhr:

> Vpn 4
> 4 niemer het gwüsst (,) won er eigetlich
> 5 higeit...

Text 2: Argumentation, Makrostruktur
Im Text 2, der Auto-Geschichte, finden sich Begründungen erster Ordnung, d.h. ohne weitere Erklärungen, für das, was passiert ist, bei sieben Probanden. Diese schildern zwar, oft detailreich, die Abfolge der weiteren Geschehnisse, geben aber keine Erklärung, was eigentlich vorgefallen ist.

> Vpn 2
> 1 si erblickt .. ä Maa wo blüetet ... si stygt us ... u äh ...
> 2 fragt ne .. aso (,) Ant (,) ob er Antwort giob u (Pause, 4 Sek)
> 3 misst dr Puus ... u när merkt si (,) dass er bewusstlos
> 4 isch (Pause 8 Sek) si steut Panneschiud (,) mou
> 5 Panneschiuder uf (Pause, 4 Sek) plötzlech chunnt no zuefäuig
> 6 es Outo zfahre (,) u das hautet o aa (Pause, 13 Sek) si blybt

Diskursaufgabe Geschichten Fortsetzen   - 131 -

      7 bym .. bym Verletzte (,) dr Anger geit ga telefoniere ..
      8 Chrankeouto (,) Polizei ... när wird später i ds (,) auso i
      9 ds Spitau bracht

Die übrigen sieben Probanden geben Erklärungen zweiter Ordnung an, d.h. sie begründen, warum das Ereignis so passiert ist.
In acht Texten wird das Detail, dass die Warnlichter des roten Autos eingeschaltet waren, nicht berücksichtigt und es steht im Widerspruch zur Erklärung oder ohne Bezug dazu. Meist findet Ursula Moser im Auto eine bewusstlose Person oder einen Toten, so dass unlogisch scheint, wieso die Warnlichter angeschaltet wurden. In den übrigen sechs Texten fügt sich dieses Detail logisch in den Zusammenhang ein. Nur von drei Probanden werden auch noch Vorinformationen über die Protagonistin in die Fortsetzung der Geschichte einbezogen:

      Vpn 8
      6   sie hatte die
      7 die schwierige Aufgabe ... ähm (,) bewältigt (,) hatte auf keinen
      8 Dank gehofft .. und ihr <u>Chef</u> fuhr extra mit dem Auto zu ihr ins
      9 Büro und bedankte sich ..

3.2.2 Textsorte, Umfang

Komplexität und Umfang der Fortsetzungs-Texte waren sehr unterschiedlich. Es kamen Minimal-Antworten, bestehend aus sechs Wörtern, und hochdramatische Geschichten mit mehreren Episoden, Vor- und Rückblenden, bestehend aus 277 Wörtern, vor. Im Durchschnitt umfasste der Text 1 (Zeitungsmeldung) 72 Wörter, der Text 2 (Auto-Geschichte) 102 Wörter. Keiner der Probanden verwendete einen typischen Zeitungsstil in seiner Darstellung des ersten Textes, sondern alle orientierten sich, abgesehen von der Überschrift, an einem erzählenden Stil. Zum Teil wich der Stil auch durch Einschübe, die für mündliche Sprache typisch sind, deutlich vom Zeitungsstil ab:

      Vpn 12
      1 hm ja (,) ganz spontan .. würd i säge (,) dasch
      2 wahrschynlech ... wahrschynlech het s (,) dert e irgendwie ä
      3 (,) Gasexplosion gä (,)

Von zehn Dialektsprechern verwenden drei beim Text1 und fünf beim Text2 spontan die Hochsprache.

3.2.3 Verlassen der Textwelt

Metatextuelle Kommentare waren eher selten, sie kamen insgesamt bei sechs Probanden vor und umfassten meist nur eine Bemerkung oder eine kurze

Äusserung. Lediglich bei Vpn1 fanden sich mehrere metatextuelle Kommentare. Sie fragte mehrmals nach, ob sie auch die Aufgabe richtig erfüllt hat:

> Vpn1 Text 1
> 1 Aso es het ä Gaseexplosion ggä ... *längt das scho* (?) ..
> 2 *oder muess i no wyter verzele* (?)

Vpn1 ist auch die einzige Probandin, die beim Erzählen des zweiten Textes in eine Ich-Perspektive wechselt, wobei die Rolle der Ursula Moser übernommen wird:

> 9 ein paar Tage später erkundigte *ich mich*
> 10 nach ihr .. und erfuhr, dass sie (,) eine ..
> 11 Hirnerschütterung hatte (,)

Metatextuelle Kommentare treten ansonsten auf, wenn der Schluss der Geschichte angezeigt werden soll, als Kommentar zur eigenen Erzählung, als Ausdruck des Zweifels oder der Bestätigung der eigenen Rede:

> Vpn 11
> 5   und machte Meldung was los war (,) ähm ... [*wie geht die*
> 6 *Geschichte weiter*] (SEHR LEISE)

Ein Abdriften in Themen, die nicht zur Textwelt gehören, fand sich in keinem der Texte.

3.2.4 Titel[1]

Die gefundenen 28 Titel lassen sich folgenden 7 Kategorien zuordnen:

- Titel, die die *Hauptereignisse* zusammenfassen (z.B.: Baby erblickte das Licht der Welt in der freien Natur): 8 mal
- Titel, die das *Hauptereignis in einem Wort* beschreiben (z.B. Gasexplosion): 7 mal
- Titel, die sich *in einem Wort auf eine Person* der Geschichte beziehen: (z.B. Die Fremde): 2 mal
- Titel, in denen *Ironie, Metaphorik oder übertragene Bedeutung* enthalten ist (z.B. Wiedersehen macht Freude, Ich war Gärtner): 4 mal
- Titel im Stil einer *Zeitungsmeldung* (Wer weiss Näheres über den Toten?): 1 mal
- Titel, in denen unverändert *Elemente aus der Textvorlage* aufgegriffen wurden (z.B. der Trümmerhaufen): 2 mal
- Titel, die einen *bestimmten oder einen allgemeinen Aspekt* der Erzählung herausgreifen, der nicht mit dem Hauptereignis, nach dem gefragt wurde,

---

[1] Die Titel sind im Anhang aufgeführt.

unmittelbar identisch ist (z.B. Trauriges Ferienende, Ein glücklicher Tag): 4 mal

Vor allem bei den letzten beiden Kategorien und bei den Titeln, die sich auf Personen beziehen, muss man fragen, wie relevant der gewählte Titel für die Gesamtgeschichte ist. In der vorliegenden Stichprobe besitzen fast alle Titel einen relevanten Bezug zur Geschichte. Nur bei Vpn13, die jeweils ein Stichwort aus der Textvorlage aufgreift ("der Trümmerhaufen", "ein schöner Sommerabend"), scheinen die Titel weder eine Zusammenfassung des Inhalts zu sein, noch referieren sie auf das Hauptereignis oder einen Hauptaspekt der Geschichte. Bei Vpn3 passen Titel und Inhalt der Geschichte nicht zusammen: Sie wählt zwar den Titel "Autopanne", gibt als Auflösung jedoch ein sich küssendes Pärchen im Auto an.

3.2.5 Anzeichen für Planungsvorgänge, Korrekturen, sprachliche Realisierung

Es zeigten sich sehr ausgeprägte interindividuelle Unterschiede, was die Häufigkeit von Hesitations- und Korrekturphänomenen anging. Während einige Probanden – auch längere – Texte produzierten, ohne ein einziges Mal zu stocken oder sich zu korrigieren (z.B. Vpn9, Text 2), traten Redeabbrüche, Korrekturen und Füllsel-Wörter bei einigen Probanden gehäuft auf (z.B. Vpn7, Text 1: 8 Satzkorrekturen, 8 Füllsel-Wörter, eine Pause von mehr als 3 Sekunden in einem Text von 208 Wörtern). Auch wenn es aufgrund dieser Variationen schwierig ist, von Durchschnittswerten auszugehen, so mag es zumindest einen Anhaltspunkt geben, dass pro Text im Durchschnitt 2 Hesitations-Phänomene und 1,7 Korrekturen auftraten. Pausen von mehr als 3 Sekunden kamen nur bei vier Versuchspersonen vor.

Bei den Korrekturphänomenen kann unterschieden werden zwischen:

– *Wiederholungen:*

    Vpn10 Text 2
    17   durch diesen A
    18 (AUSATMEN) durch diesen Auftrag hast du (,)

– Korrekturen auf der Ebene der *verbalen Satzplanung:*

    Vpn7 Text 1
    16 er het nid sehr guet mittem (,) er isch nid
    17 sehr guet mit sym Sohn usecho

– Korrekturen auf der Ebene der *inhaltlichen Satzplanung:*

    Vpn13 Text2
    15 ja der Krankenwagen kommt ... äh .. und der Patient .. ja der
    16 Fahrer des verunglückten Autos (,)

Vpn10 Text2
28 von gestern wo (,) nee (,)
29 von dem Abend zuvor ...

Nicht korrigierte, fehlerhafte Satzverschränkungen kamen in dieser Stichprobe nicht vor. In drei Fällen werden begonnene Satzkonstruktionen abgebrochen. Es gibt keine unkorrigierten Wortwahlfehler.

3.3 Analyse und Zusammenfassung der Patiententexte

3.3.1 Geschichten-Fortsetzen: GO

Zeitungsmeldung
1 hm (Pause, 14 Sek)
2 *(U: finden Sie was (?) denken Sie sich was aus)*
3 (Pause, 16 Sek)
4 aso (,) vor zwö Wochä isch eh (,) sys Huus gestane (,) eh ..
5 ja "so wa (,) war jetzt nu nur no an Trümmerhaufen (,) zu
6 sehen" aso (Pause, 14 Sek)
7 *(U: was ist denn da passiert (?))*
8 (Pause, 5 Sek) hm (LACHEN) (Pause, 19 Sek) ke Ahnig (LACHEN) ...
9 *(U: was gibt s für Möglichkeiten (?))*
10 aso (Pause, 13 Sek) (x...x)(UNVERSTÄNDLICH, LEISE) ...
11 *(U: ja was kann da passiert sein (?))*
12 so .. hm (Pause, 14 Sek)
13 *(U: wenn ein Haus nicht mehr steht (,) was gibt s für Möglichkeiten (?)*
14 *was ist passiert (?))*
15 aso (,) es cha es (,) eh (,) ss ... m äs Unglück passiert si
16 .. eh (Pause, 5 Sek) mh ..
17 *(U: was für ein Unglück (?))*
18 (Pause, 4 Sek) m ... aso (,) zum Bispiu äs (,) äh äs (,) eh
19 mhm (Pause, 15 Sek, IN DER ER ERST SEUFZT DANN LACHT)
20 (Pause, 30 Sek., GO BRICHT AB)

(kein Titel)

Auto-Geschichte
1 äh (,) "dass der Wagen leer war" (Pause, 20 Sek)
2 *(U: warum, wie geht s weiter ?)*
3 (LACHT, Pause, 5 Sek)
4 hm, (Pause, 20 Sek) hm ... eh (Pause, 90 Sek) hm (Pause, 17 Sek)
5 *(U: irgendeine Idee (,) was könnte passiert sein ?)* ...
6 aso (,) dass sie (,) sich (Pause, 4 Sek) äh (Pause, 6 Sek)
7 (LEICHTES STÖHNEN) (Pause, 100 Sek)

Diskursaufgabe Geschichten Fortsetzen - 135 -

8 (U: *mhm (,) dass sie sich (?)*)
9 dass sie (,) sich a (,) o (,) [umgla hett] (UNDEUTLICH)
10 (U: *nochmal , sich?*)
11 [ähs] undeutlich
12 (U: *nochmals (,) versuchen Sie s bitte nochmal (?)*)
13 dass si&a sich (,) umgla hett (Pause 5 Sek)
14 (U: *was ist das umgla (?)*)
15 um (,) äh .. aso (,) ge ääh (Pause, 6 Sek) ääh (Pause, 16 Sek)
16 (BUCHSTABIERT SILBEN LEISE VOR SICH HIN) [ungelade] (,)
17 äh (LACHER) (Pause, 20 Sek)
18 (U: *erzählen Sie mal, was könnte passiert sein (x...x) Auto ist leer (,) na?*)
19 ja
20 (U: *warum (,) wo sind die Leute (?)*)
21 aso .. wo bi de (,) nächschte Tansteu
22 (U: *mhm ... warum (?)*)
23 (LACHEN) ke Ahnig
24 (U: *nein (,) Sie haben irgendeine Idee warum (?)*)
25 (Pause, 21 Sek) hm (Pause, 11 Sek)
26 (U: *ja (,) warum geht man zur Tankstelle (?)*)
27 um (,) Benzin z hole ... oder äh (,) ja.. oder äs Licht z
28 wächsle
29 (U: *mhm und jetzt in dem Fall, entscheiden Sie sich, was was*
30 *ist denn hier los?*)
31 aso & um (,) Benzin z hole
32 (U: *und die Ursula Moser, was macht sie?*)
33 (Pause, 5 Sek) äh (LACHER) [he].. aso sie fahrt witer ...
34 (U: *mhm (,) und das ist das Ende der Geschichte (?)*)
35 mhm

Titel 1: da sah sie im Halbdunkel doch noch grad einen roten Wagen stehn
(Da dies ein wörtliches Zitat aus dem Text ist, wird er gebeten, noch einen anderen Titel zu finden.)

Titel 2: im Halbdunkel eine rote Wagen am Strassenrand

Makrostruktur, Argumentation
In der Zeitungsmeldung gelingt es GO nicht, eine Begründung für das Ereignis auszudrücken. Er wiederholt zunächst wörtlich Elemente aus der Vorlage und kann dann nicht mehr weitersprechen. Erst nach wiederholten Eingriffen durch die Untersucherin, die deutlich Formulierungen anbahnen ("Was ist passiert?"), antwortet er – "ein Unglück". Er kann dies aber nicht weiterführen und erklären. Im zweiten Text beendet er – auf Hochdeutsch – den vorgegebenen, unvollständigen Satz "und erblickte": "dass der Wagen leer sei". Dies ist zwar eine korrekte Lösung, aber noch keine wirkliche Erklärung, zumindest kein befriedigendes Ende für die Geschichte. GO kann eine Begründung 2.Ordnung jedoch nicht ausführen und bleibt an einer Paraphasie (umgla) hängen. Erst mit

Hilfe der – sehr stark strukturierenden – Vorgaben der Untersucherin kann er eine neue Lösung formulieren, dass der Fahrer Benzin holen gegangen sei. Die Antwort "ke Ahnig", die mehrmals auftaucht, ist eine Stereotypie, mit der GO oft antwortet, wenn er nicht aus eigener Initiative weitersprechen kann und ausweichen möchte.

Verlassen der Textwelt, Textsorte
Es gelingt GO kaum, eine Textwelt aufzubauen, so spärlich sind seine Äusserungen. Die Bedingungen für ein Verlassen der Textwelt sind daher nicht gegeben. Genauso wenig lässt sich die Textsorte bestimmen, da die Erzählungen von GO sehr stark durch die Interventionen der Untersucherin geprägt sind.

Titel
Es ist GO nicht möglich, einen Titel frei zu formulieren. Dies misslingt entweder völlig oder er greift auf die Textvorlage zurück und verwendet ein wörtliches Zitat.

Planungsanzeichen, Korrekturen, sprachliche Realisierung
Der Text von GO weist eine sehr hohe Anzahl von Hesitationsphänomenen auf. Im Zeitungstext kommen 21 solcher Füllsel vor, der Text selbst umfasst nur 27 Wörter. Dabei wurden Wiederholungen von Wörtern und abgebrochene Sprechansätze (insgesamt sechs) nicht gezählt. Diese abgebrochenen Sprechansätze können innerhalb eines Worts auftauchen (Z5 ja "so *wa* (,) war jetzt *nu* nur no an Trümmerhaufen (,) zu sehen"), was entfernt an Stottern erinnert. Füllsel-Wörter stehen ebenso am Ende oder inmitten einer Redesequenz (eh , äh), wie am Anfang einer Sequenz, wo sie möglicherweise eine Starter-Funktion haben sollen (aso, hmh). Auffällig sind die langen Pausen, die zwischen den Redesequenzen liegen. In beiden Texten bestehen für GO ganz offensichtlich neben der Störung der Sprechinitiierung auch Wortfindungsprobleme bzw. Probleme auf Ebene der phonematischen Realisierung (Text 1 Z10, Text 2 Z9) mit Suche und Annäherung an das Zielwort. In diesen Texten erfolgt eine konzeptuelle Vorstrukturierung und eine Stimulierung der Redeinitiierung durch die Untersucherin, wenn GO über längere Zeit nicht weiterweiss. Je geschlossener die Fragen formuliert werden, desto einfacher wird das Antworten für GO. Wenn von aussen ein entsprechender Anstoss erfolgt, wird es für GO leichter, inhaltliche Lösungen und deren sprachliche Formulierungen zu finden. Dies gelingt allerdings nicht bei beiden Texten gleich gut.

    Beispiel: Text 2
    21 Aso .. wo bi de (,) nächschte Tansteu
    22 (U: *Mhm, warum?*)
    23 (LACHEN) ke Ahnig
    24 (U: *Nein, Sie haben irgendeine Idee, warum?*)
    25 (Pause, 21 Sek) Hm (Pause, 11 Sek)

26 (U: *Ja, warum geht man zur Tankstelle?*)
27 "Um (,) Benzin z holen ... oder äh (,) ja.. oder äs Licht z
28 wächsle

Während GO hier auf die - von der Struktur her "offenere" - Frage, wieso die Leute in der Geschichte zur Tankstelle gehen, keine Antwort geben kann, findet er eine Begründung, warum "man" normalerweise zur Tankstelle geht. D.h. dass hier erst eine konzeptuelle Repräsentation gefunden werden musste, bevor eine sprachliche Umsetzung möglich wurde.

Zusammenfassung
Die Entfaltung einer Argumentationsstruktur gelingt GO nicht selbständig, er benötigt dafür sprachliche Vorgaben und Stimulation durch Fragen, die er weiterentwickeln kann. Sprachliche und gedankliche Progression scheinen parallel zu verlaufen und parallel abzubrechen.

3.3.2 Geschichten-Fortsetzen: Zusammenfassung RN

RN weicht in seiner thematischen Gestaltung aufgrund der Kommentare und des häufigen Abdriftens in szenische Dialoge erheblich von der Kontrollgruppe ab. Ein dialogischer Stil mit ständigem Sprecher- und Perspektivenwechsel, der nicht angekündigt wird, zeugt von geringer Hörerorientierung. Die Verkürzungen und Auslassungen, die den Text auf seine wesentlichsten Aussagen reduzieren, machen den Inhalt oft unverständlich. Dabei bereitet es RN an anderen Textstellen keinerlei Schwierigkeiten, syntaktisch korrekte Sätze zu bilden. (vgl. Anhang)

3.3.3 Geschichten-Fortsetzen : Zusammenfassung MI

Im grossen und ganzen bewältigt MI ihre Aufgabe ohne Schwierigkeiten und durchaus vergleichbar mit den Leistungen der Kontrollgruppe. Sie findet in beiden Texten plausible Fortsetzungen, ein Erdbeben im ersten Text (Begründung erster Ordnung), einen Autounfall im Text 2 (Begründung zweiter Ordnung). Inhaltlich geht sie etwas über die Erfordernisse hinaus: Sie wiederholt Teile aus der Vorlage und schildert weitreichende Konsequenzen, etwa dass das Haus wieder aufgebaut werden muss. Auf Ebene der Satzplanung fällt auf, dass MI manchmal neue Themen einführt, die sie erst im Nachhinein erklärt, wodurch die chronologische Reihenfolge etwas undeutlich wird. Sie verwendet auch eine kausale Junktion, die inhaltlich nicht schlüssig ist.

3.3.4 Geschichten-Fortsetzen: Zusammenfassung AR

AR findet als Auflösung im ersten Text einen Brand, im zweiten Text sind die Ausführungen sehr unklar: Es tauchen die Themen einer bewusstlosen Person und eines Autobrands auf. Die Anworten besitzen zwar eine gewisse Plausibilität in Bezug auf die Ausgangsfrage, enthalten jedoch in ihren Ausführungen zum Teil inhaltliche Widersprüche zur Textvorlage. Es ist offensichtlich, dass AR die Vorlage nicht vollständig verstanden hat und dass seine Ausführungen auf keiner klaren Repräsentationen der Situation beruhen. Elemente der Vorlage werden aufgegriffen und assoziativ wiederverwendet. Die bewusstlose Person und die Protagonistin Ursula Moser werden zum Teil vermischt. Es kommt mehrfach zu inhaltlichen Perseverationen, bei denen dasselbe Motiv im Kontext neu verwendet wird. Inhaltliche Widersprüche und Unklarheiten werden von AR nicht wahrgenommen, sie geben zu keinen Fragen und keinen Verbesserungen Anlass. Sprachlich fallen der parataktische Stil und viele stereotype Wendungen auf. (Vgl. Anhang)

3.3.5 Geschichten-Fortsetzen: Zusammenfassung SU

Von der argumentativen Struktur her werden die Aufgaben korrekt gelöst, wobei SU beim Text 1 sich mit seinen Begründungen auf die Textvorgaben bezieht, was beim zweiten Text jedoch nur in assoziativer Form der Fall ist. In beiden Erzählungen kommen irrelevante aber thematisch passende Details vor. Auf sprachlicher Ebene fällt eine Umständlichkeit der Formulierungen auf, wobei SU sich um ein relativ hohes Sprachniveau bemüht. Es kommt zu antizipatorischen und aufmerksamkeitsbedingten Fehlern auf Ebene der Satzplanung. Die umständliche, oft redundante sprachliche wie thematische Ausgestaltung mag einer Unsicherheit entspringen, was eigentlich wesentlich ist und was nicht. (Vgl. ausführliche Darstellung 8.2.4)

3.3.6 Geschichten Fortsetzen : Zusammenfassung WA

WA findet für beide Texte relativ plausible Fortsetzungen; erster Ordnung im Text1 – Terroristen haben das Haus zerstört – , zweiter Ordnung im Text2 – Benzinpanne. Er nimmt weder seine paragrammatischen Probleme wahr, noch registriert er, dass er immer wieder vom Hauptthema abkommt. Eine Wortsuche mit Conduite d'approche bringt ihn zum Lachen. Anstatt die Position eines neutralen Erzählers einzunehmen, behält er immer eine subjektive Perspektive bei, stellt Hypothesen auf, urteilt, kommentiert. Aufgrund dieser Erzählperspektive werden von der Textsorte her auch keine Geschichten realisiert, es entstehen keine geschlossene Textwelten. Das Hauptereignis wird stellenweise aus den Augen verloren und im Vergleich zu Nebenaspekten wenig präzise und prägnant dargestellt. Dabei scheinen zugleich auf konzeptueller und sprachlicher Ebene Rückkopplungsmechanismen, Selbstkontroll- und Steuerungsmöglichkeiten zu fehlen.

3.3.7 Geschichten-Fortsetzen: Zusammenfassung AL

AL findet im ersten Text eine Begründung zweiter Ordnung, einen Brand, weil ein elektrisches Gerät nicht ausgeschaltet worden war. Im zweiten Text erfindet er zunächst spontan die Version, dass jemand sich umgebracht hat und vorher noch die Warnlichter anschaltete. Er korrigiert sich dann aber und gibt eine Autopanne als Auflösung an. Offensichtlich ist ihm die erste Lösung selbst etwas makaber und implausibel vorgekommen. Wenn inhaltliche Planung und komplexe Satzplanung parallel ablaufen, kann bei AL eine Überforderung entstehen, die sich auf beiden Ebenen zeigt. Zusammenhänge mit Vor- und Nachzeitigkeit oder mit Perspektivenwechsel können dann nicht fehlerfrei formuliert werden. Es kommt zu Fehlern der Zeitenfolge und zu Vereinfachungen. Auch inhaltlich kommt es vereinzelt zu Planungsfehlern und Unstimmigkeiten, obwohl AL die Anforderungen insgesamt erfüllt und passende Begründungen findet. Der Gesamtüberblick über die geschilderte Situation mit ihren Konsequenzen scheint vermindert.

3.4 Vergleich der Textproduktionen von Patienten und Kontrollgruppe

3.4.1 Umfang

	Kontrollpersonen	GO	RN	MI	AR	SU	WA	AL
Text1 (Anzahl Wörter)	⌀= 72 Min 14, Max 208	(19)*	79	104	24	83	179	28
Text2 (Anzahl Wörter)	⌀= 102 Min 6, Max 277	(5)*	276	153	64	100	255	18 100**

Tabelle 3.1 Umfang der Texte (Anzahl Wörter)
*keine selbständige Sprachinitiierung, ** 2.Version

Mit Ausnahme von GO, der von sich aus keine Geschichten-Fortsetzung initiieren kann, liegen die Textproduktionen der Patienten vom Umfang her innerhalb des von den Kontrollprobanden vorgegebenen Rahmens. Im Gegensatz zur Kontrollgruppe kamen in der Patientengruppe keine gezielten Minimallösungen vor – etwa Antworten bestehend aus 6 Wörtern – , ausser bei GO, bei dem dies aber sichtlich nicht aus einer gewählten Strategie heraus geschieht.

3.4.2 Argumentation

Die von der Patientengruppe vorgeschlagenen Fortsetzungen sind in Tabelle 3.2 aufgeführt. Am deutlichsten weicht GO, der von sich aus keine Argumentation findet, von der Kontrollgruppe ab. AR wählt beim Text 2 eine sehr ungewöhnliche Erklärung, die als inhaltliche Perseveration zur ersten Geschichte gesehen werden kann. SU, RN und WA finden beim ersten Text Auflösungen, die in der Kontrollgruppe nicht vorkommen, die aber trotzdem eine gewisse inhaltliche Plausibilität besitzen.

	Text 1	Text 2
GO	– (Unglück)	– (Autopanne, kein Benzin)
RN	Terroristen	Leiche
MI	Erdbeben	Mann nach Autounfall
AR	Brand	Auto brennt
SU	entwurzelte Bäume, Sturm	bewusstloser Mann
WA	Terroristen	Autopanne, kein Benzin
AL	Brand	Selbstmord / Autopanne

Tabelle 3.2   Geschichten-Fortsetzungen der Patientengruppe

Während 12 Versuchspersonen der Kontrollgruppe beim Text 1 Erklärungen zweiter Ordnung finden, also auch beschreiben, warum ein Ereignis eingetreten ist, trifft dies nur auf zwei Patienten zu, SU und AL. Beim zweiten Text geben in der Kontrollgruppe sieben Probanden Erklärungen zweiter Ordnung an, von den Patienten nur MI und WA, sowie AL in der zweiten Version seines Textes. Es findet sich also bei den Patienten insgesamt eine geringere Neigung, Erklärungen in einen grösseren Begründungszusammenhang einzubetten und ungeklärte Fragen aufzulösen.

Nur WA, AL und MI greifen im Text 2 das Motiv des blinkenden Warnlichts auf (bei den Kontrollpersonen wurde es von 6 Probanden genannt). AL und MI erwähnen die Warnblinker, ohne einen logischen Erklärungszusammenhang herzustellen. Bei WA ist es Anlass zu längeren allgemeinen Kommentaren, wieso man auf der Landstrasse Warnblinker verwenden sollte. Keiner der Patienten kann also dieses Detail wirklich in die Geschichte integrieren. Bis auf MI, die im Text 1 begründet, warum der Schlossermeister nichts von dem Unglück wusste, greift keiner der Patienten in seinen Erklärungen auf Vorinformationen aus dem Text zurück. Vorinformationen wurden allerdings auch in der Kontrollgruppe selten verwendet (Text 1: 2 mal, Text 2: 3 mal).

3.4.3 Textsorte, Verlassen der Textwelt

Ausser in den Texten der Kontrollgruppe, in denen Minimallösungen gewählt wurden, bauten alle Kontrollpersonen eine Textwelt auf und setzten einen erzählenden Stil ein. Metatextuelle Kommentare, die z.B. einen Zweifel oder Vermutungen ausdrücken, kamen insgesamt nur bei sechs Probanden in sehr kurzer Form vor, Teile einer Erzählung in der Ichform nur einmal. Die Kontrollpersonen entschieden sich in der Regel klar für eine Geschichte und behielten die Erzählperspektive eines neutralen Erzählers bei. Bei den Patienten wurde dagegen nicht immer eine geschlossene Textwelt aufgebaut:

- GO gelingt es nicht, eine Textwelt zu schaffen.
- WA und RN fallen durch häufige Kommentare, Hypothesen und das Äussern von eigenen Meinungen auf. Dabei wählt RN eine szenische Darstellungsform mit häufigem Perspektivenwechsel von einer Sprecherrolle zur nächsten. WA driftet in allgemeine Randthemen ab und stellt Spekulationen an. Auch AR legt sich im zweiten Text nicht auf eine endgültige Version einer Geschichte fest, sondern bleibt vage. Diese Patienten entscheiden sich also weniger eindeutig für eine Erzählwelt und vermischen Erzählinhalt und Erzählprozess.
- AL, SU und MI schaffen relativ geschlossene Textwelten. SU verfällt dabei allerdings gelegentlich in die Ichform. MI neigt zu Schein-Begründungen.

3.4.4. Titel

Titel mit relevantem Zusammenhang bezogen auf:	Kontrollpersonen (Anzahl Titel)	GO	RN	MI	AR	SU	WA	AL
- Hauptereignis	15		1	2	1	1*	1	2
- Person	2							
- Ironie, Humor	4							
- Zeitungstitel	1					1*	1 ?	
Titel mit fraglicher Relevanz bezogen auf:								
- allgemeinen Aspekt	4				1			
- Element aus Vorlage	2	1	1					

Tabelle 3.3   Relevanz der Titel in der Kontroll- und Patientengruppe
*= gewertet wurde jeweils der letztgenannte Titel,
? = aufgrund sprachlicher Mängel nicht eindeutig zuzuordnen

Bei Patienten wie bei der Kontrollgruppe bezog sich der Titel am häufigsten auf das Hauptereignis der Erzählung. GO gelang es nicht, einen Titel frei zu formulieren, ohne die Textvorlage zu zitieren. Alle anderen Patienten fanden

Titel, allerdings musste die Aufgabe zum Teil mehrmals erklärt werden. Titel von fraglicher inhaltlicher Relevanz kommen in der Kontrollgruppe sechs Mal vor, bei den Patienten bei GO, AR und RN.

3.4.5 Anzeichen für Planungsprozesse, sprachliche Realisierung

Die Anzahl von Korrektur- und Hesitationsphänomenen variierte sehr stark innerhalb der Kontrollgruppe. Ein quantitativer Vergleich mit der Patientengruppe ist daher wenig aussagekräftig. Unkorrigierte Satzverschränkungen und antizipatorische oder perseveratorische Wortwahlfehler kamen in der Kontrollgruppe nicht vor. Bei den Patienten waren unkorrigierte Fehler dagegen relativ häufig, auch bei Patienten, die keine Sprachsystemstörungen im engeren Sinne aufweisen:

- SU und AL verwenden Wörter antizipatorisch falsch im Kontext, ohne dies zu bemerken. Unkorrigierte Satzverschränkungen kommen bei SU vor, AL verwendet vereinfachte Zeitenfolgen. Dies sind Anzeichen, dass aufgrund von aufmerksamkeitsfordernden Planungsprozessen beim Formulieren Fehler auftreten, die durch Monitoring-Prozesse nicht entdeckt werden bzw. dass ein entsprechendes Monitoring unzureichend ist.
- Bei WA und AR treten sprachliche Korrekturen am ehesten bei der Wortsuche auf, was auf ein gewisses Störungsbewusstsein hindeutet. Noch häufiger aber sind Vereinfachungen und Auslassungen, die nicht bemerkt oder gar korrigiert werden.
- RN spricht über längere Passagen hinweg in sehr verkürzten, grammatikalisch unvollständigen Sätzen, die nur aus dem Kontext heraus verständlich sind.
- GO hat neben einer Störung der Sprechinitiierung auch Probleme bei der Wortwahl und kann eine Paraphasie nicht korrigieren.
- Nur MI bewältigt die Aufgabe auf der sprachlich-diskursiven Planungsebene vergleichbar mit den Kontrollpersonen.

3.4.6 Zusammenfassung

Mit Ausnahme von GO, dem es nicht gelingt, ohne Unterstützung Fortsetzungen der Geschichten zu entwickeln, lösen alle Patienten die Aufgabe und finden relativ plausible Begründungen und relevante Titel. Ein Patient – AR – zeigt dabei eine inhaltliche Perseveration. Unterschiede zur Kontrollgruppe ergeben sich nur tendenziell durch das Fehlen von Begründungen zweiter Ordnung bei der Mehrzahl der Patienten. Diese Patienten bleiben mehr auf einer beschreibenden Ebene, ohne Begründungszusammenhänge herzustellen. Drei Patienten gehen durch Kommentare, Hypothesen oder ungewöhnliche szenische

Darstellungsweise über die Textwelt hinaus, was – abgesehen von sehr kurzen Kommentaren – bei keinem der Kontrollprobanden anzutreffen war.

4. Diskursaufgabe: Schriftsprache

4.1 Beschreibung und Analyse der Aufgabe "Schriftsprache"

4.1.1 Beschreibung der Aufgabe "Schriftsprache"

Die Aufgabe setzt sich aus zwei Teilen zusammen. Der Proband erhält jeweils eine Liste mit Wörtern, die er in einer Geschichte verwenden soll. Liste 1 enthält Wörter, die bereits einen inhaltlichen Zusammenhang nahelegen. Liste 2 besteht aus Wörtern, bei denen kein Zusammenhang erkennbar ist. Die Instruktion wird mit je einer Wortliste schriftlich vorgelegt:

> *Bitte erfinden Sie eine zusammenhängende Geschichte, in der die folgenden 10 Wörter vorkommen. Bitte lassen Sie kein Wort aus. Die Reihenfolge der Wörter in der Geschichte spielt keine Rolle.*
>
> *Wortliste 1*
> Hund   Katze   jagen   Baum   Winter
> kalt   Frau   Feuerwehr   Leiter   retten
>
> *Wortliste 2*
> nützlich   Trick   Zauberer   drei   Bein
> Kind   traurig   sprechen   gross   heiraten

Das Blatt mit der Anweisung befindet sich in einer Plastikhülle, so dass die Wörter bei der Aufgabenbearbeitung nicht angekreuzt oder durchgestrichen werden können.

4.1.2 Analyse der Aufgabenstellung

Schwerpunkt der Aufgabe ist die Herstellung von Kohärenz und die Realisierung einer Erzählstruktur. Es müssen mit wenig oder keinen Kontextvorgaben gezielt inhaltliche wie formale Kohärenzbezüge geschaffen werden. Im Text 1 können die Wörter – z.T. auch in der dargebotenen Reihenfolge – relativ leicht als Schlüsselwörter einer Geschichte aufgefasst werden. Es wird daher die Hypothese aufgestellt, dass bei den verschiedenen Probanden häufig dieselben makropropositionalen Strukturen zu finden sein sollten. Bei der ersten Wortliste liegt der Schwerpunkt auf der mikropropositionalen Realisierung und der Schaffung lokaler Kohärenz. Bei der Wortliste 2 dagegen müssen sowohl inhaltliche wie formale Zusammenhänge geschaffen werden. Erwartet wird bei dieser schwierigeren Aufgabe eine grössere Variabilität der Makrostrukturen und weniger plausible Zusammenhänge.

Beide Aufgaben stellen Anforderungen an das Arbeitsgedächtnis und an planerische Fähigkeiten. Es müssen immer wieder Kontrollen stattfinden, ob die Aufgabe der Instruktion entsprechend gelöst und kein Wort vergessen wird. Dies muss parallel zum thematischen Aufbau der Geschichte geschehen. Beide Aufgaben lassen sich daher als Problemlöseaufgaben interpretieren. Die schriftliche Bearbeitungsform ermöglicht eine andere Art von Monitoring, als dies bei der mündlichen Textproduktion der Fall ist.

4.2 Analyse der Textproduktion der Kontrollgruppe

4.2.1 Quantitative Masse

Ermittelt wurden:
- Die Anzahl der *Wörter* im Text.
- Die Anzahl der vollständigen *Sätze,* nach der Definition von Beaugrande und Dressler (1981, S.51): "... eine umgrenzte Einheit mit zumindest einem unabhängigem Teilsatz".
- Die Anzahl der *Teilsätze*:" ... eine Einheit mit zumindest einem Nomen oder einer Nominalphrase und kongruentem Verb oder Verbalphrase" (ebd., S.51). Dabei werden Sätze mit elliptisch ausgesparter Nominalphrase hier als Teilsätze gezählt. (Beispiel: Da ging er hinein *und versuchte einen Trick.*)
- Die Summe der Sätze und *vollständiger Teilsätze*, bezeichnet als Summe der "*Clauses*".
- Die Anzahl *unvollständige Teilsätze*, d.h. für sich stehende Satzteile ohne Verbalphrase, bei denen ein Teil elliptisch ausgespart ist. (Beispiel: So ziehen sie von dannen. *Der eine mit Kind aber ohne Frau.*)

Ergebnisse
Die Länge der Texte variierte stark: Text 1 zwischen 21 und 151 Wörtern, Text 2 zwischen 24 und 106 Wörtern. Die durchschnittlich Wortanzahl betrug bei Text 1 67 Wörter, bei Text 2 62 Wörter. Die Anzahl der "Clauses" variierte zwischen 3 und 21 für Text 1 bzw. 3 und 20 für Text 2 (vgl. Abschnitt 4.4, Tabelle 4.1).

4.2.2 Fehler auf sprachsystematischer Ebene

Ermittelt wurden:
- Anzahl der Syntax-Fehler (Beispiel: Sie telefonierte *die* Feuerwehr.)

- Anzahl der Orthographie-Fehler (Beispiel: Die ganze Familie *währe* mit ihm glücklich ...)
- Anzahl der Interpunktionsfehler
- Wortwahlfehler (Beispiel : .. denn der Beinbruch war zu *stark* ...)
- Anzahl der Dialektismen (Beispiel: das Kätzli)

Ergebnisse: (vgl. Abschnitt 4.4, Tabelle 4.2)
Viele Probanden machten Fehler bei Interpunktion, Orthographie und Syntax. Nur drei Texte waren völlig fehlerfrei. Im Durchschnitt machten die Probanden insgesamt 2,1 Fehler pro Text, die maximale Fehlerzahl war 11. Dialektismen kamen auf Wortebene nicht vor, es wurden sehr selten (insgesamt drei Mal) dialektal anmutende Wendungen in die Schriftsprache übernommen (z.B.Vpn5 "sie ( ) *stellt* die Katze und den Hund vor die Haustüre"), die aber im Hochdeutschen nicht direkt als Dialektismen erkennbar waren.

4.2.3 Parameter, die die vorgegebene Wortliste betreffen

Ermittelt wurden die
- Anzahl der Listen-Wörter, die im Text vergessen wurden.
- Anzahl der Wiederholungen von Listenwörtern. Die Wiederholung von Listenwörtern ist meist ein Anzeichen dafür, dass der Proband versucht, inhaltliche Kohärenz herzustellen. Er kann aber auch vergessen haben, welche Listenwörter er bereits verwendet hat.
- Anzahl der Sätze und Teilsätze, in denen kein neues Listenwort erscheint. Diese Sätze müssten die Funktion haben, einen Textzusammenhang herzustellen.

Ergebnisse (vgl.Abschnitt 4.4, Tabelle 4.4):
Drei Probanden liessen Listen-Wörtern aus. Dabei wurden in drei Fällen bedeutungsähnliche Ausdrücke im Text verwendet :

> Beispiel: Vpn 8, Text 2:
> "Aber es war traurig, weil heute jemand *gesagt* hatte ()" (statt *sprechen*)

In einem weiteren Text wurde derselbe Wortstamm verwendet, das Listenwort selbst aber nicht:

> Vpn 6, Text 2: " und führte ihm drei *Zauber*tricks vor" (statt *Zauberer*).

Dies wurde als halber Fehler gewertet. Nur in einem Fall wurde ein Wort anscheinend völlig vergessen. Je umfangreicher der Text, desto mehr Wiederholungen von Listenwörtern kamen vor. Wiederholungen von Listenwörtern waren sehr viel häufiger als Wiederholungen anderer Inhaltswörter.

4.2.4 Unsicherheiten / Fehler auf der Ebene der Kohäsion

Ermittelt wurden:

Diskursaufgabe Schriftsprache

- Proformen, bei denen kein Referent erkennbar oder unklar ist, auf welchen von mehreren möglichen Referenten sie sich beziehen.
- Konjunktionen, die im Zusammenhang unlogisch wirken (Beispiel: "Das Leben ist hart aber ungerecht")
- Fehler in der Zeitenfolge, Tempuswechsel, Fehler im Modus

Ergebnisse

Kohäsionsfehler waren relativ selten: Proformen mit unsicherem Referenten kamen nur zweimal vor, Proformen ohne Referenten gar nicht (vgl. Tabelle 4.2). Dagegen kam es in mehreren Texten zur Verwendung von bestimmten Artikeln anstelle von unbestimmten:

> Bsp.: Vpn 11, Text 1: Der Hund jagt die Katze im Winter auf den Baum. In der Kälte hat die Frau angst, auf den Baum zu klettern.

Eine solche Verwendung bestimmter Artikel erinnert an Übungstexte oder Demonstrationsbeispiele, etwa aus Schulfibeln (oder auch aus der linguistischen Literatur), und macht deutlich, dass die Produzenten sich bei ihrer Textproduktion von der pragmatischen Situation der Aufgabenstellung her leiten lassen. Sie produzieren in erster Linie einen Übungstext, nicht aber eine Erzählung.

4.2.5 Unsicherheiten auf der Ebene lokaler Kohärenz, Plausibilität

Gemeint ist hier die Kohärenz auf mikropropositionaler Ebene, d.h. bezogen auf den Zusammenhang der einzelnen Sätze und Teilsätze in ihrer sequentiellen Abfolge. Da Kohärenz interpretativ, d.h. prozesshafter Natur ist, scheint es schwierig, sie anhand von Einzelmassen quantitativ zu erfassen. Deshalb wurde hier ein Vorgehen gewählt, bei dem die Stärke des inhaltlichen Zusammenhangs von jeweils aufeinanderfolgenden Sätzen (bzw. Teilsätzen) eingeschätzt werden soll. Der Beurteiler geht bei der Einschätzung jedes Satzes (bzw. Teilsatzes) von den folgenden Fragen aus[1]: Wie plausibel ist der Zusammenhang dieses Satzes zum unmittelbar vorausgehenden Text? Wie plausible ist es, dass dieser Satz (Teilsatz), mit diesem Inhalt an dieser Stelle des Textes erscheint? Werden die Erwartungen des Rezipienten an den Textzusammenhang erfüllt oder enttäuscht? Die Plausibilität des Zusammenhangs ist dabei zu unterscheiden vom möglichen Wahrheitsgehalt oder von der Wahrscheinlichkeit, die hier nicht beurteilt werden

---

[1] Folgende verbundene Teilsätze wurden bei der Beurteilung als ein Satz behandelt, um nicht syntaktische Zusammenhänge mit semantischen zu konfundieren:
- Wörtliche und indirekte Rede (Beispiel: Später fragte der Künstler: Was willst du mal werden? (Vpn1)). - Erweiterter Infinitiv mit zu (Beispiel: In der Kälte hat die Frau angst auf den Baum zu klettern. (Vpn11))

sollen. Zur Beurteilung werden sechs Kategorien unterschiedlicher Plausibilität des Zusammenhangs vorgegeben und definiert:

Kategorie 1. Der Zusammenhang zwischen aufeinanderfolgenden Sätzen (Teilsätzen) ist zwingend, es besteht eine notwendige Kohärenz: Es ist kein anderer Zusammenhang denkbar oder möglich, es besteht eine unmittelbare Plausibilität.

Kategorie 2. Der Zusammenhang ist sehr plausibel, es besteht eine wahrscheinliche Kohärenz: Es entspricht der Erwartung des Rezipienten, dass an dieser Stelle des Textes ein solcher Satz auftreten kann.

> Beispiel: Sie putzte das Gemüse und stellte einen Topf mit Wasser auf den Herd. Dann gab sie das Gemüse in den Topf und stellte den Herd an.

Kategorie 3. Der Zusammenhang ist relativ plausibel, es besteht eine mögliche Kohärenz. Es ist für den Rezipienten gut möglich, rasch einen Zusammenhang zu finden, auch wenn an dieser Stelle kein direkter Zusammenhang besteht und andere Alternativen denkbar wären.

> Beispiel: Er freut sich schon sehr auf die bevorstehende Reise. Er hat sich auch einen neuen Rasierapparat gekauft.

Kategorie 4. Der Zusammenhang ist wenig plausibel, wenn auch möglich (noch mögliche Kohärenz). Der Zusammenhang ist auf den ersten Blick wenig einleuchtend, es lassen sich aber – weit hergeholte – Zusammenhänge konstruieren. Es kann auch der Eindruck entstehen, dass ein Teil fehlt, dass ein Thema abgebrochen wurde.

> Beispiel: Sie hatte versucht, den Streit zwischen den beiden Männern zu schlichten. Am Abend ordnete sie ihre Münzsammlung.

Kategorie 5. Der Zusammenhang wirkt implausibel, es ist keine erkennbare Kohärenz vorhanden. Der Zusammenhang wirkt beliebig, nicht eindeutig, unvollständig; Rezipienten-Erwartungen sind nicht erfüllt, unaufgelöst.

> Beispiel: "Mein Freund hat sich ein neues Auto gekauft, aber ich esse gerne Wiener Schnitzel"

Kategorie 6. Es besteht ein offener Widerspruch: Zusammenhänge sind unlogisch, widersprechen sich (keine Kohärenz).

> Beispiel: "Er sah sehr traurig aus, denn er lachte aus vollem Herzen."

Anhand dieser Kategorien von 1 bis 6 wurde eine Einschätzung von zwei unabhängigen, linguistisch geschulten Beurteilern vorgenommen.

Ergebnisse (vgl. Abschnitt 4.4, Tabelle 4.5)

Bei der Einschätzung der Plausibilität des Zusammenhangs auf sequentieller Ebene zeigte sich, dass meist eine hohe oder zumindest eine relative Plausibilität bestand. Der Durchschnittswert der Plausibilitätsschätzungen war 2,23 für Text 1 und 2,55 für Text 2. Wenig plausible, nicht evidente Zusammenhänge traten nur beim Text 2 auf und hier vor allem bei Texten, die nicht eigentlich als Erzählungen gewertet werden konnten. Alle sequentiellen Zusammenhänge beim Text 1 besassen zumindest eine relative Plausibilität.

Beispiel für einen wenig plausiblen, aber möglichen Zusammenhang
(Kategorie 4), Vpn 9, Text 2 Zeile 1 / 2 :

   1 Als der traurig sprechende Zauberer mit den drei Beinen heiratete,
   2 viel ihm kein nützlicher Trick mehr ein das Kind zum lachen zu bringen.

Als implausibel wurde im gesamten Korpus nur ein Zusammenhang eingestuft (Text 2, Vpn 7, Zeile 4 / 5) :

   1 Der nützliche Trick des Zauberers machte das Kind traurig.
   2 Es konnte kaum sprechen
   3 so gross war das Leid.
   4 *Drei ihrer Geschwister hatten ihr Bein kaputt,*
   5 *aber sie heiraten bald*
   6 dann wird alles gut.

Ein Zusammenhang zwischen der Tatsache, dass drei Geschwister ein kaputtes Bein haben, und dass sie bald heiraten werden, war für die Beurteiler bei diesen Sätzen nicht erkennbar.

4.2.6 Superstruktur und Makrostrukturebene

In der Aufgabenstellung wurde ausdrücklich dazu aufgefordert, eine Geschichte zu schreiben. Die produzierten Texte wurden danach beurteilt, ob sie von ihrer Superstruktur her Erzählungen darstellen. Diejenigen Texte, die erkennbar eine Erzählstruktur aufwiesen, wurden auf ihre globale Kohärenz hin untersucht. Dabei wurde nach Brüchen in der Ereigniskontinuität oder nach inhaltlich nicht funktionalen Elementen in Bezug auf die Gesamtgeschichte gesucht. Diese werden folgendermassen definiert:

Wechsel/Abbruch: Es treten Episoden oder Ereignisse auf, die einen Bruch der Ereigniskontinuität im Handlungsverlauf darstellen. Dabei kann es sich um einen abrupten Wechsel von einem abgeschlossenen Ereignis (bzw. Episode) zum nächsten handeln, so dass kein inhaltlicher Zusammenhang zwischen den Ereignissen erkennbar ist. Bei einem Abbruch fehlt die Auflösung eines Ereignisses.

Nebengleise: Ereignisse werden eingeführt, die keine erkennbare Funktion für den Gesamtzusammenhang der Erzählung besitzen. D.h. sie sind irrelevant oder wecken Erwartungen, die später im Handlungsverlauf nicht aufgelöst werden. Der Produzent kehrt nach Nebengleis-Elementen wieder zum eigentlichen Handlungsverlauf zurück. (Kommentare, die funktional sind im Textzusammenhang, bilden dagegen *keine* Nebengleise.)

Ergebnisse (vgl. Abschnitt 4.4, Tabelle 4.6)
Im ersten Text wurde mit Ausnahme von einer Kontrollperson (Vpn7) die vorgeebenen Listen-Wörter immer als Schlüsselwörter für eine Geschichte genommen, in denen die folgenden Propositionen enthalten waren:

- Es ist Winter, es ist kalt
- Hund jagt Katze
- Katze flüchtet auf Baum
- Katze wird mit Leiter gerettet

In zwei Fällen wurde die Katze mit einer Feuerwehrleiter, aber nicht – zumindest explizit – von der Feuerwehr gerettet. In den übrigen Fällen rettete die Feuerwehr schliesslich die Katze. Mit einer Ausnahme (Vpn7) veranlasst in allen Geschichten die Frau in irgendeiner Weise die Rettung der Katze. Dass die Frau die Katze auf dem Baum sieht, war häufig nur als Inferenz zu erschliessen (sechs Mal), ebenso wie die Tatsache, dass die Katze nicht mehr vom Baum herunter kann, was nur fünf Mal explizit erwähnt wird.

Der Text 2 wurde von den Probanden nach zwei möglichen Kriterien bearbeitet: Bei einer Teilgruppe (8 Versuchspersonen) waren die Geschichten überdurchschnittlich lang. Das Ziel war für diese Gruppe die Herstellung von möglichst grosser inhaltlicher Kohärenz, dabei wurde zurückgegriffen auf Erzähl-Schemata. Alle diese Texte enthalten Sätze und Teilsätze ohne Listenwort bzw. mit Wiederholungen von Listenwörtern. Offensichtlich haben diese Sätze die Funktion, einen inhaltlichen Zusammenhang herzustellen und eine kohärente Makrostruktur aufzubauen. Brüche in der Kohärenz und Nebengleise fanden sich in diesen Geschichten-Texten nur sehr selten (vgl. Tabelle 4.6).

Die zweite Teilgruppe (5 Versuchspersonen) zeichnete sich durch eine Orientierung an einem anderen Kriterium aus, dem der Ökonomie: Es wurde versucht, möglichst ökonomisch die Wörter zueinander in Beziehung zu setzen. Dabei trat das Kriterium "Geschichte" in den Hintergrund, es wurde wenig Wert auf einen thematisch kohärenten Handlungsablauf gelegt. Die Texte, die dabei entstanden, können nicht als "Erzählung" eingestuft werden.

Beispiel: Vpn 1,
"Als der grosse Zauberer heiratete zeigte er uns
drei ~~Tricks~~ nützliche Tricks wie man traurige Kinder
wieder auf die Beine bringt , und sie zum sprechen anregt."

Trotzdem sind die Texte in der Regel so formuliert, dass sich im Prinzip ein Situationsmodell aufbauen liesse. Diese Texte sind eher kurz (maximal 58 Wörter) und enthalten keine Sätze und Teilsätze ohne Listenwörter. Bei diesen Texten wurden Zusammenhänge häufig als wenig plausibel eingeschätzt. Da ein inhaltlicher Zusammenhang hier wohl gar nicht angestrebt war, wurden diese Texte bei der Untersuchung auf Kohärenz nicht einbezogen.

Ein einziger Text 2, Vpn 3, war gleichermassen von Ökonomie geprägt wie von dem Bestreben, ein Erzählschema zu realisieren.

4.3 Analyse und Zusammenfassung der Patiententexte

4.3.1 Schriftsprache: GO

Schriftsprache 1
1 Der *Hund jagd* die *Katze* durch den *Baum*.
2 Im *Winter* ist es sehr *kalt*.
3 Die *Frau* ruft die *Feuerwehr*, sie sollen die *Leiter retten*.

4 Die Frau ruft die Feuerwehr, sie sollen die Leiter hohlen, und
5 sie retten.

Schriftsprache 2
1 Der *Zauberer* hat einen *nützlich Trick* der nie zu ende geht. Das *Kind*
2 hat nähmlich *drei Beine* + ist sehr *traurig*, sie kann nicht mal *sprechen*. Sie
3 ist sehr *gross*, sie *heiratet* einen sehr grossenn Mann.

GO schrieb nach längerem Überlegen und ohne Rückfragen den ersten Text auf. Dabei war ihm gelegentlich anzusehen, dass er leise und kaum merkbar vorartikulierte. Er hatte der Untersucherin das Blatt mit der Aufgabe bereits gereicht, da hielt er inne, überlegte kurz, nahm das Blatt zurück und schrieb dann die korrigierte Version (ab Zeile 4) auf. Den fehlerhaften Satz liess er stehen, ohne ihn durchzustreichen.

Quantität und Fehler
Der Text 1 ist mit 24 Worten (erste Version) bzw. 27 Worten (zweite Version) sehr kurz. Der Satzbau ist sehr einfach, es werden vollständige Sätze aneinandergereiht. Nur in der korrigierten Version taucht ein abhängiger Satz auf. GO macht – abgesehen von der korrigierten Auslassung – zwei erkennbare Fehler im Text, beide im Verb ("jagd" und "hohlen"). Beide Fehler könnten als Orthographie-Fehler eingestuft werden; allerdings erinnern beide auch an tatsächlich existierende Wörter ("Jagd" und "hohl"). Offensichtlich ruft er hier die Grapheme gleichklingender Wörter ab, möglicherweise über leises inneres Vorartikulieren. Ein weiterer – aphasischer – Fehler ist der Gebrauch der Präposition "durch" im ersten Satz statt "auf". Dadurch erhält die Geschichte weniger Plausibilität für den Rezipienten – impliziert doch der Satz "der Hund jagt die Katze durch den Baum", dass sie auch wieder herunterkommt. GO verwendet die Listenwörter, mit Ausnahme einer Vertauschung, in der vorge-

gebenen Reihenfolge. Auch in der Schriftsprache 2 wird ansatzweise die Reihenfolge der Listenwörter beibehalten, bzw. die Wörter werden in drei Clustern verwendet: 3 1 2 - 6 4 5 7 - 8 9 10.[2] Dies lässt vermuten, dass GO die Wortliste nacheinander abarbeitet, möglicherweise weil das reduzierte Arbeitsgedächtnis oder auch die Unfähigkeit, sich vom vorgegebenen Material zu lösen, ihm diese Strategie nahelegen. Keine der Kontrollpersonen hält sich annähernd so genau an die vorgegebene Wortfolge.

Auch im Text 2 gibt es einige Fehler, Orthographie-Fehler wie "nähmlich", eine Verkürzung ("+" statt "und"), die Auslassung einer Endung ("einen nützlich Trick") und einen Fehler, der als Antizipation gedeutet werden kann ("einen grossenn Mann"). Dieser Text ist ebenfalls sehr kurz.

Lokale und globale Kohärenz
In der korrigierten Version entspricht die Makrostruktur – berücksichtigt man mögliche implizite Zusammenhänge – des Texts 1 in etwa der Kerngeschichte, die von den meisten Kontrollpersonen produziert wurde. Die Plausibilität der lokalen Kohärenz wirkt jedoch durch die sehr sparsame Verwendung kohäsiver Mittel bzw. durch Referenzunsicherheiten etwas eingeschränkt. So steht der Satz "Im Winter ist es sehr kalt" völlig unverbunden und ohne Beziehung zu den anderen Sätzen an zweiter Stelle, obwohl er sich von der Makrostruktur her gut einfügen liesse (etwa als Setting für die sich abspielende Handlung). In der korrigierten Version ist syntaktisch gesehen völlig unklar, auf wen sich die zweite Proform bezieht ("und *sie* retten"). Dadurch wird auch bei einer Einschätzung des Zusammenhangs, die sich auf die direkte sequentielle Abfolge bezieht, nur relative Plausibilität (Stufe 4) erzielt.

Im zweiten Text lassen sich von der Makrostruktur her zwei Handlungsschwerpunkte unterscheiden:

- der Zauberer, der ein dreibeiniges Kind als Trick benutzt
- das traurige Kind und die Beschreibung seiner Geschichte

Diese beiden Teile – verbunden über die Koreferenz Trick/Kind – sind von der Geschichte her und auch jeder für sich nicht kohärent; der Zauberer als Handlungsperson wird nicht nochmals als Thema aufgegriffen, die Geschichte des Kindes wird nicht zu einem Ganzen ausgeführt. Wenn auch diese beiden Handlungskerne unvollständig sind, lassen sich dennoch Ansätze zu einer Geschichte erkennen, z.B. durch die Begründung (nähmlich). Der Zusammenhang zwischen den Sätzen wird trotzdem von den Beurteilern meist als nur wenig oder relativ plausibel eingestuft.

Zusammenfassung
Die Störung der sprachlichen Initiierung und des sprachlichen Antriebs bei GO

---

[2] Die Zahlen bezeichnen die Reihenfolge der Wörter in der Aufgabenstellung.

erzeugt einen pseudo-ökonomischen Stil. Pseudo-ökonomisch ist der Stil deshalb, weil GO durchaus Geschichten zu erzählen versucht, was ihm aber nur zum Teil gelingt. Dabei kommt es zu einer Einengung auf inhaltlich wesentliche Elemente. Es werden ganze Satzteile versehentlich weggelassen, unklare Referenten verwendet, Kohäsion und temporale Beziehungen nur sehr sparsam ausgedrückt. GO überlässt es so weit als möglich dem Leser, Zusammenhänge zu erschliessen. Die inhaltliche Plausibilität, die die Texte aufgrund ihrer Makrostruktur durchaus haben könnten, wird durch zusätzliche aphasisch bedingte Unsicherheiten – etwa den falschen Gebrauch von Präpositionen – verringert. Bevor GO etwas niederschreibt, versucht er mit grosser Anstrengung eine sprachliche Planung durchzuführen, etwa durch leises Vorartikulieren. Die beiden auffälligsten Fehler, die Auslassung in der ersten Version von Text 1 ("sie sollen die Leiter retten") und die – ungewöhnliche – antizipatorische Konsonantenverdopplung im Text 2 ("grossenn Mann") geben einen Hinweis darauf, dass es für GO offensichtlich sehr schwer ist, einen inneren stabilen Entwurf für seine Äusserungen zu bilden, ihn umzusetzen und für Kontrollprozesse zu nutzen.

4.3.2 Schriftsprache: Zusammenfassung RN

RN produziert beim ersten Text eine von Makro- und Superstrukturebene her vollständige und kohärente Erzählung, die auch sprachlich korrekt ist. Den Schlüsselwortcharakter der Wortliste erkennt er allerdings nicht oder benutzt ihn zumindest nicht. Dies ist ein Hinweis darauf, dass er bei der Aufgabenbearbeitung wenig geplant vorgeht, Informationen nur oberflächlich aufnimmt und implizite Zusammenhänge nicht wahrnimmt. Es kann auch als Tendenz gedeutet werden, eigenen Assoziationen stärker zu folgen als vorgegebenen.

Der Text 2 ist keine vollständige Erzählung, das Situationsmodell bleibt lückenhaft, obwohl RN eine Geschichte zu realisieren versucht. Es misslingt die sprachliche Realisierung eines Satzes. Dabei möchte RN einen kohäsiven Zusammenhang herstellen, der auf einer sprachlich-planerischen Ebene sehr komplex ist und den er verkürzt darstellt. Es kommt zu Fehlern der Referenz, der logischen Verknüpfung und der syntaktischen Angleichung. Dass RN diese Schwierigkeit nicht bemerkt, ist ein Hinweis auf mangelhaftes sprachliches Monitoring. Für eine unzureichende Kontrolle der eigenen Leistungen spricht auch die Tatsache, dass RN Listenwörter in beiden Texten auslässt.

4.3.3 Schriftsprache: Zusammenfassung MI

MI versucht in beiden Texten, Geschichten zu realisieren. Den vorgegeben Zusammenhang der ersten Wortliste nutzt sie nicht. Auf makropropositionaler

Ebene weisen beide Texte Brüche auf. Im ersten Text finden sich syntaktische Fehler, die zeigen, dass MI Mühe hat, bei längeren Sätzen den Überblick zu bewahren und über mehrere Teilsätze hinweg zu planen. Es fehlen offensichtlich auch nachträgliche Kontrollen. Vergleichbare Fehler werden in MI's mündlicher Textproduktion nicht beobachtet. Trotzdem ist ihre schriftliche Textproduktion an der mündlichen Sprache orientiert; es werden unvollständige Sätze gebildet und mehrere unvollständige Teilsätze aneinandergefügt. Im Gegensatz zur geringen Plausibilität und dem unzureichenden inhaltlichen Zusammenhang steht die übertriebene Verwendung kohäsiver Mittel. Auf einer mikropropositionalen Ebene werden Zusammenhänge ausgedrückt, die makropropositional nicht bestehen. (Vgl. ausführliche Darstellung Abschnitt 8.1.4)

4.3.4 Schriftsprache: AR

Schriftsprache 1
1 Der *Hund jagen* die *Katzen*, auf einmal die *Frau*
2 und Katze die *Leiter retten*.
3 Nachher der *Baum* brennt, *kalt* aufeinmal
4 die Frau nach Hause telephoniren auf
5 *Feuerwehr*.
6 Jetzt Feuewehr in den *Winter* kalt, und
7 löschen es.

Schriftsprache 2
1 Ich kenne dich *drei* Jahre, *nützlich* das
2 mir *gross* und *heiraten*.
3 Nachher möchte ich *sprechen*, ein *Kind* oder
4 drei.
5 Ich hätte *traurig*, wenn das traurig werd
6 Nachhehr etwas nützlich, auf *Zauberer*
7 geschaut. Ich hätte jetzt nicht, wenn das
8 *Trick* nicht nützt.
9 Nachheer wir gehen *Bein*, springen uns.

Quantitative Masse und Fehler
Vom Umfang her ist sind beide Text mit 37 bzw. 47 Wörtern relativ kurz. Es fallen die vielen Syntax-Fehler auf (insgesamt 11 in Text 1, 10 in Text 2), die sich vor allem als Auslassungen von Verben und Funktionswörtern (vor allem Artikel und Präpositionen) und als falsche Stellung der Wörter im Satz zeigen. Relativ häufig sind auch Vertauschungen von Präpositionen. Beispiel T1:

> Z3 "Nachher der Baum brennt " statt: "nachher brennt der Baum"
> Z4 "die Frau nach Hause telephoniren auf Feuerwehr" statt :
>   "die Frau telefoniert nach Hause"...
>   bzw. "die Frau telefoniert *zu* Hause *mit der* Feuerwehr"

Diskursaufgabe Schriftsprache - 155 -

oder "die Frau *geht* nach Hause, *um mit der* Feuerwehr *zu* telefonieren"

Beispiel T 2:
Z1/2 "nützlich das mir gross und heiraten"
  statt : "*es ist* nützlich, *dass wir* gross *sind* und heiraten *können*" (?)
Z6/7 "Nachher etwas nützlich, auf Zauberer geschaut"
  statt : "Nachher *haben wir* etwas nützliches *gemacht*" (oder "*gesehen*")(?)
Z9 "Nachheer wir gehen Bein" statt: "Nachher gehen wir *mit den* Beinen" (?)

Verben werden z.T. im Infinitiv gebraucht, z.T. in angemessener oder in fehlerhafter Form konjugiert:

 T1 Z 1/2 "auf einmal die Frau und Katze die Leiter *retten*"
   Z 4/5 "die Frau nach Hause *telephoniren* auf Feuerwehr"
 T2 Z 5 " wenn das traurig *werd* "

AR wählt bevorzugt eine einfache Satzstellung mit der Reihenfolge Subjekt-Prädikat-Objekt, auch wenn diese im Satzgefüge im Kontext falsch ist. Es kommen nur vereinzelt subordinierte Teilsätze vor.

 AR verbindet die Sätze durch zeitliche Aneinanderreihung, die mit entsprechenden temporalen Präpositionen oder Junktionen eingeleitet wird (T1: auf einmal, nachher, jetzt) (T2: nachher, jetzt). Dabei treten in beiden Texten Wiederholungen auf: T1 Zeile 1/3 "auf einmal", T2 "nachher" Zeile 3/6/9/, Zeile 5/7 "wenn". Im Text2 wird auf diese Weise dieselbe Satzkonstruktion exakt wiederholt :

  Zeile 3 nachher...
  Zeile 5 ich hätte ... wenn ...
  Zeile 6 nachher ...
  Zeile 7 ich hätte ... wenn ...
  Zeile 8 nachher ...

Die Beibehaltung der einfachsten Reihenfolge der Satzglieder sowie die Wiederholung dieser Konstruktion lassen darauf schliessen, dass AR Mühe hat, komplexere Satzstrukturen umzusetzen und sich als Hilfsstrategie an der Reihenfolge S-P-O orientiert. Möglich ist auch, dass er von einmal gefundenen Konstruktionen nicht abweichen kann, also perseveriert, oder aber nur eine so geringe Anzahl von Satzkonstruktionsprinzipien abrufen kann, dass er immer wieder dieselben syntaktischen Muster verwendet.

 Die morphosyntaktischen Fehler und Auslassungen sind z.T. so ausgeprägt, dass es manchmal schwer wenn nicht unmöglich ist, einen Sinn des Satzes zu konstruieren oder zu rekonstruieren:

  Bsp. T1 Z1/2 "auf einmal die Frau und Katze die Leiter retten"
   statt: " auf einmal (Verb) die Frau und (Modalverb) (Artikel) Katze (Präposition) die Leiter retten" (?) ("auf einmal kommt die

> Frau und will die Katze mit der Leiter retten"?)
> Bsp. T2 Z6/7 "Nachher etwas nützlich, auf Zauberer geschaut."
> Z7 "Ich hätte jetzt nicht, wenn das Trick nicht nützt."

Der Kontext, in den die Listenwörter eingebettet werden, passt manchmal nicht exakt zur eigentlichen Wortbedeutung, so bei "nützlich" T2, Z1/6/8, oder bei "traurig" T2, Z5. AR verwendet auch redundante Formulierungen:

> T2 Z9 : "Nachher wir gehen Bein, ... "(für: "Nachher *gehen* wir *mit den Beinen*" (?))

Die wenigen orthographischen Fehler sind auffällig instabil, wenn auch unter funktionalem Aspekt konsequent. So kommen in Text2 drei unterschiedliche Schreibweisen von "nachher" vor (nachher, nachhehr, nachheer). In Text1 findet sich neben dem korrekten "Feuerwehr" auch "Feuewehr". Da dies zudem ein vorgegebenes Listenwort war, dürfte es sich hier um einen reinen Aufmerksamkeitsfehler handeln, während im Text 2 in Bezug auf die Schreibweise von "nachher" offensichtlich eine echte Unsicherheit bestanden hat. Dass sich AR nicht für eine Form entscheidet, ist zudem ein Zeichen für mangelhaftes Monitoring und fehlende Überprüfung des Geschriebenen.

Es finden sich vereinzelt auch dialektal anmutende Wendungen:

> T2 Z2 "nützlich das *mir* gross und heiraten.
> Z9 " *springen* uns."

Lokale und globale Kohärenz

– Text 1: Da die Sätze sprachlich Fehler und Uneindeutigkeiten aufweisen und der Leser nur schwer verstehen kann, was jeweils gemeint sein könnte, ist eine Einschätzung der makropropositionalen Struktur schwierig. Es lassen sich in der ersten Geschichte aber grob zwei Themenblöcke unterscheiden: Im ersten Themenblock geht es um eine Katze, die vom Hund gejagt wird. Auf eine nicht definierte Weise besteht ein Zusammenhang zwischen "Leiter", "retten", "Katze" und "Frau". Im zweiten Teil geht es um die Feuerwehr, von der Frau alarmiert, die einen brennenden Baum löscht. Offensichtlich hat AR den Schlüsselwortcharakter der Listenwörter nur sehr unvollständig erfasst. Unklar bleibt der Zusammenhang zwischen der Kälte und dem brennenden Baum ("Nahher der Baum brennt, kalt aufeinmal"). Mit "brennen" würde man normalerweise "Hitze" assoziieren. Da AR die logisch richtige Verbindung von "Winter" und "kalt" in Zeile 6 herstellt, scheint hier nicht einfach eine semantische Verwechslung von kalt und warm vorzuliegen. AR verwendet ein Wort aus dem passenden Bedeutungsfeld, ohne die spezifische Bedeutung des Wortes zu berücksichtigen. Der logische Widerspruch, dass es kalt wird, wenn der Baum brennt, wird nicht wahrgenommen. Möglich ist auch, dass sich "kalt" perseveratorisch aufgedrängt hat. Trotz aller Unklarheiten lässt sich insgesamt das Gerüst einer Geschichte

mit zwei Themenschwerpunkten erkennen. Die Plausibilitität der Zusammenhänge ist gering oder nicht erkennbar.

– *Text2:* AR wendet hier nicht einfach ein Geschichten-Schema an, sondern formuliert eine Art schriftlicher Ansprache an ein "Du". Damit unterscheidet sich die Textsorte von den anderen produzierten Texten der Kontroll- und Patientengruppe. Auch den Text2 kann man thematisch in zwei oder drei Abschnitte unterteilen:

> Thema 1: Ein Ich wendet sich an ein Du, es geht um das Heiraten
> und die Kinderplanung.
> Thema 2: Es taucht ein Zauberer als Protagonist auf.
> Thema 3: Der Sprecher kündigt (seiner Gesprächspartnerin?) an,
> später mit ihr fortzugehen.

Ein inhaltlicher Zusammenhang zwischen diesen Teilen ist nicht eindeutig erkennbar. Während die Sätze der Zeilen 1 bis 5 inhaltlich kohärent sind, ist das Zauberer-Thema in sich nicht verständlich. Der Inhalt scheint stark durch die Motivation geprägt, die Listenwörter mehrmals zu gebrauchen, so z.B. bei der mehrfachen Wiederholung des Wortstammes "nütz-". Dabei ist es schwer zu entscheiden, ob die Wortwiederholung hier auf Perseverationstendenzen zurückzuführen sind oder auf Wortfindungsprobleme, d.h. ob AR gezwungen ist, auf vorgegebene Wörter zurückzugreifen. Möglich ist auch, dass AR vergessen hat, welche Wörter er bereits verwendet hat, oder dass er versucht, die Listenwörter so oft wie möglich einzubauen. In Zeile 5 kommt es zu einem ähnlich zirkulären Ausdruck:

> T2 Z5 "Ich hätte traurig, wenn das traurig werd."

Durch parallele oder zirkuläre Konstruktionen mit Rekurrenz schafft AR einen Anschein von Kohäsion. Daher sind die Texte eindeutig nicht dem Ökonomie-Prinzip zuzurechnen, auch wenn keine schlüssigen Makrostrukturen erkennbar sind. Auch dieser Text wird hinsichtlich der Zusammenhänge von den Beurteilern als wenig plausibel bis nicht plausibel eingeschätzt.

Zusammenfassung

Durch den elliptische Stil mit den vielen Auslassungen wird der Text zum Teil unverständlich, es lassen sich vom Leser oft keine eindeutigen situativen Repräsentationen mehr erstellen. Korrekturen sind AR auch in der schriftlichen Modalität nicht möglich und deuten auf ein defizitäres Monitoring hin. Es bestehen Wortfindungsstörungen und Perseverationstendenzen. Die semantischen Repräsentationen von Einzelwörtern sind oft unvollständig oder vage. Inkonsistenzen und Vagheiten scheinen genauso auf einer sprachlichen Ebene wie auf einer konzeptuellen Ebene zu bestehen. AR entwickelt grobe situative

Schemata und Makrostrukturen, die manchmal widersprüchlich wirken oder deren innerer Bezug nicht immer erkennbar ist.

4.3.5 Schriftsprache: Zusammenfassung SU

SU erarbeitet sich sequentiell Zusammenhänge, ohne dabei eine klare makropropositionale Struktur als Leitlinie zu haben. Sein Stil ist unökonomisch, umständlich und geprägt von Erzählansätzen, die nicht weitergeführt werden und keine Funktion für den Gesamttext haben. Ganz offensichtlich ist es für SU schwierig, mehrere Listenwörter gleichzeitig bei einer thematischen Ausgestaltung zu berücksichtigen. Dies lässt auf eine reduzierte Verarbeitungskapazität und verminderte Planungsfähigkeiten beim Produzieren von Texten schliessen. SU scheint zu vergessen oder unsicher zu sein, welche Wörter er bereits benutzt hat und wie er seine Geschichte aufbauen wollte. Die Schlüsselwortfunktion der Wörter von Liste 1 wird nicht oder nur zum Teil erkannt; SU folgt eher eigenen Assoziationen. Er orientiert sich überwiegend auf einer Ebene lokaler Kohärenz. (Vgl. ausführliche Darstellung Abschnitt 8.2.4)

4.3.6 Schriftsprache: Zusammenfassung WA

Die Texte von WA weisen viele Fehler und Ungenauigkeiten auf, die auf sprachsystematische Beeinträchtigungen zurückgeführt werden können. Es werden z.B. Satzglieder vertauscht oder ausgelassen, Funktionswörter verwechselt, Verben falsch konstruiert. Es kommen Referenzunsicherheiten vor. Unklarheiten auf der inhaltlichen Ebene lassen sich aber nicht nur auf syntaktische und semantische Probleme zurückführen, sondern spiegeln eine Beeinträchtigung der Realisierung makropropositionaler Strukturen wieder. Dabei fällt eine Neigung zu redundanten, irrelevanten Ausschmückungen auf. Ein Themenfokus wird nur kurzfristig beibehalten, dann bestimmen Nebenassoziationen die Handlung mit.
Im Text 2 kommen mehrere Sätze vor, die weder neue Listenwörter enthalten, noch vom Inhalt her notwendig sind. Die Listenwörter des ersten Textes werden ungefähr entsprechend ihrer Schlüsselwortfunktion genutzt, soweit dies trotz der fehlerhaften sprachlichen Realisierung erkennbar ist. Sprachliche Fehler und Themengestaltung zeugen von mangelhaftem Monitoring und eingeschränktem verbalen Planen. (Vgl. Anhang)

4.3.7 Schriftsprache: Zusammenfassung AL

Es gelingt AL, aus den vorgegebenen Wörtern beider Listen relativ vollständige und plausible Erzählungen zu bilden. Er erschliesst bei der ersten Wortliste problemlos die Zusammenhänge, bei der Ausgestaltung der Geschichte kann er jedoch nur auf ein sprachlich und gedanklich leicht reduziertes Repertoire zurückgreifen. Dies zeigt sich aber nicht als Ökonomie – denn dazu wären in hohem Masse metasprachliche und planerische Fähigkeiten nötig –, sondern als leicht verminderte sprachliche und ideelle Gewandtheit. Sind komplexere Planungen gefordert, kommt es zu Inkohärenz und makropropositionalen Brüchen. AL bevorzugt einfache Zeitenfolgen und eine lineare Anordnung anstelle von hierarchischen Strukturen. Offensichtlich benötigt AL die ihm zur Verfügung stehende Kapazität zum Aktivieren, Abruf und Aneinanderfügen von sprachlichem Material. Ein Monitoring findet statt, wie aus Verbesserungen des Textes ersichtlich ist, reicht aber nicht immer aus.

4.4 Vergleich von Patienten und Kontrollgruppe

4.4.1 Quantitative Masse (Tabelle 4.1)

Vom Umfang der Texte her bleiben die Patienten innerhalb des von der Kontrollgruppe vorgegebenen Rahmens. Der Text 2 von SU ist mit 109 Wörtern etwas umfangreicher als der längste Kontrolltext mit 106 Wörtern. MI und AR produzieren mehr unvollständige Teilsätze als die Vergleichsgruppe.

4.4.2 Fehler und Kohäsionsunsicherheiten

Eine deutlich erhöhte Anzahl von Syntaxfehlern findet sich nur bei AR und WA, den beiden Patienten mit den ausgeprägtesten sprachsystematischen Störungen. Besonders viele Orthographiefehler macht SU; bei AR, MI und GO finden sich nur tendenziell etwas mehr Orthographiefehler als in der Kontrollgruppe. Interpunktionsfehler sind bei SU und WA besonders ausgeprägt. Wortwahlfehler sind nur bei WA auffällig. Eindeutige Dialektismen kommen in der Kontrollgruppe gar nicht vor, bei den Patienten vor allem bei SU (Tabelle 4.3).
Proformen mit unklarem oder unsicherem Referenten kommen im Textkorpus der Kontrollgruppe insgesamt nur zwei Mal vor, bei zwei unterschiedlichen Probanden. Referenzfehler finden sich dagegen bei fünf Patienten, mit maximal zwei Fehlern pro Patient. Unklare oder unlogische Junktionen treten bei den gesunden Probanden nur in einem einzigen Fall auf, bei den Patienten nur bei RN und WA. Fehler der Zeitenfolge sind im Textkorpus der gesunden Probanden insgesamt fünf Mal vorhanden, in der Patientengruppe nur bei SU und WA (Tabelle 4.2). Es finden sich bei MI und AR Abweichungen in der Satzkonstruktion, die in der mündlichen Sprache nicht in dieser Form zu beobachten sind. Bei AR besteht der Eindruck, dass das Monitoring schriftsprachlich besser funktioniert als mündlich und dass deshalb bestimmte Fehlertypen erst auf einem

höheren Niveau möglich sind, da diese Elemente in der mündlichen Sprache weggelassen werden.

	Kontrollgruppe	GO	RN	MI	AR	SU	WA	AL
Anzahl Wörter								
Text 1	⌀ 67; Min 21, Max 151	24 (13)*	72	57	37	122	59	68
Text 2	⌀ 62; Min 24, Max 106	36	36	71	47	109	100	77
Anzahl "Clauses"								
Text 1	⌀ 10,2; Min 3 Max 21	4 (+2)	13	7	5	16	9	11
Text 2	⌀ 10,6; Min 3 Max 20	7	6	9	10	16	12	10
Anzahl Teilsätze								
Text 1	⌀ 5; Min 2 Max 10	(1)	4	4	1	6	5	5
Text 2	⌀ 5,8; Min 2 Max 11	2	2	6	5	8	6	5
Anzahl unvollständige Sätze /Teilsätze								
Text 1	⌀ 0,14; Min 0 Max 1	0	0	2	1	0	0	0
Text 2	⌀ 0,14; Min 0 Max 1	0	0	1	3	1	1	1

Tabelle 4.1. Schriftsprache: Quantitative Masse
* Korrigierter Teil in Klammern, ⌀=Durchschnittswert, Max= maximaler Wert der Kontrollgruppe, Min= kleinster Wert der Kontrollgruppe

	Kontrollgruppe	GO	RN	MI	AR	SU	WA	AL
Proformen ohne Referenten /unklarer Referent	Anzahl Vpn, Anzahl Fälle pro Vpn							
Text 1 (Anzahl Fälle)	2 Vpn, Max 1 Fall	(1)	0	0	1	0	0	1
Text 2 (Anzahl Fälle)	0 Vpn, 0 Fälle	(1)*	1	2	1	0	0	1
unlogische/unklare Junktionen	Anzahl Vpn, Anzahl Fälle pro Vpn							
Text 1 (Anzahl)	0 Vpn, Max 0 mal	0	0	0	0	0	0	0
Text 2 (Anzahl)	1 Vpn, Max 1 mal	0	1	0	0	0	2	0
Fehler der Zeitenfolge	Anzahl Vpn, Anzahl Fälle pro Vpn							
Text 1 (Anzahl)	1 Vpn, Max 1 Fall	0	0	0	0	1	1	0
Text 2 (Anzahl)	4 Vpn, Max 1 Fall	0	0	0	0	1	0	0

Tabelle 4.2 Kohäsionsfehler / Kohäsionsunsicherheiten
* Korrekturteil in Klammern

Bei MI scheinen Kontrollprozesse, die für das schriftlichen Formulieren erforderlich sind, zu fehlen. Auch bei RN führt vermutlich das Bestreben, sich so ökonomisch wie möglich auszudrücken, was die Komplexität der Zusammenhänge erhöht, zu Fehlern. Ähnliche Auffälligkeiten finden sich bei ihm aber auch in der mündlichen Sprache.

	Kontrollgruppe	GO	RN	MI	AR´	SU	WA	AL
Syntax-Fehler								
Text 1	∅ 0,03 Fehler; Max 0,16	0	0	0,43	2,2	0,06	0,77	0
Text 2	∅ 0,023 Fehler; Max 0,125	0,14	0,16	0	1	0	1	0
Orthographie-Fehler								
Text 1	∅ 0,06 Fehler; Max 0,28	0,28	0,15	0,43	0,4	0,87	0	0
Text 2	∅ 0,08 Fehler; Max 0,2	0,57	0,16	0,2	0,3	0,75	0	0
Interpunktionsfehler								
Text 1	∅ 0,09 Fehler; Max 0,8	0	0,07	0	0,4	0,37	0,44	0,09
Text 2	∅ 0,15 Fehler; Max 0,3	0,14	0,3	0,44	0,2	0,93	0,42	0,09
Wortwahlfehler								
Text 1	0	0,14	0	0	0	0.06	0,22	0
Text 2	0	0	0	0	?	0	0,25	0
Dialektismen								
Text 1	0	0	0✷	0	0	0,12	0	0✷
Text 2	0	0	0	0	0,1	0,06	0,08	0

Tabelle 4.3 Anzahl Fehler pro Anzahl "Clauses"
✷ kein Dialektsprecher, ∅ = Durchschnittswert, Max = maximaler Wert der Kontrollgruppe

4.4.3 Verwendung der Listenwörter

Vier Kontrollpersonen vergessen, ein Listenwort in ihrem Text zu verwenden. In der Patientengruppe passiert dies nur RN, und zwar in beiden Texten. Die Anzahl der Wiederholungen von Listenwörtern und die Anzahl der Sätze und Teilsätze ohne neues Listenwort können als Indiz für Kohäsion durch Rekurrenz bzw. für Kohärenz gewertet werden, da diese Sätze eine Funktion in Bezug auf den inhaltlichen Zusammenhang besitzen sollten. Die häufigsten Wiederholungen von Listenwörtern finden sich in den Texten von AL. Er liegt dabei aber unter dem Maximum der Kontrollgruppe. Auch bei WA und AR sind Listenwort-Wiederholungen relativ häufig, ein Indiz, dass Patienten mit Wortfindungs- und Abrufstörungen öfter auf vorgegebenes Material zurückgreifen.

Was die Anzahl von Sätzen ohne neues Listenwort angeht, unterscheiden sich die Patienten nicht wesentlich von den Kontrollprobanden. GO's Texte sind die einzigen in der Patientengruppe, bei denen in jedem Satz Listenwörter neu verwendet werden und die somit am wenigsten Redundanz aufweisen.

	Kontrollgruppe	GO	RN	MI	AR	SU	WA	AL
Anzahl ausgelassener Listenwörter	Anzahl Vpn							
Text 1	1 Vpn; Max. 1 Wort	0	1	0	0	0	0	0
Text 2	3 Vpn; Max 1,5✶ Wörter	0	1	0	0	0	0	0
Listenwort-Wiederholung								
Text 1 (Anzahl Wörter)	⌀ 4,6; Min 0, Max 12	(4)*	3	0	4	3	5,5	7
Text 2 (Anzahl Wörter)	⌀ 1,9; Min 0, Max 10	1	2	3	3,5	5	2,5	7
Anzahl Clauses ohne neues Listenwort								
Text 1	⌀ 4,4; Min 0, Max 14	0	5	2	1	5	2	4
Text 2	⌀ 4,2; Min 0, Max 11	0	0	3	3	5	5	2

Tabelle 4.4   Listenwörter
* Korrekturteil in Klammern, ✶ 0,5 = Nennung desselben Wortstamms, in Wortverbindung oder andere Wortart, ⌀ = Durchschnittswert, Max = maximaler Wert der Kontrollgruppe, Min = kleinster Wert der Kontrollgruppe

Während sich im Text 1 alle gesunden Probanden inhaltlich an den vorgegebenen Schlüsselwörtern orientierten, verfolgten viele Patienten eher andere, eigene Assoziationen. Nur AL erzählte die Geschichte inhaltlich vergleichbar mit den Kontrollpersonen, in gewissem Ausmass auch GO und WA. Die Fähigkeit, vorgegebene Zusammenhänge zu erkennen und zu nutzen, ist offensichtlich bei einigen - nicht allen - Patienten eingeschränkt.

4.4.4 Plausibilität des Zusammenhangs

Die Plausibilität des Zusammenhangs aufeinanderfolgender Sätze/Teilsätze wurde von zwei unabhängigen Beurteilern auf einer Skala von eins bis sechs eingeschätzt (1 = zwingender Zusammenhang, 6 = offener Widerspruch). Die Korrelation der Urteile betrug .711 für die Einschätzung der Texte der Kontrollgruppe und .722 für die Einschätzungen der Patiententexte. In beiden Gruppen war die Korrelation beim Text 1 geringfügig höher als beim Text 2.

Beurteilungen, die in etwa den Durchschnittswerten der Kontrollgruppe entsprechen, finden sich bei AL, RN (Text 1) und SU (vgl. Tabelle 4.5). Bei den anderen Patienten werden Zusammenhänge zum Teil als wenig plausibel eingestuft. Dies ist besonders auffällig bei Patienten mit Sprachsystemstörungen (AR, WA, GO), deren Texte für den Leser schwerer verständlich sind. Hier finden sich die meisten Einschätzungen der Kategorie 5 und 6. Bei MI kommen häufig Zusammenhänge vor, die als relativ wenig plausibel eingestuft werden.

Diskursaufgabe Schriftsprache - 163 -

	Kontrollgruppe	GO	RN	MI	AR	SU	WA	AL
Durchschnittliche Plausibilität insgesamt (T1 + T2)	2,4	3,6	3,0	3,2	4,2	2,6	3,6	2,4
Text 1	2,2	3,4	2,6	3,0	3,7	2,3	3,7	2,2
Text 2	2,6	3,3	3,6	3,4	4,8	2,9	3,6	2,6
Anteil " wenig plausibler Zusammenhänge" (Kategorie 4) Text 1	⌀ 2%, Min 0, Max 17%	17%	0	28%	20%	0	19%	0
Text 2	⌀ 6%, Min 0, Max 40%	20%	37%	44%	11%	23%	27%	15%
Anteil "nicht-plausibler Zusammenhänge" (Kat.5,6) Text 1	⌀ 0, Min 0, Max 0	25%	0	0	30%	0	37%	0
Text 2	⌀ 0,4%, Min 0, Max 10%	40%	37%	5%	83%	0	23%	5%

Tabelle 4.5 Plausibilität des Zusammenhangs
1= zwingender Zusammenhang, 2=sehr plausibler Zusammenhang, 3= relativ plausibler Zusammenhang, 4= wenig plausibler Zusammenhang, 5= kein erkennbarer Zusammenhang, 6= offener Widerspruch, ⌀=Durchschnitt, Max=maximaler Wert, Min= minimaler Wert

4.4.5 Globale Kohärenz, Makrostrukur

Während man die Texte der Kontrollpersonen relativ eindeutig den Kriterien "Geschichte" oder "Ökonomie" zuordnen kann, war dies bei einigen Patienten-Texten weniger offensichtlich. Diesen Texten fehlte zwar vielfach ein Geschichtenaufbau mit Setting, Handlungskern und Auflösung, es waren aber trotzdem Bemühungen erkennbar, inhaltlichen Zusammenhang zu schaffen, z.B. durch Sätze und Teilsätze ohne neues Listenwort. Für die Schaffung von eindeutig ökonomischen Texten ist es erforderlich, von der Mitteilungsintention zu abstrahieren und konsequent eine metakommunikative Strategie anzuwenden. Dies wurde bei den Patienten nicht beobachtet. Die gesunden Erzähler, die sich am Ökonomie-Prinzip orientierten, widersetzten sich eigentlich der Instruktion, eine Geschichte zu erzählen, was die Patienten nicht taten. Einen Sonderfall bildet GO mit seinem pseudo-ökonomischen Stil; er versucht eine Geschichte zu erzählen, was vom Sprechantrieb her nicht gelingt.

Inhaltliche Brüche der Kohärenz kamen in den Geschichten-Texten der Kontrollgruppe nur sehr vereinzelt vor. Bei jedem Patienten, mit Ausnahme von AL, findet dagegen ein Kohärenzbruch in einem oder beiden Texten statt. Besonders auffällig ist AR mit insgesamt vier Kohärenzbrüchen. Allerdings ist hier die Einschätzung erschwert, da der Text sprachlich nicht eindeutig zu verstehen ist.

	Kontrollgruppe	GO	RN	MI	AR	SU	WA	AL
Superstruktur, Geschichte / Ökonomie	Anzahl Vpn							
Text 1	Gesch 13, Öko 1	Gesch?	Gesch	Gesch	Gesch	Gesch	Gesch	Gesch
Text 2	Gesch 9, Öko 4	Gesch?	Gesch	Gesch?	Gesch?	Gesch	Gesch	Gesch
Wechsel/Abbruch	Anzahl / Korpus*							
Text 1 (Anzahl)	3	0	0	1	1	1	0	0
Text 2 (Anzahl)	4	1	1	2 ?	3	1	1	0
Nebengleis	Anzahl / Korpus*							
Text 1 (Anzahl)	0	1	0	0	0	1	0	0
Text 2 (Anzahl)	2	0	0	0	0	0	1	1

Tabelle 4.6   Makrostruktur und Superstruktur
Gesch= Textrealisiation einer Geschichte, Öko=Textrealisation nach dem Ökonomieprinzip, Gesch?=vermutlich Realisation einer Geschichte intendiert, * einbezogen wurden nur die Geschichten

4.4.6 Zusammenfassung

Die Leistungsvariabilität innerhalb der Kontrollgruppe wie innerhalb der Patientengruppe ist gross. Es gibt Patienten wie AL und RN, die einen mehr oder weniger unauffälligen Text produzieren, während andere Patienten auffällige Abweichungen zeigen (AR, WA). Texte, in denen Kohärenzbrüche vorkommen, sind bei den Patienten tendenziell häufiger als bei der Kontrollgruppe. Ebenso kommen insgesamt mehr Referenzunsicherheiten vor, d.h. dass Patienten eher Vorwissen voraussetzen.

Folgende Auffälligkeiten lassen sich zusammenfassen:
- Ein eher assoziativer Stil mit Ausschmückungen und redundanten Elementen findet sich bei SU und WA.
- Logische Inkonsistenzen und unklare inhaltliche Zusammenhänge finden sich in Texten von MI und SU, in geringerem Mass auch in einem Text von RN.
- Bei WA und AR sind die Texte aufgrund der sprachlichen Realisierung zum Teil unverständlich und zusammenhanglos.
- GO verwendet einen pseudo-ökonomischen Stil.
- Bei MI und AR kommen in der Schriftsprache Abweichungen der Satzkonstruktion vor, die sich von der mündlichen Sprachproduktion unterscheiden.
- Eine Orientierung an Schlüsselwörtern ist bei den Patienten deutlich seltener anzutreffen als in der Kontrollgruppe, implizite Zusammenhänge können offensichtlich weniger gut verwertet werden.

Insgesamt lässt sich folgern, dass Patienten weniger Überblick und Kontrolle über die Gesamtplanung des Textes aufbringen und sich stärker an lokalen Prozessen orientieren. Trotzdem wirken die Zusammenhänge aufeinanderfolgender Sätze bei den meisten Patienten weniger plausibel als in der Kontrollgruppe. Es scheinen von ihnen weniger Zielvorgaben gleichzeitig berücksichtigt werden zu können. Die Patienten richten ihre Aufmerksamkeit auf einzelne Aspekte, verlieren dabei globale Zusammenhänge aus den Augen und machen Fehler. Die jeweiligen Vorgehensweisen und die dabei auftretenden Schwierigkeiten sind jedoch bei den Patienten unterschiedlich.

5. Diskursaufgabe: Prozedurale Texte

5.1 Beschreibung und Analyse der Aufgabe "prozedurale Texte"

5.1.1 Beschreibung der Aufgabe

Die Probanden erhalten nacheinander die folgenden Anweisungen schriftlich vorgelegt, mit der Bitte, sie laut vorzulesen:

> 1. Aufgabe
> Sie möchten Kaffee in der Kaffeemaschine kochen.
> Bitte erklären Sie genau, wie man das macht und was man alles dazu benötigt.

> 2. Aufgabe
> Sie möchten Ihr Schlafzimmer neu streichen.
> Bitte erklären Sie genau, was Sie alles brauchen und wie Sie vorgehen würden.

Die Textproduktionen wurden auf Tonband aufgenommen und transkribiert.

5.1.2 Analyse der Aufgabe

Es soll mündlich eine Handlungssequenz beschrieben werden, die den Probanden aus eigener Erfahrung oder aus ihrem allgemeinen Handlungswissen heraus vertraut ist. Anders als bei narrativen Texten setzt sich die Makrostruktur aus lauter einzelnen Handlungsschritten zusammen, die möglicherweise noch zu Gesamthandlungen zusammengefasst werden können. Zur Superstruktur gehört auch ein Setting, in dem der Ort, eventuell Personen und weitere Voraussetzungen für den Handlungsablauf eingeführt werden (vgl. Ulatowska et al. 1989, S. 182). Dieses Setting wird hier durch die Fragestellung ("... und was man alles dafür braucht") bereits vorstrukturiert. Die Probanden sollen in dieser Aufgabe Wissen, das nicht primär sprachlich, sondern eher durch Nachahmung, Anschauung und Weltwissen vermittelt wird, in eine kohärente sprachliche Form bringen.

5.2 Analyse der Textproduktion der Kontrollgruppe

5.2.1 Informativität der produzierten Texte

Es wurden für beide Aufgaben (Text1= Kaffee kochen, Text2=Zimmer streichen) anhand der Texte der Kontrollgruppe die Propositionen ermittelt, die einzelne Handlungselemente darstellen. Gewertet wurden dabei nur Tätigkeiten, die unmittelbar zur gefragten Handlung gehörten. Kommentare, Erklärungen und etwaige thematisch abweichende Handlungen wurden nicht gezählt. Detail-Antworten wurden inhaltlich zusammengefasst, z.B. die Handlungen "Zimmer leerräumen", "Möbel rausräumen", "Möbel von der Wand rücken" zur Proposition "Zimmer vorbereiten".

hochfrequente Propositionen	*mittelfrequente Propositionen*	*idiosynkratische Propositionen*
Filter richten, hineintun (12)	Kanne einstellen (7)	Filter auf Kompost werfen
Kaffee einfüllen (12)	Filter herausnehmen (7)	Kaffeedose nehmen
Gerät anschalten (13)	Wasser mit Krug einfüllen, abmessen (6)	Behälter zum Kaffeemahlen füllen
	Warten, dass Wasser durchläuft (4)	Kaffeemaschine zusammensetzen
	Kaffeemaschine (aus dem Schrank) nehmen (2)	Sieb einhängen
	Tasse unterstellen (2)	Arretierung einschnappen lassen
	Kaffee mahlen (2)	Wasser in Kanne füllen
	Deckel öffnen (2)	Wasser durch Entkalker laufen lassen
	Wasser erhitzen (2)	Deckel schliessen
		Strom anschliessen
		Kanne auswaschen

Tabelle 5.1 *Propositionsliste "Kaffee kochen"*, sortiert nach den Häufigkeiten der Antworten. Die Zahl in Klammern bezeichnet die Gesamtzahl der Nennungen der Kontrollgruppe

Unterschieden wurde zwischen hochfrequenten Antworten, d.h. Propositionen, die bei mindestens 75 Prozent der Probanden (von mehr als 10 Versuchspersonen) genannt wurden. Propositionen von mittlerer Frequenz sind alle Antworten, die mehr als einmal, aber höchstens von 10 Probanden genannt wurden. Als idiosynkratische Propositionen werden Antworten bezeichnet, die nur einmal vorkamen.

In Aufgabe 1, Kaffeekochen, gab es keine Handlung, die von allen Probanden genannt wurde. Drei Propositionen kamen mit hoher Frequenz vor, am häufigsten wurde die Handlung "Gerät anschalten" genannt. In Aufgabe 2, Zimmer streichen, wurden zwei Propositionen von allen Probanden genannt: "den Boden oder Möbel zum Schutz abdecken" und "streichen". Im Durchschnitt kamen in der Aufgabe "Kaffeekochen" 5,8 Propositionen pro Text vor, in der Aufgabe "Zimmer streichen" 6,5 Propositionen pro Text. Die Anzahl der Propositionen variierte je nach Proband und Aufgabe. Am detailliertesten bearbeiteten Vpn8 die Aufgabe "Kaffeekochen" mit insgesamt 9 Propositionen und Vpn4 die Aufgabe "Zimmer streichen" mit 13 Propositionen. Bei der letztgenannten Aufgabenbeantwortung fand sich auch die höchste Anzahl von idiosynkratischen Propositionen. Als niedrigste Anzahl wurden drei Propositionen pro Text genannt. Dies kam einmal beim ersten und einmal beim zweiten Text vor, wobei jeweils nur die hochfrequenten Propositionen genannt wurden.

Hochfrequente Propositionen	mittelfrequente Propositionen	idiosynkratische Propositionen
das Zimmer vorbereiten (12) zum Schutz abdecken (14) Streichen (14)	Material kaufen (4) die Wände abwaschen, -laugen (5) Tapete abziehen (3) die Leiter nehmen (2) Tapete zuschneiden (2) Farbe anrühren (2) Trocknen lassen (2) Tapete mit Leim bestreichen (2) Fenster öffnen, lüften (2) zweites Mal streichen (4) Möbel einräumen (3) Abdeckschutz entfernen (3)	sich informieren das Zimmer ausmessen Material zurechtlegen Rolle an Gitter abstreifen Wände nach Ablaugen trocknen lassen Wand ausbessern Tapezieren Farbe in Behälter geben Fussleiste anschrauben Boden reinigen

Tabelle 5.2 *Propositionsliste "Zimmer streichen"*, sortiert nach den Häufigkeiten der Antworten. Die Zahl in Klammern bezeichnet die Gesamtzahl der Nennungen der Kontrollgruppe

5.2.2 Makrostruktur

In der Aufgabenstellung wurde explizit danach gefragt, was die Probanden alles benötigen, um die Aufgabe auszuführen. Viele Texte lassen sich daher in zwei Teile aufgliedern: Eine Gegenstandsliste, in der aufgezählt wird, welche Gegenstände man benötigt und eventuell wie sie funktionieren, und eine Handlungs- oder Propositionenliste, in der der Handlungsablauf geschildert wird. Eine solche klare Aufgliederung – erst die Aufzählung der Gegenstände, dann die Beschreibung des Handlungsablaufs – fand sich zweimal bei der ersten Aufgabe (Kaffeekochen) und siebenmal bei der zweiten Aufgabe (Zimmerstreichen). (Zur Gegenstandsliste vgl. Anhang).

    Beispiel: Vpn6   2 .. bruuche ganz sicher (,) Papier
                      3 (,) won i dr Bode cha abdecke .. bruuche äh .. Mal (,) farbe
                      4 bruuche Pinsle derzue oder dr Roller

Eine Mischform findet sich nur bei Aufgabe 2, Vpn10. Sie beginnt die Beschreibung des Handlungsverlaufs, fügt dann ein, was sie noch braucht und fährt dann mit dem Handlungsverlauf fort. Die übrigen Texte setzten sich ausschliesslich aus der Beschreibung der einzelnen Handlungsschritte zusammen. Gerade bei Texten, denen ein einleitendes Setting mit Gegenstandsliste fehlt, finden sich oft eingeschobene Kommentare und Erklärungen, warum eine bestimmte Handlung notwendig ist.

> Bsp.Vpn10 T2　8 danach sollte man die Wand (,) gründlich
> 　　　　　　　9 reinigen .. *damit keine Sch Staubpartikel dahinter bleiben*
>
> 　　　　　　　20 zuerst
> 　　　　　　　21 werd ich mal an den Rändern am Boden Zeitungspapier
> 　　　　　　　　 auslegen (,)
> 　　　　　　　22 *damit keine .. Farbspritzer auf den Boden kommen*

5.2.3 Sprecherperspektive

In der Instruktion wurden die Probanden aufgefordert, zu schildern, wie sie persönlich diese Aufgabe bewältigen würde. In den produzierten Texten wird jedoch keineswegs von allen Probanden eine persönliche Sprecherperspektive eingenommen, auch wenn meist in der Ich-Form gesprochen wird.
Folgende fünf Sprecherhaltungen lassen sich unterscheiden:

1.Persönliche Sprecher-Perspektive. Der Sprecher bezieht sich ausdrücklich auf seine eigene Erfahrungswelt, schildert z.B. Details, die keine allgemeine Gültigkeit haben.

> Vpn10 T2　1 Ja in meinem Schlafzimmer is noch ne alte Tapete .. die müsst
> 　　　　　2 ich erstmal .. von der Wand kriegn (,)
> Vpn12, T1　2 i säuber nimm es nid vom Hahne (,) i ha so
> 　　　　　　3 ne Burda Filter (,) wägem Chauch

Ein solcher Bezug auf die eigene Erfahrungswelt findet sich bei 3 von 28 Aufgabenbeantwortungen und betrifft ausschliesslich konkrete Details, die in den Rahmen der Handlung gehören.

2.Offene Ichform. Der Sprecher beschreibt sein Vorgehen in der Ichform, lässt aber an einigen Stellen offen, was im konkreten Fall zu tun wäre. Es werden etwa Alternativen angegeben, die von der jeweiligen Situation und von bestimmten Bedingungen abhängen. Handlungen werden z.T. auch als Möglichkeit oder als hypothetische Lösung beschrieben.

> Vpn2 T2　3 und de tuen i d Möbel
> 　　　　　4 usiruume (,) *wenn nötig* (,) *oder* se abdecke mit Plastik
>
> Vpn4, T1　7 tue .. äh (,) Wasser (,) dry (,) *sövu viu wien i bruuche*

Dieser Sprecherstil ist in 19 von 28 Texten vertreten und ist somit weitaus am häufigsten.

3. Konkrete Handlung. Der Sprecher beschreibt einen konkreten Handlungsablauf in Ichform oder unpersönlicher Form, ohne dass Handlungsalternativen offen bleiben oder an Bedingungen geknüpft sind. Dies findet sich in insgesamt zwei Texten.

>Vpn1 T1   1 ou (Lacht) ... ähm .. tuet me aala (,) d Kafimaschine (,)
>2 tuet me Fiuter ine (,) Kafipuever ... dr Chrueg ungerdraa
>3 .. aso no Wasser ifüuue (,) när Chrueg ungerdraa ... u laa
>4 loufe

4. Neutrale, offene Form. Es wird in unpersönlicher, allgemeiner Form geschildert, wie man eine solche Aufgabe bewältigen kann, wobei die Lösung von den jeweiligen Bedingungen abhängen kann. Es wird eventuell auch erklärt, wie die Dinge funktionieren.

>Vpn3 T1   3   aso *wes no nid gmale isch*
>4 (,) muess me d Bohne zersch male

Ein solch unpersönlicher Stil findet sich in drei Texten. In zwei weiteren Texten (beide Vpn10) wird zwar die Handlung neutral geschildert, es kommt jedoch jeweils ein Einschub vor, der eine sehr persönliche Sichtweise zum Ausdruck bringt.

5. Andere Textsorte. Eine einzige Probandin (Vpn7) schildert die Aufgabe 2 nicht als Handlungsverlauf, sondern als Geschichte, zu der sie ein Ehepaar als handelnde Figuren einführt.

>Vpn7 T2   1 auso äs Ehepaar isch früsch <u>verhüratet</u> (,) und hei o äs nöis
>2 <u>Huus</u> (,) u dert het äbe .. müesse no einiges dranne repariert
>3 werde (,) u schtri gschtriche werde (,)

5.2.3 Sequenzierung

Irrtümer oder Korrekturen der Sequenzierung kamen nur viermal vor:

>Bsp. Vpn 13 T2 10 nehme die Leiter .. nee (,) erst rühr ich
>11 noch die Farbe an (,)

In allen vier Beispielen fügen die Probanden im Nachhinein Informationen hinzu, die von der chronologischen Abfolge her früher hätten gegeben werden sollen. Mit einer Ausnahme betrifft der Nachtrag stets unmittelbar vorausgehende Ereignisse.

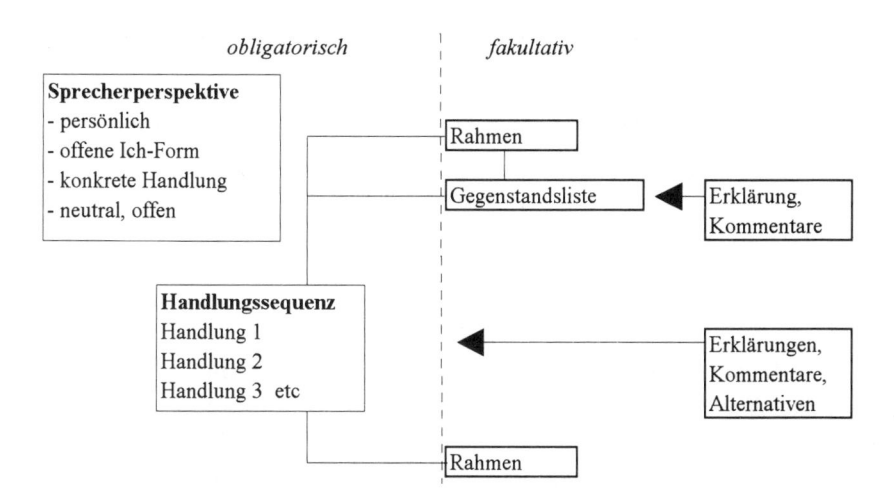

```
                    obligatorisch    │   fakultativ
    ┌─────────────────────────┐      │
    │ Sprecherperspektive     │      │
    │ - persönlich            │      │   ┌────────┐
    │ - offene Ich-Form       ├──────┼───┤ Rahmen │
    │ - konkrete Handlung     │      │   └────────┘
    │ - neutral, offen        ├──────┼───┤ Gegenstandsliste │◄───┤ Erklärung, Kommentare │
    └─────────────────────────┘      │
    ┌─────────────────────────┐      │
    │ Handlungssequenz        │      │
    │ Handlung 1              ├──────┼───◄─────────────────┤ Erklärungen, Kommentare, Alternativen │
    │ Handlung 2              │      │
    │ Handlung 3 etc          ├──────┼───┤ Rahmen │
    └─────────────────────────┘      │
```

Abb. 5.1   Schema zur Makrostruktur prozeduraler Texte

5.2.4 Verlassen der Textwelt, metatextuelle Kommentare

Ein eindeutiges thematisches Abdriften findet sich in keinem der Texte. Sätze, die einleitend einen Rahmen geben oder mit denen die Instruktion nochmals kurz zusammengefasst wird, kamen bei vier Probanden vor :

    Bsp. Vpn6   1 Guet i wett <u>Kaffee</u> (,) i dr Kaffimaschine choche ..

Bei sieben Probanden kamen Abschlusssätze oder einzelne Wörter vor, die das Ende der Erzählung oder das Ende der Handlungssequenz bezeichnen.

    Bsp. Vpn3   7 und das isch scho aus

Vpn3 erzählt im Text1 nicht, wie man Kaffee in einer Maschine kocht, sondern wie man Kaffee ohne eine Maschine aufbrüht. Diese inhaltliche Abweichung bemerkt sie zwar nicht, die Handlung wird ansonsten kohärent und ohne thematisches Abdriften beschrieben. Vpn10 unterbricht sich mitten im Text, als sie merkt, dass sie beschreibt, wie man ein Zimmer neu tapeziert, obwohl eigentlich danach gefragt ist, wie man ein Zimmer streicht.

    Vpn10   T2   18 ... ah neu <u>streichen</u> (,) ich habs mit ner Tapete .. ok
                        19 also ich habs geputzt ..

Metatextuelle Kommentare kommen ansonsten, wenn sie nicht zum Rahmen gehören, selten vor; sie finden sich insgesamt nur fünf Mal. Wo sie auftreten, betreffen sie:
− Fragen an die Untersucherin, zur genaueren Aufgabenspezifizierung

Vpn10 T2   3 ähm .. soll ich erklären, wie das funktioniert oder (?)

– Laut geäusserte Reflektionen, Fragen oder Bekunden von Unsicherheit, als Kommentar der eigenen Rede:

Vpn9 T2   2 öppis zum Ablou (,) i weiss gar nid wie me däm seit ...

5.3 Analyse und Zusammenfassung der Patiententexte

5.3.1 Prozedurale Texte: Zusammenfassung GO

Obwohl GO sich hier auf keine Vorgaben beziehen kann, gelingt ihm eine sprachliche Aneinanderreihung von Handlungen. Er produziert im ersten Text fünf Propositionen, darunter nur eine idiosynkratische Proposition, die anderen sind hochfrequent oder von mittlerer Frequenz. Die Handlung wird vollständig beschrieben. Im zweiten Text braucht GO eine sehr lange Anlaufzeit und eventuell auch einen weiteren sprachlichen Stimulus, bevor er beginnen kann. Er formuliert diesmal drei Propositionen aus der Liste der Kontrollgruppe. Der letzte Satz wird nicht beendet, wahrscheinlich aufgrund von Wortfindungsproblemen. In beiden Texten wählt GO die Beschreibung eines konkreten Handlungsverlaufs in unpersönlicher Form.

5.3.2 Prozedurale Texte: RN

Kaffeemaschine
1 und zwar .. eine Filtertüte .. in (,) die Filtertü (,) [wie
2 heisst&ds& Ding (?)]) (LEISE) ... x..x .. in den
3 Filtertütenhalter hineintun (,) und Kaffee hinein .. fünf
4 Tassen (,) fünf Tassen 5 Teelöffel Kaffee (,) sechs Tassen
5 (?) auch fünf Teelöffel Kaffee (,) sieben Tassen Kaffee (?)
6 x...x (,) denn sechs (,) Teelöffel (,) Kaffee (,) fünf
7 Tassen (,) und mehr als fünf (,) (immer eine weniger ?) (,)
8 sieben (?) sechs Löffel (,) acht Tassen (?) sieben Löffel(,)
9 und zwar .. und dann (,) Wasser zugebn (,) vier Tassen (,)
10 normal (,) acht Tassen (,) also (,) für acht Tassen .. nee
11 ,) für acht halbe Tassen (,) Kaffee (,) was reingeben (,)
12 für den Kaffee (,) Löffel (,) Kaffee dran(,) sieben Löffel
13 Kaffee .. und dann (,) zusammentun .. Tüten (,) Filtertüten
14 (,) haltbare Tütn&Kanne drauftun und hineintun (,) und
15 einstelln (,) und aufpassen (,) dass de Filter (,) dass der
16 Filter nich (,) überläuft .. ja .. wenn doch die Gfahr
17 besteht dann (,) vorher ausschalten (,) damit kein Wasser da
18 so (,) durchläuft (,) nich von oben rein (,) überlaufen (,)
19 nee durchlaufen muss es durch den Filter durch (,) hm ..

20 genau so (,) und dann (,) am Schluss(,) eine Prise Salz mit
21 rein an'n Kaffee (,) denn es schmeckt ganz gut (,) zuhau (,)
22 zuhause schon probiert (,) nich salsaSalz (,) eine Prise
23 Salz dran (,) vier Tassen Kaffee (,) eine Prise Salz ran (,)
24 reicht denn (,) es schmeckt (,) und vor allndingn ... wenn ma
25 Kop wenn man Kopfschmerzen hat (,) dann (,) Kaffee und
26 Zitrone rein (,) iih (,) schmeckt das fies .. aber es hilft
27 ganz sicher (,) genau .. am anderen Tag (x...x) (,) [war (,)
28 war ich voll (,) Mensch] (AUSDRUCKSVOLL)(,) denn ko denn
29 kommt des denn hundertprozentig

Zimmer streichen
1 und zwar ... zuerst (,) den Schrank (,) und das Bett
2 hinausräumn (,) und die Nachtschränkchen mit ... [neu
3 streichn] (LEISE) .. und dann (,) vorher schon (,) die Farbe
4 wähln (,) hellblau vielleicht (,) alles hellblau .. dann (,)
5 die Gardinen die Gardinen ab (,) und dann (,) streichen (,)
6 nich so schnell&nich so dick (,) vorsichtig (,) und den Boden
7 (,) an der Wand (,) mit Zeitungen belegen (,) an der Wand
8 lang(,) und tropf tropf tropf (,) daneben (?) nich (aufn
9 Boden ?) nich (,) aber auf die Zeitung (,) geht weg (,)
10 (Zeitung zusammnknülln ?) un wegschmeissn (,) dann isses
11 sauber .. dann vorsichtig streichn (,) eine Rolle nehmn (,)
12 so lang (,) eine Rolle (,) und dann (,) einen x...x drauf
13 (,) einen x...x (,) und eintunken *(U: fragt nach)*
14 Besenstiel (,) rein (,) in die Farbe reintunken (,) und
15 dann (,) ein Sieb hinunter (,) ein Sieb (,) so (,) vier
16 rechteckig und lang (,) (ungefähr?) .. 40 Zentimeter lang
17 (,) ja (,) un ein Griff (,) hineintun (,) mit dem Griff nach
18 obn (,) de die Rolle hineintunkn (,) in die Farbe (,) am
19 Sieb abrolln (,) roll roll roll (,) nich so dick (,)
20 tröppelt (,) und dann (,) eine Weile lang (,) von untn nach
21 oben ... Vorsicht (,) nich so schnell (,) [tröpfelt]
22 (AUSRUFEND) (,) andersrum (in Ruhe?) (,) schiebn .. in Ruhe
23 (,) u nach der Arbeit (,) nich (,) Durchzug machen (,) nich
24 (,) (da bi?) die Tapete fällt ab .. vielleicht Fenster auf (,)
25 aber mehr nich .. er geht hinaus (,) Fenster zu (,) Tür
26 auflassen ... die Decke mitstreichn (?) (,) die Decke (?)
27 *(U: Wie Sie mögen)* okay (,) die Decke mitstreichen (,) und
28 zwar in das Zimmer rein (,) eine Folie legn (,) Grösse so
29 (,) denn (,) von der Decke (,) tröp tröppelt es runter (,)
30 auf'n Boden (,) denn (,) Dreck auf'm Boden ? (,) nee (,)
31 eine Mütze (aufbaun ?) (,) *(U. fragt: eine was*
32 *aufbaun ?)* eine Mütze (,) damit man nich Dreck (was hier
33 draufkommt ?) (,) aufsetzn .. auf .. dann nochmal wie eben
34 (,) eintunken (,) abstreichn (,) und dann (rolln?) (,) nich

35 so schnell (,) vorsicht (,) langsam&nich so langsam (,)
36 tröppel tröppel tröppel (,) zügig ... genau (,) (wieder ?)
37 bis es fertig ist (,) und da sollt man wohl nich hetzen (,)
38 je schneller je (x...x) (,) (denn mu man nich ?)(,) denn
39 warten (,) lange (,) so (,) ein zwei Stunden warten ..
40 reingeh'n .. trocken (?) ja (,) okay (,) einräumn wieder
41 (,) einräumn (,) Gardin'n dran .. Bett rein(,) Schrank rein
42 (,) und die Nachtschränke rein (,) genau ... dann isses
43 fertig

Informativität
Im ersten Text schildert RN eine Handlung bestehend aus sieben Propositionen. Nur zwei dieser Propositionen sind idiosynkratisch ("aufpassen, dass der Filter nicht überläuft", "eine Prise Salz hinzutun"). Ausserdem werden noch an Bedingungen gebundene Handlungen beschrieben ("sonst vorher ausschalten", "wenn man Kopfschmerzen hat, dann Zitrone", "wenn doch die Gefahr besteht, dann ..."). Bei den Kommentaren fällt eine zum Teil übertriebene Detailgenauigkeit auf und eine Redundanz in den Aussagen. RN beschreibt etwa die Mengenangaben vom Kaffee und vom Wasserkochen in einer Weise, bei der der Hörer Mühe hat, zu folgen (Z3-13). Dabei reiht RN verschiedene Alternativen, die Möglichkeiten bezeichnen, in verkürzter Form aneinander, Verben werden meist ausgelassen. Bei seinen Ausführungen scheint RN selber den Überblick zu verlieren, bricht ab und wiederholt sich schliesslich:

9 *und zwar* .. *und dann (,) Wasser zugebn (,) vier* Tassen *(,)*
10 normal *(,) acht Tassen (,)* also *(,) für acht Tassen .. nee*
11 *(,) für acht halbe Tassen (,) Kaffee (,) was reingeben (,)*
12 *für den Kaffee (,) Löffel (,) Kaffee dran(,)* sieben *Löffel*
13 *Kaffee*

Im zweiten Text kommen 13 Propositionen vor, wobei komplexe Handlungsschritte (Rolle nehmen, eintunken, am Sieb abstreifen, streichen) zu einer Proposition zusammengefasst wurden. Damit erzählt RN ausführlicher als die meisten Probanden der Kontrollgruppe. Es gibt nur drei idiosynkratische Propositionen (Gardinen abnehmen, Farbe wählen, sich mit Mütze schützen), die aber inhaltlich gut zum Thema passen.

Betrachtet man lediglich den informativen Gehalt, so unterscheiden sich die Texte nicht von denen der Kontrollgruppe durch das Fehlen von Informationen. Alle hochfrequenten und häufigen Propositionen sind im Text enthalten, der Handlungsablauf wird vollständig erzählt. Der Unterschied liegt vielmehr in einem Zuviel an Inhalten, in der redundanten Wiederholung von Inhalten und einer besonderen Detailgenauigkeit. So wiederholt RN bei der Beschreibung, wie man eine Decke streicht, nochmals genau alle einzelnen Handlungsschritte, die er bereits zuvor beim "Wand streichen" aufgezählt hat, anstatt etwa abzukürzen oder auf die bereits erfolgte Beschreibung zu verweisen. Auch beim Einräumen werden

Diskursaufgabe Prozedurale Texte

wieder alle einzelnen Elemente aufgezählt, und nicht etwa ein Oberbegriff oder ein Referent eingesetzt:

> ja (,) okay (,) einräumn wieder
> 41 (,) einräumn (,) Gardin'n dran .. Bett rein(,) Schrank rein
> 42 (,) und die Nachtschränke rein (,) genau

- das Zimmer ausräumen
- die Farbe wählen
- Gardinen abnehmen
- streichen
- den Boden abdecken
- mit Rolle streichen (Rolle nehmen, in Farbe tunken, am Sieb abstreichen)
- Fenster öffnen (bzw. die Tür öffnen, Durchzug vermeiden)
- die Decke streichen
- den Boden abdecken
- eine Mütze aufsetzen
- mit Rolle streichen (eintunken, abstreichen, abrollen)
- trocknen lassen
- Zimmer einräumen

Tabelle 5.3   RN: Propositionsliste von Text 2, Zimmer streichen

Diese Beschreibungen, in denen keine Zusammenfassungen und keine allgemeinen, abstrakten Aussagen eingesetzt werden, zeigen eine in der Tendenz konkretistische Haltung an, bei der der konkrete Einzelfall, das konkrete Beispiel anstelle einer abstrakten Aussage steht. Besonders deutlich wird dies auch in der Kaffeelöffel-Passage T1 Z7 bis 13, in der RN immer neue Beispiele aneinanderreiht, bis er – und der Hörer – schliesslich durcheinanderkommen und vor lauter Zahlen den Faden verlieren.

Makrostruktur, Sprecherperspektive, sprachliche Ebene
RN beginnt beide Texten unmittelbar mit der Beschreibung der Handlungssequenz, er greift die vorgeschlagene Aufteilung in Gegenstandsliste und Handlungsliste nicht auf. Die Erzählperspektive, aus der RN erzählt, lässt sich nur schwer einordnen, da sie – wie auch in den anderen Texten RN's – sehr auffällig wirkt. Er wählt im Prinzip eine unpersönliche, offene Form – "man muss " – lässt aber genau jene Satzteile, die diese Form ausdrücken würden, weg; d.h. er nennt die Handlungen ohne ein dazugehöriges Subjekt. Allerdings geben einige Kommentare an, dass er sich auf persönliche Erfahrungen bezieht.

> und dann (,) am Schluss(,) eine Prise Salz mit
> 21 rein an'n Kaffee (,) *denn es schmeckt ganz gut (,) zuhau (,)*

22 zuhause schon probiert (,)

Insgesamt fällt ein szenischer Erzählstil auf; die Handlungen werden so beschrieben, als würden sie sich gerade abspielen. RN versetzt sich in die Person, die die Handlung gerade ausführt, stellt Fragen, gibt sich Anweisungen, die innere Monologe der Person sein könnten, und gibt darauf Antwort.

und dann (,) eine Weile lang (,) von untn nach
21 oben ... Vorsicht (,) nich so schnell (,) [tröpfelt]
22 (AUSRUFEND) (,) andersrum (in Ruhe?) (,) schiebn .. in Ruhe

Das szenische Erzählen von RN drückt sich auch lautmalerisch aus, wenn RN Geräusche, die die Handlung begleiten, nachahmt:

in die Farbe (,) am
19 Sieb abrolln (,) *roll roll roll* (,) nich so dick (,)

36 *tröppel tröppel tröppel* (,) zügig ... genau (,) (wieder ?)

Im szenischen Erzählen kann es auch passieren, das RN plötzlich eine Handlungsfigur einführt:

vielleicht Fenster auf (,)
25 aber mehr nich .. er geht hinaus (,) Fenster zu (,) Tür
26 auflassen ...

Durch die Einführung eines Handlungssubjekts steht hier anstelle einer untergeordneten Satzkonstruktion (wenn .. dann) ein einfacher Aussagesatz, der eine zeitliche Reihenfolge ausdrückt.

Sequenz
Die chronologische Reihenfolge wird nicht immer eingehalten. So wird die Handlung "den Boden abdecken" im Text 2 erst nachträglich eingeführt, nachdem bereits gestrichen wurde. Die Beschreibung der Handlung "die Decke streichen" erfolgt auch erst nach Abschluss der Handlung "Zimmer streichen", nach der Frage an die Untersucherin, ob die Decke auch mitgestrichen werden solle. Auch wird die Mütze erst aufgesetzt, nachdem die Decke bereits in der Erzählung gestrichen wurde. Im ersten Text "Kaffeekochen", der insgesamt kürzer ist und der zwei lange Kommentar-Passagen ohne Handlungs-Propositionen enthält (Z 4-8, 18-29), findet sich dagegen keine Abweichung der Reihenfolge. Für beide Texte gilt, dass ein Gesamtschema der Handlungen bei RN sehr vollständig repräsentiert und abrufbar zu sein scheint.

Verlassen der Textebene, thematisches Abdriften
In keinem der Texte entfernt sich RN völlig vom vorgegebenen Thema. Trotzdem geht die Beantwortung thematisch im Text1 über die Fragestellung hinaus: RN empfiehlt, was man noch zusätzlich zu den üblichen Abläufen beim Kaffeekochen tun könnte, also etwa Salz hinzufügen oder Zitrone, wenn man einen Kater hat.

Hierin weicht er von den Texten der Kontrollgruppe ab. Es kommt oft vor, dass RN wiederholt, was er bereits gesagt hat, wobei er das Gesagte leicht variiert. Informationen, die vom Hörer aus dem Gesagten erschlossen werden könnten, werden explizit genannt. Dadurch wirkt seine Rede wenig ökonomisch und umständlich:

> und <u>auf</u>passen (,) dass de Filter (,) dass der
> 16 Filter nich (,) überläuft .. ja .. wenn <u>doch</u> die Gfahr
> 17 besteht dann (,) vorher <u>aus</u>schalten (,) *damit kein Wasser da*
> 18 *so (,) <u>durch</u>läuft (,) nich von oben rein (,) überlaufen (,)*
> 19 *nee <u>durch</u>laufen muss es durch den Filter durch (,) hm ..*
> 20 genau so und <u>dann</u> (,) am <u>Schluss</u>(,) eine Prise <u>Salz</u> mit
> 21 rein an'n Kaffee (,) denn es schmeckt ganz gut (,) zuhau (,)
> 22 zuhause schon probiert (,) *nich salsa<u>Salz</u> (,) eine Prise*
> 23 *Salz dran (,) vier Tassen Kaffee(,) eine Prise Salz ran (,)*
> 24 *reicht denn (,) es schmeckt(,)*

Die Wiederholungen und redundante Ausdrucksweise können als überschiessende Produktion im Rahmen mangelhafter Kontrollprozesse interpretiert werden.

Metatextuelle Bemerkungen sind bei RN selten und vergleichbar mit denen der Kontrollgruppe. So kommentiert er eine Wortsuche:

> 1 und <u>zwar</u> .. eine Filtertüte .. in (,) die Filtertü (,) *[wie*
> 2 *heisst&ds& Ding (?)]*) (LEISE) ..

Er setzt einen Rahmen an den Schluss der Beschreibung:

> T2 Z42 (,) und die Nachtschränke rein (,) *genau ... dann isses*
> 43 *fertig*

Er stellt eine Frage an die Untersucherin, betreffend der Aufgabendefinition:

> T2 26 auflassen ... die Decke <u>mit</u>streichn (?) (,) die Decke (?)
> 27 (*U: Wie Sie mögen*) okay (,) die Decke mitstreichen

Zusammenfassung
Von der Informativität, Sequenzierung und Vollständigkeit her gelingt die Beschreibung der Handlungen problemlos. Auffällig sind aber eine übergrosse Detailgenauigkeit und persönlich gefärbte Kommentare. An verschiedenen Stellen des Textes führt RN Beschreibungen sehr detailliert aus und wiederholt sich, anstatt zusammenzufassen. Der Text ist insgesamt sehr anschaulich, enthält wörtliche Redepassagen und lautmalerische Elemente.

5.3.3 Prozedurale Texte: Zusammenfassung MI

Im Text "Kaffeekochen" finden sich nur drei bis vier mittel- und hochfrequente Propositionen, ansonsten mehrere idiosynkratische Propositionen. Das mag darauf zurückzuführen sein, dass MI das Kaffeekochen mit einer Espressomaschine beschreibt. Im Text "Zimmer streichen" sind alle hochfrequenten Propositionen enthalten. Es kommt vor, dass MI Handlungen an mehreren Stellen des Textes nochmals wiederholt; die sequentielle Anordnung wird dadurch gestört. Viele Handlungen werden im Nachhinein erklärt und begründet. Weder von der Sequenz her noch vom Inhalt mit den vielen Begründungen sind die Texte wirklich funktional und ökonomisch, was beim ersten Text mehr ins Gewicht fällt als beim zweiten. MI wählt im ersten Text eine persönliche Sprecher-Perspektive, im zweiten eine offene Ichform.

5.3.4 Prozedurale Texte: Zusammenfassung AR

Im ersten Text sind vier Propositionen zu erkennen, die zwar relevante Handlungsschritte beschreiben, aber nicht zu den hochfrequenten Propositionen gehören. Wichtige Handlungsschritte fehlen. Im zweiten Text findet sich unter fünf Propositionen nur eine hochfrequente. Die Handlungsequenz ist hier aber insgesamt in ihren wichtigsten Elementen vollständig. In beiden Texten wird die richtige Sequenzierung eingehalten. Aufgrund der vielen Auslassungen und des Paragrammatismus in AR's Äusserungen ist die Erzählperspektive nicht eindeutig zu erkennen. Da AR aber an keiner Stelle ausdrücklich auf eigene Erlebnisse Bezug nimmt, scheint er eher aus einer unpersönlichen, offenen Perspektive zu berichten. Fragen, Rückversicherungen und Unklarheiten, die im Text auftauchen, stehen mit Problemen der sprachlichen Realisierung und mit semantisch vagen Repräsentationen in Zusammenhang.

5.3.5 Prozedurale Texte : Zusammenfassung SU

Im Text 1 fragt SU zunächst nach, was für eine Art von Kaffeemaschine gemeint sei. Auf die Antwort der Untersucherin, es sei an eine normale Haushalts-Kaffeemaschine gedacht, geht SU nicht ein. Er schildert statt dessen ausführlich den Zusammenhang zwischen Kaffeequalität und Wasserqualität und gibt sich hier als Fachmann zu erkennen. Der eigentliche Vorgang des Kaffeekochens nimmt in dieser relativ langen Erzählung nur wenig Raum ein. Es sind daher nur vier handlungsrelevante Propositionen enthalten. Der Text 2 ist dagegen von hoher Informativität, enthält neun relevante Propositionen und schildert eine vollständige Handlungssequenz. Im ersten Text wählt SU eine offene Ich-Form, d.h. er bleibt bei einer allgemeinen Schilderung, die verschiedene Möglichkeiten offenlässt. Im Text 2 dagegen bezieht sich SU eher auf eine konkrete Handlung. Die etwas umständliche und geschraubte Ausdrucksweise von SU, die durch ein "Zuviel" in der Sprachproduktion, gelegentliche Fehler oder Abweichungen in der Wortwahl sowie durch eine Tendenz zu Substantivierungen gekennzeichnet ist, fällt auch in diesen Texten auf.

5.3.6 Prozedurale Texte: Zusammenfassung WA

Beide Texte sind von ihrer Informativität – im Vergleich zur Länge – etwas reduziert. Während WA im ersten Text die Aufgabe – nach gewissen Anlaufschwierigkeiten, in denen er die Instruktion nicht versteht – relativ angemessen bewältigt, driftet er im zweiten Text über eine Reihe assoziativ verknüpfter Themen aus seiner eigenen Erfahrungswelt immer mehr vom Ausgangsthema ab. (Vgl. ausführliche Darstellung Abschnitt 8.3.5)

5.3.7 Prozedurale Texte: AL

Kaffeemaschine
1 also zum (,) Kaffeekochen braucht man einen <u>Filter</u> (,) und
2 <u>Kaffee</u> und (,) Wasser .. warmes Wasser und das (,) ähm (,)
3 warme Wasser lässt man über äh (,) den Kaffee (,) über das
4 Kaffeepulver <u>laufen</u> und durch den Filter (,) kommt dann der
5 Kaffee raus und er ist dann direkt in dem Gefäss (,) womit
6 man giesst

Zimmer streichen
1 also um das Schlafzimmer zu streichen (,) braucht man einen
2 <u>Pinsel</u> und die Farben (,) die man <u>möchte</u> .. und den Pinsel
3 taucht man dann in (,) die Farbe <u>herein</u> .. und (,) streicht
4 dann (,) das ähm Schlafzimmer wie man es möchte .. also (,)
5 der Farbe entsprechend .. ansonsten (,) kann man dabei
6 eigentlich glaub ich gar nichts machen .. man kann nur noch
7 dann (,) das verzieren etwas (,) also wenn man das irgendwie
8 streicht dann noch irgendwie .. die <u>Ecken</u> zum Beispiel (,)
9 inner anderen Farbe machen und oben an der Decke n Kreis ..
10 also (,) an die Decke .. so n Strich und n Kreis

Informativität
In Text 1 (Kaffeekochen) wird eher die Funktionsweise der Kaffeemaschine beschrieben als eine Handlung:

> und das (,) ähm (,)
> 3 warme Wasser lässt man über äh (,) den Kaffee (,) über das
> 4 Kaffeepulver <u>laufen</u> und durch den Filter .

Der obige Satz ist die einzige Aussage im ersten Text, die auch als Proposition im Sinne eines Handlungsschrittes gewertet werden könnte. (Im letzten Satz könnte man noch "eingiessen" als idiosynkratische Proposition hinzuzählen.) Immerhin nennt AL zuvor die wichtigsten Dinge, die man zum Kaffeekochen benötigt (warmes Wasser, Kaffee, Kaffeepulver), stellt also eine Gegenstandsliste zusammen.

Im zweiten Text ("Zimmer streichen") kommen folgende Propositionen vor (Tabelle 5.4):

- den Pinsel eintauchen
- streichen
- verzieren (die Ecken in anderer Farbe streichen, an der Decke Striche und Kreise malen)

Tabelle 5.4   AL: Propositionsliste "Zimmer streichen"

Auch hier beginnt AL mit einer Aufzählung der benötigten Gegenstände. Beide Texte sind ausserordentlich arm an echten Handlungsschritten. Es gelingt AL praktisch nicht, Handlungsschritte, die nicht unmittelbar aus der Fragestellung abzulesen sind, die aber zur konkreten Realisierung der Handlung gehören würden, zu aktualisieren. Seine Texte unterscheiden sich somit deutlich in der Informativität von den Produktionen der Kontrollpersonen.

Makrostruktur, Sprecherperspektive, Sequenzierung
AL geht bei der Strukturierung der Texte von der in der Aufgabenstellung vorgegebenen Einteilung aus. Er nennt zunächst die benötigten Gegenstände und beschreibt anschliessend die Handlung. Die wenigen Handlungsschritte werden in der richtigen Reihenfolge genannt. Die Sprecherperspektive ist unpersönlich-neutral. Im ersten Text wird ein Handlungsverlauf in neutraler Form geschildert, wobei im Vordergrund eher steht, wie eine Kaffeemaschine grundsätzlich funktioniert, als welche Handlungsschritte zum Kaffeekochen nötig sind. Im zweiten Text werden Möglichkeiten und Alternativen offen gelassen (Z4 "wie man es möchte").

Thematisches Abdriften, Verlassen der Textwelt, sprachliche Ebene
Im ersten Text bleibt AL dicht an der Themenstellung. Auch im zweiten Text weicht AL nicht eigentlich vom Thema ab, fügt aber eine inhaltliche Variante ein, die sehr ausgefallen wirkt. Dieses Handlungsdetail, dass man auch Verzierungen anbringen könne, wirkt weit hergeholt und überrascht im Vergleich zur Kargheit der sonstigen Ausführungen. Es gelingt AL nur unvollständig, ein passendes, allgemeingültiges Schema zum Thema "Zimmerstreichen" zu aktualisieren. Er nennt eher Besonderheiten und Ausnahmen. Er selbst führt dies auf die Einfachheit der gefragten Tätigkeit zurück:

> 5 ansonsten (,) kann man dabei eigentlich glaub ich gar nichts machen

Auf Nachfragen seitens der Untersucherin, wie er auf die Idee käme, beim Zimmerstreichen Striche und Kreise zu malen, antwortet AL dies habe er einmal bei einem Freund so gesehen.

Zusammenfassung

Die Texte fallen vor allem durch ihre reduzierte Informativität auf. Es fällt AL schwer, zur Beschreibung der relevanten Handlungen Vorwissen zu aktivieren. Die Handlungen bleiben entweder vage, unspezifisch oder werden mit konkreten Erinnerungen verbunden. Dies dürfte mit Gedächtnisstörungen in Zusammenhang stehen.

5.4 Vergleich der Textproduktionen von Patienten und Kontrollgruppe

5.4.1 Informativität

Die Informativität ist bei einem Teil der Patiententexte deutlich vermindert, besonders bei Patienten mit ausgeprägten Problemen auf sprachsystematischer

	Kontrollpersonen.	GO	RN	MI	AR	SU	WA	AL
Anzahl Propositionen Kaffeekochen (T1)	$\varnothing$=5,8; Min 3; Max 9	5	7	10	4	4	5	1
Anzahl Propositionen Zimmer streichen (T2)	$\varnothing$=6,5; Min 3, Max 13	3	13	7	5	9	3	3
idiosynkratische Propositionen T1	$\varnothing$=0,79; Min 0, Max 2	1	2	6-7	1	?	?	1
idiosynkratische Propositionen T2	$\varnothing$=0,71; Min 0, Max 6	0	3	1	1	(1)	?	2

Tabelle 5.5 Informativität
?= Anzahl nicht anzugeben, da der Inhalt z.T. von der Aufgabenstellung abweicht

Ebene (GO, AR, WA). Hierbei muss man jedoch unterscheiden zwischen einer reduzierten Informativität aufgrund der erschwerten sprachlichen Realisierungsmöglichkeiten (GO) oder aufgrund eines mangelnden Monitorings (WA, AR). Besonders auffällig aber ist die reduzierte Informativität bei AL, dem es nicht gelingt, das zugrundeliegende Handlungsschema zu aktualisieren. Er hat Schwierigkeiten beim Abruf der einfachen Handlungsschritte, statt dessen fallen ihm ungewöhnliche Handlungselemente und Varianten ein. In der Kontrollgruppe gab es zwar auch Texte mit geringer Informativität (nur 3 Propositionen). Diese enthielten dafür ausschliesslich hochfrequente, also relevante Propositionen. Ein übergenaues Schildern von Handlungsschritten, in das neben den hochfrequenten Handlungen auch ausgefallene, idiosynkratische Details aufgenommen werden, die zwar thematisch passend, aber irrelevant sind, fällt dagegen nur bei RN auf. Auch er weicht damit deutlich von den Kontrollprobanden ab.

5.4.2 Makrostruktur und Sequenzierung

Makrostruktur und Sequenzierung sind in der Mehrzahl bei den Patienten nicht beeinträchtigt, oder nur, wenn die Themenwahl ebenfalls abweicht. Eine Ausnahme bildet hier MI. Ihre Texte sind gekennzeichnet durch Wiederholungen und durch Sequenzfehler, was auf mangelhafte Planung und Strukturierung schliessen lässt. Bei MI, RN und bei SU findet sich ausserdem eine Tendenz, jeden Handlungsschritt zu begründen oder zu kommentieren, was sehr umständlich und redundant wirkt. Bei RN, der sehr detailliert beschreibt, kommen ebenfalls Fehler der Sequenzierung vor. Eine Gegenstandsliste wird in den Patienten-Texten lediglich von AL, sonst nur in Ansätzen erwähnt. Die durch die Fragestellung vorgegebene Strukturierungshilfe wird also von den Patienten eher nicht genutzt. Dagegen orientiert sich beim zweiten Text die Hälfte der Kontrollpersonen an dieser Vorgabe.

Ein Abdriften vom vorgegebenen Thema findet sich bei WA und SU. Letzterer kreist mit seinen Ausführungen um den Themenfokus und fügt viele irrelevante Informationen hinzu. WA folgt einer assoziativen Gedankenkette und entfernt sich so völlig vom Kernthema.

5.4.3. Sprecherperspektive

In Bezug auf die Sprecherperspektive fallen vor allem die Texte von RN und WA auf. RN wählt eine szenische Darstellungsform mit verteilten Rollen und handlungsuntermalenden Geräuschen, behält aber eine sehr persönliche Sichtweise bei, obwohl er in den Handlungen z.T. eine dritte Person mit unklarem

Sprecherperspektive	Texte der Kontrollgr. (n=28)	GO	RN	MI	AR	SU	WA	AL
persönliche Perspektive	3			1			1?	
Offene Ichform	19		1 ?	1		1		
konkrete Handlung	2				2 ?	1		
neutrale, offene Form	3 (+2 ?)	2 ?	1 ?				1	2
andere Textsorte	1							

Tabelle 5.6 Sprecherperspektive
? = unklar, Mischformen

Referenten – "er" – eingeführt. Bei WA wird sehr deutlich, dass er kaum von einer ich-bezogenen, persönlichen Erzählperspektive abstrahieren kann, wobei auch er manchmal in der dritten Person erzählt. Die in der Kontrollgruppe häufigste Form, aus einer persönlichen Perspektive erzählend, aber Möglichkeiten offen lassend, kommt bei den Patienten nur dreimal vor (SU, MI, eventuell RN). Möglicherweise setzt diese Perspektive kognitiv zuviel voraus: Es wird kein konkretes, einmaliges Ereignis beschreiben, sondern ein allgemeines, plausibles Handlungsgerüst. Bei den Patienten mit Störungen auf Sprachsystemebene wird wohl schon aus Ökonomie-Gründen eine neutrale Form gewählt bzw. ist die Sprecherperspektive aufgrund der Auslassungen nicht klar erkennbar.

5.4.4 Leistungsfluktuationen

Bei einigen Patienten findet sich ein weitgehend von Informativität, Themenwahl, Makrostruktur oder Sequenzierung her unauffälliger Text neben einem auffälligen (z.B. SU, WA, GO). Das bedeutet, dass die Probanden zum Teil in der Lage sind, angemessene Texte zu produzieren, unter bestimmten Bedingungen aber davon abweichen. Dies ist ein Hinweis auf die fluktuierenden Textleistungen bei Schädelhirntrauma-Patienten. Will man die Schwierigkeiten dieser Patienten erfassen und dokumentieren, benötigt man also auch eine ausreichend umfangreiche Datenerhebung.

5.4.5 Zusammenfassung

Die meisten Textproduktionen der Patienten weisen Besonderheiten auf und unterscheiden sich insgesamt von denen der Kontrollgruppe. Dabei lässt sich allerdings kein einheitliches Muster erkennen. Einige Texte sind in ihrer Informativität deutlich reduziert, andere weisen vor allem thematische Abweichungen auf, sind redundant oder enthalten irrelevante Inhalte. Die Sprecherperspektive, die Möglichkeiten offenlässt und einem mittleren Abstraktionsniveau entspricht, wird von Patienten deutlich seltener gewählt als von Kontrollpersonen. Insgesamt zeigt sich auch die Tendenz, dass Strukturierungshilfen, die in der Aufgabeninstruktion enthalten sind, von Patienten weniger genutzt wird.

6. Diskursaufgabe: Bildgeschichten

6.1 Beschreibung und Analyse der Aufgabe "Bildgeschichten"

6.1.1 Beschreibung der Aufgabe

Den Probanden werden die Bilder der folgenden Bildgeschichten (Loriot 1959, 1986) jeweils einzeln vorgelegt. Sie werden zunächst gebeten, die Bilder in der richtigen Reihenfolge zu ordnen. Machen sie dabei einen Fehler, dann wird von der Untersucherin helfend eingegriffen, bis die Bildgeschichte in der richtigen Reihenfolge vor ihnen liegt. Anschliessend werden die Probanden aufgefordert, die Geschichte, die in den Bild-Sequenzen abgebildet ist, zu erzählen. Zum Schluss sollen sie eine passende Überschrift für den Cartoon finden.

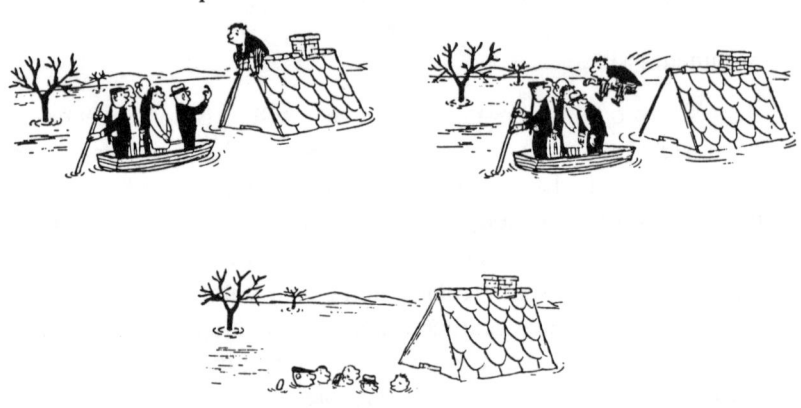

Abb. 6.1   Cartoon 1, Boot (aus: Loriot 1986, S. 14f)[1]

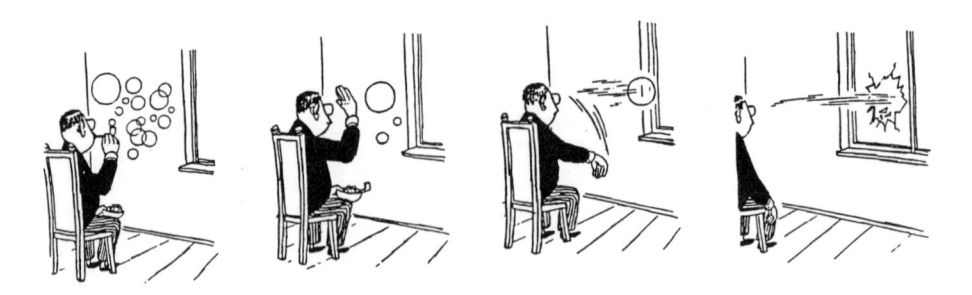

Abb. 6.2   Cartoon 2, Seifenblasen (aus: Loriot 1986, S.10f)[1]

---

[1]   aus: Loriot *Wahre Geschichten*, Copyright © 1959, 1986 by Diogenes AG Zürich

Diskursaufgabe Bildgeschichten - 185 -

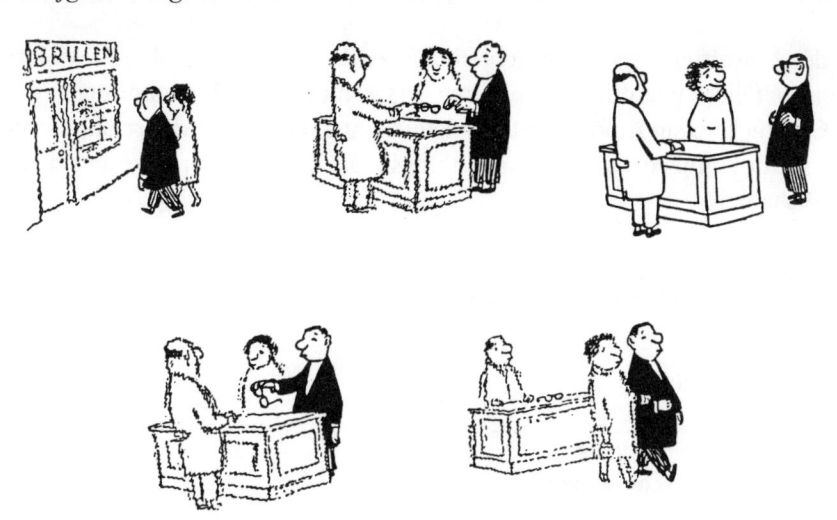

Abb. 6.3 Cartoon 3, Brille (aus: Loriot 1986, S.52f)[1]

6.1.2 Analyse der Aufgabe

Die Beschreibung von Bildern oder Bildsequenzen gehört zu den in der Aphasiologie wie in der psychologischen Testdiagnostik standardmässig angewandten Verfahren und ist häufig in der Literatur beschrieben und durchgeführt worden (z.B. Koll-Stobbe 1985, Huber & Gleber 1982, Huber 1990, Dressler & Pléh 1984, z.B. HAWIE-r). Während es in der Untersuchung von Sprachgestörten darum geht, die sprachlichen Leistungen anhand einer non-verbalen Vorlage zu überprüfen, steht in der psychologischen Testdiagnostik, bei der die Bilder meist in die richtige Reihenfolge gebracht werden sollen, das Verstehen von Zusammenhängen im Vordergrund. In der vorliegenden Aufgabenstellung sind beide Aspekte von Relevanz. Zwar wird hier den Probanden beim Sortieren der Bilder geholfen und korrigierend eingegriffen, wenn Fehler auftreten. Der Sortiervorgang selbst wird auch nicht bewertet, sondern soll nur sicherstellen, dass eine Auseinandersetzung mit den Inhalten der Cartoons stattgefunden hat. Die Cartoons enthalten alle eine Pointe, die durch einen Bruch mit Erwartungen entsteht. In der ersten Bildgeschichte, "Boot", wird der Mann auf dem Dach nicht, wie beabsichtigt und erwartet, gerettet, sondern es landen alle Beteiligten im Wasser. In der zweiten Bildgeschichte, "Seifenblasen", ist eine Seifenblase wider Erwarten in der Lage, eine Fensterscheibe zu durchbrechen, ganz wie ein Ball. Hierbei liegt die Überraschung darin, dass in einer Geschichte gegen physikalische Gesetze verstossen werden kann; damit entspricht der Cartoon nicht unbedingt dem üblichen Witz-Schema. In der dritten Bildgeschichte entscheidet sich ein Mann, der seine Umgebung nur verschwommen wahrnimmt, wider Erwarten gegen den Kauf einer Brille, weil er mit Brille sieht, wie hässlich seine Frau ist.

Bei der Bewertung der Bildbeschreibung wird eine Rolle spielen, inwiefern die Probanden diese inhaltliche Strukturen erfassen und sprachlich umsetzen konnten. Die Geschichten sind zudem unterschiedlich lang und stellen daher unterschiedlich hohe Anforderungen an die Verarbeitungskapazität, will der Proband den Überblick behalten.

6.2. Analyse der Textproduktion der Kontrollgruppe

6.2.1 Informativität

Hochfrequente Propositionen
- da ist eine Überschwemmung (11)
- die wollen ihn retten (man winkt ihm zu) (10)
- der Mann springt in das Boot (10)
- das Boot (die Leute) geht (gehen) unter (12)

Mittelfrequente Propositionen
- der Mann wartet auf seine Rettung (2)
- ein Mann sitzt auf dem Dach (9)
- da ist ein anderes Boot/ mit Menschen (8)
- die Leute im Boot machen ihm Platz (3)
- das Boot war zu schwer (8)

Tabelle 6.1   Propositionsliste Geschichte 1:"Boot"
(in Klammern: Anzahl der Nennungen)

Hochfrequente Propositionen
- ein Mann macht (bläst) Seifenblasen (10)
- er gibt der Seifenblase einen Schubs (13)
- die Scheibe geht kaputt (10)

Mittelfrequente Propositionen
- ein Mann sitzt am Fenster/ auf einem Stuhl (4)
- ein Mann raucht (2)
- er spielt mit den Seifenblasen (3)
- er nimmt eine grosse Seifenblase (4)
- er will die Seifenblase kaputtmachen (2)
- die Seifenblase fliegt durchs Fenster/ab (6)
- die Seifenblase ist hart/schwer (4)
- er ist erstaunt/schockiert (2)

Tabelle 6.2   Propositionsliste Geschichte 2 : Seifenblasen
(in Klammern: Anzahl der Nennungen)

Diskursaufgabe Bildgeschichten - 187 -

Ermittelt wurden für jeden Cartoon die am häufigsten genannten Inhalte, die bei der Erzählung der Bildgeschichte von den Versuchspersonen produziert wurden. Dabei wurde unterschieden zwischen hochfrequenten Propositionen, die mindestens von 10 Probanden genannt wurden, und mittelfrequenten Propositionen, die weniger als 10 Mal aber mindestens zweimal genannt wurden. Im Durchschnitt nannte jeder Proband in der ersten Geschichte 3 hochfrequente und 2,1 mittelfrequente Propositionen. In der zweiten Geschichte nannte jeder Proband bei der zweiten Geschichte im Durchschnitt 2,4 hochfrequente und 1,9 mittelfrequente Propositionen.

Hochfrequente Propositionen
– ein Paar geht in einen (Brillen/Optiker)-Laden (13)
– er gibt die Brille zurück (13)
– sie /er verlassen/verlässt den Laden (12)

Mittelfrequente Propositionen
– er sieht noch immer alles verschwommen (2)
– sie wollen eine Brille (kaufen/abholen) (8)
– der Mann sieht verschwommen (9)
– der Optiker gibt ihm eine Brille (9)
– er probiert die Brille / setzt sie auf (9)
– er sieht jetzt klar / anders (7)
– er sieht seine Frau klar (6)
– er ist mit der Brille nicht zufrieden, ist geschockt (4)
– seine Frau gefällt ihm nicht (2)
– seine Frau ist hässlich, hat Pickel (3)
– die Welt/seine Frau gefällt ihm unscharf besser (5)

Tabelle 6.3   Propositionsliste Geschichte 3: Brille
(in Klammern: Anzahl der Nennungen)

Bei der dritten Geschichte wurden im Durchschnitt 2,7 hochfrequente und 4,6 mittelfrequente Propositionen genannt.

6.2.2 Textstruktur

Es wird unterschieden zwischen *beschreibenden* Texten, in denen die Bildinhalte genannt und aneinandergereiht werden, und zwischen *verknüpften* Texten, in denen inhaltliche Verknüpfungen von Einzelelementen vorgenommen werden, z.B. durch Erklärungen und Begründungen, was formal durch kohäsionsschaffende Strukturen wie Unterordnung, kausale Verknüpfungen etc. realisiert werden kann.

Beispiel für einen *beschreibenden* Text:
    Vpn13/3 äh ein Ehepaar geht zum Brillengeschäft .. äh (,) sie
        wolln (,) für den Mann eine Brille (,) und der Verkäufer (,)

>   gibt dem Mann eine Brille .. er setzt sie <u>auf</u> (,) guckt seine
>   <u>Frau</u> an .. setzt sie wieder <u>ab</u> .. und das Ehepaar geht
>   ohne Brille davon.

Beispiel für einen Text mit *textuellen Verknüpfungen*:
>   Vpn8/1 es .. staat e Huus unter Wasser (,) die meischte Lüüt sind scho
>   im Rettigsboot und een eenziger (,) isch noch ufm Huus (,)
>   *also isch (,) Gefohr dass er ertrinkt* und der springt denn noch
>   ufs Boot uf (,) wo bis jetzt noch sehr guet schwimmt (,) und
>   denn (,) *ufgrund vo dem* .. versinkt's ganze Boot

Beim ersten Cartoon (Boot) fanden sich vier reine Bildbeschreibungen und zehn Texte mit Verknüpfungen. Beim zweiten Cartoon (Seifenblasen) waren es ebenfalls vier reine Beschreibungen und zehn verknüpfte Texte. Bei der dritten Bildserie (Brille) kommen nur zwei Beschreibungen vor, zwölf Texte sind inhaltlich und formal verknüpft.

6.2.3 Empathie, Erzählperspektive

Unterscheiden lassen sich die Texte auch hinsichtlich der Erzählperspektive der Probanden. In einigen Texten wird die Perspektive einer oder mehrerer Handlungsfiguren eingenommen, deren Absicht oder Wünsche werden thematisiert ("Er wollte,...", "er denkt, er springt da rauf", "er sieht zufrieden aus"). Dies ist in neun Geschichten zur ersten Bildbeschreibung der Fall (Boot), in sechs Texten zur zweiten Bildbeschreibung (Seifenblasen) und in zwölf Texten zur dritten Bildgeschichte (Brille). Offensichtlich bieten die Geschichten in unterschiedlichem Masse inhaltlich einen Anreiz, die Perspektive der handelnden Figuren einzunehmen.

6.2.4 Verlassen der Textwelt

Deixis
Deiktische Elemente, die unmittelbar auf Bildelemente verweisen und voraussetzen, dass der Hörer ebenfalls das beschriebene Bild vor Augen hat, sind relativ selten. Sie kommen insgesamt nur vier Mal vor, Beispiele:

>   Vpn2/1 itz isch *dä da* ufem Dach (,) u gumpet *da* ids Schiff
>   Vpn3/1 *dä* isch *du* ufs Dach klätteret

Zweimal wird zur Strukturierung der Erzählung explizit auf das Bild verwiesen, Beispiel:
>   Vpn 4/1 u da uf em zwöite Bild gumpet är när da dry

Metatextuelle Kommentare
Es werden in fünf Texten in Kommentaren oder relativierenden Einschüben

Zweifel an der eigenen Interpretation des Gesehenen ausgedrückt, Beispiel:

>Vpn6/1 ire Nachbar oder (,) *wer s ou immer isch*

Dabei nehmen die Probanden zum Teil auf sich selbst und auf eigene Reflexionsvorgänge Bezug:

>Vpn 7/3 (*itz han i grad a chly*) (LEISE)... ah de Maa der
>gseht me ja ging (,)ganz düütlich ... das da het er ke
>Brüuue ane.. u ähm u gseht&*ah itz tschegg i s*

Auf die Art, wie der Cartoon gezeichnet ist, verweisen zwei Probanden explizit beim Cartoon 3 (Brille), Beispiel:.

>Vpn11/3 der Mann scheint nich gut zu sehen(,) durch die (,) dass es
>nich so genau gezeichnet wurde

Metatextuelle Kommentare kommen ansonsten nicht vor.

Thematisches Abdriften, aussertextuelle Referenz
Ein Kommentar, in dem die Textwelt der Bildgeschichte verlassen und ein aussertextueller Bezug zu Ereignissen hergestellt wird, findet sich nur in einem einzigen Text:

>Vpn 14/3 Deichbruch neunzehnhundertdreiundfünfzig Holland

Der Kommentar beschränkt sich allerdings auf diesen kurzen Einschub. Der Proband kehrt sofort zu seiner Bildbeschreibung zurück, ohne das Thema weiter auszuführen. Ein thematisches Abdriften kommt ansonsten in keinem der Texte vor. Gelegentlich findet sich in Ansätzen ein Ausgestalten des Inhalts, das jedoch eher als Interpretation des Bildes aufgefasst werden kann.

6.2.5 Inhaltliche Abweichungen

Themenausführungen
Es werden vereinzelt den Bildern Bedeutungen zugeschrieben, die nicht zwingend aus den Zeichnungen abgeleitet werden können, die aber möglich sind und deshalb keine Fehlinterpretationen darstellen. An Stellen, die nicht die Pointe betreffen, finden sich solche Interpretationen nur dreimal im Textkorpus, z.B. in der Geschichte 1, in der die Leute im Boot als Nachbarn tituliert werden:

>Vpn6/1   di gseh dass (,) ire Nachbar oder (,) wär s o immer isch

Der Mann auf dem Dach wird von einem Probanden als Hausmeister bezeichnet:

>Vpn4/1 und itz isch uf däm Dach hocket no (,) dr
>Huusmeischter vo däm Huus

Ansonsten kommen keine Themenausführungen vor.

Fehlinterpretationen

Interpretationen, die deutlich vom vorgegebenen Inhalt abweichen, finden sich an Stellen ausserhalb der Pointe nur beim Text 2 (abgesehen von Vpn7/3, die sich aber korrigiert). Hier werden die Seifenblasen als Rauchringe gedeutet:

    Vpn6 är het ä <u>Pfyffe</u> im Muul (,) är <u>roukt</u>
    Vpn7 a Maa tuet da Zigarette roucke

Inhaltliche Korrekturen

Korrekturen, die den Inhalt betreffen, kommen in den insgesamt 42 Texten nur zweimal vor: Ein Proband (Vpn4/2) glaubt zunächst, dass der Mann auf der Zeichnung raucht, verbessert sich dann aber, er mache Seifenblasen. Eine andere Probandin (Vpn7/3) glaubt zunächst, der Mann sähe mit Brille verschwommen, weil sie zu stark ist, verbessert sich dann aber, er sähe zwar mit Brille besser, wolle aber lieber seine alte Sichtweise beibehalten. Dieser Text ist deshalb auch der einzige, in dem die chronologische Reihenfolge beim Erzählen nicht beibehalten wird. Die Probandin korrigiert sich und kehrt bei ihrer Neuinterpretation wieder zu bereits besprochenen Bildern der Sequenz zurück.

6.2.6 Pointe

Hierbei geht es um die Frage, ob der Proband anhand der Bildgeschichte die Zusammenhänge richtig erkannt hat und explizit benennt, worin die Pointe der Geschichte besteht. Bei der ersten Geschichte war es am einfachsten, die Pointe direkt aus der Bildbeschreibung abzuleiten: "Der Mann, der gerettet werden soll, bringt das Boot zum Sinken" oder "Der Mann ist so schwer, dass das Boot sinkt". Eine solche oder ähnliche Aussage wurde von 11 Probanden gemacht, Beispiel:

    Vpn11   und des Boot scheint dann
                   überlastet zu sein und is untergegangen

Zwei weitere Probanden liefern Interpretationen, die nicht unmittelbar aus dem Bild hervorgehen, der Bildinformation aber auch nicht widersprechen, Beispiel:

    Vpn4/1 un är nimmt so Aalouf (LACHT) ..
                dass er äuä grad es Loch i ds Boot macht

In der zweiten Geschichte ist es schwierig, die Pointe in einem Satz zusammenzufassen, da sie abstrakter und nicht einfach mit der Erzählhandlung identisch ist. Sie könnte in etwa lauten: "Die Seifenblasen zerschlagen die Fensterscheibe, obwohl das in der Realität eigentlich gar nicht sein kann. Der Mann wird durch dies irreale Ereignis überrascht". Eine vergleichbare explizite Aussage macht nur eine Probandin:

    Vpn7/2 u (,) begryft s gar nid isch ganz erstuunt (,)
                dass itz ä so ne Rouch (,) chuggle

das Fänschter cha kaputt mache

Sechs weitere Probanden verweisen auf die Tatsache, dass die Seifenblase das Fenster zerschlägt, allerdings ohne dass der Widerspruch zur Realität deutlich wird. Sie versuchen eher, logische Erklärungen dafür zu finden, Beispiel:

Vpn13/2 die Seifenblasen sind so schwer dass die durch s Fenster fliegen

Ein anderer Proband nimmt das irreale Geschehen als selbstverständlich hin, was wiederum auch als Pointe gewertet werden könnte:

Vpn8/2 und (,) die äh .. Seifenblase (,) durch s Fenschter
düri (,) brecht und natüerlech die ganz die ganze Schiibi
kaputt isch

Sieben Probanden stellen die Besonderheit, um die es in diesem Cartoon geht, in keiner Weise heraus. Bei ihnen wird beschrieben, was auf den Bildern zu sehen ist, ohne dass eine Auffälligkeit markiert wird, Beispiel:

Vpn11/2 ... und zum Schlück zum Gl äh Schluss (,) da
durchbricht die Seifenblase das Fenster und (,) fliegt halt raus

In der dritten Geschichte, "Brille", besteht die Pointe darin, dass der fehlsichtige Ehemann mit Brille entdeckt, wie hässlich seine Frau aussieht und daraufhin die Brille zurückgibt. 8 von 14 Probanden sprechen diese Pointe explizit an, Beispiel:

Vpn12/3 u wiu wahrschynlech ou eis vo de _erschte_ Mau (,) gseht är ou
syni _Frou_ ziemli klar .. sie isch nid grad die Hübschischti

Von zwei weiteren Probanden wird nicht explizit Bezug auf die hässliche Ehefrau genommen, obwohl die Pointe von der Tendenz her richtig erkannt wird:

Vpn 7/3 u är het eifach die Wäut so wien är s gseh het isch eifach
für _normau_ gsi für ihn (,) das Verschwummene

Die übrigen Probanden liefern entweder Fehlinterpretationen:

Vpn6/3 aber aaschynend isch es nid das Modäll won er sech het vorgestellt

Oder die Probanden beschreiben einfach, ohne eine Erklärung oder einen Sinnzusammenhang zu suchen:

Vpn2/3 Geit eine in es _Brüuuegschäft_ ... äh ... tuet Brüuue probiere
fragt d Frou wie sie nim steit .. ziet er se ume ab ..u
när louft er dervo (,) geit er ume use

6.2.7 Titel

Alle Versuchspersonen waren in der Lage, Titel zu den Bild-Geschichten zu produzieren. Sie verstanden auch die Anweisung sofort, ohne dass ein Nachfragen erforderlich wurde.

Bei der *Geschichte 1 (Boot)* besassen alle Titel[1] einen sinnvollen Bezug zum Inhalt.
- Auf die Pointe der Geschichte, nämlich auf das Misslingen der Rettung, wird in sechs Titeln angespielt (z.B. "Verhängnisvolle Rettung").
- In acht Titeln wird ein wesentlicher Aspekt der Handlung hervorgehoben (z.B. "die Rettung", Überschwemmung).
- Sechs Titel besitzen eine ironische oder übertragenen Bedeutung und sind zum Teil aus Zitaten gebildet. ("Wir schwimmen alle im selben Boot", "Das Boot ist voll").

Bei der *zweiten Geschichte (Seifenblasen)* besitzen ebenfalls alle Titel einen sinnvollen Bezug zur Geschichte. Interessanterweise wird in den Titeln sehr viel häufiger als in den Geschichten selbst erkennbar, dass der Proband sehr wohl die Pointe der Geschichte verstanden hat.
- So beziehen sich acht Titel inhaltlich darauf, dass hier etwas Irreales oder völlig Unerwartetes geschieht (z.B. "Kuriosum", "Täuschung").
- Drei Titel haben einen bedeutsamen Gegenstand der Geschichte zum Inhalt ("Seifenblasen"), ein weiterer Titel bezieht sich auf den Protagonisten.
- Ein Titel nennt ein Sprichwort, also ein Zitat, das in loser Beziehung zur Geschichte aber ohne erkennbaren Bezug zur Pointe steht ("Schärbe bringe Glück").
- Ein Titel bezieht sich auf eine inhaltliche Fehlinterpretation ("Der Pfeifenraucher und seine Folgen").

In der *dritten Geschichte (Brille)* sind Anspielungen auf die Pointe etwas weniger häufig:
- Drei Titel beziehen sich eindeutig auf die Pointe der Geschichte (z.B. "Schock der Wahrheit"). Bei zwei weiteren Titeln ist ein solcher Bezug wahrscheinlich, aber nicht eindeutig.
- Vier Titel enthalten Anspielungen, Zitate oder sind im weitesten Sinn in übertragener Bedeutung verwendet. Bei diesen Titeln ist der Bezug zur Pointe nicht evident, es lässt sich aber eine – manchmal vage – Beziehung zur Geschichte bzw. zu den jeweiligen Interpretationen erkennen (z.B. "Wer Arbeit und Mühsal nicht scheuht").
- Die übrigen fünf Titel beziehen sich auf einen wichtigen Gegenstand, ("Die Brille"), einen wichtigen Sachverhalt ("Sehstörungen") oder einen Protagonisten ("Der Brillenträger").

Alle von den Versuchspersonen gefundene Titel entsprechen ihrer Form nach – zumindest grob – einem Cartoontitel. Die meisten bestehen aus einer Nominalphrase oder aus sehr kurzen, oft elliptischen Sätzen.

---

[1] Die Titel der Bildgeschichten sind im Anhang aufgeführt.

6.3 Analyse und Zusammenfassung der Patiententexte

6.3.1 Bildgeschichten: GO

Boot
1 aso ..bim erste Bild äh ... zigt ihm aa (,) er söll achechoo .. uh
2 .. nei springt er au .. uu .. nachene .. ging (,) gö sie ifach un (,) unter

Titel: Das sinkende Schiff

Seifenblasen
1 (LACHT)
2 So der Maa (,) tuet eh ... eh (Pause, 4 Sek.) de (,) zerscht eh
3 (,) Wasser .. blätterli (Pause, 3 Sek) nei ... tuet er eh (,)
4 die Hand strecke .. u tuet eh (,) Ball wärfe ... u .. Ball
5 tue tuet nähi (,) eh .. eh (,) Fäischterschybe kabutmache (,)
6 (LACHT)

Titel: Ds Fenschter geit kabutt

Brille
1 Aso (,) de Maa geit zu (,) geit i dsch Geschäft a (,) so zu de
2 Brülä .. aso nei git eh (,) Ding äh de Geschäftsführer m (,)
3 Maa a Brülä (Pause, 5 Sek.) nei leit er sie aa (Pause 6 Sek.)
4 eh (,) dert se (,) a ... (LACHT) dert sech eh ... i bruuche ke
4 Brülä .. uu geht umi usi

Titel: D'Frou seht nid guet us

Informativität, Textstruktur
GO beginnt in der Boot-Geschichte, eine Handlung zu beschreiben, ohne dass die handelnden Personen, die Situation, die wichtigsten Gegenstände, wie etwa das Boot, eingeführt und benannt werden. In diesem elliptischen Text fehlen auch inhaltliche Vernetzungen, erzählt wird eine Abfolge. In der Seifenblasen-Geschichte fehlt zwar ebenfalls das Setting, es werden aber die wesentlichen Situationselemente – Personen und Gegenstände – benannt. Auch der zweite Text ist von seiner Struktur her eine blosse Beschreibung mit rein chronologischer Verknüpfung. Dies trifft auch auf den dritten Text zu. Hier sind zwar die meisten Handlungselemente vorhanden, wieder fehlt aber ein Teil der Situationsbeschreibung, etwa dass die Ehefrau des Mannes dabei ist und er sie anschaut. Es kommen in den drei Texten aber die wichtigsten hochfrequenten Propositionen vor. Die wesentlichen Elemente des Handlungsgerüstes sind vorhanden.

Deixis, Hörerorientierung
Durch das Fehlen von Setting-Elementen sind die Geschichten für einen Hörer wenig nachvollziehbar. Deiktische Elemente im Sinne eines unmittelbaren Verweises kommen nicht vor.

Erzählhaltung
GO zeigt zwar in Ansätzen in seiner Erzählhaltung Empathie: In der ersten Geschichte erkennt er die Absicht des Winkens ("er söll achechoo"), im letzten Text gibt er die wörtliche Rede des Protagonisten wider ("i bruuche ke Brülä"). Die Erzählhaltung ist aber ansonsten überwiegend unbeteiligt.

Metatextuelle Kommentare, Verlassen der Textwelt, Interpretation
Kommentare, mit denen GO über die Textebene der Bildbeschreibung hinausgeht, finden sich an keiner Stelle. Die einzige Interpretation, die aber möglicherweise durch ein Wortfindungsproblem mitbedingt sein kann, findet sich in Text 2: Die Seifenblase, die das Fenster zerstört, wird als Ball gedeutet.

Pointe, Titel
Aus keinem der drei Texte ist klar ersichtlich, dass GO die Pointe der Vorlagen verstanden hat. Zwar sind die Beschreibungen allesamt auf die Vorlage bezogen und zutreffend, es fehlt aber ein expliziter Verweis auf die Pointe.
Erst wenn man die Titel hinzunimmt, dann wird zumindest für die dritte Geschichte sofort deutlich, dass GO sehr wohl die Pointe registriert hat. Beim Text 2 (Seifenblasen) hebt GO im Titel hervor, dass die Fensterscheibe kaputtgeht, vielleicht weil dies ein unerwartetes Ereignis darstellt? Die Titel 2 und 3 sind in ihrer Form auffällig, da es sich um vollständige Sätze handelt, die man eher als Textbestandteil denn als Überschrift verwenden würde. Lediglich der erste Titel entspricht auch formal einer Überschrift.

Sprachliche Besonderheiten
GO bewältigt die Bildbeschreibung sprachlich deutlich besser als Texte, an denen er sich nicht an einer Vorlage orientieren kann. Zwar wirkt sein Sprachstil durch seine Kürze und Knappheit auch hier lakonisch, es fallen jedoch nur vereinzelt Wortfindungsprobleme, Fehlbenennungen oder Auslassungen, von allem des Artikels auf (T2/Z3 Wasser .. blätterli, T3/Z3 aso zu de Brülä ..., T3/Z3 Ding äh de Geschäftsführer, T2/Z4 u tuet (,) Ball wärfe...). Es kommen auch Wiederholungen vor. So benutzt GO im zweiten Text mehrmals dieselbe syntaktische Konstruktion mit Hilfsverb (T2,Z4 u tuet eh (,) Ball wärfe ... u .. Ball tue tuet nähi). Auch nach längeren Pausen verliert GO nicht den Faden, sondern erzählt die Geschichte weiter.

Zusammenfassung
GO bewältigt diese Aufgabe erstaunlich gut im Vergleich zu seinen sonstigen Textproduktionen. Die Texte enthalten die zentralen Propositionen und sind von ihrer sprachlichen Realisierung relativ wenig auffällig. Offensichtlich kann GO von den Bildvorlagen wesentlich für seine Textproduktion profitieren.

Diskursaufgabe Bildgeschichten

6.3.2 Bildgeschichten: Zusammenfassung RN

Im ersten und dritten Text fehlen wichtige Elemente der Erzählung, obwohl alle hochfrequenten Propositionen vorhanden sind. Insgesamt wirkt der erste Text mehr wie ein Bildkommentar und nicht wie eine unabhängige Erzählung. Der zweite Text ist dagegen sehr informativ und enthält mehr hochfrequente und mittelfrequente Propositionen als der Durchschnitt der Kontrollgruppe. Durch die dialogischen Strukturen mit wörtlicher Rede unterscheiden sich die Texte 1 und 3 von der üblichen Textstruktur der Kontrollpersonen, sie sind weder rein beschreibend noch textuell verknüpft. RN versetzt sich in die Situation hinein und schildert sie als anschaulichen Dialog, als ob die Handlung von ihm nachgespielt werden sollte. Der Hörer kann nicht immer nachvollziehen, welche Handlungsfigur gerade spricht. Die lautmalerischen Elemente, die er verwendet, erinnern an die Sprechblasen in einem Comic-Strip. RN führt Personen nicht ein, sondern nennt Pronomina, die ohne Bildvorlage nicht richtig gedeutet werden können. Die Pointe wird nur in der zweiten Geschichte eindeutig erfasst und ausgedrückt.

6.3.6 Bildgeschichten: MI

Boot
1 d Familie Schmider (,) wett echly ufs Boot (,) uf dä See (,) will s isch ja schön Wätter
2 .. dä Sohn .. dä Heinz (,) dä hätt aber (,) dä wett aber (,) no äh .. en Extra-Clou
3 anesetze (,) er sitzt nämlich ufs Huusdach (,) und gumpt dänn eso i das Boot inne
4 oder (,) macht dänn a Show (,) itzt gumpt er i das Boot inne (Pause, 4 Sek.)
5 äh ... ja .. nachher (,) hän's sich's aber andersch überleit underwägs (,) s händ
6 doch kei Luscht me zum go (,) bootfahre (,) drum (,) äh (,) tüen s das Boot
7 noimet uf ä Platz böötle und schwümmet retour is Huus zsämme (,) die ganze
8 Familie (,) sie gumpet is Wasser und schwümmet retour

Titel: Familie Schmider oder das Bootfahren

Seifenblasen
1 Der Mann sitzt hier (,) und raucht ein (,) zuhause auf dem Stuhl (,) raucht
2 eine Tubackpfeife .. schaut ein bisschen raus .. nun sieht er aber jemanden
3 (,) er winkt zuerst (Pause, 3 Sek.) dann sitzt er hier (,) schaut noch weiter
4 ... jetzt (,) muss er (,) jetzt wird er aber wütend (,) weil der andere erstens
5 einmal nicht wi nicht zurückwinkt (,) und zweitens (,) mag er ihn sowieso
6 nicht (,) hat er gemerkt .. das ist da ist noch einer dabei (,) der er hasst
7 .. darum (,) muss er auf die Fensterscheibe (,) auf ihn los (,) etwas werfen
8 (,) so dass die Scheibe auch noch kaputt geht (,) alles nur wegen die (,)
9 wegen dem (,) den er sowieso nicht mag ... es reut ihn (,) dass er für den
10 sogar noch die Scheibe (,) kaputtmachen muss (,) aber äh (,) kaputt ist kaputt

Titel : Die kaputte Scheibe

Brille

1 dä   Herr (,) gaat mit sinere Frau (,) in en Brüllelade (,) will er sött ä Brülle
2 ha .. hät er gmerkt .. er frägt dä Verchäufer (,) was dänn er genau für
3 ä Brülle muess ha .. dä Verchäufer git im ä Brülle und seit das isch genau
4 di geeignet für Si .. jetzt leit dä Herr si aber aa die Brülle (,) fragt d'Frau (,)
5 wie sie ihn findi (,) wie das uusgsächi für a ihm (,) sonä Brülle (,) ob er
6 aso chöni umelaufe (,) ob die au schön segi (Pause, 3 Sek.) d'Frau meint ..
7 <u>nei nei</u> ähäh (,) nei du (,) das gseht ja schrecklich us du (,) lueg amol die (,)
8 erschtens (,) d Farb die mag no <u>inne</u> (,) dasch s <u>einzig</u> wo mer no gfallt (,)
9 aber susch du (,) nei (,) die Form und alles (,) das isch ja schrecklich (,)
10 nei (,) gib die sofort wider am Verchäufer zrugg .. jetzt zieht dä Herr die
11 Brülle ab (,) gibt sie ihm würklich wieder zrugg (,) will er folget sinere Frau
12 .. und jetzt gönd die zwee halt (,) hebet sich ä chli Arm in Arm .. und äh (,)
13 laufet wieder use (,) tüend sich verabschiede vom Verchäufer

Titel : Die Brille

Informativität, Textstruktur

Da die ersten beiden Geschichten von MI völlig abweichend gedeutet werden, lassen sie sich von der inhaltlichen Struktur her nicht mit denen der Kontrollgruppe vergleichen. Dabei sind beide Texte von ihrer Erzählstruktur her abgeschlossen und vollständig. Die dritte Geschichte (Brille) ist vom Inhalt her vergleichbar mit den Kontrolltexten. Hier sind alle relevanten Makropropositionen vorhanden, es wird ein komplettes Erzählschema realisiert. Formal wie inhaltlich sind alle drei Texte ganz besonders stark verknüpft. Fast jede Begebenheit, die MI auf den Bildvorlagen zu erkennen glaubt, wird in ein argumentatives Schema eingebettet, erklärt und begründet.

Empathie, Erzählperspektive

MI zeigt eine ausgeprägte Empathie für die handelnden Figuren. Sie versetzt sich in deren Lage, kann dabei wechselnde Perspektiven einnehmen und mal die eine mal die andere Handlungsfigur hervorheben. Die Emotionen und inneren Beweggründe der Personen werden herangezogen, um den Handlungsverlauf zu erklären oder voranzubringen, Beispiel:

> T1/5   s händ 6 <u>doch</u> kei Luscht me zum go (,) bootfahre
> T2/4 jetzt wird er aber wütend (,) weil der andere erstens 5 einmal nicht
> wi nicht zurückwinkt (,) und zweitens (,) mag er ihn sowieso 6 nicht

MI lässt die handelnden Personen auch in wörtlicher Rede sprechen und ihre Gefühle dabei ausdrücken:

> 7 <u>nei nei</u> ähäh (,) nei du (,) das gseht ja schrecklich us du (,) lueg amol die (,)
> 8 erschtens (,) d Farb die mag no <u>inne</u> (,) dasch s <u>einzig</u> wo mer no gfallt (,)
> 9 aber susch du (,) nei (,) die Form und alles (,) das isch ja schrecklich (,)

MI schafft so einen inhaltlichen Zusammenhang, indem sie den Handlungsfiguren innere Emotionen und Motive zuschreibt.

Deixis, Hörerausrichtung
Deiktische Elemente kommen nur im zweiten Text vor, wo sich MI unmittelbar auf die Bildvorlage bezieht (T2/1 Der Mann sitzt hier (,) ...). Bezugnahmen auf die verschiedenen Bilder sind häufig, sie werden aber indirekt als zeitliche Aufeinanderfolge ausgedrückt.

    3/4 .. *jetzt* leit dä Herr si aber aa die Brülle
    1/4 *itzt* gumpt er i das Boot inne

MI verleiht ihren Geschichten durch ein über die Vorlage weit hinausgehendes Setting oder durch Interpretationen und Begründungen eine besondere Geschlossenheit, was zunächst sehr hörerorientiert wirkt. Allerdings erschweren gelegentliche logische Inkonsistenzen das Verständnis wieder.

Metatextuelle Kommentare, Verlassen der Textwelt
MI bleibt mit ihren Ausführungen strikt in der von ihr geschaffenen Textwelt, auch wenn diese manchmal von der Bildvorlage abweicht. Metatextuelle Kommentare kommen nicht vor.

Interpretationen, Fehlinterpretationen
Die Geschichten 1 und 2 imponieren durch die völlige Verkennung der abgebildeten Situationen. So erkennt MI bei der ersten Bildsequenz überhaupt nicht, dass es sich um eine Überschwemmung und um eine Rettungsaktion handelt, sondern deutet die Situation als gemütlichen Familienausflug am See. Auffällig ist dabei, dass viele Elemente der Bildvorlage richtig wahrgenommen werden, dass die Schwierigkeiten also nicht primär auf eine Störung der visuellen Wahrnehmung zurückgeführt werden können. MI zieht aus den vorhandenen Informationen nicht die Schlussfolgerungen, die man eigentlich erwarten sollte. Um ihre Bildinterpretation mit nachfolgenden Bildern in Verbindung zu bringen, konstruiert MI aufwendige Geschichten und Zusammenhänge. Dabei weicht sie erheblich von der Vorlage ab und geht über die im Bild gegebenen Informationen hinaus. Ein Beispiel: In der zweiten Geschichte glaubt MI, dass der Mann auf der Zeichnung "winkt". Bei dieser Deutung hat sie offensichtlich das nächstfolgende Bild nicht berücksichtigt. Beim nächsten Bild muss sie nämlich feststellen, dass etwas durch die Luft fliegt. Sie deutet das als "er wirft etwas." Ihre Erklärung: Der Mann ist wütend, weil der andere nicht zurückgewunken hat. Anstatt ihre erste Deutungshypothese zu überprüfen, erfindet sie eine neue, über die Bildinformation hinausgehende Erklärung. Im Text ist diese Stelle - wie auch in anderen Texten - durch eine Pause gekennzeichnet. Besonders fällt dabei auf, dass bei MI keinerlei Unsicherheit in ihrer Erzählung zu spüren ist. Den einmal gewählten Lösungsweg schildert sie zusammenhängend und sehr anschaulich.

Für den Zuhörer entsteht dadurch der seltsame Eindruck, dass hier jemand mit grosser innerer Überzeugung und Überzeugungskraft an der Realität vorbeigeht.

Pointe
MI macht durch ihre Interpretationen deutlich, dass sie die Pointen der Geschichten nicht adäquat erfasst.

Titel
Alle Titel sind von Form und Inhalt her vergleichbar mit denen der Kontrollgruppe. Es wird jeweils ein relevanter Hauptaspekt der Geschichte als Titel gewählt.

Sprachliche Besonderheiten
Sprachliche Abweichungen kommen im Text nicht vor. MI erzählt eine der Bildgeschichten auf Hochdeutsch, ohne sich dieser Wahl bewusst zu werden. In diesem Text treten einige – dialektbedingte – Fehler auf. Alle Titel werden auf Hochdeutsch genannt.

Zusammenfassung
MI liefert in zwei Bildbeschreibungen inhaltlich abweichende Interpretationen. Widersprüche, die sich dadurch im Laufe der Erzählung ergeben, führen nicht zu einer Überprüfung ihrer Aussagen, sondern werden konfabulatorisch aufgelöst.

6.3.4 Bildgeschichten: AR

Boot
1 itz dä (,) Schiff (,) furt oder nid furt (,) und&nähär de (,)
2 dahie .. dä da (,) winke (,) nähär piepiep piepiep oder (?)
3 (LACHEND) und nähär gumpe .. nähär ache .. d Schiff ache ..
4 und nähär de piepiep .. zu ungerobe (LACHEN)
Titel: Ufgumpe isch nid guet

Seifenblasen
1 Zersch är im Stuou (,) Pfyfe roucke .. nähär aus zsämme (,)
2 piepiep .. schwumm oder .. ja (?) ... schwumm run (,) rund ..
3 un&nähär (,) rächts .. Finger .. houe .. un&nähär use ..
4 Schyybe kaputt
Titel : "Rauche" (,) Pfyyfe (,) stosse (,) nüüt guets

Brille
1 är mit dr Frou (,) yche da (,) Brüuue oder .. un&nähär .. dr
2 Höiptling da (,) (LACHEN) ... Brüuue häre .. was isch das (?)
3 oder .. und&är aagleit .. nähär nüt nüüt gfaue .. un&nähär de
4 .. später .. dr Ding dr (LACHEN)... was isch das da (?) ... ja
5 .. un&nähär .. fortloufe
Titel: "Die Brillen"

Informativität/Textstruktur

Aufgrund der sprachlichen Probleme von AR ist manchmal nicht eindeutig zu entscheiden, ob eine Makroproposition realisiert wurde oder nicht. Auch bei wohlwollender Auslegung wird deutlich, dass bei AR weniger Inhalte genannt werden, dass bei jedem Text mindestens eine hochfrequente Proposition fehlt und praktisch keine mittelfrequenten Propositionen vorkommen. Die erste Geschichte lässt sich auf vier Aussagen reduzieren: Da ist ein Schiff, jemand winkt, jemand springt ins Boot, das Boot kentert. In der zweiten und dritten Geschichte werden ebenfalls im Vergleich zur Kontrollgruppe wenig Inhalte beschrieben, wobei manchmal nur mit einem einzigen Wort ein ganzer Sachverhalt ausgedrückt werden soll. In der dritten Geschichte gelingt es AR noch am ehesten, die einzelnen Inhalte wiederzugeben. Für diese Geschichte gibt es die grösste Anzahl von Bildvorlagen, was vermutlich auch eine grössere Anzahl von Kommentaren auslöst. Von der formalen Struktur her sind die Inhalte nicht argumentativ, sondern nur durch die chronologische Reihenfolge verknüpft ("nähär"). Möglicherweise hängt dies auch mit den Grenzen der sprachlichen Ausdrucksfähigkeit von AR zusammen. Denn im dritten Text nennt er zwar eine Begründung – "nähär nüt nüüt gfaue" –, die er formal aber durch eine temporale Konstruktion verknüpft.

Empathie/Erzählperspektive

Im ersten und zweiten Text liegt klar eine rein beschreibende Erzählstruktur vor. Im dritten Text verweist die Begründung – "nähär nüt nüüt gfaue" – auf eine gewisse Einfühlung. Auch bleibt offen, ob AR mit den wiederholten Fragen "Was isch das da?" (T3/Zeile 2, Zeile 4) einen metatextuellen Kommentar abgibt oder ob er vielmehr die wörtliche Rede der Handlungsfigur zum Ausdruck bringen möchte.

Deixis/Hörerausrichtung

Deiktische Elemente kommen im ersten und dritten Text vor (T1/2 dahie .. dä da, T3/1 yche da). Im zweiten Text findet sich als Indiz fehlender Hörerausrichtung lediglich ein Pronomen (Z1) ohne vorherigen innertextuellen Referenten. Für einen Hörer, der nicht über die Bildvorlagen verfügt, sind die Texte von AR insgesamt völlig unverständlich und ermöglichen keine adäquate Repräsentation einer Geschichte.

Metatextuelle Kommentare/Verlassen der Textwelt

Deutet man die Fragen im dritten Text (T3/2,4 was isch das?) nicht als wörtliche Rede, dann handelt es sich hier um den Ausdruck von Wortfindungsstörungen. Ansonsten finden sich keinerlei metatextuellen Kommentare.

Interpretationen/Fehlinterpretationen

AR interpretiert im zweiten Text das Herstellen von Seifenblasen als Rauchen. Davon abgesehen, finden sich in seinen Texten ausserhalb der Pointe keine

Interpretationen, mit denen die Bildbeschreibung ergänzt würde.

Pointe
AR scheint die Pointe im ersten Text richtig zu erkennen, was sich auch am Titel zeigt, wobei er aber keinen Zusammenhang zur versuchten Rettung herstellt. Im zweiten Text wird einfach beschrieben, dass etwas Rundes die Scheibe durchbricht, ohne auf die Merkwürdigkeit des Geschehens hinzuweisen. Im dritten Text schliesslich stellt AR die Hypothese auf, dem Mann gefalle die Brille nicht. Auch hier wird die Pointe nicht richtig erkannt.

Titel
Der Titel der dritten Geschichte - auf Hochdeutsch - entspricht vergleichbaren Titeln der Kontrollgruppe. Titel 1 und 2 bilden dagegen jeweils kurze Bewertungen des Gesamtgeschehens, Titel 2 bildet zugleich eine stichwortartige Zusammenfassung. Die Ähnlichkeit der beiden Titel (... nid guet - ... nüüt guets) lässt an eine perseveratorische Tendenz bei dieser Problemlösung denken.

Sprachliche Besonderheiten
Die sprachlichen Einschränkungen - Wortfindungsstörungen, Paragrammatismus, Stereotypien, eingeschränkte Wortwahl, Auslassungen - behindern AR auch bei der Realisierung dieser Aufgabe. Auch hier fällt auf, dass es AR nicht bewusst wird, wie unvollständig und unverständlich seine Äusserungen sind. AR verbessert sich kaum, ein Suchverhalten ist selten. Interpretiert man die Fragen aus Text 3 ("Was isch das?") als Wortsuche, dann ist auffällig, wie sich AR beim Erzählen über das Fehlen des gesuchten Worts hinwegsetzt. Er bemerkt zwar, dass ein Wort fehlt, zieht daraus aber keine Konsequenzen. Der sprachliche Automatismus "piepiep" scheint ihm weder aufzufallen noch ihn zu stören. Im zweiten Text kommt ein Neologismus ("schwumm") vor, der aber nicht nur als phonematische Paraphasie interpretiert werden kann, sondern ein lautmalerisches Element enthält. Bei der Erzählung wurde das Wort von einer ausladenden Geste begleitet.

Zusammenfassung
Die Texte von AR sind in ihrer Informativität deutlich vermindert und auch in der sprachlichen Realisierung sehr reduziert. Zwar scheint AR die Geschichten grob richtig zu interpretieren, aber er erkennt die Pointen zweier Geschichten letztlich nicht. Es fehlt die Einsicht, dass seine Texte kaum verständlich sind.

6.3.5 Bildgeschichten: Zusammenfassung SU

Alle drei Texte sind relativ lang und ausführlich. Die hochfrequenten Propositionen werden - mit einer Ausnahme - genannt. In allen drei Texten sind inhaltliche und formale Verknüpfungen vorhanden. Es fallen zusätzliche Details und Kommentare auf, die von den eigentlichen Kernaussagen der

Geschichte wegführen und den Zusammenhang verwischen. Meist spielt SU damit auf seine Kenntnisse an. Der Hörer vermag nicht recht zu unterscheiden, was zur Bildbeschreibung gehört und was SU hinzufügt. Die Geschichten von SU zeugen von einer empathischen Haltung in Bezug auf die handelnden Figuren. SU wählt sogar einmal die Erzählperspektive des Protagonisten (Geschichte 3) und erzählt die ganze Geschichte in der Ichform. Dabei wird das Motiv der unscharf wahrgenommenen Umwelt nicht richtig gedeutet. In den Geschichten 1 und 2 erkennt SU die Bedeutung der Pointe und erwähnt sie explizit. In der dritten Geschichte erkennt er zwar die Tatsachen, gewichtet sie aber nicht richtig. (Siehe Anhang)

6.3.6 Bildgeschichten: Zusammenfassung WA

Die Geschichten enthalten mit einer Ausnahme alle hochfrequente Propositionen vollständig und werden relativ ausführlich beschrieben. Von der Textstruktur her sind die drei Geschichten deutlich verknüpft. Es kommen Begründungen und Erklärungen vor. WA zeigt sehr vereinzelt Einfühlung in die Handlungsfiguren. In allen drei Texten verlässt WA nur dort die Textwelt, wo er in Conduites d'approche nach Wörtern sucht und überprüft, ob eine Formulierung stimmen kann. Dabei wechselt er manchmal unbemerkt vom Dialekt in die Hochsprache. Er kommt bei seinen Suchprozessen kurz von der Erzählung ab, um dann aber bald wieder zur Geschichte zurückzukehren. Ein wirklich thematisches Abdriften – von einem Inhalt zum nächsten – kommt nicht vor. In der ersten Geschichte übersieht er allerdings durch Wortsucheprozesse relevante Inhalte, kommt dadurch von der Geschichte ab und endet mit einer falschen bzw. irrelevanten Schlussfolgerung. WA erkennt und nennt die Pointe explizit nur im zweiten Text. Im ersten Text fehlt die Pointe, im dritten erkennt er sie nicht.

6.3.7 Bildgeschichten: Zusammenfassung AL

Obwohl es in den drei Texten Strukturen gibt, die ihnen eine formale Kohäsion und eine inhaltliche Verknüpfung verleihen, ist doch die Gesamthaltung eher beschreibend als erzählend. Die Handlung wird in allen drei Texten in ihren wichtigsten Handlungselementen umrissen, der Bildinhalt oberflächlich korrekt beschrieben, ohne dass AL sich um eine Verständnis der Zusammenhänge bemüht. Was die handelnden Personen möchten, denken oder tun, wird in keiner Geschichte erwähnt. AL behält meist die Perspektive eines neutralen, aussenstehenden Beobachters bei. AL spricht die Pointe nur in der ersten Geschichte an, in den anderen Geschichten ist keine Pointe erkennbar.

6.4 Vergleich der Textproduktionen von Patienten und Kontrollgruppe

6.4.1 Informativität, Textstruktur

Bei vielen Patiententexten sind kaum Unterschiede zur Kontrollgruppe in Bezug auf Informativität und Inhalt vorhanden, was dafür spricht, dass die Bildvorlage eine gute Strukturierungshilfe darstellt. Dies gilt aber nicht für alle Patienten. Während GO und WA dank der Vorlage inhaltlich deutlich bessere Leistungen zeigen als in anderen Aufgaben, ist die Leistung bei MI vermindert. Es findet sich bei einigen Patienten ein Nebeneinander von auffälliger und unauffälliger Textproduktion. Mit Ausnahme von AR ist die Informativität, d.h. die Anzahl der hochfrequenten Makropropositionen der produzierten Bildbeschreibungen, annähernd vergleichbar mit der der Kontrollgruppe. MI weicht inhaltlich ab; deshalb kommen bei ihr weniger hochfrequente Propositionen vor. GO, AR und AL neigen zu einem beschreibenden Stil; die übrigen Patienten verwenden textuelle Verknüpfungen und produzieren eher Erzählungen.

6.4.2 Erzählperspektive

Eine unbeteiligte Erzählperspektive, was sich in reinen Beschreibungen ohne Einfühlung in die Handlungsfiguren ausdrückt, war auch vereinzelt bei den Kontrollpersonen zu beobachten. Bei den Patienten zeigten AL und GO diese

	Vpn	GO	RN	MI	AR	SU	WA	AL
Text 1	5 unbeteiligt 9 empathisch	unb.	unb.?	Emp.	unb.	unb.*	emp.	unb.
Text 2	8 unbeteiligt 6 empathisch	unb.	emp.*	emp.	unb.	emp.* ?	unb. ?	unb.
Text 3	2 unbeteiligt 12 empathisch	unb.?	emp	emp.	emp.?	emp.*	emp.	unb.

Tabelle 6.4 Erzählperspektive
unb = unbeteiligte Erzählperspektive, emp.= empathische Erzählperspektive, *= ich-bezogene Kommentare, ? = nicht eindeutig

Variante. Sie schildern ein äusseres Handlungsgerüst, ohne auszudrücken, was die Handlungsfiguren fühlen, denken oder zu tun beabsichtigen. Alle anderen, besonders MI, zeigten dagegen Empathie für die Handlungsfiguren.

Diskursaufgabe Bildgeschichten - 203 -

6.4.3. Verlassen der Textwelt

Deiktische Elemente, in denen direkt auf die Bildvorlage verwiesen wird, finden sich bei vier Kontrollpersonen sowie bei GO und AR. Bei GO, AR und RN werden ausserdem Personen nicht eingeführt, d.h. es wird das Pronomen "er" verwendet, was ohne Bezug auf die Bildvorlage nicht nachzuvollziehen wäre. Hier fehlt also eine angemessene Hörerorientierung, was sich bei keinem der Kontrolltexte in dieser Form beobachten liess. Metatextuelle Kommentare lassen sich vor allem bei WA im Rahmen von Wortsuchepozessen feststellen. Ausser-textuelle Kommentare und Aussagen in Ichform sind in der Kontrollgruppe praktisch nur bei Verbesserungen oder Äusserungen des Zweifels zu beobachten. Dagegen machen SU und RN Kommentare, mit denen sie sich ganz deutlich auf die eigene Erfahrungswelt beziehen und die Textwelt verlassen. SU erzählt zudem eine ganze Geschichte in der Ichform, aus der Perspektive einer Handlungsfigur. Dass ein Proband vom Thema abkommt und einen anderen Schluss erzählt als abgebildet, kommt in Ansätzen nur bei WA vor. Er verliert bei einem Wortfindungsprozess den Faden und beendet die Geschichte anders, als es der Vorlage entspricht. Conduites d'approche und Wortsuche nehmen bei ihm viel Raum ein und führen unter Umständen vom Textinhalt weg.

6.4.4 Inhaltliche Abweichungen

Themenausführungen sind bei Kontrollpersonen und Patienten selten, mit Ausnahme von SU. Er fügt Informationen hinzu, die nur eine vage Verbindung zu den Abbildungen haben und die vermutlich die eigene Kompetenz und das eigene Wissen unter Beweis stellen sollen. Diese Themenausführungen bewirken auch keine grössere Anschaulichkeit, sondern machen es für den Hörer schwierig, das eigentliche Handlungsgerüst zu erkennen.

Ausgeprägte inhaltliche Verkennungen, die fast konfabulatorisch aufgefüllt werden, zeigt nur MI. Ihre Geschichteninterpretationen sind darauf ausgerichtet, Zusammenhänge herzustellen, wobei die in den Bildvorlagen enthaltenen Informationen zum Teil übersehen oder fehlgedeutet werden. Mit Ausnahme von MI bleiben die Patienten mit ihren Interpretationen sonst eher im vorgegebenen Rahmen. Dass im zweiten Text die Seifenblasen als Rauch fehlgedeutet werden, kommt bei drei Patienten, aber auch bei zwei Kontrollpersonen vor.

6.4.5 Pointe

Den gesunden Versuchspersonen wie den Patienten bietet die Pointe der ersten Geschichte die wenigsten Schwierigkeiten. Auch die zweite Aufgabe wird, was die Pointe angeht, etwa vergleichbar gut von der Patientengruppe bewältigt. Nur eine Kontrollperson spricht die Pointe im Text explizit an, immerhin aber zwei

	Kontrollp.	GO	RN	MI	AR	SU	WA	AL
Text 1	(Anzahl Probanden)							
Pointe genannt	11	nein?	nein?	nein	ja?	ja	nein?	ja
Pointe im Titel	6	nein	nein	nein	ja?	nein	nein	nein
Text2								
Pointe genannt	1 (7?)	nein	nein	nein	nein	ja	ja	nein
Pointe im Titel	8	ja	ja	nein	nein	nein	nein	nein
Text 3								
Pointe genannt	8	nein	nein	nein	nein	nein	nein	nein
Pointe im Titel	3 (2?)	ja	nein	nein	nein	nein	nein	nein

Tabelle 6.5 Erkannte Pointen
?= nicht eindeutig

Patienten, WA und SU. Bei zwei weiteren Patienten, GO und RN, wird anhand des Titels erkennbar, dass sie die Pointe verstanden haben. Die Pointe der letzten Geschichte wird nur von einem Patienten, GO, eindeutig erkannt, und dies wird auch nur anhand des Titels deutlich. Bei dieser letzten Geschichte schneiden die Patienten also schlechter ab als die Kontrollpersonen. Dabei mag eine Rolle spielen, dass die dritte Geschichte die längste war, damit die meisten Anforderungen an das Kurzzeitgedächtnis stellte und zugleich ein Einfühlungsvermögen in die Handlungsfigur erforderte.

6.4.6 Titel

In den Titeln zeigen sich wiederum deutliche Unterschiede zur Kontrollgruppe.

GO	Das sinkende Schiff	Ds Fenschter geit kabutt	D'Frou seht nid guet us
RN	Die Hilfe	Zerplatzt	Der Brillenkauf
MI	Familie Schmider oder das Bootfahren	Die kaputte Scheibe	Die Brille
AR	Ufgumpe isch nid guet	Rauche Pfyffe stosse nüüt guets	Die Brillen
SU	Die versuechte Rettig	Die Seifenblase	Das unruhige Wesen oder unruhige Gefühle
WA	Regen von Leute auf Häusern, damit sie nicht ertrunken	Der arme Mann hat keine Arbeit und sucht seine Freizeit und machte	Nöie Brüuue für gueten Ouge
AL	Die Überschwemmung	Der Raucher	Das Brillengeschäft

Tabelle 6.6 Titel der Patientengruppe

Bei allen Patienten, die Probleme auf Sprachsystemebene haben (GO, AR, WA), sind ein oder mehrere Titel von ihrer Form her abweichend. Sie bilden entweder

Diskursaufgabe Bildgeschichten — 205 —

Zusammenfassungen des Inhalts oder ähneln mehr Schlussfolgerungen oder Erklärungen. Dort, wo Titel gewählt werden, die ihrer Form nach korrekt sind, beziehen sie sich auf einen Hauptaspekt der Bildvorlage, etwa die Hauptperson oder einen Gegenstand. Titel mit übertragener Bedeutung oder in Form von Zitaten kamen in der Patientengruppe nicht vor, während sie bei der Kontrollgruppe über 40 Prozent der Titel ausmachten (Text 1). Lediglich GO wählt einen Titel ("das sinkende Schiff"), den man auch als Zitat auffassen könnte.

6.4.7 Zusammenfassung

Bei den meisten Patienten unterstützt die Bildvorlage die Textproduktion, sodass von der Informativität her mit der Kontrollgruppe vergleichbare Ergebnisse erreicht werden, z.T. sind die Leistungen hier besser als in anderen Aufgaben. Eine Ausnahme bildet die Patientin MI, deren Interpretationen der Geschichten krass abweichen. SU, RN und gewisser Weise auch WA gehen in ihren Kommentaren über die Textwelt hinaus, mehr als dies in Kontrolltexten zu beobachten ist. Nur in der letzten Bildgeschichte, die am längsten und am komplexesten ist, wird die Pointe seltener von den Patienten genannt als von den Kontrollpersonen. Wie auch schon in früheren Diskursaufgaben, zeigt sich bei den Titeln eine Tendenz, seltener auf Zitate und fertige Formeln zurückzugreifen.

7. Diskursaufgabe: Rollenspiel

7.1 Beschreibung und Analyse der Aufgabe "Rollenspiel"

7.1.1 Aufgabenbeschreibung

Die Probanden werden aufgefordert, ein Rollenspiel durchzuführen. Die Kontrollpersonen und Patienten erhalten dafür die folgende schriftliche Anweisung:

> Sie sind Mitglied eines Vereins von Tierschützern, der sich für die Rettung und Erhaltung von Elefanten einsetzt. Ihre Aufgabe ist es, Spenden zu sammeln.
> Bitte lesen Sie sich die Informationen der Tierschützer über Elefanten durch. Sie können die gelesenen Informationen möglicherweise im Gespräch weiterverwenden.
>
> *Rettung für Elefanten*
> *In Kenia geht die Zahl der freilebenden Elefanten ständig zurück. Durch die fortschreitende Erschliessung des Landes durch Strassenbau, Rodungen und Landwirtschaft verlieren die Elefanten ihren Lebensraum. Zudem sterben noch immer Tausende von Elefanten einen sinnlosen Tod. Obwohl die Regierung offiziell das Töten von Elefanten verboten hat, machen Wilddiebe Jagd auf Elfenbein.*
> *Der Verein für den Tierschutz unterstützt mit Spendengeldern die Finanzierung des Akuma-Nationalparks. Hier wird der Lebensraum der Elefanten erhalten, Wildhüter werden zu ihrem Schutz angestellt.*
> *Verein für den Tierschutz e.V.*
>
> Ihr Gesprächspartner ist wohlhabend und hat schon für andere Hilfswerke gespendet. Sie haben den Auftrag, von ihm eine Spende zu erbitten.
> Es bleibt Ihnen überlassen, wie und mit welchen Mitteln Sie Ihren Gesprächspartner überzeugen.

Die Kontrollpersonen und Patienten hatten beliebig viel Zeit, sich die Informationen einzuprägen und Fragen zu stellen. Sie wurden vor Beginn des Rollenspiels explizit gefragt, ob sie die Aufgabe verstanden hätten und ob Ihnen klar wäre, was zu tun sei. Während des Rollenspiels hatten sie die schriftliche Informationen nicht mehr zur Verfügung, schriftliche Notizen waren nicht erlaubt.

Die Rollenspielpartner erhielten die folgende schriftliche Anweisung vorgelegt:

> Sie sind ein reicher Geschäftsmann (eine reiche Geschäftsfrau).
> Sie spenden zwar manchmal für wohltätige Zwecke, möchten aber Ihr Geld keineswegs zum Fenster hinauswerfen. Sie sind ein kritischer Mensch und nicht so leicht zu überzeugen.

Keiner der Gesprächspartner kannte die Anweisungen des anderen.

Als Auswertungsgrundlage wurden jeweils die ersten vier Minuten des Rollenspiels verwendet. Die Rollenspiele wurde auf Tonband aufgenommen und transkribiert. Die Partner der Kontrollgruppe stammten zum Teil aus dem entfernteren Kollegenkreis, zum Teil kannten sich Kontrollpersonen und ihre Rollenspielpartner nicht. Die Partner der Patientengruppe waren meist Praktikanten oder Therapeuten aus unterschiedlichen Bereichen, die aber mit den betroffenen Patienten nicht arbeiteten und sie in der Regel gar nicht kannten. Die Therapeuten unter den Mitspielern wurden vor dem Rollenspiel explizit darum gebeten, sich nicht "therapeutisch", sondern möglichst dem Rollenspiel entsprechend zu verhalten. AL suchte sich seinen Rollenspielpartner unter seinen Mitpatienten aus, wobei dieser weder sprachliche noch sonstige kognitive Probleme aufwies.

7.1.2 Analyse der Aufgabe

Die Aufgabe enthält verschiedene Teilaufgaben:
- Die Instruktion muss verstanden und in ihren wichtigsten Elementen erinnert werden. Hierbei sind Sprachverständnis, Situationsverständnis und Gedächtnisleistungen angesprochen.
- Der Proband muss den grundlegenden pragmatischen Anforderungen einer Dialogsituation gerecht werden. Zusätzlich muss er in diesem Rollenspiel einen aktiven Part übernehmen: Er ist derjenige, der von seinem Gesprächspartner etwas will, der ihn zu überzeugen versucht. Er kann sich hier nicht aufs Antworten beschränken oder auf Vorgaben seines Gesprächspartners warten. Zudem setzt die Dialogsituation einen gewissen Zeitrahmen. In einem Rollenspiel fallen z.B. lange Pausen oder ein langsamer, verschleppter Rhythmus mehr ins Gewicht als in einer Aufgabe zur Textproduktion.
- Der Proband muss die gelernten Inhalte der Instruktion so präsentieren, dass er der ihm zugewiesenen Rolle gerecht wird. D.h. er muss sich Gedanken machen, welches sprachliche Register er wählen möchte, welche Informationen in welcher Reihenfolge präsentiert werden, welche soziale Distanz zu seinem Gesprächspartner gewählt werden sollte, wie er ihn am besten überzeugen kann usw. Er sollte dabei versuchen, sich in seinen Gesprächpartner hineinzuversetzen und seinen Standpunkt zu verstehen.
- Der Proband muss die gesamte Konversation hindurch eine vorgegebene Zielsetzung verfolgen und darf diese auch bei eventuellen "Ablenkungsmanövern" durch seinen Gesprächspartner nicht aus den Augen verlieren - nämlich, dass er eine Spende sammeln möchte. Er sollte daher beim Thema bleiben oder auf das Thema zurückkommen können.
- Der Proband muss eventuell auf Fragen seines Gegenübers Antwort geben, auf die er durch die Instruktion nicht vorbereitet wurde. Dies erfordert ein gewisses

Mass an Improvisations- und Umstellungsfähigkeit. Der Proband sollte sich daher in die Rolle einfühlen können und in der Lage sein, rasch Ideen zu entwickeln, die zur Gesamtsituation passen, plausibel sind und sie im Sinne der Instruktion ergänzen.
- Je nach Art, wie sein Gesprächspartner die Instruktion interpretiert, wird der Proband auch mit einer kritischen und sogar ablehnenden Haltung eines Partners konfrontiert und muss damit in konstruktiver Weise umgehen können.

7.2 Analyse der Dialoge der Kontrollgruppe

7.2.1 Sprecherwechsel

Die Anzahl der Sprecherwechsel variierte zwischen 39 (Vpn4) und 6 (Vpn12). Im Mittel gab es 21 Sprecherbeiträge pro Dialog. Der Dialog mit den häufigsten Sprecherwechseln war eine heftige Diskussion mit vielen Argumenten, Gegenargumenten und Sequenzen mit gleichzeitigem Sprechen. Ansonsten kam gleichzeitiges Sprechen in anderen Dialogen nur sehr vereinzelt vor. Im Dialog mit den wenigsten Sprecherwechseln nahm Vpn12 viel Redezeit in Anspruch, um die Hintergrundinformationen zu präsentieren. Der Gesprächspartner hatte dadurch wenig Gelegenheit, eigene Redebeiträge zu leisten.

Zu einer vorzeitigen Beendigung des Dialoges kam es in den Dialogsequenzen der Kontrollpersonen nicht. Allerdings endeten zwei Dialoge (Vpn1 und Vpn4) nach ziemlich genau vier Minuten, da die B-Gesprächspartner[1] das Gespräch als beendet ansahen und es den A-Sprechern nicht gelang, das Gespräch fortzusetzen. In beiden Fällen hatten die Spendensammler jedoch zuvor Anstrengungen unternommen, das Gespräch trotz der ablehnenden Haltung von B fortzuführen.

7.2.2 Makrostruktur der Rollenspielsequenz

Die meisten Rollenspielsequenzen sind nach einem ähnlichen Schema aufgebaut. Dabei lassen sich grob zwei Teile unterscheiden: Teil 1, die Settinginformation (oder auch Eröffnungsphase, vgl. Brinker & Sager 1989, vgl. Schank 1981), in der A sich vorstellt, seine Informationen und Argumente vorbringt und eine Spende erbittet, und Teil 2, in dem der eigentliche Dialog zwischen A und B stattfindet. Die Settinginformation findet sich nicht bei allen Rollenspielen in dieser Form, sie ist zudem von der Länge her sehr unterschiedlich. Eine Eröffnungsphase in der obigen Struktur findet sich bei 7 von 14 Dialogen.

---

[1] In der folgenden Analyse wird die Rolle des Spendensammlers als "A" bezeichnet, die des Gesprächspartners/Geschäftsmanns jeweils als "B".

Diskursaufgabe Rollenspiel - 209 -

Beispiel: Vpn9
1 A ja (,) ich chumme voneme Kommitee für äh .. Tierschutz (,) mir tüe (,) mir hei
2 A es Projekt loufen (,) in Afrika (,) für d Elefante (,) wo dert am Ussterbe
3 A is (,) und jetzt möcht ich by Euch aafrage (,) ob Ihr nid bereit wäret
4 A öppis z schpände (,) i chan Euch villicht noch e chly verzälle was mir dert
5 A mache (,) oder warum das mer die Elefante muess schütze (,) es isch so
6 A dass (,) immer weniger git (,) dur das dass sie (,) immer mehr Wald
7 A tüe abrode u (,) u immer meh Strasse boue (,) ud s immer no Jäger git
8 A (,) also Wild (,) Wilderer wo die Elefante tüe jage u des (,) wäge de äh
9 A (,) Stoss Stosszähn (,) wägem Elfebei .. äbe ja (,) jetzt möchte (,)
10 A äh möcht i Euch bitte (,) doch öppis z schpände (,) dass mir äh de Wildpark

11 | A wo jetzt dert ufboue wird (,) chöi (,) finanziell ungerstütze ..
12 | B   hmh (,)

In den Eingangs-Sequenzen der übrigen Rollenspiele finden sich jeweils nur Teile der Settinginformation. Meist erwähnen die Spendensammler nicht, von welcher

---

Begrüssung
Eröffnungsphase
      – Themeneinführung (z.B. Vorstellung :"ich komme vom Tierschutzverein")
      – Themenausführung, Hintergrundinformation (z.B. Beschreibung der
        Situation der Elefanten)
      – Aufforderung, zu spenden
Kernphase
      – Dialogteil (Frage und Antwort, Argument/Gegenargument)

Tabelle 7.1 Superstruktur des Dialogs

Tierschutzorganisation sie kommen, so dass diese Information von B erfragt werden muss. Die Bitte, Geld zu spenden, wird von anderen Probanden nicht oder nur indirekt genannt, auch das wird dann vom Gesprächspartner direkt erfragt. Zwei Spendensammler stellen die Frage nach der Geldspende dagegen schon im allerersten Satz des Gesprächs, Beispiel Vpn11:

1 | A Wollen Sie spenden für ein Hilfswerk zur Rettung der Elefanten (?)
2 | B

Die meisten Dialoge beginnen direkt mit der Eröffnungsphase, eine Gesprächsinitiierung durch ein Gruss-Gegengruss-Paar findet sich nur bei 2 Rollenspielsequenzen.

Im Teil 2, der eigentlichen Dialogsequenz (oder Kernphase), ist die Art der Makrostruktur auch von B's Haltung abhängig. B kann z.B. eine unterstützende, sachliche oder kritisch-feindselige Haltung einnehmen, dementsprechend wählt er seine Sprechhandlungen. Auch hat A mehrere Möglichkeiten, etwa auf die Fragen von B zu reagieren: Er kann sich auf blosse Antworten beschränken, oder aber er kann auf seine Antworten weitere, neue Argumente oder Bitten um Stellungnahme folgen lassen. Es lassen sich vier verschiedene Konversationsstile unterscheiden:

– *sachlich- unterstützender Stil*
    B: Fragen zum Thema (sachbezogen)
    A: Beantwortung von Fragen
    B: weitere Fragen zum Thema
    A: Beantwortung der Fragen
    etc.

– *kritisch-feindseliger Stil*
    B: bringt Gegenargumente, bezieht Stellung, kritisiert
    A: bringt dazu Gegenargumente, versucht zu überzeugen, beschwichtigt
    B: bringt Gegenargumente, bezieht Stellung, kritisiert
    etc.

– *kritisch-sachlicher Stil*
    B: bringt Gegenargumente und stellt Fragen zur Sache
    A: antwortet auf Fragen zur Sache und bringt zusätzliche Argumente, Gegenargumente
    B: bringt Gegenargumente und stellt Fragen zur Sache
    etc.

– *kritisch-zielorientierter Stil*
    B: bezieht Stellung
    A: bringt neue Argumente und bittet um Stellungnahme
    B: bezieht Stellung
    etc.

Von den 14 Dialogen der Kontrollgruppe gehören vier dem kritisch-sachlichen Stil an, drei dem sachlich-unterstützenden, drei weitere einer Mischform mit Elementen aus beiden. Weiterhin sind zwei Dialoge kritisch-zielorientiert, ein anderer ist kritisch-feindselig.

    Beim *sachlich-unterstützenden* Stil wird dem Rollenspielpartner A weitgehend die Verantwortung für die Strukturierung und die thematische Gestaltung abgenommen. A muss, nachdem er in die Situation eingeführt hat, nur noch auf Vorgaben angemessen reagieren. B fragt, A antwortet, anschliessend initiiert B eine neue Paarsequenz. Der sachlich-unterstützende Stil ist auch dann zu finden, wenn A in seiner Setting-Information zuwenig mitteilt, um die Situation umfassend darstellen zu können und B gezwungen ist, mehr Informationen zu erfragen. Bei der *sachlich-kritischen* Gruppe bringt der Gesprächspartner A das Gespräch auf aktivere Weise voran. Er bringt neue zusätzliche Themen ein, die wiederum als Ausgangspunkt für die Argumentation von B dienen können. Beim *kritisch-zielorientierten* und beim *kritisch-feindseligen* Stil ist A ein besonders aktiver Gesprächspartner, beim kritisch-zielorientierten Stil aus eigener Initiative, beim kritisch-feindseligen Stil gezwungenermassen.

Diskursaufgabe Rollenspiel

Beispielsequenzen

Kritisch-zielorientierter Stil (Vpn5):

11 | A wie stöht dir (,) derzue? (,) was (,) was heit dir für ne Hautig zu dene Tier? (,)
12 | B

13 | A d Elefante (,) was seit öich das?
14 | B   joo (,) also i meine das isch wichtig dass die o (,) uf

15 | A
16 | B dere Welt chönd überläbe (,) woby (,) i (,) i ha no nid gnau verstande (,) was wönd Si vo

17 | A   ja (,) äbe mir sy (,) mir sy dran intressiert em (,) eh (,)s sueche Lüt wo üs tüe (,)
18 | B mir (,) also dr (') (,)

19 | A finanziell unterstütze   ja (,) wo (,) wo   mhm ..
20 | B   aha (,)öppert wo Gäld will (?) he? (LACHT)

Sachlich-unterstützender Stil (Vpn10):

49 | A: ja (,) sie werden (,)
50 | B: hmh (,) die Herden werdn auch gezählt (,) oder (?)

51 | A: (gemalt ?) (,) gezählt hm .. und dann wieder (,) wenn sie (,) das alles
52 | B:

53 | A: (fortgeschritten ?) hat (,) um sie dann wieder in die Wildnis auszusetzen (,)
54 | B:

55 | A:
56 | B: hmh .. kommen (,) kann ich da irgendwie aufem Laufenden gehalten

57 | A:
58 | B: werden wie sich das alles entwickelt (,) falls ich (,) mein Geld bei Ihnen (,)

59 | A: natürlich (,) Sie bekommen monatlich unsere Zeitschrift
60 | B: anlegen sollte (?)

Kritisch-feindseliger Stil (Vpn4):

43 | A i wett dir äbe no säge dass (,) dass mir äbe sammle (,) für di (,) Elefante z
44 | B

45 | A schütze für di Wildhüeter z ungerstütze (,) und eh dass du vilech när dis
46 | B

47 | A Eufebei würklech uf ne (,) legali u fairi Wys chönnsch gwinne(,) u Fröid
48 | B

49 | A chönnsch ha u nid müesstisch immer es schlächts Gwüsse ha wenn du das
50 | B

51 | A aaluegsch (,) sofern du es Gwüsse hesch (,) natüerlech
52 | B   ha gaar kes schlächts

53 | A   auso i wenn i dänke | wie viu dass dene
54 | B Gwüsse auso i (,) | han ä faire Prys derfür zaut für das (,)

55 | A
56 | B Eufebeifigürli i eh (,) i ha sehr es guets Gwüsse derby und es guets Gfüel

57 | A aber eh (,) ds Gwüsse chasch du nid mit | em Prys befriedigen dänk i
58 | B | und i dänke wen i das itz (,) wen

59 | A
60 | B i da itz muess ä Spänd leischte (,) eh es luegt für mi ja nüt use nachhär

Kritisch-sachlicher Stil (Vpn1):

15 | A
16 | B jaa i ha scho es paarmal gspändet aber de han i immer wider so äs unguets

17 | A
18 | B Gfüu gha aso irgendwo jaa wo got eigetlich das Gäld hie und und me het

19 | A
20 | B nie so Rückmäldig übercho was da dermit passiert isch (,) was dr Erfolg

21 | A   also i deiche ihr chönnt das gärn eis ga besichtige oder ich
22 | B isch dervo ..

23 | A chan ech (,) irgendwie Unterlage zueschicke oder übergäh   dass ers
24 | B   mhm

25 | A gseht
26 | B   mhm (,) aso es wär mer scho lieber ja bevor dass i itz da irgend

27 | A
28 | B ä so so ä Spänd gä

Ein einziger Dialog liess sich keinem der oben aufgeführten Stile zuordnen. Eine Versuchsperson (Vpn7) hatte die Aufgabe missverstanden und führte lediglich ein unverbindliches Gespräch zum Thema: "Was könnte man für die Elefanten in Kenia tun?", ohne in ein Rollenspiel mit definierter Zielsetzung einzusteigen.

7.2.3 Zielorientierung, Themenfokus

Unter Zielorientierung wird die Art und Weise verstanden, mit der die Spendensammler ihren Auftrag verfolgen. Im Mittelpunkt steht dabei die Bitte um die Spende, die von A an B gerichtet wird. Die Bitte kann als Themenfokus gewählt oder eher beiläufig vorgebracht werden, während die Sachinformation über das Projekt zum Themenfokus wird. Wie bereits erwähnt, bringt Vpn7 überhaupt keine Bitte nach Spenden vor; sie hat die Instruktion falsch verstanden und die Aufgabe verfehlt. Sieben von vierzehn Probanden bringen ihre Bitte um eine Spende ganz direkt in der Settinginformation vor. Sie taucht bei vier Probanden unvermittelt im ersten Satz auf, bei den anderen erscheint sie eher am Ende der Eröffnungsphase. Fünf Probanden bringen die Bitte um eine Spende nur indirekt vor. So teilen sie z.B. dem Gesprächspartner mit, wie sie die Gelder, die einsammeln, verwenden werden bzw. dass sie von einer Organisation kommen, die aus Spendengeldern ein Hilfsprojekt finanziert. Vpn5 nennt noch nicht einmal die Tatsache, dass Gelder gesammelt werden, sondern fragt den Gesprächspartner lediglich, wie er zum Projekt als solchem stehe. Dieser fragt dann auch konkret nach, ob sein Gegenüber Geld von ihm wolle. Direkte Nachfragen dieser Art oder Kommentare, in denen B schliesslich den unterschwelligen Gesprächsfokus nennt (z.B. Vpn6, Z 22 B "dir möchtet Geld vo mir (?)") kommen in drei Dialogen vor.

Als ein weiteres Indiz für Zielorientierung kann gelten, ob das Spendenthema nach Abschluss der Eröffnungsphase im weiteren Gesprächsverlauf wieder auftaucht:
– Keine weitere Erwähnung des Spendenthemas im Dialogteil findet sich bei drei Probanden. Hier stehen Detailinformationen zum Projekt im Vordergrund, die Spendensammler zeigen keine ausgeprägte Zielorientierung hinsichtlich ihres eigentlichen Auftrags.
– Das Thema "Spenden" taucht in folgender Form im Dialogteil auf (wobei mehrere Erwähnungen des Spenden-Themas innerhalb eines Dialogs möglich sind):
- Bitte um Dokumentationsmaterial: 2 mal
- moralische Verpflichtung zu spenden aufgrund eigenen Profits (Teilnahme an Safaris, Tourismus): 3 mal
- Die Höhe der Spendensumme wird verhandelt: 3 mal
- Hinweis auf die finanzielle Lage von B: 5 mal
- Frage nach Verwendungszweck des Geldes und den Kontrollmöglichkeiten: 6 mal
- Hervorhebung der Vorteile für B (z.B. Werbung): 2 mal

7.2.4 Verständigungssicherung

Klärung von Missverständnissen.
Missverständnisse zwischen Proband und Gesprächspartner, die bemerkt und geklärt werden, kommen praktisch nicht vor. Das einzige Beispiel findet sich bei Vpn6. Der Gesprächspartner B fragt hier sofort nach, als er sich missverstanden glaubt:

21 | A
22 | B mhm (,) aber .. händ Si nöd ds Gefühl dass (,) wenn die (,) mit dene Elefante
23 | A
24 | B (,) wenn die chönd jage und (,) eh und (,) vo dem läbe (,) denn (,) blibet s döte

25 | A
26 | B (,) also i ha Gfohr dass mer nachene alli (,) alli Ywohner usem (,) schwarze
27 | A   dass wär sehr schön (,) we das so wär
28 | B Kontinent nachane y dr Schwyz händ (,) aso
29 | A (,) dass mer (,) | dert und   nei (,) dass me dert unde di Tier
30 | B | dass si i d Schwyz chömed (?)   aha
31 | A no hät
32 | B

Ungeklärte/übergangene Missverständnisse
Missverständnisse, die von den Gesprächspartnern übergangen werden, kommen innerhalb der Rollenspiele der Kontrollpersonen nicht vor. An einer Stelle wird lediglich ein Wortwahlfehler, der zu einem logischen Widerspruch führt, nicht korrigiert (Vpn10):

9 A und wir wollen (,) diesen Elefanten (,) das Überleben (,) ermöglichen (,) indem
10 A wir (,) die Gelder (,) die wir hier .. einsammeln (,) an (,) Nationalparks
11 A spenden wolln (,) wo speziell für die Elefanten Lebensräume geschaffen werden ..
12 A wo Wildhüter angestellt werden (,) die die Elefanten beschütz (,) sodass (,)

13 | A *Wildhüter* keine Chance haben (Pause, 5 Sek.)
14 | B   ja und .. der Wildpark (,) auf was
15 | A
16 | B für nem Areal soll der angelegt werden

Themenaushandlung
Weitere Anzeichen für Verständigungssicherung, die zugleich einen Hinweis auf die Zielorientierung des Probanden liefern, sind die Fragen des Gesprächspartners, die wieder zum Themenfokus zurückführen und nach Klärung des Ziel verlangen. Solche Themenaushandlungen finden sich in vier Rollenspielen. Beispiel: Vpn5

11 | A was heit dir für ne Hautig zu dene Tier (?) d Elefante (,) was seit öich das (?)
12 | B

13 | A
14 | B joo (,) also i meine das isch wichtig dass di o (,) uf dere Welt chönd überläbe

15 | A
16 | B (,) woby (,) i (,) i ha no nid gnau verstande (,) was wönd Si vo mir (?)

7.2.5 Argumentation, Themenstruktur

Die Versuchspersonen waren unterschiedlich kreativ im Finden von Argumenten, die ihre Gesprächspartner überzeugen sollten. Sie konnten dafür die in der

Instruktion verwendeten Informationen verwenden, durften aber auch improvisieren, um ihre Zielsetzung, eine Spende zu erhalten, zu erreichen.

Vorgegebene Argumente
Die vorgegebenen Informationen und Argumente aus der Instruktion wurden in der folgenden Häufigkeit genannt (Anzahl der Nennung in Klammern):

- Ich sammle eine Spende (12)
- Ich komme von Verein für Tierschutz (9)
- Ziel: Rettung/Schutz der Elefanten (4)
- Elefanten sind bedroht/ihre Zahl geht zurück (9)
- wegen ihres Elfenbeins (9)
- Kenia (9)
- Elefanten verlieren ihren Lebensraum/Rodungen, Strassenbau (9)
- Es soll ein Wildpark (Reservat, Nationalpark) angelegt werden (10)
- Es werden Wildhüter eingestellt (7)
- Elefanten werden von Wilddieben gejagt (5)
- in Afrika (1)
- unser Ziel: Lebensraum für Elefanten schaffen (1)
- Wir sind ein eingetragener Verein (1)
- "Sie sind reich"(1)
- "Sie haben schon mal gespendet"(1)

Die Anzahl der genannten Argumente variierte zwischen 5 und 8 pro Versuchsperson. Im Durchschnitt wurden 6,1 Argumente aus der Vorinformation genannt. Vpn7, die die Aufgabe fehlinterpretierte und daher hier nicht mitgezählt wurde, nannte nur zwei Argumente.

Antwortargumente
Neben diesen in der Instruktion vorgegebenen Informationen erfanden die Rollenspieler auch eigene Argumente frei hinzu. Dabei muss man unterscheiden zwischen *Antwortargumenten* und *neuen Argumenten*. Antwortargumente mussten rasch auf Fragen der Gesprächspartner gefunden werden, zu denen in der Instruktion keine Informationen enthalten waren (z.B.Vpn13, Z60 B:"Ja, haben Sie da irgendwelches Material drüber (?)"). Neue Argumente werden aus eigener Initiative vom Spendensammler eingebracht und nicht durch eine Frage von B ausgelöst. Bei der Bewertung wurde so vorgegangen, dass ein Argument als Antwortargument gezählt wurde, wenn es alleine ausreichte, um eine Frage von B zu beantworten. Jedes zusätzliche Argumente wurde als "neu" bewertet.

Fast immer gelang es den Probanden auf Anhieb, thematisch passende Antworten auf die Fragen der Gesprächspartner zu finden. Eine einzige Kontrollperson hatte grosse Mühe, angemessene Antworten zu finden. Danach befragt, was sie mit dem Spendengeld vorhabe, verfällt Vpn2 in Schweigen, das insgesamt 45 Sekunden dauert, unterbrochen von einem verlegenen Lachen und dem Kommentar "dasch no schwierig". Dann folgt schliesslich eine thematisch passende Antwort. Auch später kommt es noch zu langen Pausen, als Vpn2 nicht weiss, was sie antworten soll:

17 | A
18 | B ja ja m dasch mer chly unsicher eso wä mer eifach so wytergseht aso i wett
19 | A
20 | B ame scho gärn wüsse ich bi ja scho bereit öppis z gä wenn ich en Sinn
21 | A   hm
22 | B de hinder gsehn   aber aber eifach eso dasch mer e chy diffus da müesst ich
23 | A   (Pause , 25 Sek.) aso mir chunnt grad
24 | B scho no chly gnöier wüsse um was es gat
25 | A nüt i Sinn (VERLEGENES LACHEN) (Pause, 18 Sek.) ja, (,) i würd de sehr
26 | B
27 | A wahrschynlich (,) i mer öppe mau vorgschlage (,) für ne Zoo .. ds dass nume
28 | B
29 | A d Elefante dert wäre oder ..
30 | B

Thematisch abweichende oder irrelevante Antwortargumente kamen in keinem Dialog vor.

Neue Argumente
Neue Argumente gehen weder aus der Instruktion hervor, noch werden sie als Antwort durch eine Frage von B provoziert. Sie stammen also aus dem Wissensrepertoire der Probanden. Neue Argumente aus den folgenden Bereichen wurden genannt (zusammengefasst):

Ökologische / zukunftsbezogene Argumente
- der Elefant besitzt Symbolkraft/ steht für die Ewigkeit (2 mal)
- Man muss auch an seine Enkelkinder denken, die Elefanten nicht nur im Zoo sehen wollen.
- Elefanten haben ein Lebensrecht, können sich nicht gegen den Menschen wehren
- Das Problem besteht vor allem in Touristengebieten.
- Alles kommt einmal zurück
- Es geht um Elefanten und um den Wald.

Direkte Appelle (z.B. moralische Argumentation)
- Man kann Elfenbein auch auf faire Weise gewinnen, ohne schlechtes Gewissen.
- Die reichen Leute sollten kein Elfenbein mehr kaufen.
- Sie gehen doch auch auf Safaris.
- Wir wissen, dass Sie ein Tierfreund sind.
- Wir haben gedacht, Sie könnten ein Gebäude spenden.

Diskursaufgabe Rollenspiel - 217 -

- Sie sind doch eine bekannte Persönlichkeit.

Organisationsbezogene Argumente
- Wir sind ein kleiner Verein, ohne Verwaltungsapparat (2 mal)
- Verwaltung in der Schweiz wird durch andere Gelder gedeckt
- Wir bereiten es schon sehr lange vor.

Sachbezogene/projektbezogene Argumente
- Wir wollen die Regierung überzeugen, kein Elfenbein mehr einzuführen
- Das Projekt wird auch auf die Menschen in Kenia ausgedehnt.
- Wilddiebe machen ein Millionengeschäft
- Je mehr Leute spenden, desto grösser wird das Projekt.
- Elefanten können sich im Wildpark fortpflanzen.
- Wir haben Mitarbeiter vor Ort.
- Wir verhandeln mit den Politikern, um den Strassenbau zu stoppen.
- Wir brauchen das Geld für Propaganda vor Ort.
- Mit Spendengeldern erhalten die Wilddiebe anderer Verdienstmöglichkeiten.
- Elfenbein wird illegal geschmuggelt.
- Die Leute jagen Elefanten aus Existenznot/Armut/Tradition.

Anreizschaffende Argumente
- Jeder Spender über 2000 Sfr. wird auf eine Tafel geschrieben.
- Sie können damit Werbung machen, Ihre Popularität steigern.

Argumente, die sich auf Gesprächssituation beziehen
- Ich komme morgen nochmal vorbei

Nicht-zielorientierte Argumente (nur Vpn7)
- Einheimische töten Elefanten, die Bosse machen damit Geld.
- Die Regierung sollte strengere Strafen verhängen.
- Die Wilddiebe machen heimlich weiter.

Themenabweichungen, irrelevante Argumente
Argumente, die nichts mit dem vorgegebenen Thema zu tun hatten und vom eigentlich Ziel, eine Spende zu erbitten, wegführten, waren sehr selten. Nur zwei Versuchspersonen brachten solche abweichenden Argumente vor. Vpn7, die die Aufgabe ohnehin nicht erfasst hatte, bringt in ihrem unverbindlichem Gespräch zum Thema "Wie kann man die Elefanten retten", plötzlich das Thema "Drogen" ins Spiel. Vpn11 "entdeckt" beim Gesprächspartner unvermutet eine Mahagoniküche und macht ihm Vorwürfe, er dürfe solche Hölzer nicht kaufen. Schliesslich versucht er die Thematiken "Rettung der Elefanten" und "Tropenhölzer" zu verbinden:

| 19 | A | .. und vor allem (,) wie ich sehe haben Sie da hinten |
| 20 | B | |

| 21 | A | eine ä (,) Küche aus Mahagoni (,) die (,) sowas sollten Sie überhaupt nicht |
| 22 | B | |

23 | A kaufen, weil das auch aus dem Lebensraum de Elefanten kommt
22 | B

In beiden Fällen kehrten die Probanden schliesslich selbst wieder zum Ausgangsthema zurück.

7.2.6 Verlassen der Rollenspiel-Ebene

Äusserungen, mit denen die Probanden die Ebene des Rollenspiels verliessen, kamen nur sehr selten vor, meist um Überraschung zu signalisieren, wenn der Gesprächspartner eine Frage stellte, auf die der Proband durch die Informationen der Instruktion nicht vorbereitet war. Zu diesen Äusserungen gehörten etwa Ausdrücke der Überraschung, Lachen oder Äusserungen, mit denen die eigenen Aussagen kommentiert wurden. (Beispiel Vpn1)

9 | A   Tierschutzverein eeh ..
10 | B mhm (,) vo was für äh (,) Vereinigung chöme Sie (?)

11 | A *LACHT) so und so*
12 | B   mhm ... ah das het i dem Fall nüt mit em WWF z tue

Beispiel Vpn13

59 | A   *(LACHEN) o Gott ..*
60 | B ja (,) habn Sie da irgendwelches Material drüber (?)

61 | A äh .. ja *(LACHEN) sag ich jetzt mal so* (,) ja (,) wir haben eine Broschüre
62 | B   hm

Mit Ausnahme von Vpn2, die im Verlauf des Dialogs mehrmals ins Stocken gerät und dann unterbricht, verliessen die anderen Versuchspersonen an keiner oder höchstens an einer Stelle des Dialogs kurz die Rollenspielebene. Dagegen blieben alle B-Partner stets innerhalb des Rollenspiels. Übertritte oder Kommentare kamen hier nicht vor. Unterbrechungen des Rollenspiels durch den Probanden A wurden von den Partnern B ignoriert und übergangen.

7.2.6 Monitoring, sprachliche Realisierung

Korrekturen semantischer Fehler, Conduite d'approche
Fehler in der Wortwahl oder ein sprachliches Annäherungsverhalten an ein Zielwort waren bei den Kontrollpersonen selten. In fünf Fällen wurden Begriffe spezifiziert oder verbessert, Beispiel Vpn6:

15 A üses Ziu vom WWF isch (,) Gäud z sammle (,) und dert när chönne (,) d
16 A *Tierschützer* (,) aso (,) *Forstwärter* aazstelle

Diskursaufgabe Rollenspiel - 219 -

Eine Conduite d'approche über drei Wörter hinweg ist insgesamt nur zweimal zu verzeichnen, Beispiel Vpn13 :

> 29 A äh (,) nein kein Zoo (,) also es is wohl abgetrennt .. *der Raum* .. *äh das Geheg (,) der Park*

Vpn4 versucht eine Bibelstelle zu zitieren, die sie erst im zweiten Anlauf rekonstruieren kann (Z35). Bei ihr kommt auch ein Wortwahlfehler vor (Z51).

> 35 A es isch gstange ir Bibu "wer andern (,) was du mir antust oder was du einem andern antust (,) das hast du mir getan"

> 51 A aber eh (,) ds Gwüsse chasch du nid mit em Prys *befriedige* dänk i

Diese Art von Verbesserungs- oder Annäherungsverhalten kommt pro Text höchstens zweimal vor.

Korrekturen auf Satzebene
Satzverschränkungen und Satzabbrüche kommen in jedem Dialog bei den A-Partnern vor. Ihre Anzahl variiert von 1 bis 7 Satzverschränkungen /Satzabbrüchen pro Dialog. Im Durchschnitt gibt es etwa 3 Korrekturen auf Satzebene in den Redebeiträgen der Spendensammler.

> Vpn3 1 A i chume vor ä Tierschutzorganisation (,) und (,) *wett euch aafrage* i wett nech schnäu öppis erkläre (,)

> Vpn6 35 A das Gäld wird diräkt an Ort und Stell ygsetzt *mir tüe dert* (,) vorgseh wär dass mer zäh Wiudhüter chönnt (,) an Ort und Stell plaziere

7.3 Analyse und Zusammenfassung der Patientendialoge

7.3.1 Rollenspiel: Zusammenfassung GO

Das Rollenspiel setzt sich aus einem kurzen Eröffnungsteil und einer längeren Dialogsequenz zusammen. Im Eröffnungsteil versucht GO, Settinginformationen zu geben, bricht dann aber ab. Von da an bemüht sich die Gesprächspartnerin durch Fragen, Raten und Stellungnahmen das Gespräch voranzubringen. Ihre Interventionen sind wesentlich länger als die von GO, der oft nur sehr knappe, verkürzte Antworten gibt und lange Pausen macht. Die Haltung von B ist stellenweise sachlich-kritisch, an anderen Stellen unterstützend-verständigungsorientiert. Dort liefert B Vorlagen, auf die GO nur mit 'ja' oder 'nein' zu antworten hat. B stellt Zusammenhänge her, die GO nicht explizit genannt hat und bietet ihm Formulierungsvorschläge. Trotz seines eingeschränkten Sprechantriebs zeigt sich GO sehr zielorientiert und kann Vorgaben von B geschickt nutzen. Es gelingt ihm so, wichtige Themen aus der Vorlage in das Rollenspiel einzubringen.

Missverständnisse treten an mehreren Stellen des Dialogs auf, wenn GO Pronomen mit unklarer Referenz verwendet oder wenn er Unklarheiten nicht beseitigen kann. Daran sind Wortwahlfehler und -Unsicherheiten, die von ihm nicht korrigiert werden können, beteiligt.

7.3.2 Rollenspiel: Zusammenfassung RN

RN nimmt mühelos den Rollenspielpart ein. Er geht zielorientiert vor und bringt die Bitte um eine Spende direkt vor, verliert auch später sein Ziel nicht aus den Augen. Je länger und komplexer seine Aussagen werden, desto verwirrender gestaltet sich das Spiel für den Hörer: Dem Inhalt zu folgen, trotz der Verkürzungen, Auslassungen und ständigen Sprecher- und Perspektivenwechsel, die RN vornimmt, ist praktisch unmöglich. RN nimmt davon nichts wahr. Seine Verständigungssicherung fehlt gerade in den längeren Redebeiträgen, während er in kürzeren Beiträgen sich z.B. durch Wiederholungen um Verständlichkeit bemüht. Der sehr lebendige und lebhafte Redestil, mit modulierter Stimme und wechselnden Rollen, hindert den Gesprächspartner offensichtlich am konkreten Nachfragen und Nachhaken. Der Gesprächspartner geht dann über unverständliche Passagen hinweg und verlässt sich auf seine eigenen Vorannahmen, ohne eine inhaltliche Klärung zu verlangen.

7.3.3 Rollenspiel: Zusammenfassung MI

MI erfüllt ihren Rollenspielpart mühelos und pragmatisch angemessen, findet rasch sprachlich flüssige Formulierungen und benutzt thematisch adäquate Argumente, wobei sie sich nur wenig auf die Vorlage bezieht. Gelegentlich paraphrasiert sie eigene Aussagen. Der Dialog beginnt mit der Begrüssung, es folgt eine Eröffnungsphase, in der MI damit beginnt, dass sie Spender sucht, dann Hintergrundinformationen schildert und sich schliesslich mit der direkten Bitte um eine Spende an B wendet. In der anschliessenden Dialogsequenz stellt B Sachfragen, die MI ausführlich beantwortet. Der Stil ist sachlich-unterstützend. Der Dialog endet – nach etwas mehr als vier Minuten – mit einer Verabschiedung, nachdem sich beide darauf geeinigt haben, dass MI an B Dokumentationsmaterial senden wird. B hat während des Rollenspiels nicht Stellung bezogen, ob sie Geld spenden wird oder nicht. Es ist MI nicht einsichtig, dass sie sich durch die Argumente von B von ihrer Zielorientierung, eine Spende zu erbitten, hat abbringen lassen. Ihr Verhalten unterscheidet sich jedoch von den Kontrollpersonen, die trotz der Bitte um schriftliche Unterlagen auf eine Stellungnahme der B-Gesprächspartner drängten.

7.3.4 Rollenspiel: Zusammenfassung AR

AR erzählt im Eröffnungsteil eine Begebenheit, die bis auf einzelne Details nichts mit der Aufgabenstellung zu tun hat. Das Thema des Spendensammelns taucht nicht auf. In der Erzählung AR's kommen bruchstückhaft Elemente aus der Vorlage vor. Es geht um eine Elefanten mit einem Jungen. Der Elefant scheint tot oder verletzt, man müsse jetzt Hilfe holen. Die Gesprächspartnerin versucht durch Fragen herauszubekommen, was AR damit mitteilen will und was das Ziel des Gespräches ist. Daraufhin wiederholt AR – sehr erstaunt über ihre Frage – nochmals seine Geschichte. Als die Gesprächspartnerin erneut zu klären versucht, was er ihr damit sagen will, reagiert AR fast unwillig. Er beginnt schliesslich zu erklären, was man sich unter einem Elefanten vorzustellen habe.
AR missversteht also die Instruktion und die anschliessende Rollenspielsituation, was ihn aber nicht davon abhält, in der Situation zu handeln. Die Ausführungen von AR sind auch in diesem Text aufgrund der vielen Auslassungen und gelegentlichen Stereotypien schwer verständlich. Das Verständnis wird aber vor allem dadurch erschwert, dass pragmatische Erwartungen nicht erfüllt werden, da ein Aushandeln des Themas und der gemeinsamen Zielsetzung nicht möglich ist.

7.3.5 Rollenspiel: Zusammenfassung SU

SU präsentiert in einer ausführlichen Eröffnungsphase die Settinginformation, mit der Einführung ins Thema, einer angedeuteten Vorstellung seiner Person und seiner Institution und schliesslich der Bitte um finanzielle Hilfe. In der eigentlichen Dialogsequenz stellt B Sachfragen, die von SU ausführlich beantwortet werden. Der Stil des Gesprächs ist sachlich-unterstützend. Insgesamt gelingt es SU gut, seinen Rollenpart zu spielen und sein Ziel zu verfolgen. Seine Argumente sowie seine Antworten sind thematisch passend. Er bringt viele Argumente aus der Vorlage ein und findet zugleich viele neue, eigene Argumente hinzu. Dies gelingt ihm besser als manchem Kontrollprobanden. Allerdings kommen gelegentlich missglückte Formulierungen oder leichte Abweichungen bei der Wortwahl vor. Sie beeinträchtigen zwar nicht die Verständlichkeit, verleihen aber seinen Ausführungen etwas Umständliches. Dazu tragen auch die vielen kurzen Pausen und Verzögerungen bei, die SU offensichtlich zur Planung benötigt.

7.3.6 Rollenspiel: WA[2]

Makrostruktur
Das Rollenspiel lässt sich aufteilen in einen Eröffnungsteil, in dem WA Informationen mitteilt, und einem Dialogteil, in dem B Fragen stellt und WA

---
[2] Vollständiges Transkript siehe Anhang

darauf antwortet. Der Eröffnungsteil beginnt unvermittelt mit der Information, dass der Tierschutzverein Geld wolle. Im Dialogteil haben die Fragen von B häufig den Zweck, wieder den Zusammenhang zum Thema und damit Kohärenz herzustellen. WA antwortet meist in einer Weise, die vom thematischen Ausgangspunkt wegführt, legt seine Meinung dar, bringt neue Aspekte ein. Der Dialog enthält 41 Sprecherwechsel.

Stil der Dialogsequenz

Die Haltung von B ist mal unterstützend, mal sachlich-kritisch. B stellt häufig Fragen, die zur Themenklärung beitragen sollen, bezieht aber auch schon mal eine sachliche Gegenposition:

```
63 | A so Sache (,) das isch nid so guet
64 | B                                    mhm (,) ja und (,) mit der
65 | A
66 | B Gsundheit (,) des ä des chunnt ja der Gsundheit z guet (,)
67 | A                                       ja
68 | B wenn die Tierversüech machet (,)    der Gesundheit vom
69 | A
70 | B Mensch
```

B gibt viele Hörersignale, unterbricht WA nicht, stellt auch manchmal Fragen, die zur sprachlichen Klärung dienen. Gelegentlich wiederholt er die Aussagen von WA, als könne er nicht recht glauben, dass WA wirklich meint, was er sagt:

```
29 | A fahre u die Lüte stoppe ..      und wenn si haut dervoseckle cha
30 | B                    mhm

31 | A ma de Tod mache mit dene                ja
32 | B                            mit de Lüt (?)   d Lüt abeschüsse (?)
```

Auch wenn man an der amüsiert-ungläubigen Haltung von B erkennen kann, dass er nicht mit den Aussagen von WA einverstanden ist, so bezieht er doch hier keine Gegenposition, sondern lässt WA seine Gedanken darlegen. Die Argumente von WA weichen allerdings inhaltlich so stark von dem ab, was man von einer sachlichen Diskussion erwarten dürfte, dass B hier möglicherweise keinen Ansatzpunkt für eine ernsthafte Erwiderung sieht. (Beispiel: B argumentiert: Tierversuche kommen doch der Gesundheit vom Menschen zugute. WA antwortet: Es gibt sowieso zuviele Menschen.)

Zielorientierung

WA erwähnt im ersten Satz, dass der Tierschutzverein Geld will. Abgesehen vom Eröffnungsteil wird aus eigener Initiative dieses Thema nicht mehr weiterverfolgt. WA antwortet zwar auf Fragen von B, wofür das Geld bestimmt sei, entsprechend der Aufgabenstellung, nämlich dass es den Leuten in Kenia zugute käme. Er selbst kommt aber in seiner Gesprächsführung völlig von diesem Thema ab und scheint schliesslich die ursprüngliche Aufgabe völlig zu vergessen.

Verständigungssicherung
B fragt an vielen Stellen nach, an denen für ihn Unklarheiten bestehen:

```
1 |A  Tierverschutz (,) wott ds Gäld (,) damit chan er mit de Jäger
2 |B

3 |A stoppe                   Jäger        Jäger
4 |B            wer will mer stoppe (?)   Jäger (?)    wieso söll

5 |A
6 |B me die stoppe(?)
```

Interessanterweise bezieht sich nur eine Frage von B ganz explizit auf ein sprachlich-semantisches Verständnisproblem:

```
41 |A der Verein vo Tierverschutz      dä bruucht ds Gäud
42 |B                              mhm

43 |A          Tierverschutz       Sutz (,) Schutz (,)
44 |B Tierverschutz (?)            hm

45 |A Schutz (wo isches? x...x) (LACHT)
46 |B                                  Tierverschutz (,)

47 |A              Tierverschutz   mhm (,) der Verein
48 |B Tierschutzverein
```

Alle übrigen Fragen, in denen B das von WA Gesagte wiederholt oder paraphrasiert, um das Verständnis zu sichern, beziehen sich in erster Linie auf inhaltliche Aspekte. WA hat sich dort nicht einfach unverständlich ausgedrückt, sondern das Gesagte wirkt im Zusammenhang unerwartet, beliebig oder abwegig. B möchte sichergehen, dass WA tatsächlich das meint, was er sagt.

WA stellt seinerseits dreimal Rückfragen zur Verständigungssicherung, bei denen deutlich wird, dass er Schwierigkeiten beim Sprachverständnis, bei der sprachlichen Dekodierung hat.

```
17|A                                   .. was rufe (?)
18|B und was söll ich jetzt mache (?)           was ich söll

19|A           söll mach (?)
20|B mache           was ich söll mache (,) was muen i

21|A          ja am beschte wo's geit vo Geld
22|B mache (?)                              hm
```

Die expliziten Rückfragen von WA zeigen, dass er seine Verständnisprobleme manchmal selber registriert. Dies scheint allerdings nicht immer der Fall zu sein. Zumindest verhält sich B so, als würde er mehr Verständnisprobleme bei WA vermuten, als dieser rückmeldet. Auch als WA auf eine Rückfrage von B kein Anzeichen dafür gibt, dass er falsch verstanden hat, wiederholt B seine Frage dreimal, wohl weil er das Gefühl hat, WA müsse seine Frage falsch interpretiert und nicht adäquat geantwortet haben:

```
 97 |A het's no chlei Ferielüte vo Holland oder so (,) oder
 98 |B                                                        mhm

 99 |A Dütschland sogar (,) (LACHT)                                        mhm
100 |B                        also Lüt wo Ferien machet dunne (?)

101 |A                        ja
102 |B und dene muen ich mys Geld gä (,)      dene wo Ferien machet(?)

103 |A (LACHT)       genau
104 |B ja (?) (LACHT)        ja (,) was machet de die mit dem Geld (,)

105 |A
106 |B dörte (,) die wo Ferien machet (,) die machet Ferie mit

107 |A                        vilich o no (,) ja (LACHT) ... jaa
108 |B mym Geld (?) (LACHT)
```

Themenaushandlung
Abgesehen von der Eröffnungssequenz macht WA keinerlei Anstalten, den Dialog zu strukturieren und der Aufgabenstellung entsprechend zu führen. Alle Versuche, wieder auf das eigentliche Thema zurückzukommen, gehen von B aus, der immer wieder zu klären versucht, wovon eigentlich die Rede ist:

16/17 B *ja (,) und was söll ich jetzt mache (?)*

```
 75 |A nit no meh       süsch wird's de z äng ..    da muess me
 76 |B          mhm                         (dax..x?)

 77 |A z vil Lüte loufe (LACHT)          jaja (,)
 78 |B              ja (LACHT) mhm              ja (,) und eh

 79 |A
 80 |B das Ge&also wenn ich jetzt Geld gibe (,) w was passiert

 81 |A
 82 |B denn genau mit dem Geld (?)
```

Argumentation/Themenstruktur
– Vorgegebene Argumente
    – der Tierschutz(verein) will Geld
    – Jäger (Wilddiebe ?) sollen gestoppt werden,
    – Jäger töten Tiere, wegen Elfenbein, Elefanten
    – in Kenia
– Antwortargumente
Auf die sachlichen Fragen von B, mit denen dieser versucht, zum Thema

Diskursaufgabe Rollenspiel - 225 -

zurückzukehren, antwortet WA meist mit einer thematisch passenden Antwort, die der Instruktion entspricht.

```
39 | A                           das Gäud (?)  das isch
40 | B und wer chunnt denn das Gäld über (?)        mhm

41 | A der Verein vo Tierverschutz      dä bruucht ds Gäud
42 | B                       mhm

80   B                              (,) w was passiert
81 | A                        mit Geld (?)  (,) di Lüte (,) wo
82 | B denn genau mit dem Geld (?)           ja

83 | A arbeite (,) uf Kenia (,) für d Jäger ..   und de schicke
84 | B                                hm

85 | A das Gäud dene     wil di bruuche o ds Gäud (,) oder (?)
86 | B               mhm                          ja

87 | A      und wenn si ganze Wuche dört sy (,) müesse si
88 | B (,) ja

89  A ou ds Ässe oder öppis ha u    nid unbe nume Waffe (LACHT)
```

Von der Aufgabenstellung abweichend oder thematisch beliebig antwortet WA meist an Stellen, an denen B ungläubig nachfragt und das Gesagte paraphrasiert. Hier beharrt WA entweder auf seinen Ausführungen oder er driftet thematisch noch weiter in die begonnene Richtung ab, anstatt sich zu korrigieren.

```
29 | A                   und wenn si haut dervoseckle cha
30 | B

31 | A ma de Tod mache mit dene           ja
32 | B                        mit de Lüt (?)  d Lüt abeschüsse (?)

33 | A (,) ja ig würd se äuä nid (,) aber s git
34 | B

35 | A anger Lüt (,) so wien ig kenn          di wei immer
36 | B                              mhm (,) mhm

37 | A eine wo nid guet ga dr Tod (LACHT)    s sy wild Lüte
38 | B                                ja
```

- Neue Argumente
    - Die Jäger nehmen das Elfenbein und das Fell, nicht aber das Fleisch
    - Mit dem Auto und Waffen kann man die Jäger stoppen
    - Man kann die Jäger töten, wenn sie davonlaufen
    - Das Geld wird für Essen der Leute in Kenia und für Waffen benötigt.

– Themenabweichungen, irrelevante Argumente

Irrelevante Argumente und Themenausführungen kommen meist zum ersten Antwortargument hinzu. WA driftet so von seinem ersten, vielleicht noch relativ aufgabenbezogenen Gedanken in eine andere Richtung ab:

- Es gehen auch holländische und deutsche Touristen finanziert vom Tierschutzverein nach Kenia.
- Sie machen dort Ferien, Ferien machen ist immer schön.
- Es gibt wilde Leute, die andere Menschen immer gleich erschiessen wollen.
- Es gibt zuviele Menschen auf der Erde, es wird zu eng.
- Ich habe auf der Strasse Bilder von Tierversuchen gesehen.
- Es gibt auch in der Schweiz Ärzte, die Tierversuche machen.
- Katzen und Kaninchen – arme Tiere, mit dem Kopf, im Zeug herumschneiden, mit dem Messer, das ist nicht gut.
- Ich bin für den Tierschutz, aber ich bin nicht Mitglied.

Verlassen der Rollenspielebene

Es ist unklar, inwiefern WA sich abgesehen vom Eröffnungsteil tatsächlich auf ein Rollenspiel einlässt. Seine Haltung und seine Argumente im Dialogteil entsprechen nicht denen eines Spendensammlers, der ein Ziel verfolgt. Er wirkt während des Dialogs amüsiert und locker-entspannt, was aber seine generelle Haltung in Übungssituationen war. Es gibt auch immer wieder Anzeichen, dass WA seine eigene Meinung vertritt und seine eigenen Gedanken mitteilt – z.B. im Zusammenhang mit den Tierversuchen –, ohne sich an die vorgegebene Instruktion zu halten. Besonders gegen Ende des Dialogs wird das deutlich, als WA offensichtlich antworten will, er sei zwar für den Tierschutz, aber nicht Mitglied im Tierschutzverein, was eine völlig unsinnige Argumentation im Sinne der Aufgabenstellung wäre.

```
109 | A
110 | B                                      aber isch's
111 | A                                      mou i by (,) für de
112 | B nöd für de Tierschutzverein (?)
113 | A Tierverschutz (,) aber i by nit Mit(,)      aso (,) itze
114 | B                                      mhm
```

Monitoring

Das einzige Anzeichen im Text dafür, dass WA sich seiner sprachlichen Schwierigkeiten bewusst ist, findet sich bei der Conduite d'approche an das Wort "Tierschutzverein":

```
43 | A              Tierverschutz      Sutz (,) Schutz (,)
44 | B Tierverschutz (?)               hm
```

```
45 │A  Schutz (wo isches? x...x) (LACHT)
46 │B                                    Tierverschutz (,)

47 │A                    Tierverschutz       mhm (,) der Verein
48 │B Tierschutzverein              mhm
```

Interessanterweise gelingt es WA hier nicht, das von B vorgegebene Wort als Ganzes auszusprechen. Er akzeptiert zwar offensichtlich das gefundene Wort "Tierschutzverein", wiederholt stattdessen aber seine eigene, fehlerhafte Version und scheint sich damit zufrieden zu geben. Korrekturen auf Satzebene sind nicht erkennbar.

Sprachliche Realisierung

Es zeigen sich im Rollenspiel die bekannten Auffälligkeiten auf Sprachsystemebene, die bereits in den anderen mündlichen und schriftlichen Texten von WA gefunden wurden. Es besteht ein ausgeprägter Paragrammatismus mit häufig verkürzten, elliptischen Sätzen, in denen vor allem Verben und Artikel fehlen können. Konstruktionen mit Präpositionen und grammatikalische Angleichungen werden oft falsch gebildet. Es bestehen Wortfindungsstörungen, die manchmal durch Ersatzwörter kompensiert oder sogar überkompensiert werden, z.B. Lüüte, Schwyzerlüüte, Ferienlüüte.

Zusammenfassung

Obwohl WA die Instruktion und die Aufgabe richtig verstanden hat – wie aus der Eröffnung und aus der korrekten Fortführung des Themas auf Sachfragen hin zu erkennen ist – weicht er doch inhaltlich immer wieder erheblich von der Aufgabe ab. Es sind auch die inhaltlich-thematischen Aspekte, die den Gesprächspartner irritieren, und nicht die sprachlichen Schwierigkeiten. Mehrmals kommt es vor, dass WA in Randthemen abdriftet, seine Argumentationen sind dann inhaltlich inkohärent. Anstatt sich zu korrigieren oder eine Aussage zu überdenken, findet er weitere, manchmal abstruse Begründungen dafür. Es ist allein dem Gesprächspartner zu verdanken, dass das Ausgangsthema nicht völlig verlorengeht. WA behält seinen Rollenpart nicht bei und wechselt schliesslich in seine eigene, persönliche Redeperspektive hinüber.

7.3. 7 Rollenspiel: AL[3]

Makrostruktur

Für die Einführung in die Fragestellung und für die Präsentation von Informationen bleibt AL nur der erste Redebeitrag. B kontert sofort mit einer Gegenmeinung. Der weitere Dialog ist strukturiert als eine Diskussion mit Rede und Gegenrede. AL versucht B mit seinen Argumenten zu überzeugen, B liefert

---

[3] Vollständiges Transkript siehe Anhang

Gegenargumente und Stellungnahmen, die der Position ALs widersprechen. Daraufhin versucht AL wiederum dazu Gegenargumente zu finden und seine Position zu verteidigen.

Stil der Dialogsequenz
Der Stil des Gesprächs ist kritisch-feindselig. B vertritt zu jedem Argument von A sofort eine Gegenposition und lässt ihm kaum Gelegenheit, Hintergrundinformationen darzustellen. Es kommt immer wieder zu gleichzeitigem Sprechen, A muss B manchmal regelrecht ins Wort fallen, um einen Sprecherwechsel herbeizuführen.

```
29 |A
30 |B     bei unnere (,) Zivilisation anfange dass die koi Elfebein mehr
31 |A                |ja das
32 |B woin (,) das  |dene irgendwie klarzumache  wenn koi Elfebein
33 |A                                                              ähä
34 |B mehr kauft wird dann wern auch die Elefante nimmer abgeschlacht
35 |A             |ja es wird ja  schon vonner Polizei verboten
36 |B     das isch |doch a logische Folgerung
```

Noch häufiger wird AL allerdings von B unterbrochen, der das Wort an sich reisst:

```
45 |A
46 |B dene Ami und Japaner (,) dass man dene das kloarmache tut (,)
47 |A ja aber  |die Japaner  ham  ja
48 |B          |weil das Zeig kriegste (,)das kriegste (,) kriegste immer noch aufm
49 |A              ja aber die Japaner die hams ja glaub ich auch schon verboten
50 |B Schwoarzmarkt
```

Wenn B keine passenden Argumente mehr einfallen – oder auch, weil er nicht versteht, was AL genau mit seinen Aussagen meint – kann es vorkommen, dass B unsachlich und destruktiv reagiert:

```
17 |A
18 |B ach des is eigentlich (,) für mich (,) relativ uninteressant
19 |A (LACHEN)
20 |B             weil (,) die solln mit ihre Probleme streckenweis selber mal
21 |A
22 |B fertig werdn (,)
```

Insgesamt kommen 34 Sprecherwechsel vor.

Zielorientierung
Die ganze Sequenz hindurch ist AL redlich bemüht, den Stellungnahmen und oft destruktiven Aussagen von B etwas entgegenzusetzen und seine Position zu vertreten. Darin ist AL durchaus sehr zielorientiert. Die Bitte nach einer Spende wird bereits im ersten Satz direkt vorgebracht. Die Frage der Geldspende und des Verwendungszwecks des Geldes bildet das Kernthema des Dialogs.

Verständigungssicherung
Es entstehen an mehreren Stellen Unklarheiten, z.T. auch Missverständnisse, die aber nicht eigentlich geklärt werden. Jedesmal sind für die Unklarheiten Formulierungsschwierigkeiten von AL verantwortlich.

```
 9 | A
10 | B die sollt'n ja auch ma a weng härter durchgreifn woil die ham

11 | A                                           ja und schon
12 | B sowieso gnug Geld zur Verfügung (,) und        (,) mit (la ?)

13 | A (hast du nicht hart genug durchgeg?)  äh [hast du nicht hart
14 | B

15 | A genug Geld gegebn] (ZÖGERND) sterbn noch sehr viel Elefanten
16 | B

17 | A
18 | B ach des is eigentlich (,) für mich (,) relativ uninteressant
```

Hier scheint AL versehentlich etwas aus der Rede von B aufzunehmen. Es wird nicht klar, was er eigentlich ausdrücken möchte. B reagiert darauf auch nicht argumentierend, sondern pauschal-abweisend.
An einer anderen Textstelle entsteht ein Missverständnis durch eine semantische Paraphasie, die aus dem aktuellen Umfeld (Krankenhaus!) von AL stammt:

```
105 | A
106 | B          dann solln se weng (,) grössere Schutzgebiete

107 | A               na wird ja auch  äh von (,) ähm (,) der .. ähm (,) vom
108 | B machen

109 | A Krankenschutzverein so gesteuert dass die nich mehr Geld kriegn
110 | B

111 | A als se wolln
112 | B          aha . ... ja (,) und was soll des do jetzt da (?)
```

AL findet in dieser Textstelle nicht das gesuchte Wort, bemerkt aber nicht, dass er vom Krankenschutzverein spricht anstelle vom Tierschutzverein. Missverständlich ist auch der letzte Teil der Aussage: "nich mehr Geld kriegen als se wollen". Es ist nicht erkennbar, auf wen sich dieser Satz bezieht. Zuvor war von korrupten Polizisten die Rede. Setzt man diese hier ein, dann wäre die Aussage wenig logisch, da ja auch ehrliche Polizisten vermutlich soviel Gehalt wie möglich wollen. Wahrscheinlich ist hier eine Vertauschung von "wollen" und "sollen". B signalisiert, dass er nicht verstanden hat, worum es gerade geht. AL bezieht das jedoch in der Folge auf den Inhalt, die Argumentation und nicht auf die sprachliche Formulierung.

Auch dem letzten Missverständnis liegt ein sprachlicher Formulierungsfehler zugrunde:

      118 B   na das is mir scho kloar dass die (,) wo (,)

      119 | A   ja (,) also
      120 | B die Laufburschen sind bloss ihr <u>Gehalt</u> kriegn

      121 | A kriegn se ja kein Gehalt mehr(,) was du ja meintest (,)
      122 | B   phfff (,)

      123 | A   (LACHEN) ja okay
      124 | B des is eigentlich nit mei <u>Problem</u>

Hier verwendet AL offensichtlich das Wort "Gehalt" anstelle von "Geld" oder "zusätzlichem Geld". Die Aussage wird somit unsinnig. Dass es sich um ein sprachliches Formulierungsproblem handelt, scheint wieder beiden Gesprächspartnern nicht bewusst. B reagiert denn auch zunächst ratlos ("pfhhh") und schliesslich pauschal abweisend.

Eine Aushandlung des Themas findet nicht statt, über weite Strecken des Dialogs bestimmt allerdings B weitgehend die Richtung und ist der aktivere Part. Die einzige Nachfrage zum Thema findet sich als Reaktion auf die sprachlich missverständlichen Aussagen von AL (112 B aha ... ja (,) und was <u>soll</u> des do jetzt da (?)).

Argumentation/Themenstruktur
AL benutzt nur relativ wenige der vorgegebenen Argumente:

      – ich bin Tierschützer
      – ich will Geld zur Rettung der Elefanten
      – das Töten der Elefanten ist von der Polizei verboten; es geschieht aber trotzdem.

AL erwähnt ausserdem, dass vom Spendengeld mehr Polizisten eingestellt werden sollen. Möglicherweise handelt es sich hier um ein Wortfindungsproblem oder um ungenaue Erinnerungen und er bezieht sich eigentlich auf die Vorlage, in der von Wildhütern die Rede ist.

AL bemüht sich, auf alle Stellungnahmen und Angriffe von B mit passenden Argumenten zu antworten. Sofern ihn nicht sprachliche Schwierigkeiten daran hindern, gelingt ihm das auch. Dabei greift er allerdings nicht auf die Informationen aus der Vorlage zurück, sondern bezieht sich immer unmittelbar auf die Aussagen von B. Als B vorschlägt, man solle lieber Schutzgebiete

Diskursaufgabe Rollenspiel

einrichten, kann AL diese Vorgabe, die ja der eigentlichen Instruktion entspricht, nicht für seine Argumentation nutzen. Eigene, neue Argumente bringt AL praktisch nicht ein. Dort, wo er argumentiert, geht er nicht über die Vorgaben des Gesprächspartners hinaus. Neue Themen werden eher von B eingebracht, AL bezieht dazu Stellung. Irrelevante Themen oder Themenabweichungen kommen bei AL nicht vor.

Verlassen der Rollenspielebene
An Textstellen, in denen B besonders destruktiv reagiert, oder an Stellen, an denen er nicht zu wissen scheint, wie er antworten soll, fängt AL meist an zu lachen.

```
82 B                                        des is eigentlich
83 |A          (LACHEN) es is nich scheissegal (,) schliesslich
84 |B scheissegol
85 |A sterben ja Elefanten ..
86 |B                       ja freilich
```

Ansonsten bleibt AL stets innerhalb der Rollenspielebene, mit Ausnahme des letzten Satzes, wo er praktisch vor der Destruktivität von B kapituliert.
Das Rollenspiel endet nach gut vier Minuten, wäre aber an dieser Stelle auch abgebrochen worden, wenn es keine Zeitbeschränkung gegeben hätte.

```
123 |A                            (LACHEN) ja okay [ENDE]
124 |B  phfff (,) des is eigentlich nit mei Problem
```

Monitoring / sprachliche Realisierung
Fehler in der Wortwahl, die AL unterlaufen, werden nicht korrigiert, sondern entstehen z.T. erst durch Korrekturversuche. Wortfehler werden von ihm nicht bemerkt.

37 A dass Elfenbein geliefert wird also *geschlachtet und (,) [verliefert wird]*

103 A denn das Geld wird ja eigentlich nur für die Elefantenrettung *finanziert* ..

107 A na wird ja auch äh von (,) ähm (,) der .. ähm (,) vom *Krankenschutzverein*

119 A ja (,) also kriegn se ja kein *Gehalt* mehr(,) was du ja meintest (,)
                                                                (statt "Geld")

Zusammenfassung
AL ist in der Diskussion ein zielorientierter Sprecher, der nicht vom Thema abweicht und angemessen auf die Vorgaben des Gesprächspartners eingeht. Seine Ausführungen sind aber gekennzeichnet von einer gewissen Ideenarmut; er reagiert mehr, als dass er eigene Ideen einbringt. Es kommt im Gespräch gelegentlich zu Fehlern auf semantischer Ebene: Er übernimmt sprachliche Formulierungen oder wählt ein falsches Wort, eine fehlerhafte Konstruktion, ohne es zu

bemerken. Dabei können Missverständnisse entstehen, die von keinem der Gesprächspartner als sprachliches Formulierungsproblem erkannt werden, aber ablehnende Reaktionen auslösen, die ein Weiterführen des Gespräches erschweren.

7.4 Vergleich der Dialoge von Patienten und Kontrollgruppe

7.4.1. Variationen innerhalb der Kontrollgruppe

Innerhalb der Kontrollgruppe gibt es grosse Schwankungen in der Art und Weise, wie die Versuchspersonen die Rollenspielaufgabe bewältigen. Zwei Kontrollpersonen weichen besonders stark vom Rest der Gruppe ab. Vpn2 unterbrach das Rollenspiel mehrmals durch sehr lange Pausen, da ihr keine angemessenen Argumente als Antworten einfielen. Sie war offensichtlich der Aufgabe aufgrund ihres ungenügenden Wissensrepertoires nicht gewachsen. Vpn7 führte gar kein Rollenspiel mit der Zielsetzung, Spenden zu sammeln, durch, sondern begann nur ein unverbindliches Gespräch zum vorgegebenen Thema. Sie hatte offensichtlich die Instruktion nicht aufmerksam genug gelesen oder falsch verstanden. Es ist also davon auszugehen, dass auch gesunde Personen bei dieser Art von Aufgabe scheitern können und dass es daher schwierig ist, ein Normverhalten zu beschreiben.

7.4.2 Makrostruktur der Dialogsequenz

Sprecherwechsel und Dialogstruktur
Mit Ausnahme von WA, in dessen Rollenspiel die höchste Anzahl von Sprecherwechseln überhaupt zu verzeichnen ist, was auch einen Eindruck von der Schnelligkeit des Gesprächs vermittelt, bleiben die Patienten mit der Anzahl der Sprecherwechsel im vorgegebenen Rahmen. Wie auch die Kontrollprobanden, strukturierten die meisten Patienten den Dialog in eine Eröffnungsphase, mit Präsentation der Information und eine anschliessende Dialogsequenz. Eine Ausnahme bildet nur RN, der unmittelbar mit Fragen an den Gesprächspartner einsetzt.

Probanden	Kontrollprob.	GO	RN	MI	AR	SU	WA	AL
Anzahl Sprecherwechsel	∅=21, Min=6, Max=39	25	37	17	28	14	41	16

Tabelle 7.2 Anzahl Sprecherwechsel
∅=Durchschnitt, Min=kleinster Wert, Max=grösster Wert

Dialogstile
Unterschiede in der Art der Aufgabenbewältigung in der Kontrollgruppe waren auch auf die Haltungen zurückzuführen, die die B-Gesprächspartner im Dialog einnahmen. Diese konnten dem Spendensammler seine Aufgabe erschweren oder

Kontrollgruppe, Anzahl Probanden	Dialogstil
4	kritisch sachlich
3	sachlich unterstützend
3	Mischform (kritisch-sachlich - unterstützend)
2	kritisch- zielorientiert
1	kritisch feindselig
Patienten	
GO	Wechsel: sachlich kritisch zu verständigungsorientiert
RN	Wechsel: sachlich kritisch zu sachlich-unterstützend
MI	Mischform (kritisch- sachlich bis unterstützend)
AR	unterstützend - verständigungsorientiert
SU	sachlich-unterstützend
WA	Mischform: sachlich-kritisch bis unterstützend, verständigungorientiert
AL	kritisch- feindselig

Tabelle 7.3 Dialogstile

erleichtern. Deshalb wurden unterschiedliche Dialogstile beschrieben, die diese Haltungen thematisieren. Die verschiedenen Stile liessen sich zum Teil auch in den Dialogen der Patientengruppe aufzeigen. Zusätzlich gab es hier einen verständigungsorientierten Gesprächsstil, bei dem der Gesprächspartner vor allem bemüht ist, Verständigungsfragen zu klären und das Thema auszuhandeln. Dieser Stil war bei zwei Patienten mit Störungen auf Sprachsystemebene anzutreffen (GO, AR). Bei GO und RN begann das Gespräch in einem bestimmten Stil, die Gesprächspartner passten sich dann im Laufe des Gesprächs - aufgrund expressiver Probleme oder weil die Verständigung nicht optimal gelang - dem Patienten an und wechselten in eine mehr unterstützende bzw. verständigungsorientierte Gesprächshaltung. Der Dialog von WA lässt sich besonders schlecht einordnen. Er enthält sowohl kritische, unterstützende wie verständigungsorientierte Passagen.

Zielorientierung
Die meisten Probanden der Patientengruppe verhielten sich in ihrer Rolle zielorientiert und brachten die Bitte um eine Spende in der Eröffnung vor oder behandelten sie in der späteren Dialogsequenz. Selbst bei GO mit seinen ausgeprägten Einschränkungen der Sprachproduktion war eine gute Zielorientierung vorhanden. MI verhielt sich zwar grundsätzlich zielorientiert, passte

sich aber im Verlauf des Dialogs an die Wünsche der Gesprächspartnerin an und änderte ihre Zielsetzung. Ein völliges Abweichen von der ursprünglichen Zielsetzung war bei WA zu beobachten. Nur dank der strukturierenden Fragen des Gesprächspartners fand er wieder zum Ausgangsthema zurück. Welche Ziele AR in seinem Dialog verfolgte, konnte nicht geklärt werden.

7.4.3 Pragmatisches Verhalten

Einige Dialoge der Patientengruppe zeigten in pragmatischer Hinsicht Auffälligkeiten (WA, AR, RN). Diese Patienten schienen vor allem nicht zu registrieren, dass sie für ihre Gesprächspartner stellenweise unverständlich waren. AR schien die gesamte Gesprächssituation nicht einordnen zu können. SU, in gewissem Ausmass auch MI und AL, bewältigten dagegen die pragmatischen Anforderungen des Gesprächs ohne Schwierigkeiten, auf vergleichbarem Niveau wie die Kontrollgruppe. GO verhielt sich zwar interaktiv adäquat, hatte aber – für ihn und den Gesprächspartner erkennbar – Mühe mit der sprachlichen Umsetzung.

Verlassen der Rollenspielebene, Übernahme des Rollenspielparts
Die meisten Patienten konnten sich sehr gut in ihre Rolle einfinden. Mühe, die vorgegebene Rolle im Dialog einzuhalten, hatte nur WA. Er verhielt sich zwar der Vorgabe entsprechend, wenn immer vom Gesprächspartner rollenspielkonforme Fragen an ihn gestellt wurden, driftete aber an verschiedenen Stellen in seine eigene, persönliche Perspektive ab. AR missverstand von vorneherein die Aufgabe und Situation und erzählte seiner Gesprächspartnerin eine Episode, in der Elefanten vorkamen. Dabei wurde nicht klar, wie er die Gesprächssituation auffasste und welche Erwartungen er an die Gesprächspartnerin richtete.

7.4.4 Argumentation

Rückgriff auf Vorinformationen
Mit Ausnahme von SU brachten die Patienten weniger Argumente aus der Vorlage in das Rollenspiel ein als die Kontrollpersonen (ohne VP7). Dies lässt – neben eventuellen Sprachverständnisproblemen und Wortfindungsstörungen – auf verminderte Leistungen im Gedächtnisbereich schliessen. Offenbar fiel es der Patientengruppe schwerer, zuvor gelesene Argumente rasch wieder abzurufen oder flexibel zu nutzen.

Antwortargumente
Auf sachliche Informationsfragen der Gesprächspartner zum Thema antworteten die Kontrollpersonen wie die Patienten stets thematisch adäquat (mit Ausnahme von Vpn7 und AR, die die Situation insgesamt verkannten). WA driftete zwar

anschliessend häufig vom Thema ab, antwortete aber auf Fragen zunächst thematisch angemessen.

Neue, eigene Argumente
Die Patienten waren unterschiedlich kreativ im Finden neuer, zusätzlicher Argumente. Während SU, RN, MI relativ viele eigene Argumente einbrachten, beschränkten sich GO und AL praktisch auf die Vorgaben aus der Instruktion oder der Gesprächspartner. WA fand zwar einige - mehr oder weniger thematisch passende - Argumente, fiel aber besonders durch die Fülle thematischer Abweichungen auf. Die Argumente der Patienten waren überwiegend sach- und projektbezogen. Mit Ausnahme von RN, dessen Argumentation manchmal appellativ wirkt, kamen keine moralischen, ökologischen oder anreizbezogenen Argumente vor. Die Bandbreite war also hier geringer als bei den Kontrollprobanden.

7.4.5 Verständigungssicherung

Hörerorientierung
Eine mangelnde Hörerorientierung, was die Verständlichkeit der eigene Rede angeht, verbunden mit einer mehr oder weniger ausgeprägten Anosognosie dafür, lag bei drei Patienten vor. Bei RN bestanden Passagen, die weitgehend - artikulatorisch wie inhaltlich - unverständlich waren und in denen er nicht auf Hörersignale achtete, neben Passagen, in denen er sich um Verständlichkeit und deutliche Artikulation bemühte. WA zeigte, besonders was die Themenstrukturierung anging, einen Mangel an Hörerorientierung. AR wirkte über Verständnisfragen zunehmend irritiert, ein Aushandeln des Themas und der Zielsetzung des Gesprächs war mit ihm nicht möglich.

Missverständnisse
Abgesehen von ausgesprochen anosognostischem Verhalten, wie bei AR und WA, kam es in einigen anderen Dialogen von Patienten zu Missverständnissen, die nicht geklärt wurden. AL unterliefen einige Formulierungsfehler, die seine Aussagen unlogisch oder unverständlich machten. Zwar signalisierte der Gesprächspartner sein Verstehensproblem, es konnte jedoch nicht aufgelöst werden. Die Dialogpartnerin von RN führte das Gespräch konstruktiv weiter, ohne Verständigungssicherung zu betreiben, obwohl offensichtlich war, dass sie nicht viel verstanden hatte. In mehreren Dialogen, z.B. GO, AR, RN, löste der Gebrauch von Pronomen ohne klaren Referenten oder von deiktischen Ausdrücken Missverständnisse aus. Vergleichbare Missverständnisse kamen in der Kontrollgruppe nicht vor.

7.4.6 Zusammenfassung

Im Rollenspiel war die Variation in der Kontrollgruppe wie bei den Patienten besonders ausgeprägt. Einige Patienten lösten die Aufgabe gut, andere – Kontrollprobanden wie Patienten – waren mit der Aufgabe sichtlich überfordert.
Insgesamt profitierten die meisten Patienten eher von der Dialog-Situation. Sie konnten die Vorgaben der Gesprächspartner nutzen und mussten weniger eigene Beiträge zur Strukturierung leisten als in einer monologischen Situation. Es zeigte sich in der Dialogsituation auch, dass einige Patienten ihre sprachlichen Probleme nicht deutlich wahrnehmen und dass deshalb Missverständnisse und Unklarheiten entstehen, die von den Dialogpartnern manchmal zwar nicht geklärt werden können, aber eine Anpassung des Gesprächsstils bewirken.

8. Analyse von drei Fallbeispielen

8.0 Einleitung

Für drei der vorgestellten Patienten sollen nun exemplarisch Erklärungsmodelle entworfen und die Befunde verschiedener Erhebungsebenen integriert werden. Dabei werden folgende Aspekte einbezogen:
1) Die Patienten werden beschrieben in Bezug auf wichtige anamnestische Daten, sprachlichen und neuropsychologischen Befund, Selbst- und Fremdeinschätzung. Für jeden Patienten werden zwei Textanalysen vorgestellt.
2) Anhand der Ergebnisse der Diskursanalysen soll untersucht werden, ob es qualitative Unterschiede bei der Bearbeitung der verschiedenen Diskursaufgaben gibt. Oder besteht ein übergreifendes diskursives Muster, das in allen Aufgaben zu erkennen ist? Dazu werden Auffälligkeiten der verschiedenen Diskursebenen beschrieben (mikropropositionale Struktur, makropropositionale Struktur, Erzählperspektive, interaktives Verhalten).
3) Lässt sich auf der Grundlage des Modells von Stuss (1991b) ein übergreifendes Erklärungsmodell entwerfen, das das Zusammenwirken der verschiedenen Ebenen beschreibt? Dabei wird davon ausgegangen, dass Handlungsplanung und Selbstwahrnehmung diskursive Leistungen in hohem Masse mitbestimmen und sich Wechselwirkungen zwischen den Bereichen ergeben können. In diese individuellen Erklärungsmodelle gehen die Ergebnisse der verschiedenen durchgeführten Untersuchungen ein, auch der neuropsychologischen Diagnostik und der Verhaltenseinschätzungen, und es wird die für die jeweilige Problemkonstellation relevante Literatur berücksichtigt.
4) Kann man die diskursiven Merkmale neuropsychologisch interpretieren?
5) Welche therapeutische Konsequenzen lassen sich ableiten?

8.1 Fallanalyse: MI

8.1.1 Beschreibung von MI

MI ist eine 20-jährige junge Frau, die bei einem Autounfall verunglückt. Sie hat nach dem Besuch der Realschule eine kaufmännische Lehre abgeschlossen. MI ist Rechtshänderin.

Medizinischer Befund
MI wird mit einem GCS-Score von 3 in die Klinik eingeliefert. Sie hat

verschiedenste Frakturen erlitten, auch des fronto-basalen Schädels. Im CT vom Unfalltag sowie im Kontroll-CT einige Tage später zeigen sich keine Hinweise auf zerebrale Verletzungen oder auf ein Hirnödem. Aufgrund des schweren klinischen Bildes besteht ein Verdacht auf Hirnstammkontusionen. Die Komadauer beträgt etwa drei Wochen. In der frühen Phase ist sie sehr unruhig. Anterograde wie retrograde Amnesie umfassen mehrere Monate.

Zeitpunkt der Untersuchung
Die Untersuchungen wurden 12 bis 14 Monate nach dem Unfallereignis durchgeführt.

8.1.2 Leistungsprofil

– *Sprache*: MI wird aufgrund ihrer Ergebnisse im *AAT* als nicht-aphasisch eingestuft. Sie macht im *Token-Test* keinen Fehler. Einige Fehler treten dagegen bei den Untertests Benennen und Sprachverständnis auf, was aber auch auf die oberflächliche Verarbeitung von visuellem Material bei diesen Aufgaben zurückgeführt werden könnte. In der Spontansprache drückt sich MI sehr flüssig aus. Sie spricht viel und wirkt dabei etwas logorrhöisch. Es treten im Gespräch immer wieder Missverständnisse auf. Eine Dysarthrie besteht nicht.

– *Zusammenfassung des neuropsychologischen Befundes*: MI's Leistungen sind in allen Bereichen beeinträchtigt, bei denen Handlungsabläufe geplant, strukturiert und Zusammenhänge erfasst werden müssen. Das eigene Vorgehen wird nicht überprüft, das Korrigieren von Fehlern findet spontan, d.h. ohne Aufforderung, nicht statt. So vervollständigt sie beim *Wisconsin Card Sorting Test* keine einzige Kategorie, sondern antwortet völlig unsystematisch und beliebig. Bei der visuellen Verarbeitung hat sie deutlich Mühe, Wichtiges und Unwichtiges voneinander zu unterscheiden. Beim Bilderordnen findet sie kaum eine richtige Lösung und kann die Pointen nicht erkennen. Der Umgang mit abstraktem visuellen Material (z.B. *Rey-Figur*) ist unsystematisch und ungenau. Dabei scheinen basalere visuelle Wahrnehmungsleistungen nicht oder nur wenig beeinträchtigt. Geringfügig besser als bei visuellem Material, wenn auch beeinträchtigt, ist die Gedächtnisleistung bei verbalem Material. Zwar wird eine Wortliste gelernt, es kommt jedoch häufig zu Intrusionen und Wiederholungen. Im Aufmerksamkeitsbereich ist MI ebenfalls beeinträchtigt. Die Reaktionsgeschwindigkeit ist verlangsamt, die Aufmerksamkeitssteuerung herabgesetzt.

8.1.3 Störungsbewusstsein und Krankheitswahrnehmung

Selbsteinschätzung
– *Aktuelle Beeinträchtigungen*:
MI nennt hier Vergesslichkeit und Probleme bei der Einschätzung der Zeit, sowie

Analyse von Fallbeispielen

körperliche Beschwerden.
– *Was findet sie am schlimmsten?*
Am meisten stört sie, dass sie noch mehrere Operationen vor sich hat.

MI schätzt sich selbst im Fragebogen zum Verhalten und emotionalen Erleben als praktisch unverändert ein. Lediglich in den Merkmalen "Depressivität" und "hastiger Stil" sind aus ihrer Sicht Unterschiede zu verzeichnen. Sie ist heute depressiver als früher und handelt unüberlegter. Allerdings ist ihre Selbsteinschätzung bei einigen Merkmalen prä- wie postmorbid im Extrembereich anzusiedeln (was nicht aus der Grafik, aber aus der Analyse der Anworten hervorgeht). Ihr sprachliches Verhalten schätzt sie als völlig unverändert ein. (Deshalb fehlt die entsprechende Grafik.) Hier schildert sie sich als jemanden, der relativ viel spricht und gelegentlich vom Thema abkommt, ansonsten aber im Redeverhalten unauffällig ist.

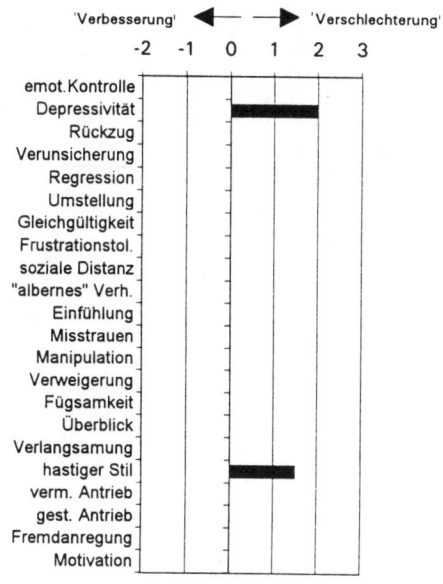

MI: Selbsteinschätzung Verhalten
Ausmass der Veränderungen

Tabelle 8.1   MI: Selbsteinschätzung der traumabedingten Veränderungen im Bereich Verhalten / Erleben.
Veränderungsbereich von – 4 (= sehr viel geringere Symptomausprägung, "Verbesserung") bis + 4 (sehr viel stärkere Symptomausprägung, "Verschlechterung").

Fremdeinschätzung

In der Fremdeinschätzung des Verhaltens bestehen Übereinstimmung zwischen den Beurteilern bei den Merkmalen emotionale Kontrolle, Umstellungsvermögen, soziale Distanz, mangelnder Überblick, gesteigerter Antrieb und hastiger Stil, die alle als deutlich auffällig eingeschätzt werden. Bei der Einschätzung der Sprache werden eine Reihe von Merkmalen als sehr auffällig beurteilt, darunter Logorrhöe, Themenfokussierung, Abdriften, Monitoring und fehlendes Störungsbewusstsein.

MI: Fremdeinschätzung Verhalten und Erleben

Tabelle 8.2 MI: Fremdeinschätzung des Verhaltens und Erlebens.
4=starke Symptomausprägung, 2=mittlere Symptomausprägung. Abgebildet werden nur übereinstimmende Beurteilungen von mindestens Skalenwert 2. □ = Beurteiler 1, ■ = Beurteiler 2.

Diskrepanz zwischen Selbst- und Fremdeinschätzung
Selbst- und Fremdeinschätzung weichen erheblich voneinander ab. MI wird in verschiedenen Bereichen, die mit Steuerung zu tun haben, als beeinträchtigt eingeschätzt, obwohl sie nichts davon bemerkt. Lediglich beim "hastigen Stil" – dem auffälligsten Merkmal der Fremdeinschätzung – registriert sie selbst eine Veränderung. Den Beurteilern ist wiederum nichts von ihrer Depressivität aufgefallen. Das sprachlichen Verhalten von MI wirkt in weiten Bereichen der Diskursorganisation sehr auffällig, was sie aber selbst nicht so wahrnimmt oder zumindest nicht auf unfallbedingte Veränderungen zurückführt. Man kann also davon ausgehen, dass eine Einsicht in das Vorliegen von Verhaltensauffälligkeiten bei MI weitgehend fehlt.

MI: Fremdeinschätzung der Sprache

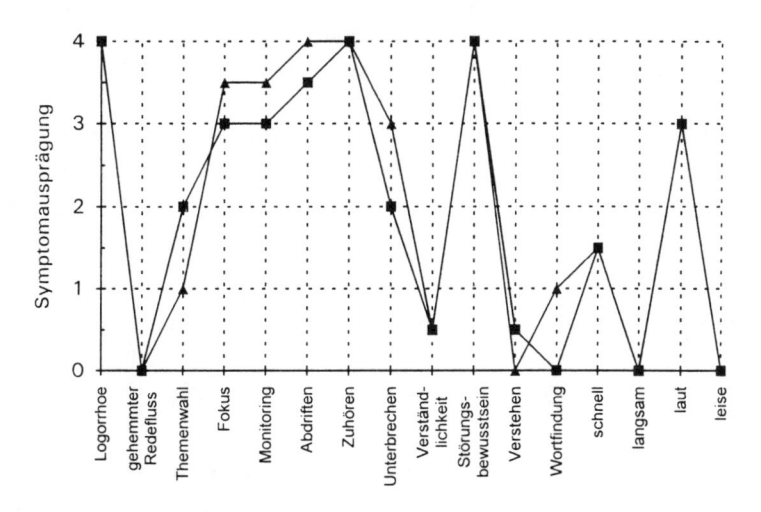

Tabelle 8.3 MI: Fremdeinschätzung der Sprache.
▲= Beurteiler 1, ■ = Beurteiler 2 (0 = keine Symptomausprägung, unauffällig,
4 = starke Symptomausprägung, starke Beeinträchtigung)

8.1.4 Textbeispiele und -Analyse

MI Textbeispiel 1: Märchen

MI meint, sie könne sich an gar kein Märchen erinnern, das sei schon zu lange her. Auch an einen Film kann sie sich zuerst nicht erinnern. Erst als die Untersucherin vorschlägt, doch einmal zu überlegen, was für Filme sie in letzter Zeit im Fernsehen gesehen habe, entscheidet sie sich schliesslich, "Dallas" zu erzählen. MI liefert in ihrem Diskurs keine Erzählung, sondern zählt nach und nach die verschiedenen Personen auf, die in der Serie vorkommen, und beschreibt den äusseren Rahmen. Die Personen werden charakterisiert und zueinander in Beziehung gesetzt. Auch auf gezieltes Nachfragen (... *was ist denn da passiert?*) kann MI keine Handlung bzw. keine Handlungsepisode rekonstruieren. MI vermischt in ihrer Personenaufzählung zwei amerikanische Serien, die etwa zur gleichen Zeit, Mitte der achtziger Jahre, im Fernsehen liefen und die von Stil und Inhalt her ähnlich waren: "Dallas" und "Denver". Da es möglicherweise im Wesen von Fernsehserien liegt, dass die eigentliche Handlung bedeutungslos ist und sich lediglich die Personen dem Zuschauer einprägen können, war es schwierig zu beurteilen, inwiefern das Erzählverhalten von MI in Bezug auf die Makrostrukturierung tatsächlich auffällig war. Sie wurde deshalb gebeten, einmal in Ruhe zu überlegen, ob es nicht doch einen Film gibt, den sie erzählen könnte. Nach einigem Nachdenken entschied sich MI schliesslich dafür, den Film "ET " zu erzählen.

Zweiter Versuch : Der Film E.T.
1b (,) denn sonen (,) äh (,) wie seit mer (,) wie äs Biischt
2b aso so äs Viech (,) so än <u>Bär</u> (,) Iitii isch eigentlich en <u>Bär</u> (,) cha mä säge (,)
3b und äh ... da isch s (,) devon (,) gange .. um de Uferschteig (,) nöd (?)
(U: *Ich weiss es nicht, <u>Sie</u> haben den Film gesehen*)
4b Ich weiss numme dass das än Bär gsi isch (,) dä Iitii .. und äh (,) und i dä Nacht
5b immer fürechoo isch (,) will er deet au immer besser gsee hät .. dä hät dänn
6b z nacht viel besser gsee (,) dä hät dä Tag dur fascht nüt gsee (,) und zwar
7b äh .. isch dä mittem <u>Ufo</u> aacho .. mit no mererne (,) aber <u>aacho</u> isch er mittem
8b Ufo drum isch er au fill is Ufo gstiege und wieder weggangen oder (?) ja (,)
9b da isch eigentlich (,) vor allem (,) gsi (,) dänn s eifach zsämme gred au mal no
10b (,) aber äh ... dasch eigentlich scho das gsi (,) ich weiss nume dass dä
11b <u>nur</u> z'Nacht guet gsee hät und drum au immer dänn is Ufo gschtigen isch oder (?)
12b dä Taag duur isch dä weg gsi eigentlich (,) hät praktisch gar nüt gsee (,) hm

Umfang
Die Erzählung umfasst 159 Wörter und dauert 73 Sekunden.

Inhaltliche Vollständigkeit
Fasst man den Inhalt der Geschichte zusammen, so ergeben sich folgende Aussagen:

    1. ET ist ein Bär
    2. ET sieht nachts gut und am Tag schlecht.
    3 Deshalb geht ET nur nachts raus.
    4. ET ist mit anderen im Ufo angekommen.
    5. Er steigt öfter ins Ufo
    6. Er fährt mit dem Ufo wieder weg.

Vergleicht man die Inhalte der Erzählung mit einer Zusammenfassung der Filmhandlung, dann wird deutlich, dass MI nur sehr wenig Elemente der Vorlage abrufen und in ein kohärentes Ganzes einfügen kann:

E.T. The extra-terrestrial, USA 1982
E.T., ein liebenswertes Mini-Monster von einem anderen Stern, verpasst bei einer Expedition zur Erde den Rückstart seines Raumschiffes und bleibt hilflos in einer US-Kleinstadt zurück. Zum Glück entdeckt ihn der kleine Elliott, der den kuriosen Winzling zwischen den Plüschtieren in seinem Kinderzimmer versteckt. Elliott und der Ausserirdische werden gute Freunde. Zwischen ihnen entsteht sogar eine metaphysische Beziehung, so dass es zum Beispiel Elliott in der Schule übel wird, als der ahnungslose E.T. im Kühlschrank an eine Flasche Bier gerät. Aber trotz dieser Freundschaft plagt den unfreiwilligen Erdenbesucher das Heimweh. Es gelingt ihm, Kontakt mit "seinem" Stern aufzunehmen. Ehe jedoch ein Raumschiff ihm zu Hilfe kommen kann, haben Suchtrupps der NASA ihn entdeckt. Elliotts Mutter sieht ihr Haus unversehens in ein steriles Labor verwandelt, in dem E.T. von den neugierigen Wissenschaftlern so gründlich untersucht wird, dass er ihnen unter den Händen stirbt. Als Elliott von ihm Abschied nehmen will und schluchzend neben ihm kniet, bemerkt er plötzlich, dass das Herz des scheinbar Toten wieder zu

Analyse von Fallbeispielen

schlagen beginnt. Zusammen mit seinem Bruder Michael und dessen Klassenkameraden entführt Elliott seinen Freund; mit ihren BMX-Rädern hängen sie die Autos der Verfolger ab und bringen E.T. zum rettenden Raumschiff ... (D.Krusche, Reklams Filmführer 1991, S.189)

Thematische Abweichungen

Die erste Aussage, dass ET ein Bär sei, ist das Ergebnis eines Wortsucheprozesses. MI versucht zu definieren, wer ET eigentlich ist und findet nicht gleich die richtige Bezeichnung. Über die Begriffe "Biest" und "Viech" gelangt sie schliesslich zu "Bär". Diese Lösung, dass ET ein Bär sei, wird nun nicht etwa verworfen, sondern erstaunlicherweise nach und nach akzeptiert:

    2b   so än <u>Bär</u> (,) Iitii isch eigentlich en <u>Bär</u> (,) cha mä säge (,)
    4b   Ich weiss numme das das än Bär gsi isch (,) dä Iitii

MI begnügt sich mit einer unvollständigen Lösung, deren Vagheit und Widersprüchlichkeit sie nicht zu stören scheint. Dass ET natürlich kein Bär ist, sondern ein Ausserirdischer mit einer für Menschen abweichenden, seltsamen Gestalt, scheint MI aber wohl zu wissen, denn sie erinnert sich richtig, dass ET im Ufo angekommen ist. Der Ausdruck "Bär" kann daher nicht als Konfabulation gewertet werden. Seltsam im Zusammenhang mit dem Thema Ufo ist auch der Begriff "Auferstehung" (Uferschteig, Z 3b). Wie schon beim Begriff "Bär" wird auch beim Begriff "Auferstehung" ein bestimmtes Merkmal herausgegriffen ("ET steigt zum Himmel auf"), andere wesentliche Bedeutungsmerkmale, etwa der christliche Kontext, werden vernachlässigt.

Abgesehen vom groben Handlungsrahmen tauchen Handlungen nur als inhaltsleere Floskeln auf:

    8b   drum isch er au fill is Ufo gstiege
    9b   dänn s eifach zsämme gred au mal no

Der Satz in Z8b hat deutlich den Charakter eines Brückenelementes ohne konkrete Aussage - es liegt nahe, dass ET als ausserirdisches Wesen das Ufo wieder besteigt. Das er aber "viel" ins Ufo steige, wurde offensichtlich hinzugefügt, um inhaltlich aufzufüllen. (Denn die eigentliche Handlung dreht sich im Gegenteil gerade darum, dass der Ausserirdische verzweifelt versucht, wieder in Kontakt mit dem Ufo zu kommen, um die Erde verlassen zu können.) Konfabulatorisch ist die Aussage, dass ET tagsüber nicht sehen könnte, und sich deshalb nur nachts draussen bewegen würde.

Makrostruktur, Kohärenz

Auf einer Ebene der globalen Kohärenz zerfällt die Geschichte in zwei Teile, mit nur geringem inhaltlichen Zusammenhang. Der erste Teil, Aussagen 1 bis 3 der Inhaltsliste, lässt sich als eine Charakterisierung der handelnden Person auffassen. Im zweiten Teil (Aussagen 4 bis 6) wird eine episodenartige Handlung dargestellt (das Ufo landet und fährt wieder weg). Auch auf der Ebene der lokalen Kohärenz zeigen sich Auffälligkeiten: MI verbindet Aussagen, die keinen logischen Bezug zueinander haben. Kohäsionsschaffende Mittel werden eingesetzt, denen keine inhaltliche Kohärenz entspricht:

    6b   dä hät dä Tag dur fascht nüt gsee (,) *und zwar*
    7b   äh .. isch dä mittem <u>Ufo</u> aacho .. mit no mererne (,) *aber* <u>aacho</u> isch er mittem
    8b   Ufo *drum* isch er au fill is Ufo gstiege und wieder weggangen oder (?)

Reihenfolge
Die Reihenfolge der Schilderung folgt keinem chronologischen Schema, sondern wohl eher der Reihenfolge, in der die Erinnerungen auftauchen. MI gibt zwar zunächst eine Art Beschreibung des Protagonisten, führt dann ein Handlungsdetail ein (ET geht nur nachts raus) und eine Begründung dafür (er kann tagsüber nichts sehen). Es folgt - inhaltlich unverbunden mit dem ersten Teil, wenn auch formal eingeleitet durch "und zwar " (Z6b) - das eigentliche Handlungsgerüst: ET kommt mit dem Ufo an - er fährt mit dem Ufo wieder ab. Erst daran anschliessend versucht MI das Handlungsgerüst zu füllen, kann sich aber an nichts mehr erinnern und fügt eine inhaltsleere Floskel ein: (Z9b)"dänn s eifach zsämme gred au mal no". Zum Abschluss hebt MI nochmals ein Handlungselement hervor, das sie zu Anfang genannt hat und das inhaltlich nicht an den Schluss der Geschichte gehört.

Monitoring, Planungsprozesse
Anfängliche Zweifel verwandeln sich bei MI in Gewissheiten. Aus dem unsicheren Herantasten an einen Begriff, (1b äh (,) wie seit mer), wird schliesslich eine definitive Aussage formuliert (4b Ich weiss numme dass das än Bär gsi isch). Auch die Konfabulation, dass ET nachts nichts gesehen habe, wird mit einer Formulierung, die eine Gewissheit ausdrückt, eingeleitet (Z10b ich weiss nume dass dä nur z'Nacht gut gseh hät). Vereinzelt stellt MI Fragen, die zeigen, dass sie sich ihrer Sache nicht sicher ist (3b um de Uferschteig (,) nöd (?)). Die Unvollständigkeit der Erzählung wird von MI offensichtlich registriert, aber in erster Linie auf die Geschichte selbst zurückgeführt, im Sinne von "mehr ist einfach nicht passiert":

    8b   *ja (,)*
    9b   *da isch eigentlich (,) vor allem (,) gsi (,) dänn s eifach zsämme gred au mal no*
    10b (,) *aber äh ... dasch eigentlich scho das gsi (,)*

MI Textbeispiel 2: Schriftsprache

    Schriftsprache 1
    1 Im Moment ist es *Winter*, draussen
    2 somit also richtig *kalt*. Ne *Frau*
    3 geht an der *Feuerwehr* vorbei, die
    4 zur Zeit gerade seine *Leiter* zusam-
    5 menklappen, die sie vorher aufge-

Analyse von Fallbeispielen

    6 stellt hatten. Nun geht ein Dame
    7 an einem *Baum* drausen vorbei,
    8 wo sie gerade draussen noch enttecken
    9 konnte, wie sich eine *Katze* die vom
   10 *jagen* eines *Hundes* sich *retten*
   11 konnte.

Schriftsprache 2
    1 Das *grosse Kind* ist dtraurig das es nicht
    2 in den Zirkus darf heute zu ihrem lieben
    3 *Zauberer*, der ihr jedesmal so unglau -
    4 blich gute *Tricks* vorführt. Es nützt ihr
    5 doch nichts, ist ihr nicht *nützlich*, das
    6 die Leute um sie herum immer nur
    7 von ihrer Heirat *sprechen*. Wie die dDrei
    8 es anstellen wollen mit der Überraschung
    9 beim *Heiraten*. Ich weiss nur
   10 das die, die den Mann heiraten wird
   11 gerne etwas für an ihr *Bein* möchte
   12 Stülpen, oder solch etwas.

Quantität, Fehler, kohäsive Mittel
Beide Texte haben mit 57 Wörtern (Text 1) und 79 Wörtern (Text 2) eine etwa durchschnittliche Länge. Der Schlüsselwortcharakter der Listenwörter wird im Text 1 nicht erkannt. Es treten syntaktische Fehler auf, die deutlich zeigen, dass MI Mühe hat, bei längeren Sätzen den Überblick zu behalten und über mehrere Teilsätze hinweg zu planen:

   T1, Z3/4/5 Feuerwehr ( ), die zur Zeit gerade *seine* Leiter zusammen*klappen*
   T1, Z9/10/11 wie sich eine Katze die vom jagen eines Hundes sich retten konnte

Ganz offensichtlich führt MI hier keine nachträglichen Kontrollen durch, um Fehler zu entdecken und korrigieren. Möglich ist auch, dass keine ausreichende Flexibilität besteht, von einmal gefundenen Formulierungen abzurücken. Beide Fehler schienen nicht durch Mangel an syntaktischer Kompetenz, d.h. aus sprachsystematischen Gründen bedingt, sondern hängen offensichtlich mit Planungsschwierigkeiten zusammen.

Im Text 2 ergibt sich Kohäsion auf mikropropositionaler Ebene, angezeigt etwa durch Konjunktionen (Z4/5 es nützt ihr *doch* nichts), die keine inhaltliche Bedeutung haben, oder durch den scheinbar fortlaufenden Bezug auf eine handelnde Person. Ob im letzten Satz mit der Proform "die" noch immer das Kind gemeint ist (Z10 *die*, die den Mann heiraten wird) ist unklar. Die doppelte Verwendung des Wortstamms "nütz" (nützen, nützlich) zeigt, dass bei der Planung Probleme auftreten. MI scheint zu spät bemerkt zu haben, dass sie das Listenwort "nützlich" zunächst in einer falschen Form gebraucht, als Verb (Z4/5 Es *nützt* ihr doch nichts). Anstatt den Satz zu korrigieren, also z.B. durchzustreichen, fügt MI eine Paraphrasierung des Satzes mit der geforderten Wortform an. Bei diesem Vorgehen orientiert sie sich an mündlichen Korrekturstrategien. Im darauffolgenden Satz bleibt eine Proform (Z8 die drei) ohne erkennbaren Referenten. Auch bei diesem elliptischen Satz mit leicht abweichender Syntax scheint sich MI eher an der mündlichen Sprache zu orientieren als an der Schriftsprache. Im letzten Satz gibt es einen Kommentar in der Ichform (Z9 Ich weiss nur dass). Auch dies ist eine Satzeinleitung, die für die mündliche Sprache typisch ist.

Lokale und globale Kohärenz
Der Text 1 lässt sich thematisch in drei Teile untergliedern, die keinen erkennbaren inhaltlichen Bezug zueinander haben:

> Setting: Winter
> Episode 1: Frau geht an Feuerwehr vorbei / Frau beobachtet Feuerwehr / Feuerwehr klappt Leiter zusammen
> Episode 2: Dame geht an Baum vorbei / Dame sieht Katze / Katze rettet sich vor Hund auf Baum

Die Geschichte beginnt mit dem Setting - es ist Winter - und mit der Folgerung, dass es deshalb kalt sei. Die erste Episode enthält die Beobachtungen einer Frau. Die zweite Episode ist parallel zur ersten konstruiert: Es werden die Beobachtungen einer Dame geschildert; es bleibt offen, ob die Personen "Frau" und "Dame" identisch sind. Dieser Parallelismus und die zeitliche Aneinanderreihung der Episoden durch zeitliche Ausdrücke (im Moment, zur Zeit, gerade, nun) stellen die einzige Verbindung zwischen den Episoden dar.
Durch kohäsionsschaffende Mittel werden auf der mikropropositionalen Ebene Zusammenhänge hergestellt, die inhaltlich unklar bleiben:

> Z 8/9 Wo sie *gerade* draussen *noch enttecken* konnte

Auf welche fortgesetzte Handlung hier mit "gerade - noch" angespielt wird, bleibt offen. Die scheinbare Dynamik, die daraus resultiert, hat makropropositional keine Entsprechung, es ist ein leeres kohäsives Mittel. Es finden sich aber auch inhaltliche Elemente im Text, die redundant in Bezug auf die Geschichte sind, die keine oder selbstverständlich vorauszusetzende Informationen liefern: Beispiel: Z5/6 (die Leiter) "die sie vorher aufgestellt hatten".
Auf mikro- wie makropropositionaler Ebene finden sich also funktionsleere Elemente, die eine inhaltliche Relevanz vortäuschen. Trotzdem werden die Zusammenhänge hier von den Beurteilern als überwiegend plausibel bis relativ plausibel eingestuft.

Im Text 2 kann man von der makropropositionalen Struktur her drei thematische Schwerpunkte unterscheiden, jeweils zentriert um Listenwörter :

> 1. Kind (es ist traurig, es darf nicht zum Zauberer)

2. Heiraten (es nützt nichts, dass andere vom Heiraten sprechen, von der Überraschung)
3. Bein (die, die heiratet, will etwas fürs Bein)

Zwischen dem ersten und dem zweiten Teil besteht kein inhaltlicher Zusammenhang. Der erste Satz (Z1-4) steht, abgesehen von der Proform "sie", unverbunden zum nächsten Satz, in dem es ums Heiraten geht. Von der makropropositionalen Struktur her ergibt sich keine inhaltliche Einheit, sondern es zeigen sich thematische Brüche, Implausibilitäten und nicht-aufgelöste Handlungsansätze. Die Zusammenhänge werden in der Mehrzahl als relativ oder wenig plausibel eingeschätzt. Insgesamt gelingt es MI hier nicht, eine zusammenhängende Geschichte zu produzieren. Obwohl sie kohäsive Mittel einsetzt, die den Anschein von inhaltlichem Zusammenhang vermitteln und einprägsame Ausschmückungen (Z2/3 ihr lieber Zauberer, Z3/4 unglaublich gute Tricks), entsteht doch keine globale Kohärenz.

8.1.5 Vergleichende Analyse der Textproduktionen

Vergleich der Aufgabenbewältigung verschiedener Textsorten

Am besten gelingen MI die Aufgaben *Rollenspiel* und *Geschichten-Fortsetzen*. Hier sind ihre Leistungen im Vergleich zur Kontrollgruppe praktisch unauffällig. Die meisten Probleme treten dagegen bei den Aufgaben *Bildgeschichten* und *Märchen* auf. Bei den *Bildgeschichten* verkennt MI die Zusammenhänge der

Diskursaufgabe	*Aufgabenbearbeitung*
Märchen	nicht möglich, unvollständige Filmerzählung; Konfabulationen, kohäsive Mittel ohne inhaltliches Äquivalent, inhaltliche Stereotypien
Geschichten Fortsetzen	insgesamt adäquate Leistung, manchmal übergenau, überdetailliert
Schriftsprache	Schlüsselwörter nicht genutzt; geringe Plausibilität, keine globale Kohärenz, geringe lokale Kohärenz, einige syntaktische Fehler
Prozedurale Texte	insgesamt adäquate Leistung, manchmal übergenau, zu viele Details, nachgestellte Erklärungen, einige Sequenzfehler
Bildgeschichten	völlige Fehldeutungen der Geschichten, deshalb Kohärenzbrüche trotz inhaltlicher Ausgestaltung orientiert an Geschichtenschemata
Rollenspiel	relativ adäquate sprachliche Leistung, Empathie und adäquate Argumentation; einige Wiederholungen und Sequenzfehler; Tendenz zur Pseudologik, Zielsetzung aufgegeben

Tabelle 8.4   MI: Vergleich der Leistungen in verschiedenen Diskursaufgaben

Bildvorlagen und liefert völlig abweichende Interpretationen, ohne dies zu bemerken. Beim *Märchen* gelingt es ihr nicht, ein entsprechendes Schema abzurufen. Sie versucht schliesslich, einen Film nachzuerzählen, kann aber auch hier kein vollständiges Geschichtenschema rekonstruieren und füllt es konfabulatorisch und mit inhaltsleeren Floskeln auf. In der *Schriftsprache* fallen Probleme bei einigen syntaktischen Konstruktionen auf. Insgesamt gesehen hat MI hat also genau dann die ausgeprägtesten Schwierigkeiten, wenn sie sich relativ genau an Vorgaben halten oder fortlaufend auf vorgegebene Informationen beziehen muss. Gut gelingen ihr Aufgaben, bei denen inhaltliche Plausibilität oder eine inhaltliche Abstimmung mit Vorgaben keine wesentliche Rolle spielen und sie intern schemagesteuert fortfahren kann.

Leistungen auf verschiedenen Diskursebenen
- Mikropropositionale Ebene: Die Unsicherheit beim Erschliessen vorgegebener Zusammenhänge löst bei der Textproduktion eine Gegenbewegung aus: MI scheint, wo immer möglich, Zusammenhänge und Kontext herstellen zu wollen. Dies äussert sich vor allem auf einer mikropropositionalen Ebene. Viele Aussagen von MI werden in einen Begründungskontext eingebettet. Anzeichen dafür sind eine Fülle von Kausal- oder Konsekutivsätzen (weil, damit, denn...). Es werden kohäsionsschaffende Mittel eingesetzt, die den Eindruck von grosser – zumindest lokaler – Kohärenz vermitteln. Häufig fehlt diesen Begründungen aber eine inhaltliche Entsprechung auf makropropositionaler Ebene, d.h dass MI sprachliche Formulierungen benutzt, die globale Kohärenz nur vortäuschen. Von der formalen Struktur her verfährt MI dabei immer nach demselben Schema: Sie beginnt stets mit einer Aussage, für die sie erst im Nachhinein einen Begründungszusammenhang schafft. Begründungen, Rechtfertigungen und Erklärungen – unabhängig ob inhaltlich funktional oder nicht – werden von MI immer nachgestellt. Dort wo Zusammenhänge objektiv fehlen oder MI sie nicht erschliessen kann, werden sie manchmal von ihr hinzuerfunden.
- Makropropositionale Ebene: Eine kohärente makropropositionale Struktur zu schaffen, gelingt MI um so besser, je weniger inhaltliche Unsicherheiten bestehen und je weniger Planungs- und Rückkopplungsvorgänge in die Textproduktion selber fallen. Muss MI keine Rücksicht auf Vorgaben oder Vorwissen nehmen, werden ihre Erzählungen kohärent. MI bemüht sich, möglichst vollständige Superstrukturen zu schaffen und geht dabei manchmal thematisch über die eigentlichen Anforderungen hinaus. Da die meisten Aufgaben aber Anforderungen an Planungsfähigkeiten stellen, kommt es immer wieder zu inhaltlichen Unstimmigkeiten oder Themensprüngen, die auch die globale Kohärenz beeinträchtigen (Beispiel "*Märchen*"). Im *Märchen* ist auch zu beobachten, dass fehlende Makrostruktur-Komponenten, die MI nicht abrufen kann, durch inhaltsarme Floskeln ersetzt werden ("aber achoo isch er mittem Ufo *drum isch er au fill is Ufo gstiege und wieder weggangen oder*"). Beim Finden von

Begründungen, Zusammenhängen, Fortsetzungen scheint MI inhaltlich willkürlich die erstbeste Antwort zu wählen, die sie nicht mehr auf Plausibilität hin überprüft. Ihre Argumente wirken manchmal beliebig bis konfabulatorisch. Wann immer MI selbst auf Unstimmigkeiten stösst, findet nicht etwa eine Revidierung der eigenen Argumente statt, sondern im Gegenteil eine "Flucht nach vorne". MI versucht neue Informationen so umzudeuten, dass sie in das von ihr gewählte Schema passen: Eventuelle Fehler und Unstimmigkeiten werden nachträglich gerechtfertigt und in den weiteren Verlauf eingebaut. Dies geht zu Lasten der Plausibilität und des Realitätsbezugs.

– *Erzählperspektive:* Die inhaltlichen Argumentationen von MI sind sehr empathisch und auf das Gefühlserleben und die Motivationen der Handlungsfiguren ausgerichtet. Sie stellt die gefühlsmässigen Reaktionen, die sie den Handlungsfiguren zuschreibt, in den Vordergrund.

– *Interaktives Verhalten:* Im Rollenspiel verhält sich MI hörerorientiert und geht argumentativ angemessen auf die Äusserungen der Gesprächspartnerin ein. Dass MI Rechtfertigungen benutzt, anstatt die eigenen Äusserungen kritisch zu reflektieren, ist hier z.T. mit der Rolle konfundiert. Im Rollenspiel kommt es gelegentlich vor, dass sie ihre Gesprächspartnerin unterbricht, allerdings meist an Stellen, an denen nicht klar war, ob diese ihre Redebeiträge fortsetzen würde.

8.1.6 Integratives Erklärungsmodell des Verhaltens

Diskussion der Beobachtungen

Es bestehen bei MI folgende Störungen, die auf Defizite der exekutiven Ebene schliessen lassen.

– Auswahl des erstbesten Handlungsschemas, ohne Alternativen abzuwägen.
– MI hat die Tendenz, mit einem einmal begonnenen Handlungsschema fortzufahren, ohne weitere Kontrollen und Feedback.
– MI orientiert sich weitgehend an internen Schemata und bezieht sich wenig auf von aussen vorgegebene Informationen.
– Erweisen sich die intern vorhandenen Schemata als unzureichend, beginnt MI u.U. zu konfabulieren. (Allerdings bemerkt sie oft Unsicherheiten und bricht dann die Aufgabenbeantwortung ab.)
– MI hat Mühe bei der Unterscheidung von relevanten und irrelevanten Merkmalen, beim Erschliessen von Zusammenhängen
– Implizite Informationen werden nicht automatisch mitverarbeitet und genutzt.

Nach dem SAS-Modell (Norman & Shallice 1986) liegt eine Störung der kontrollierten, bewussten Handlungssteuerung vor.

Erklärungsmodell

– *Sprachsystematische Ebene*: Es gibt bei MI keine Hinweise auf Störungen der

sprachsystematischen Ebene im engeren Sinne. Verminderte Leistungen bei kategorialen und verbal-abstrakten Aufgaben deuten eher auf eine generelle Beeinträchtigung beim Extrahieren und Gewichten relevanter Merkmale hin, die sich auch bei visuellem Material zeigt und die in Zusammenhang mit einer generellen Einschränkung beim automatischen Verarbeiten semantischer Merkmale stehen kann (vgl. Teil 1, 1.3.4).
- *Exekutive Ebene*: MI orientiert sich in ihrem diskursiven Verhalten an vorhandenem Alltagswissen und an gelernten Schemata. Solange diese Schemata ausreichen, um eine Situation zu bewältigen, gelingen Aufgaben relativ gut. Sind dagegen Planungs- und Feedbackprozesse gefordert, stösst MI an Grenzen. Eine Überprüfung von möglichen Alternativen sowie Plausibilitätskontrollen fehlen.
- *Ebene der Selbstreflektivität*: Veränderungen, die ihre Leistungen und ihr Verhalten betreffen, werden von MI wenig wahrgenommen. Sie ist sich ihres oft überschiessenden Verhaltens und ihrer Tendenz, sich zu rechtfertigen, nicht bewusst. Störungen auf der exekutiven Ebene ziehen eine veränderte Selbstwahrnehmung nach sich: MI versucht, ihre Verhaltensweisen, die auf eingeschränkten Steuerungsmöglichkeiten beruhen, zu rationalisieren, in ihr Selbstkonzept zu integrieren und leugnet auftretende Probleme.

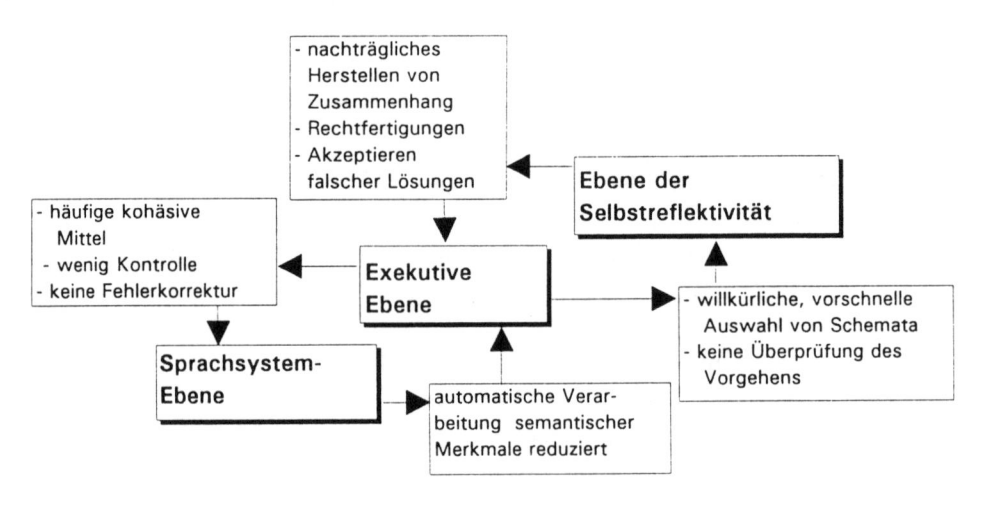

Tabelle 8.5   MI: Hypothesen über das Zusammenwirken verschiedener Verarbeitungsebenen

- *Rückwirkung auf untere Prozessebenen*: Nachgeordnete Erklärungen und Rechtfertigungen, wie sie im Redeverhalten von MI auffallen, zeugen von dem Bedürfnis, die eigenen Gedanken als kohärent, logisch und zielgerichtet wahrzunehmen und sind als Ausdruck von Kompensationsmechanismen zu begreifen. Hier wirkt die Selbstwahrnehmung zurück auf exekutive Prozesse. Sprachliche Auffälligkeiten, etwa in der Schriftsprache, sind auf mangelndes Monitoring und

Analyse von Fallbeispielen - 251 -

eingeschränkte Planung zurückzuführen. Unsichere Lösungen, inhaltlich wie sprachlich, werden aufgrund des Fehlens adäquater Kontroll- und Vergleichsprozesse akzeptiert.

	Diskursive Auffälligkeiten	*Neuropsychologische Interpretation*
Verhalten in der Situation, interaktives Verhalten	adäquat, manchmal eine Tendenz zu Rechtfertigungen, die nicht plausibel wirken und zu leicht überschiessendem Sprachverhalten	verminderte Planungsfähigkeiten und Selbstwahrnehmung ; Coping-Strategie
Erzählperspektive	empathisch-identifikatorisch	
Makropropositionale Ebene	abhängig von Aufgabe: Kohärenzbrüche; geringe Plausibilität; eventuell Konfabulationen ; eventuell sinnleere Floskeln; Sequenzfehler	Störung der Planungsfähigkeiten: vorschnelles Handeln; kein Abwägen von Alternativen; keine Plausibilitätskontrollen, keine Korrekturen Gedächtnisstörung: verminderter Zugriff auf Langzeitspeicher;
Mikropropositionale Ebene	Starke Verknüpfung auf mikropropositionaler Ebene durch Verwendung von Kohäsionsmitteln ohne inhaltliches Äquivalent. Scheinbegründungen.	Kompensationsstrategie - nachträgliche Begründung der Wahl beliebiger Argumente; nachträgliches Schaffen von Zusammenhang.
Sprachsystem-Ebene Semantik Syntax Phonologie	Konstruktionsfehler (Schrift- sprache)	Fehlende Planung und Kontrolle

Tabelle 8.6 MI: Zusammenfassung und Interpretation der wichtigsten Auffälligkeiten im Diskurs

8.1.7 Diskursive Merkmale und ihre neuropsychologische Interpretation

Die wichtigsten diskursiven Merkmale und ihre Interpretationen sind in Tabelle 8.6 aufgeführt. Die diskursiven Auffälligkeiten werden auf verminderte Planungsfähigkeiten im Rahmen einer Frontalhirnsymptomatik zurückgeführt. Wichtigstes Merkmal auf Diskursebene ist die Verwendung übertriebener kohäsiver Elemente, die keine inhaltliche Entsprechung aufweisen. Dies wird als der Versuch interpretiert, mit verfügbaren sprachlichen Mitteln Kohärenz zu schaffen, was auf einer makropropositionalen Ebene inhaltlich nicht gelingt. Syntaktische Konstruktionsfehler werden ebenfalls auf mangelnde Steuerung und Kontrolle zurückgeführt.

8.1.8 Therapeutische Strategie:

Methode der Wahl ist ein Vorgehen, das metakognitive Prozesse unterstützt und fördert. Eingeübt werden Techniken, die Planungs- und Organisationsprozesse (Generierung von Hypothesen, Auswahl von alternativen Möglichkeiten, Plausibilitätskontrolle, Durchführung und abschliessende Überprüfung, Vergleich mit Zielvorgaben) systematisch trainieren. Dies kann sowohl in der Arbeit mit Texten, in realen Handlungsaufgaben und in Rollenspielen geübt werden.

Einige Übungsbeispiele:
- Üben von Konfliktsituationen im Rollenspiel mit Video-Kontrolle und anschliessender Diskussion
- Strukturierung von Texten, schriftlich: Zusammenfassung von Texten, Reduktion auf die wesentlichsten Elemente
- Schriftliche Bildbeschreibung mit Gewichtung relevanter und irrelevanter Merkmale
- Führen eines Tagebuchs mit Tagesplan, mit Anleitung zur gezielten Selbstbeobachtung und Selbstbeurteilung
- Erarbeiten von mehreren Handlungsalternativen vor Handlungsbeginn; Auswahl von Lösungsschritten, Erarbeiten von Begründungen. Beispielaufgabe: "Ihre Chefin kritisiert Sie wegen einer Lappalie. Nennen Sie drei mögliche Reaktionen. Welches ist die beste? Warum?"

8.2 Fallanalyse: SU

8.2.1 Beschreibung von SU

SU ist ein Patient von 49 Jahren, der bei einem Sportunfall ein SHT erleidet. Er hat eine abgeschlossene Lehrausbildung in einem kaufmännischen Beruf, den er zum Zeitpunkt des Unfalls ausübte. SU ist Rechtshänder.

Medizinischer Befund
SU erlitt ein Schädelhirntrauma mit Schädelkalottenfraktur temporo-parietal links und Epiduralhämatom links, das chirurgisch ausgeräumt wurde. Über eine mögliche initiale Bewusstlosigkeit gibt es keine gesicherten Angaben, bei der Einlieferung ins Krankenhaus war er angeblich bei Bewusstsein. In einem Kontroll-MRI, etwa ein Jahr nach dem Unfall, fand sich eine postkontusionelle Parenchymläsion links-temporal.

Zeitpunkt der Untersuchung
Die Untersuchungen fanden ca. drei Jahre nach dem Ereignis statt.

8.2.2 Leistungsprofil

Sprache: Die Alloc-Auswertung der *AAT*-Ergebnisse führt zu dem Schluss, dass bei SU keine Aphasie (oder nur eine Restaphasie) vorliegt. SU macht im *Token-Test* keinen Fehler. Beim Sprachverständnis finden sich mit 15 Fehlerpunkten noch die ausgeprägtesten Abweichungen von allen Untertests. Die beurteilende Logopädin setzt allerdings hinter einige Einschätzungen der Spontansprache Fragezeichen, mit dem Vermerk "nicht beurteilbar anhand der vorgegebenen Kriterien". Die Sprachproduktion von SU wird von ihr als abschweifend und überschiessend beschrieben. Gelegentlich beständen Probleme bei der Wortfindung. Es sei für ihn auch schwierig, zwischen Dialekt und Hochsprache zu trennen. SU's Muttersprache ist Hochdeutsch, er hat erst als junger Erwachsener Dialekt gelernt, den er allerdings vor seinem Unfall akzentfrei gesprochen haben soll. Eine Dysarthrie besteht nicht.

Zusammenfassung des neuropsychologischen Befundes: Im Gedächtnisbereich sind die Leistungen von SU relativ unauffällig. Die verbale Gedächtnisspanne liegt mit 5 Items allerdings im unteren Normbereich. In Generierungsaufgaben erreicht SU auffallend gute Ergebnisse. Bei der Aufgabe "*Gemeinsamkeiten-Finden*" fällt eine Neigung zu oft eigentümlichen Umschreibungen und assoziativen Verknüpfungen auf, die aber keine semantischen Paraphasien im eigentlichen Sinne sind und die auch nicht im Rahmen eines Suchverhaltens auftreten (Beispiel: Gemeinsamkeiten von Tisch-Stuhl – "Wohngegenstände"; Gemeinsamkeiten von Gedicht-Standbild – "Erinnerung, Weiterbildung, Kunstaussage, Begriffserweiterung"). Der *Wisconsin-Task-Sorting Test* musste abgebrochen werden, weil SU darüber sehr in Aufregung geriet. Deutlich beeinträchtigt sind die Leistungen bei einfachen Reaktionsaufgaben (*Alertness*): Es besteht eine Verlangsamung bei einfachen Reaktionen auf visuelle Stimuli. Wird ein auditives Warnsignal gegeben, so verlangsamen sich die Reaktionszeiten zusätzlich noch erheblich (bei Gesunden wäre eher eine leichte Steigerung zu erwarten). SU hat ausserdem Schwierigkeiten beim Unterdrücken von Reaktionsimpulsen. Komplexe Aufmerksamkeits-Aufgaben werden wieder besser bewältigt, wobei schriftlich eine leichte Verlangsamung vorliegt.

8.2.3 Störungsbewusstsein und Krankheitswahrnehmung

Selbsteinschätzung

– Aktuelle Beeinträchtigungen?
SU antwortet, er könne Fachwissen nicht mehr abrufen. Er sei vergesslich. Er

reagiere heute viel gereizter als früher und werde schneller aggressiv.
– *Welche Beeinträchtigungen sind für ihn am schlimmsten?*
Die Reizbarkeit und die Wutausbrüche würden ihn sehr belasten. Die Vergesslichkeit versuche er durch Übungen und Training zu bekämpfen.

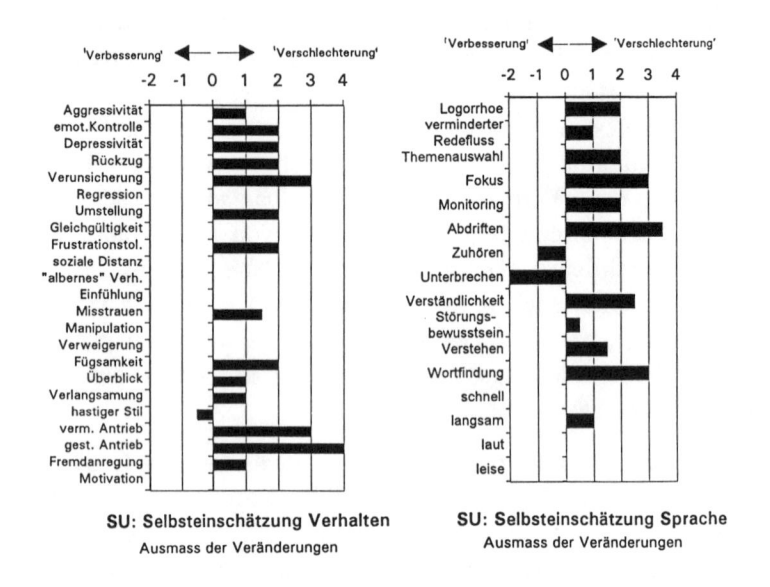

Tabelle 8.7 SU: Selbsteinschätzung der traumabedingten Veränderungen in den Bereichen Verhalten und Erleben / Sprache.
Veränderungsbereich von - 4 (= sehr viel geringere Symptomausprägung, "Verbesserung") bis + 4 (sehr viel stärkere Symptomausprägung "Verschlechterung").

SU schätzt sich im Fragebogen zum Verhalten und emotionalen Erleben als in vielen Bereichen verändert ein. Dies betrifft Bereiche wie emotionale Kontrolle und Aggressivität, vor allem aber die Bereiche Verunsicherung und Antrieb. Er nimmt sich einerseits als passiver wahr als früher, auf der anderen Seite schildert er sich als getriebener, unruhig. Von seinem Arbeitsstil her schätzt er sich heute eher etwas ruhiger und überlegter ein.

Auch im Fragebogen zur Sprache und Kommunikation beurteilt sich SU als erheblich verändert. Dies betrifft besonders die Bereiche Themenfokussierung, Abdriften, und die Wortfindung. Zum Positiven verändert habe sich dagegen die Fähigkeit, zuhören zu können.

Fremdeinschätzung
In der Verhaltenseinschätzung werden übereinstimmend Frustrationstoleranz, Einfühlungsvermögen, Überblick, hastiger Stil und gesteigerter Antrieb als auffällig eingestuft (Tabelle 8.8). Bei der Spracheinschätzung zeigen sich bei den Beurteilern zwar Trends in dieselbe Richtung, es ergeben sich aber auch

Analyse von Fallbeispielen - 255 -

erhebliche Abweichungen zwischen den Ratings (Tabelle 8.9). Übereinstimmungen finden sich bei der Einschätzung des Merkmals Abdriften als ausgeprägtestem Symptom und bei der Einschätzung des gesteigerten Rededrangs. Auffällig sind ferner Themenauswahl und Störungsbewusstsein. Mehrere Unterschiede in der Beurteilung lassen vermuten, dass die Sprache von SU möglicherweise von der Sprachtherapeutin anders beurteilt wird als von einem Betreuer aus einem anderen Fachbereich.

SU: Fremdeinschätzung Verhalten und Erleben

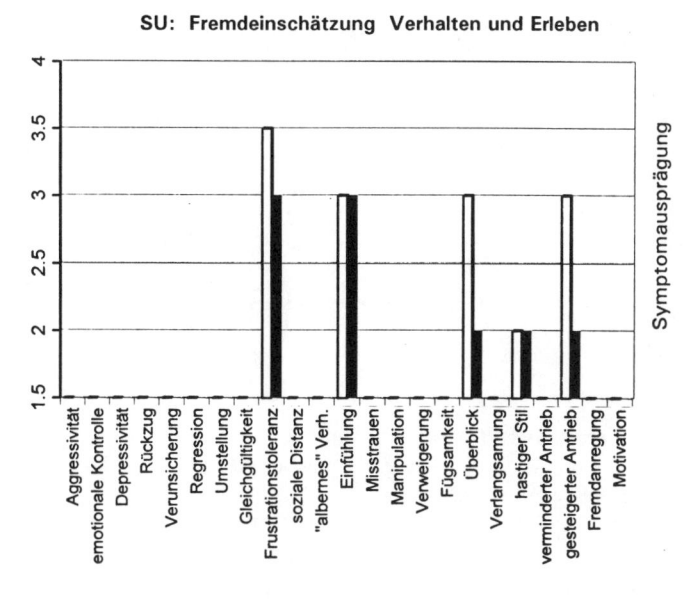

Tabelle 8.8 SU: Fremdeinschätzung des Verhaltens und Erlebens.
2= mittlere Symptomausprägung, 4= starke Symptomausprägung. Abgebildet werden nur übereinstimmende Beurteilungen von mindestens Skalenwert 2. ☐ = Beurteiler 1, ■ = Beurteiler 2

Diskrepanz zwischen Selbst- und Fremdeinschätzung

SU schätzt sich im Verhaltensbereich in bedeutend mehr Merkmalen als verändert ein, als die Beurteiler dies tun. Dabei decken sich die Bereiche oft nicht. Nur bei Frustrationstoleranz, Überblick und gesteigertem Antrieb bestehen Übereinstimmungen. Was Einfühlungsvermögen und hastigen Stil angeht, finden die Beurteiler sogar eine Beeinträchtigung, die SU nicht feststellen kann. In Bezug auf hastigen Stil sieht er sich im Gegenteil verbessert. Im sprachlichen Verhalten schätzt sich SU in vielen diskursiven Merkmalen als verändert ein, vor allem beim Abdriften, was sich mit dem Eindruck der Beurteiler deckt. In einigen Bereichen ist er aus eigener Sicht stärker beeinträchtigt als aus der Sicht von Aussenstehenden. Während die Verständlichkeit von den Beurteilern als nahezu unauffällig eingestuft wird, beurteilt sich SU selbst als schwer verständlich.

SU: Fremdeinschätzung der Sprache

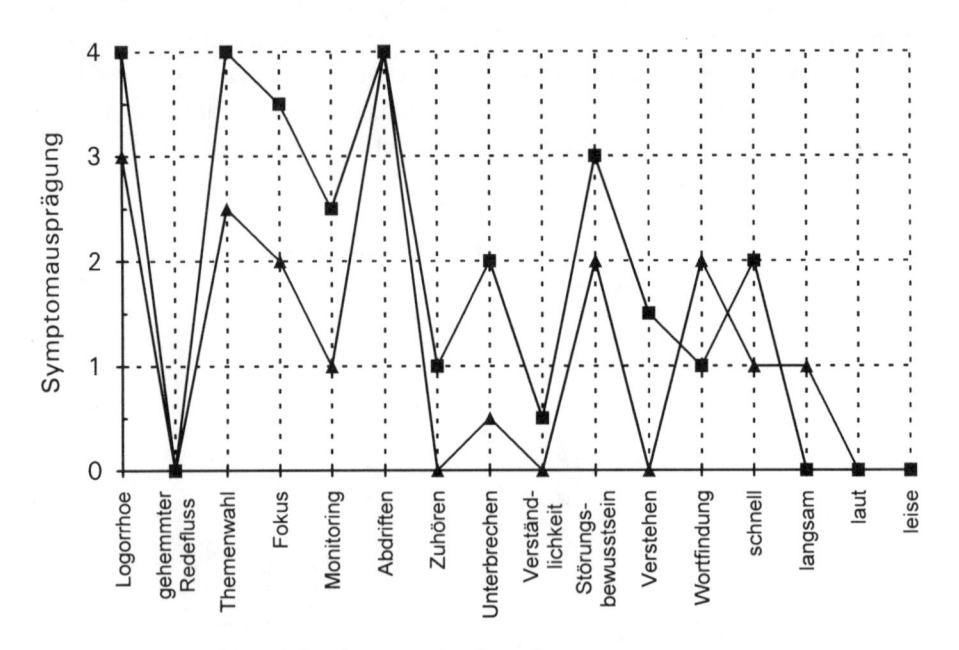

Tabelle 8.9 SU: Fremdeinschätzung der Sprache.
▲= Beurteiler 1, ■ = Beurteiler 2 (0 = keine Symptomausprägung, unauffällig,   4 = starke Symptomausprägung, starke Beeinträchtigung)

8.2.4 Textbeispiele

SU Textbeispiel 1: Geschichten-Fortsetzen

Zeitungsmeldung
1 wir hatten schwere (,) Stürme ... in der vergangenen Woche .. was üs
2 sehr viel Schaden aarichtete .. die Sturmgeschwindigkeite von
3 hundertfüfzig bis zwohundertfüfzig (,) verursachten riesige Waldschäden ..
4 so wie au (,) Hausschäden ... der Herr Wald hatte sein Haus .. in einem
5 Waldkreis stehen .. wo sehr schön glege war (,) und er (,) in das Dörfli
6 hinunterblicken konnte .. leider het der Sturm .. ihm zuviel Bäume
7 entwurzelt .. und auf das Huus gworfe .. so blieb von dem Huus (,) nur der
8 Trümmerhaufen über (,) auch die frühere (,) frühen Räumungsarbeiten ..
9 liessen Herrn ... Walter (,) nicht darauf kommen (,) dass sein Haus durch
10 Bäume .. in ein Trümmerhuufen verwandlet wurde
Titel: Orkanartige Stürme
        oder: Was richtete der Orkan Pluto aa ?

Auto - Geschichte
1 .. einen Mann wo zusammengebrochen is ... so stellte sie sofort ihr
2 Wagen mit der (,) Warnleuchte an die Seite (,) und versuchte dem

3 Mann zu helfen ... leider (,) blieb ihr das Glück versagt (,) die Hilfe .. zu
4 leisten (,) sie hielt sofort den nachfolgenden Wagen uf .. wose
5 benachrichtigt het (,) dass er das Krankenauto und so schnell wie den
6 Notfall (,) arzt zu benachrichtigen .. der Fahrer war sehr gschickt
7 und kürzte den Weg ab .. und erreichte schnell den Ortschaftsarzt ..
8 der kam sofort .. hinaus zur Unfallstelle ... und behandelte den Mann (,)
9 da er Funk im Wagen hatte .. konnte er den Rettigshelikopter ..
10 benachrichtigen (,) so dass er schnell (,) möglichst iitreffe konnte
Titel: Schnelle Hilfe oder: beobachtende Menschen
      oder: Umsichtiger Mensch konnte schnelle Rettig vollführen

Argumentation, Makrostruktur, Umfang

SU findet im Text 1 (Zeitungsmeldung) die Erklärung erster Ordnung, dass sein Haus durch entwurzelte Bäume zerstört worden ist. Dies wiederum wird auf einer zweiten Ebene damit begründet, dass ein starker Sturm die Bäume entwurzelte und dass sein Haus auf einem Waldgrundstück lag. Auf eine dritten Ebene schliesslich versucht er zu begründen, warum der Schlossermeister nicht sofort erkennen konnte, dass die gestürzten Bäume an der Zerstörung seines Hauses schuld waren: Offensichtlich hatten vor seiner Rückkehr bereits Räumungsarbeiten stattgefunden. Die Geschichte ist von ihrem Gesamtverlauf her kohärent und schlüssig. Einige Ausschmückungen und Details (Z 5 wo sehr schön glege war (,) und er (,) in das Dörfli hinunterblicken konnte) werden sehr genau geschildert, obwohl sie nicht direkt relevant sind für den Handlungsverlauf. Sie passen thematisch aber trotzdem in den Gesamtzusammenhang. Im zweiten Text (Auto-Geschichte) schlägt SU als Lösung vor, dass sich im Auto ein Mann nach einem Zusammenbruch befindet. Dabei wird nicht erklärt, wie dieser Zusammenbruch zustandekommt. Auch die Implausibilität, dass die Warnlichter blinken, obwohl der Mann nicht bei Bewusstsein scheint, wird nicht aufgelöst. SU greift das Thema der blinkenden Warnlichter in assoziativer Weise auf und verwendet es in seiner Version anders als in der Vorlage: Die Fahrerin Ursula schaltet die Warnlichter an, bevor sie aussteigt. Möglicherweise hat SU dieses Detail aufgrund einer ungenauen Erinnerung in die Erzählung eingefügt. Es folgt eine schlüssige Aneinanderreihung von aufeinanderfolgenden Ereignissen, wobei auch hier eine Detailgenauigkeit auffällt, die für die Schilderung des Handlungsverlaufs nicht notwendig wäre (Bsp. Z6 der Fahrer war sehr gschickt Z7 und kürzte den Weg ab). Die Geschichte endet mit dem Abtransport des Verletzten durch den Rettungshubschrauber.

Vom Umfang her entsprechen die Geschichten mit 83 und 100 Wörtern etwa dem Geschichtenumfang der Kontrollgruppe.

Verlassen der Textwelt

Aussertextuelle Kommentare, ein Verlassen der Textwelt oder ein Abdriften auf Randthemen kommen nicht vor. Allerdings beginnt SU die Zeitungsmeldung in der wir-Form ("Wir hatten schwere Stürme), obwohl eine neutrale Form naheliegender gewesen wäre (z.B."es gab schwere Stürme") und besser zum Rest der Geschichte gepasst hätte.

Anzeichen für Planungsvorgänge, Korrekturen, sprachliche Realisierung
Hesitationsphänomene kommen bei SU als kurze Pausen von 1 bis 2 Sekunden vor, die die Rede unterbrechen und sie etwas abgehackt und langgezogen erscheinen lassen. Manifeste Korrekturen finden sich nur an einer Stelle, Text 1, Z 8: "auch die frühere (,) frühen Räumungsarbeiten". Hier liegt offensichtlich ein Problem der Wortwahl vor, dass SU zwar bemerkt, aber nicht angemessen korrigieren kann. Er möchte ausdrücken, dass bereits vor der Ankunft des Schlossermeisters Räumungsarbeiten stattgefunden haben, findet aber dafür keine passende Formulierung. Es gibt eine Reihe von weiteren Beispielen in seinen Texten, in denen Formulierungen misslingen oder umständlich wirken, auch wenn verständlich wird, was SU vermutlich sagen möchte:

> T1 Z1/2   was *üs* sehr viel Schaden aarichtete
>   Z4/5 hatte sein Haus .. in einem *Waldkreis* stehen
>   Z 6 leider hat der Sturm (,) *ihm zuviel* Bäume entwurzelt
>   Z 8 *auch die frühere (,) frühen* Räumungsarbeiten .. *liessen*
>   Z 9 Herrn ... Walter (,) *nicht darauf kommen*
>
> T2 Z1/2 so stellte sie sofort ihr Wagen *mit der (,) Warnleuchte* an die Seite
>   Z 3 leider (,) *blieb ihr das Glück versagt* (,) *die Hilfe .. zu leisten*
>   Z 4   wose
>   Z5 *benachrichtigt het* (,) dass er das Krankenauto und s*o schnell wie den*
>   Z 6 *Notfall (,)* arzt zu benachrichtigen

Im letzteren Beispiel (Text2, Z5/6) misslingt der Satz von der Konstruktion her auf mehreren Ebenen. SU wählt in Z5 mit "benachrichtigen" ein Verb, das nicht ganz in den Zusammenhang passt (statt "sie bat ihn, sie trug ihm auf"), es handelt sich also um ein Wortwahlproblem; vermutlich hat sich das Verb antizipatorisch aufgedrängt, es wird an späterer Stelle im Satz korrekt eingesetzt. SU vermischt zudem vom Satzbau her zwei unterschiedliche Konstruktionen:

> .. den sie benachrichtigt hat, dass er das Krankenauto und so schnell wie möglich den Notarzt benachrichtigen soll.

und

> .. dem sie auftrug, das Krankenauto und so schnell wie möglich den Notarzt zu benachrichtigen.

Zusätzlich misslingt ihm noch die Formulierung: "so schnell wie möglich", da er dabei das letzte Wort auslässt. Auch bei der Wortwahl "Notfallarzt", zeigt das Zögern, dass SU nicht ganz sicher zu sein scheint bei seiner Wortwahl. Gebräuchlicher wäre das Wort "Notarzt".

Ein unkorrigierter Fehler mit antizipatorische Wortverwendung findet sich auch im Text 1:

> 3 verursachten riesige *Wald*schäden
> 4 so wie au (,) Hausschäden ... der Herr *Wald* hatte sein Haus .. in einem
> 5 *Wald*kreis stehen

Darüber hinaus gibt es eine Reihe von unkorrigierten syntaktischen Angleichungsfehlern, die dialektal beeinflusst sein können:

> T1, Z9/10 dass sein Haus durch Bäume .. in *ein* Trümmerhuufen verwandlet wurde.
> T2, Z1/2 so stellte sie sofort *ihr* Wagen mit der (,) Warnleuchte an die Seite

SU wählt immer wieder ein Sprachniveau, das seinen Möglichkeiten nicht angemessen ist. Er wählt oft zu komplexe Formulierungen, ein "Zuviel" an Wörtern, zu komplexe Konstruktionen anstelle von einfachen Ausdrücken. Auch versucht er, Nominalisierungen zu konstruieren, anstatt Reflexivsätze zu verwenden. SU fügt immer wieder etwas Neues, Zusätzliches hinzu, wenn er glaubt, sich unzulänglich ausgedrückt zu haben. Die sprachlichen Auffälligkeiten von SU lassen vermuten, dass gedankliche Planung und sprachliche Planung nicht parallel laufen. SU scheint aufgrund seiner inhaltlichen Planung Formulierungen zu beginnen, die er sprachlich nicht auf gebräuchliche Weise vervollständigen kann. Möglicherweise führt gerade der Versuch, seine Rede bewusst zu steuern, zu einem gewählten Sprachniveau. Ganz offensichtlich bemerkt SU seine Fehler und die Umständlichkeiten seiner Formulierungen im konkreten Fall nicht, obwohl er sich allgemein beim Sprechen unsicher fühlt. Seine Aufmerksamkeit ist vorwärts gerichtet, auf die inhaltliche und sprachliche Planung, und nicht auf die Kontrolle der sich abspulenden Rede.

Titel
Bei den Titeln, die SU vorschlägt, fällt eine gewisse Überproduktivität auf. Er entscheidet sich nicht gleich für einen Titel, sondern fügt neue Versionen hinzu. Die Titel der Zeitungsmeldung entsprechen den Kategorien "Hauptereignis in einem Wort" und "Zeitungstitel"; beide sind thematisch relevant. Beim Text 2 entspricht der erste und zweite Vorschlag der Kategorie "allgemeine und bestimmte Aspekte", der letzte Titel ist eine Zusammenfassung der Hauptereignisse. Der Titel "beobachtende Menschen" scheint dabei aufgrund der missglückten sprachlichen Formulierung völlig ohne Bezug zum Text. Erst der nächste Versuch ("umsichtiger Mensch ...") gibt einen Hinweis, was SU wohl zuvor ausdrücken wollte.

Zusammenfassung
Von der argumentativen Struktur her werden die Aufgaben korrekt gelöst, wobei SU beim Text 1 sich mit seinen Begründungen auf die Textvorgaben bezieht,

was beim zweiten Text nur in assoziativer Form der Fall ist. In beiden Erzählungen kommen irrelevante aber zugleich thematisch passende Details vor. Auf sprachlicher Ebene fällt eine Umständlichkeit der Formulierungen auf, wobei SU sich um ein relativ hohes Sprachniveau bemüht. Es kommt zu antizipatorischen und aufmerksamkeitsbedingten Fehlern auf Ebene der Satzplanung. Die umständliche, oft redundante sprachliche wie thematische Ausgestaltung mag einer Unsicherheit entspringen, was eigentlich wesentlich ist und was nicht.

SU Textbeispiel 2:   Schriftsprache

Schriftsprache 1

1 Im Frühling bauten wir unser Ferienhaus
2 im *Winter*sportort Wengen. Es sollte unser
3 späteres Domiziel sein. So das wir unsere Pension-
4 jahre mit unseren Tieren in Frieden verleben
5 Wir musten während der Bauzeit auch die Hinweise
6 der *Feuerwehr*-Behörde in praxis umsetzen.
7 Als wir im Herbst die Innen Einrichtung in die
8 Hand nahmen, kam die Nachbar *Frau* uns zu
9 begrüssen. Während des Gespräches kamen wir auf
10 Ihren *Hund* zu sprechen. Sie meint der Keip jage
11 immer den *Katzen* nach. Aber das stimmte
12 gar nicht, den er machte sich nur bemerk bar
13 damit mann das Kätzli vom *Baum* holte.
14 Sie nahm das *Leiterli* vom Bauplatz um das
15 Kätzli *retten* vom Baum zu hohlen. Sie lies
16 sich auch von der *Kälte* nicht abhalten.

Schriftsprache 2

1 Die Mütter gingen mit den *Kindern*
2 in die Theater Vorstellung "Der *Zauberer*"
3 Wie sich die Kinder über die *Tricks* freuten
4 muste ich an das daheim gebliebene denken
5 den der *Bein*bruch war zu stark so das wir es
6 nicht mitnehmen konnten. Aber eine kleine
7 Kamaradin machte sich *nützlich* den sie
8 blieb beim Kurt damit er nicht *traurig* ist
9 Sie versprach uns auch so kleine Zaubertricks
10 zu versuchen. Dem Zauberer viel das deutsch
11 *sprechen* nicht schwer, er rief *drei* Kinder
12 auf die Bühne zwei Buben 1 Maidli dem
13 einen Bub viel das sprechen schwer so meinte
14 der Kunstler bis du *gross* bist geht das gut
15 und du kanst dann ans *heiraten* denken

Analyse von Fallbeispielen

Quantität, Fehler
Die von SU geschriebenen Texte sind beide mit 122 und 109 Wörtern vom Umfang her lang, aber noch innerhalb des von den Kontrollpersonen vorgegebenen Rahmens. In beiden Texten benutzt SU eine relativ grosse Anzahl kohäsiver Mittel. Es kommen Subordination, zeitliche und begründende Junktionen sowie eine Reihe von Proformen vor. Beide Texte besitzen eine relativ hohe Kohäsion, in beiden Texten werden Geschichten realisiert. Auffällig ist die Anzahl von Orthographie- und Interpunktionsfehlern, die deutlich höher ist als bei der Kontrollgruppe. Es finden sich ausserdem Redewendungen in den Texten, die zwar nicht explizit falsch, aber ungebräuchlich sind und die auf restaphasische Unsicherheiten hinweisen (Text 2: "der Beinbruch war zu stark", Text 1"Als wir im Herbst die Innen Einrichtung in die Hand nahmen"). Nur eine Wendung ist syntaktisch inkorrekt ("um das Kätzli retten vom Baum zu hohlen"). Hier sind vermutlich zwei Planungsalternativen miteinander verschmolzen: um das Kätzli zu retten – um das Kätzli vom Baum zu holen. In Text 1 benutzt SU anstelle des Listenwortes "kalt" ein Wort desselben Wortsstamms:"Kälte".

SU ist der einzige Proband, der Dialektwörter direkt in die Schriftsprache einfliessen lässt (Kätzli, Keip, Maidli). Wie es auch in Untersuchungen der gesprochenen Sprache deutlich wurde, ist es für SU sehr schwierig, vom Dialektregister ins Hochdeutsch-Register zu wechseln. Schwierigkeiten beim spontanen Registerwechsel sind bei aphasischen Patienten öfters anzutreffen (vgl. Weniger 1985, Gasser 1991), wobei Dialektsprecher sogar oft die Hochsprache bevorzugen. Als Sprecher, der den Dialekt erst als Erwachsener erworben hat, fällt es SU besonders schwer, Registerunterschiede wahrzunehmen.

Lokale und globale Kohärenz
Auf der sequentiellen Ebene wirken die Sätze im Text 1 inhaltlich verbunden und von ihrem Zusammenhang her sehr bis relativ plausibel (Stufe 2 und 3 in den Ratings der Beurteiler). In Text 2 dagegen gibt es im zweiten Teil der Geschichte Zusammenhänge, die als nur wenig plausibel eingestuft werden. In beiden Texten folgt SU auf der Ebene lokaler Kohärenz assoziativen Verbindungen, die keine Bedeutung für die Gesamtgeschichte haben. Es kommt vor, dass er von Zusammenhängen und Vorannahmen ausgeht, die implizit sind und vom Leser im Nachhinein erschlossen werden müssen.

> Bsp. 6 Aber *eine kleine*
> 7 *Kamaradin* (*von wem ?*) machte sich nützlich den sie
> 8 blieb beim *Kurt (wer?)* damit er nicht traurig ist

Sieht man sich die Verteilung der Listenwörter im Text an, so fällt auf, dass im Text 1 jeweils nur ein Listenwort pro Satz oder Teilsatz auftaucht. Im Text 2 sind nur im ersten Satz mehrere Listenwörter enthalten, ansonsten verteilen sie sich weitläufig verstreut über den Text. Offensichtlich wendet SU die Strategie an, die Listenwörter nacheinander, Wort für Wort in den Text einzufügen und in jeder Sequenz neu einen Zusammenhang zum Vorhergehenden herzustellen. Dieses schrittweise Einarbeiten von Listenwörtern macht sich deutlich auf der inhaltlichen Seite bemerkbar. So ist es schwierig, bei den Geschichten einen roten Faden zu finden, da sie sich aus aufeinanderfolgenden Handlungselementen zusammensetzen, die in keinem notwendigen Zusammenhang zueinander stehen. Setzt man etwa im Text 1 die Episode: "Katze wird vom Baum gerettet" als Handlungskern an, so sind die Ausführungen zu Beginn (zum Haus, zu den Tieren, zur Feuerwehrbehörde) ohne Relevanz für die eigentliche Handlung. Ebenso hat der letzte Satz keine Funktion für die Gesamtgeschichte.

Auch von der zeitlichen Situierung gibt es Unstimmigkeiten. So spricht die Nachbarin davon, ihr Hund würde *immer* den Katzen nachjagen, während anschliessend von einer bestimmten Situation die Rede ist. Im ersten Teil des Textes greift SU in seinen Ausführungen kaum auf den Schlüsselwortcharakter der vorgegebenen Wörter zurück, sondern konstruiert andere Zusammenhänge.

Im Text 2 gibt es eigentlich zwei Handlungskerne, die nur lose miteinander verbunden sind, und deren Übergang abrupt erfolgt: Das Thema: "das kranke Kind musste daheim bleiben" und das Thema "Zauberer bereitet Kindern Freude". Auch hier ist die zeitliche Abfolge der Handlungen nicht stimmig. Es ist unklar und von der Zeitenfolge her widersprüchlich, ob "die kleine Kamaradin" bereits von Anfang an "beim Kurt" geblieben ist, oder erst im Nachhinein zu ihm gegangen ist.

In einigen Sätzen benutzt SU Listenwörter zum zweiten Mal, obwohl er sie bereits verwendet hat und obwohl diese Sätze inhaltlich nicht erforderlich sind:

> Text 2: Sie versprach uns auch so kleine Zaubertricks zu versuchen.

Hier tauchen die Listenwörter "Zauber-" und "Trick" nochmals auf, obwohl weder inhaltlich noch von der Aufgabenstellung eine Notwendigkeit dafür besteht. Ohne Funktion für den Gesamttext ist auch der Satz im Text 2 "Dem Zauberer viel das deutsch sprechen nicht schwer". Das Listenwort "sprechen" wird nämlich später im Zusammenhang mit dem Jungen nochmals genannt werden. Möglich, dass SU vergisst, welche Listenwörter er bereits verwendet hat. Vielleicht geht er aber auch nach der Strategie vor "doppelt hält besser" und versucht auf diese Weise, die Anforderungen besonders gründlich zu erfüllen.

In beiden Texten wird in der Ichform erzählt. Dabei muss man sich fragen, wo der Erzähler sich selbst in der Geschichte 2 situiert. Inhaltlich gesehen müsste er zu den Müttern und Kindern gehören, die die Vorstellung besuchen. Vermutlich findet aber in dieser Geschichte eher vom ersten zum dritten Satz ein Wechsel der Erzählperspektive statt.

Zusammenfassung

SU erarbeitet sich sequentiell Zusammenhänge, ohne dabei eine klare makro-

Analyse von Fallbeispielen - 263 -

propositionale Struktur als Leitlinie zu haben. Sein Stil ist unökonomisch, umständlich und geprägt von Erzählansätzen, die nicht weitergeführt werden und keine Funktion für den Gesamttext haben. Ganz offensichtlich ist es für SU schwierig, mehrere Listenwörter gleichzeitig bei einer thematischen Ausgestaltung zu berücksichtigen. Dies lässt auf eine reduzierte Verarbeitungskapazität und verminderte Planungsfähigkeiten beim Produzieren von Texten schliessen. SU scheint zu vergessen oder unsicher zu sein, welche Wörter er bereits benutzt hat und wie er seine Geschichte aufbauen wollte. Die Schlüsselwortfunktion der Wörter von Liste 1 wird nicht oder nur zum Teil erkannt; SU folgt eher eigenen Assoziationen. Er orientiert sich überwiegend auf einer Ebene lokaler Kohärenz, obwohl das Wissen über Superstrukturen im Prinzip vorhanden ist.

8.2.5 Vergleichende Analyse der Textproduktionen

Vergleich der Aufgabenbewältigung verschiedener Textsorten
Bei der Bearbeitung einer bestimmten Textsorte findet sich bei SU oft eine inhaltlich unauffällige Realisierung neben einer problematischen (z.B.bei den *prozeduralen Texten*). Die Aufgaben *Geschichten-Fortsetzen, Bildgeschichten, prozedurale Texte* werden, was die geforderte Informativität angeht, zwar gut bewältigt. Es fällt jedoch auf, dass SU dazu neigt, thematisch adäquate Bemerkungen hinzuzufügen, mit denen er sich auf persönliche Erlebnisse oder spezielles Hintergrundwissen bezieht.

Diskursaufgabe	*Aufgabenbearbeitung*
Märchen	nicht möglich, unvollständige Filmerzählung; driftet ab in persönlichen Erlebnisbereich
Geschichten Fortsetzen	unauffällig bis auf idiosynkratische Ausdrucksweisen und gelegentliche Fehler der Satzkonstruktion
Schriftsprache	sequentielles Abarbeiten der Aufgabe; redundant und unökonomisch, hohe lokale Kohärenz bei geringer globaler Kohärenz; syntaktische Konstruktionsfehler, orthographische Abweichungen, Dialektismen
Prozedurale Texte	Text 1: überinformativ und redundant; fügt viele Informationen hinzu, "Spezialistenwissen"
Bildgeschichten	umständlich Annäherungen an das Thema, redundante Information, einige Angleichungs- und Konstruktionsfehler, idiosynkratischer Wortgebrauch
Rollenspiel	unauffällig; adäquate Argumentation, angemessene Themeneinführung und -Fortführung

Tabelle 8.10 SU: Vergleich der Leistungen in verschiedenen Diskursaufgaben

Die deutlichsten Abweichungen zur Kontrollgruppe finden sich bei den Aufgaben *Märchen* und *Schriftsprache*. Es gelingt SU nicht, ein Märchen zu erzählen, er greift nach langem Zögern auf einen vor langer Zeit gesehenen Film zurück. Auch hier sind die Hintergrundinformationen wesentlich ausführlicher als die Erzählung selbst. In der *Schriftsprache* arbeitet SU sequentiell Wort für Wort der vorgegebenen Liste ab, was sehr unökonomisch und redundant wirkt. Das *Rollenspiel* dagegen bewältigt SU, abgesehen von einigen sprachlichen Besonderheiten, unauffällig und vergleichbar mit der Kontrollgruppe. Man könnte daraus schliessen, dass die Texte von SU gerade dann redundant und thematisch abweichend werden, wenn er viel Zeit für Planungsprozesse aufwenden kann.

Leistungen auf verschiedenen Diskursebenen

– *Mikropropositionale Struktur, sprachliche Realisierung.* In den Texten fallen auf sprachlicher Ebene folgende Besonderheiten auf:
a) *Registervermischungen*, d.h. zwischen Dialekt und Hochdeutsch kann nicht klar getrennt werden. Möglicherweise lassen sich sogar die wenigen syntaktischen Fehler im Hochdeutschen auf Dialekteinflüsse zurückführen, d.h. dass SU dialektale Flexionsformen übernimmt.
b) *Auffälligkeiten der Formulierung.* SU verwendet Wendungen und Ausdrücke, die umständlich und geschraubt wirken. Die Umständlichkeit drückt sich auch in der syntaktischen Konstruktion aus. SU hat einen Hang zur Substantivierung, was merkwürdige Formulierungen nach sich zieht (Bsp. *Bildgeschichte 3*: "da die Unschlüssigkeit noch vorhanden war"). SU neigt bei seiner Satzplanung dazu, den markantesten Aspekt seiner Aussage an den Satzbeginn stellen zu wollen – oft das Rhema –, und versucht, diesen Aspekt zu nominalisieren. Erst im Nachhinein wird die sprachliche Planung vervollständigt, wobei er dann gezwungen ist, die weitere Formulierung dem Satzbeginn anzupassen. Dies gelingt nicht immer, da er durch die ungewöhnliche Nominalisierung gezwungen ist, von gebräuchlichen Konstruktionen abzuweichen.
c) *Auffälligkeiten der Wortwahl.* Häufig findet SU nicht den genau passenden Begriff, sondern wählt Formulierungen mit bedeutungsähnlichen Wörtern, die Überschneidungen zum Zielwort aufweisen. Es besteht bei SU eine Tendenz, sich in Wendungen und Floskeln auszudrücken, die aber sprachlich nicht immer exakt gelingen.
d) *Ausufernde Formulierungen.* Der Eindruck der Umständlichkeit entsteht oft durch ein "Zuviel", durch Hinzufügungen sowohl auf syntaktischer als auf semantischer Ebene.

– *Makropropositionale Struktur.* Es gelingt SU in den verschiedenen Aufgabentypen und auch bei den einzelnen Aufgaben unterschiedlich gut, eine makropropositionale Struktur mit globaler Kohärenz zu realisieren. Bei den Aufgaben *Bildgeschichte, Rollenspiel, Geschichten-Fortsetzen* wird eine relativ kohärente, vollständige Themenstruktur geschaffen. Von ihrer Informativität her sind die Texte meist ausführlich, in ihrer Argumentation plausibel. Brüche und Themensprünge kommen dagegen in der Aufgabe "*Schriftsprache*" vor. SU driftet niemals wirklich vom Thema ab, es kommen auch keine echten Konfabulationen vor. Allerdings fügt er häufig Kommentare aus dem eigenen Erfahrungs- und Erlebnisbereich hinzu, die irrelevant und überflüssig sind. Es entsteht oft der Eindruck, dass SU seine Kompetenz unter Beweis stellen möchte. Zum Teil wirken diese Einschübe ausgesprochen appellativ.

– *Erzählperspektive*. SU verwendet in sehr auffälliger Weise häufig die Ichform oder spricht von "wir", auch in Texten, in denen er eindeutig nicht mit dem Protagonisten identisch ist (z.B. *Bildgeschichte*). In Zusammenhang mit den anderen häufigen Verweisen auf die eigene Person scheint es Ausdruck einer egozentrischen Sichtweise sein. Es fällt ihm schwer, von der eigenen Person zu abstrahieren und eine andere Perspektive einzunehmen.

– *Interaktives Verhalten*. SU verhält sich im Rollenspiel in pragmatischer Hinsicht adäquat und angemessen.

8.2.6 Integratives Erklärungsmodell des Verhaltens

– *Sprachsystematische Ebene*: Es besteht bei SU eine generell erhöhte Reaktionsbereitschaft, die sich auch spezifisch auf Sprachsystemebene zeigt. Dies liesse sich interpretieren als Abrufstörung (vgl. Kelter 1991, S.51), im Sinne einer Schwellensenkung im semantischen Netzwerk. Eine andere Erklärungsmöglichkeit ist die Erhöhung der Aktivierung, etwa durch den Wegfall von inhibitorischen Prozessen, was zu einer Überproduktivität führen kann.

– *Exekutive Ebene*: Es besteht eine eingeschränkte Verarbeitungskapazität, die zu deutlichen Planungseinschränkung auch auf sprachlicher Ebene führen. Die Aufmerksamkeit ist auf sprachliche Planungs- und Selektionsprozesse, deren Steuerung und Kontrolle gerichtet. Dabei kann es vorkommen, dass der Überblick über Zielvorgaben und bereits erfolgte Leistungen verlorengeht. Die bewusste Kontrolle ist nur auf die Planung der unmittelbar folgenden Äusserungen gerichtet. Nachträgliche Korrekturen kommen praktisch nicht vor. SU wendet für Monitoring, Kontroll- und Selbsthemmungsprozesse dermassen viel Aufmerksamkeit auf, dass übergreifende Planungsvorgänge in den Hintergrund treten. Deshalb können inhaltliche Implausibilitäten die Kontrolle passieren. SU benutzt meist die Strategie, die Aufgabenanforderungen nacheinander abzuarbeiten. Zusammenfassungen oder Kombinationen von Lösungsschritten fallen ihm schwer.

– *Ebene der Selbstreflektivität*: Es liegt nahe, in der bewusst kontrollierten, langsamen Sprechweise von SU eine Kompensationsstrategie zu sehen. (Der

Unfall lag zum Zeitpunkt der Untersuchung bereits 3 Jahre zurück.) Er versucht vorschnelle, sich automatisch aufdrängende Formulierungen zu unterdrücken, um Fehler zu vermeiden. Er bemerkt seine Störungen in gewissem Ausmass und versucht, dagegenzuwirken. SU schildert sich in seiner Selbsteinschätzung stärker beeinträchtigt als dies von den Fremdbeurteilern wahrgenommen wird, was einen Rückschluss auf sein derzeitiges negatives Selbstkonzept zulässt. Die häufigen Verweise auf die eigene Person und die persönliche Sprecherperspektive sind weniger Ausdruck einer organisch-kognitiv bedingten Egozentrizität als einer depressiv gefärbten Krankheitsverarbeitung.

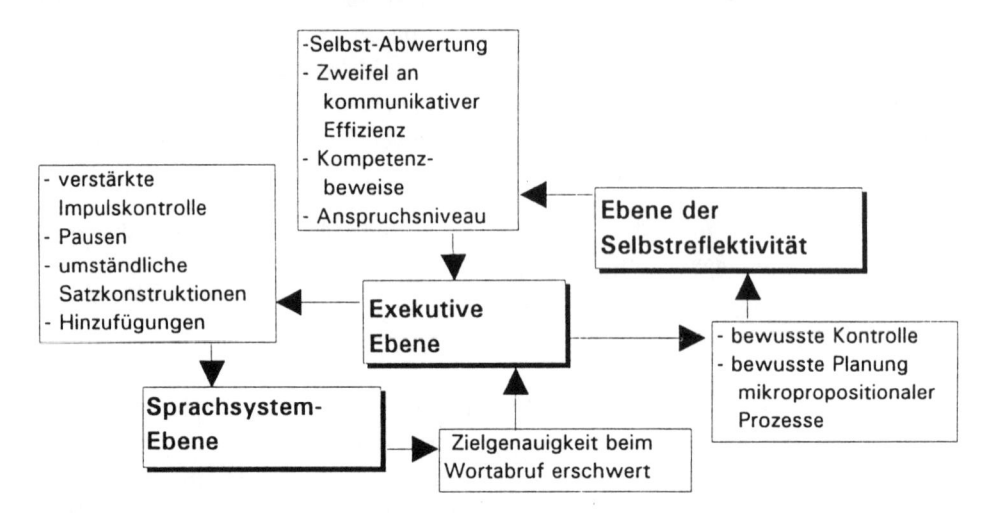

Abb. 8.11 SU: Hypothesen über das Zusammenwirken verschiedener Verarbeitungsebenen

– *Rückwirkung auf untere Prozessebenen*: Die negative Selbstbewertung und das Bemühen um besonders gute Leistung wirken zurück auf die sprachliche Performanz. Dass fehlerhafte oder ungebräuchliche Wendungen die Kontrolle passieren, mag schliesslich auch daran liegen, dass SU insgesamt auf einem erhöhten Anspruchsniveau arbeitet und akademisch anmutende Formulierungen weniger kritisch behandelt. Damit verbunden ist der Wunsch, sich selbst als kompetent zu zeigen, was sich auch in der Themengestaltung und den vielen Kommentaren aus der eigenen Erlebniswelt ausdrückt. Thematische Redundanz mag auch darauf zurückzuführen sein, dass SU sich ganz besonders korrekt und vollständig ausdrücken möchte, und daran zweifelt, ob ihm das bereits gelungen ist. Eine überkontrollierende Haltung (auf exekutiver Ebene) wirkt sich wiederum auf die sprachlicher Ebene aus und zeigt sich in Pausen oder in umständlichen Satzkonstruktionen.

Analyse von Fallbeispielen - 267 -

	Diskursive Auffälligkeiten	*Neuropsychologische Interpretation*
Verhalten in der Situation, interaktives Verhalten	adäquat, gelegentlich appellativ, überschiessend	sehr bemüht um Kontrolle der wahrgenommenen verminderten affektiven Steuerung
Erzählperspektive	häufige Ich-Perspektive	Ichbezogene Perspektive im Rahmen depressiver Krankheitsverarbeitung
Makropropositionale Ebene	übergenaue Details, Hinzufügung von eigenem Wissen und Erlebnissen; bei gezieltem Abruf unvollständige Makrostruktur (Märchen)	hohes Anspruchsniveau, Demonstration von Kompetenz; verminderter Gesamtüberblick; gezielter Gedächtnisabruf leicht vermindert
Mikropropositionale Ebene	häufige Pausen; ungewöhnliche und umständliche Satzkonstruktionen mit Nominalisierungen	bewusst kontrollierte, vorwärts gerichtete Planung, parallel zu Formulierungsprozessen, aufmerksamkeitskonsumierend; (Kompensationsstrategie); Rhema wird bei dieser Planung an den Satzanfang gesetzt;
Sprachsystem-Ebene Semantik Syntax Phonologie	Wortfindungsstörungen; Wortwahlfehler- und Unsicherheiten; Registerunsicherheiten (Dialekt)	Störung des Wortabrufs

Tabelle 8.12 SU: Zusammenfassung und Interpretation der wichtigsten Auffälligkeiten im Diskurs

8.2.7 Diskursive Merkmale und ihre neuropsychologische Interpretation

Diskursive Merkmale auf verschiedenen Ebenen lassen sich schwerpunktmässig auf kompensatorische Kontrollstrategien, die einer verminderten Impulskontrolle entgegengesetzt werden, sowie auf eine ichbezogene Haltung im Rahmen einer depressiven Krankheitsverarbeitung zurückführen, wie in der Tabelle 8.12 dargestellt ist. Auf mikropropositionaler Ebene fällt der Hang zu Nominalisierungen auf, der als eine Konsequenz bewusster verbaler Planung interpretiert wird. Dabei misslingen Topikalisierungsprozesse. Insgesamt ist die Verarbeitungskapazität vermindert, was zu Fehlern auf allen Diskursebenen führen kann.

8.2.8 Therapeutische Strategie

Den Schwerpunkt sollten psychotherapeutische Massnahmen bilden. In Gesprächen sollte SU die Gelegenheit haben, sich mitteilen zu dürfen. Selbstmitteilungen und appellatives Verhalten sollten klar auf die dafür vorgesehenen Situationen begrenzt werden. Längerfristige Ziele wären, die eigenen Leistungsgrenzen, die nach dem Trauma verändert sind, besser akzeptieren zu können und ein angepassteres Selbstkonzept zu entwickeln. Die hohe Leistungsmotivation, die SU zeigt und seine aktuell geringe Selbstbewertung aufgrund seiner Beeinträchtigungen sollten im Rahmen der eigenen Lebensgeschichte verstanden und bearbeitet werden. Parallel dazu bietet sich ein Einüben von entspannenden Verfahren an. Zusätzlich zur Einzeltherapie wäre Gruppenpsychotherapie ein sinnvolles Angebot, in der SU eine Rückmeldung über sein Auftreten in sozialen Situationen erhält und allmählich wieder lernen kann, von einer ichbezogenen Perspektive zu einer mehr partnerbezogenen Haltung zu wechseln.

Eine sprachlich-neuropsychologische Therapie sollte nur unter dem Vorbehalt angeboten werden, dass jeder weitere Leistungsdruck vermieden werden muss, was eine sehr klare Haltung seitens des behandelnden Therapeuten erfordert. Ansatzpunkt für funktionale therapeutische Massnahmen können konkrete Alltagssituationen sein, z.B. berufliche Situationen, in denen SU mehr Sicherheit und Rückmeldungen über sein Verhalten benötigt, um seine soziale Akzeptanz zu erhöhen. In diesem Rahmen könnte etwa das Arbeiten mit Hilfsmitteln und der Einsatz von Hilfen geübt werden, mit Schwerpunkt auf Registerunterschieden, Schriftsprache, abstrakt-sprachlichen Aufgaben und der Wahl eines einfacheren Sprachniveaus.

8.3 Fallanalyse: WA

8.3.1 Beschreibung von WA

WA ist zum Zeitpunkt des Ereignisses 22 Jahre alt und hat eine Lehre in einem technischen Beruf abgeschlossen. WA ist Rechtshänder.

Medizinischer Befund
WA erleidet ein schweres Schädelhirntrauma mit multiplen Kontusionsherden frontal beidseits und temporal rechts und einer traumatischen Subarachnoidalblutung. Bei Eintritt in die Klinik betrug der Glasgow Coma Score 8 Punkte. In der erster Phase war WA sehr unruhig und verwirrt.

Zeitpunkt der Untersuchung
Die Untersuchungen wurden vier Monate nach dem Ereignis durchgeführt.

8.3.2 Leistungsprofil

– Sprache: Es bestand bei WA zunächst eine ausgeprägte Sprachstörung mit starken Sprachverständnisstörungen, Logorrhoe, Wortfindungsstörungen und semantischen wie phonematischen Paraphasien. WA konnte schriftsprachliche Informationen in einer ersten Phase besser aufnehmen als lautsprachliche. Zur Zeit der Untersuchung war eine lautsprachliche Verständigung zwar gut möglich, es kam im Gespräch jedoch oft zu Missverständnissen, die von WA nicht bemerkt wurden. Im *Token-Test* erreichte WA eine Fehlerzahl von 20. Seine Ergebnisse im *AAT* wurden im Alloc-Verfahren als amnestische Aphasie eingestuft. Klinisch zeigte sich eher das Bild einer Wernicke-Aphasie, mit überschiessender flüssiger Sprachproduktion, Sprachverständnisstörungen und fehlendem Störungsbewusstsein. Es bestand keine Dysarthrie.

– Zusammenfassung des neuropsychologischen Befundes: WA wies in fast allen non-verbalen Bereichen keine Beeinträchtigungen auf. Unterdurchschnittliche oder knapp durchschnittliche Ergebnisse erreichte er nur bei einigen verbalen Aufgaben: Beim Erinnern und Abruf von Texten, bei der Generierung von Wortlisten, bei der verbalen Gedächtnisspanne, beim Gruppieren von Wörtern unter einen gemeinsamen Oberbegriff. Auch bei non-verbalen Generierungs-Aufgaben, beim Generieren von Mustern, waren seine Leistungen unterdurchschnittlich. Beim Lernen von Wortlisten erreichte er dagegen noch durchschnittliche Ergebnisse, er konnte sogar beim Abruf von der Vorgabe von Kategorien profitieren.

8.3.3 WA: Störungsbewusstsein und Krankheitswahrnehmung

Selbsteinschätzung

– Aktuelle Beeinträchtigungen?
WA meint, er habe keine Beeinträchtigungen mehr, er sei wieder wie früher. Damit konfrontiert, dass er doch aber schlecht verstehen würde, meint er, ja das stimme schon, aber das hätte ja nicht mit dem Unfall zu tun, sondern eher mit "Lernen". Er würde schnell wieder alles lernen, wenn er es einmal gehört hätte.
– Welche Beeinträchtigung sind für ihn am schlimmsten?
WA gibt zur Antwort, es würde ihn stören, dass er noch in der Klinik sei, obwohl es ihm doch wieder gut ginge. Hierauf wieder von der Untersucherin mit dem Verständnisproblemen konfrontiert, antwortet er, das sei eigentlich kein Problem, er wäre vielleicht nur gerade müde und würde deshalb schlechter verstehen.

Bei der Bearbeitung des Fragebogens, der wegen der Verständnisprobleme mit der Untersucherin detailliert besprochen wurde, schätzt sich WA im Verhaltensbereich in einigen Merkmalen heute als auffälliger ein: Er ist etwas weniger motiviert, deutlich gleichgültiger, leicht distanzloser und langsamer als vor dem

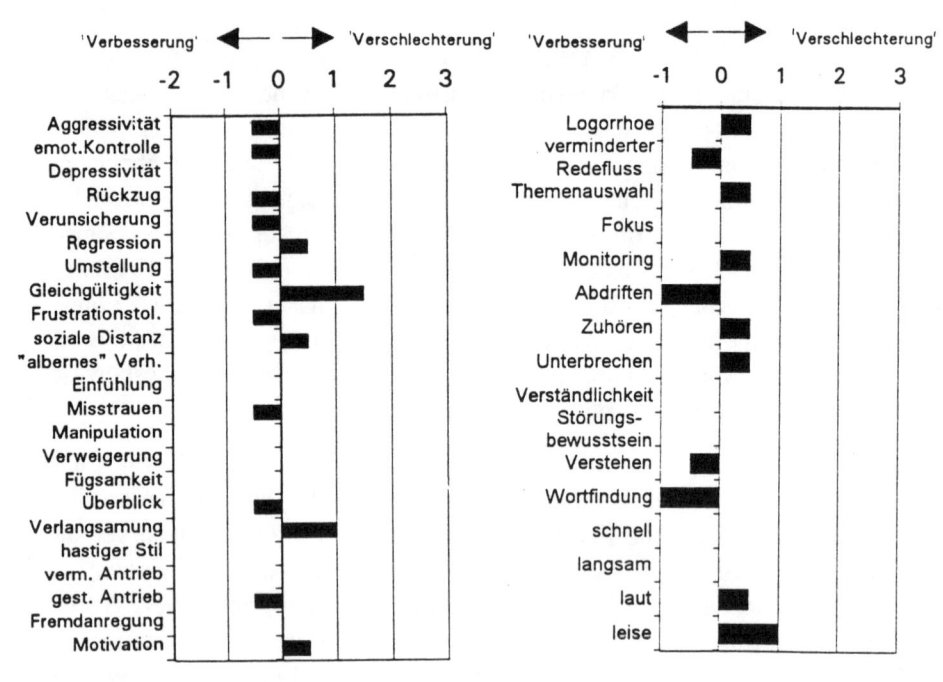

WA: Selbsteinschätzung Verhalten
Ausmass der Veränderungen

WA: Selbsteinschätzung Sprache
Ausmass der Veränderungen

Tabelle 8.13 WA: Selbsteinschätzung der traumabedingten Veränderungen in den Bereichen "Verhalten und Erleben" / "Sprache".
Veränderungsbereich von - 4 (= sehr viel geringere Symptomausprägung, "Verbesserung") bis + 4 (sehr viel stärkere Symptomausprägung, "Verschlechterung").

Unfall. In einer noch grösseren Anzahl von Verhaltensbereichen verzeichnet WA jedoch eine leichte Veränderung zum Besseren hin: Dies betrifft etwa die emotionale Kontrolle und Aggressivität, Verunsicherung, Umstellungsvermögen, Misstrauen und Überblick.

Im sprachlichen Bereich scheint WA seit dem Unfall noch ausgeprägtere Besserungen wahrzunehmen: So glaubt er, heute weniger vom Thema abzudriften, besser zuhören zu können und den Gesprächspartner weniger zu unterbrechen. Auch beim Verstehen und in der Wortfindung findet er sich heute besser. Zur stärkeren Symptomausprägung, d.h. zum Schlechteren hin verändert, sieht er sich dagegen bei den Merkmalen Logorrhoe, Themenauswahl, beim Monitoring und vor allem bei der Lautstärke.

Fremdeinschätzung

In der Fremdeinschätzung gibt es im Verhaltensbereich keine Symptomausprägung, die einen übereinstimmenden Wert von mindestens zwei erreicht. Man

Analyse von Fallbeispielen - 271 -

kann also davon ausgehen, dass WA in seinem allgemeinen Verhalten nicht auffällig oder verändert wirkt. (Die entsprechende Grafik entfällt hier daher.)

WA: Fremdeinschätzung der Sprache

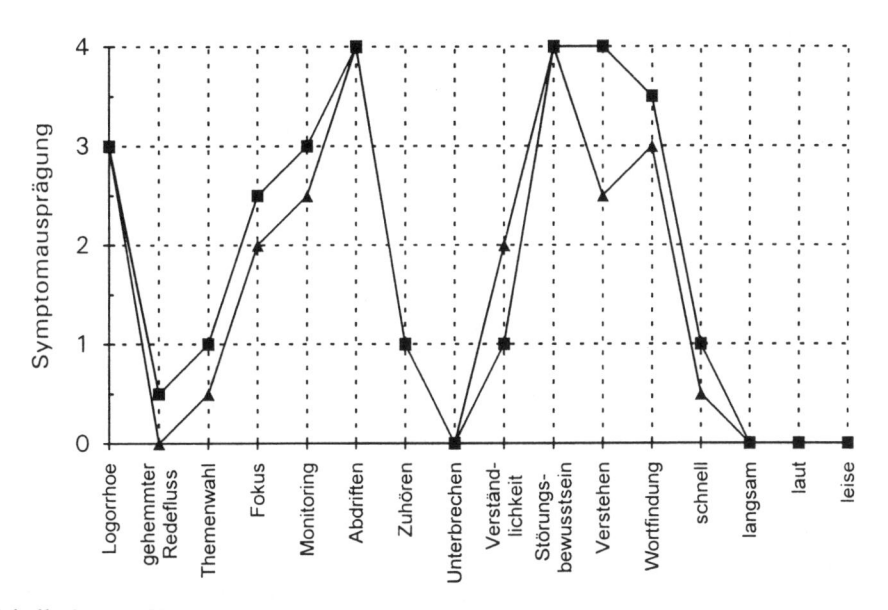

[Diagramm: Symptomausprägung (0-4) für die Merkmale: Logorrhoe, gehemmter Redefluss, Themenwahl, Fokus, Monitoring, Abdriften, Zuhören, Unterbrechen, Verständlichkeit, Störungsbewusstsein, Verstehen, Wortfindung, schnell, langsam, laut, leise]

Tabelle 8.14   WA : Fremdeinschätzung der Sprache.
▲= Beurteiler 1, ■ = Beurteiler 2 , (0 = keine Symptomausprägung, unauffällig, 4 = starke Symptomausprägung, starke Beeinträchtigung)

Im sprachlichen Bereich dagegen werden einige Symptome übereinstimmend als auffällig eingestuft: Dies betrifft die Logorrhoe, den Gesprächsfokus, das Monitoring und vor allem das Abdriften, das mit einem übereinstimmenden Punktwert 4 als sehr auffällig wahrgenommen wird. Eine Übereinstimmung ergibt sich auch bei der Einstufung des völlig fehlenden Störungsbewusstseins und bei der gestörten Wortfindung. Beim gestörten Verstehen ergibt sich eine Abweichung von 1.5 Punkten zwischen den Ratings, allerdings stufen beide Beurteiler dieses Merkmal als auffällig ein.

Diskrepanz von Selbst- und Fremdeinschätzung
Die Tatsache, dass WA in vielen Bereichen Verbesserungen zu erkennen glaubt, kann bereits als Indiz für ein beeinträchtigtes Störungsbewusstsein und eine veränderte Selbstwahrnehmung gelten. Interessanterweise nimmt er wahr, dass er heute gleichgültiger ist als früher. Dies hat möglicherweise eine Auswirkung auf seine anderen Einschätzungen und Bewertungen. Bei der Beurteilung des Sprachverhaltens ergeben sich deutliche Diskrepanzen. Merkmale, die als schwer beeinträchtigt eingeschätzt werden, wie Abdriften oder Wortfindung, beurteilt WA erstaunlicherweise als heute deutlich besser. Man kann also von einem

fehlenden Störungsbewusstsein für diskursive Beeinträchtigungen ausgehen, selbst wenn man berücksichtigt, dass WA möglicherweise einige Fragen nicht ganz richtig verstanden hat.

8.3.5 Textbeispiele

WA Textbeispiel 1: Prozedurale Texte

WA liest die Anweisung, aber reagiert nicht, wiederholt Textteile, liest laut: "Kaffeemaschine". Es bedarf zunächst einiger Klärung, bis WA die Aufgabe richtig verstanden hat.

Kaffeemaschine
1 dasch ein (,) Topf (,) ä höche (,) öppe by (,) "vierzig
2 Zentimeter" (,) u dä cha me ir Mitti (,) mit (misch e Lupe?)
3 (,) cha me ne offe (,) u när het's ä Fiuter inne (,) cha me
4 de Kaffeepulver inetue (,) u ds Wasser o no (,) u wider zue
5 (,) schrube (,) und (,) uf ä Koch (,) panne .. mit "heiss"
6 (,) nächhär chochet's (,) chochet's u stygt's (,) u nachhär
7 git's de Kaffee

Zimmer streichen
1 das würd i itz dänke weu (,) dass i gerne tät äs Zimmer .. u
2 syni Wände sy nümme guet .. muet se schrybe .. und damit er
3 das macht (,) muess er äbe zersch mit Wasser das suuber ..
4 und o no e so nes (,) weiss .. da weiss i o nümme dr Name
5 (,) für ä Maler (LACHT) (,) dä het Maler Farb u när het er no
6 ä anger Flasche won er tuet übe (,) das es wider guet
7 chläbt .. das weiss i o nümme (,) da müesst i d Büchse finge
8 (,) weiss i wider dr Name .. de müesst er äbe vo däm o no (,)
9 ds Wasser u nächhär über die u nächhär erscht d Zimmer (,)
10 schrybe .. und das isch nächhär wider hundert Prozänt äbe
11 (,) das hebt wider (,) das han i äbe o scho viu gmacht (,)
12 maler male .. sehr viu scho .. wyss (,) schwarz (,) rot ..
13 schön (,) Farbe (LACHT) und nid immer nume wy&ja di sy zwar
14 nid wyss .. di sy scho äs Bitzeli vo bruun gstoppe (,) mhm
15 .. gseht de nächhär wie em Papi sys Büro (,) das gseht o so
16 weu er är immer roucht dr Papi (LACHT) da wird's o so ...
17 denn han i äbe ds Zimmer gwächslet .. denn isch är ids höch
18 i ds Büro (,) und i by i ds Zimmer ha d Wäng nümme freue das
19 offe&off u Zimmer (nüm?) schön gmacht ... eh süsch stinkts
20 nach (,) Rouch i ds Zimmer (,) han i o nid Freud (,) da cha
21 me nid guet schlafe (,) ja .. jaja da weiss i sogar no ds
22 Militär .. mit schlofe .. dert het s dryssg Lüüt in i eis
23 Zimmer (,) u nachhär hets sogar no (kalle Rüüm ?) ..
24 Roucher-Lüte (,) und Droge .. und Rau&kohol (,) alles in das
25 Zimmer (,) ja i ha nid guet gschlofe denn ... da vergiss i

Analyse von Fallbeispielen - 273 -

26 kei Tag uf die siebzä Woche vo das blöde Militär

Informativität

Im Vergleich zu ihrer Länge (Text1 umfasst 63 Wörter, Text2 288 Wörter) sind beide Texte wenig informativ. Beim Kaffeekochen findet WA zumindest fünf Propositionen, die wirklich Handlungsschritte beschreiben:

– den Topf in der Mitte öffnen
– Kaffee in den Filter tun
– Wasser einfüllen
– Maschine zusammenschrauben
– Maschine auf die heisse Platte stellen

Tabelle 8.15 WA: Propositionsliste "Kaffee kochen"

Es folgen noch Erklärungen und Kommentare, wie die Maschine funktioniert und was weiterhin passiert, aber ohne dass weitere Handlungsschritte genannt werden. Da WA ein anderes Modell einer Kaffeemaschine beschreibt als die meisten Probanden, unterscheiden sich auch die Handlungselemente etwas von denen der Kontrollgruppe. Zumindest enthält seine Beschreibung die wesentlichen Handlungen, die zum Kaffeekochen notwendig sind. Im Text 2 dagegen ist die Beschreibung sehr wenig informativ, sie umfasst nur drei Propositionen:

– Wände abwaschen
– Wände ablaugen
– streichen

Tabelle 8. 16 WA: Propositionsliste "Zimmer streichen"

Der Rest des recht umfangreichen zweiten Textes enthält Erklärungen und Kommentare, die sich nicht mehr im engeren Sinne auf die Aufgabe beziehen und die sich immer mehr vom thematischen Kern entfernen.

Makrostruktur, Sequenzierung

Wenn man die lange Einleitung zum Text 1, in der Verständigungsfragen zur Aufgabenstellung geklärt werden, nicht zählt, dann besteht der Text 1 praktisch ausschliesslich aus Handlungsschritten und Kommentaren, die sich strikt auf das vorgegebene Thema beziehen. Die Sequenzierung der Handlungsschritte ist adäquat. Im zweiten Text, "Zimmer streichen", beginnt WA mit einer Zusammenfassung der Aufgabenstellung, d.h. er setzt einen Rahmen (Z1-2). Die eigentliche Beschreibung der Handlungsschritte erfolgt von Zeile 2 bis 10. WA widmet darin einige Kommentare einer Wortsuche – er findet die Bezeichnung für Lauge nicht – und versucht dies zu relativieren ("da müesst i d Büchse finge"). Die eigentliche Handlungssequenz ist in der richtigen Reihenfolge erzählt und endet mit der

Handlung "streichen". Er weicht in seinen weiteren Ausführungen völlig vom Thema ab.

Erzählperspektive
Die Erzählhaltung ist im ersten Text offen und neutral (Z 2 u dä cha me, Z3 cha me ne offe). Allerdings hat WA bereits bei der Klärung der Aufgabe geäussert, dass er sich bei der Beschreibung auf seine eigene Espresso-Maschine bezieht, die er aus den Ferien mitgebracht hat, sodass sein Blickwinkel doch ein sehr persönlicher ist. Die Erzählperspektive im zweiten Text ist uneinheitlich: WA beginnt zwar in der Ichform und geht auch immer wieder im Laufe des Erzählens auf subjektive Erfahrungen und Meinungen zurück (Z1 1 das würd *i* itz dänke weu (,) dass *i* gerne tät äs Zimmer). Die Handlungen der Sequenz werden in der dritten Person singular ausgeführt, es wird nicht spezifiziert, auf wen sich dies bezieht:

    2   und damit *er*
    3 das macht (,) muess *er* äbe zersch mit Wasser das <u>suuber</u> ..

    8   de müesst *er* äbe vo däm o no (,)

Möglicherweise ist es für WA naheliegender und einfacher, eine Handlung, die ein allgemeines Vorgehen beschreibt, in der dritten Person zu erzählen, anstatt in der Ichform.

Thematisches Abdriften, Verlassen der Textwelt
Aufgrund seiner Sprachverständnisprobleme hat WA beim ersten Text deutlich Mühe, sich dem eigentlichen Thema zu nähern. Nachdem dieses Problem im klärenden Dialog mit der Untersucherin überwunden wurde, erzählt WA den Handlungsverlauf, ohne vom Thema abzuweichen. Beim zweiten Text dagegen scheint WA die Fragestellung auf Anhieb richtig zu verstehen. Er beginnt mit einer Schilderung der Handlung, die zunächst vergleichbar ist mit den Texten der Kontrollgruppe, beginnt dann aber auf eindrucksvolle Weise thematisch vom Fokus abzudriften, wobei ein Thema immer assoziativ das nächste auslöst:

    - Ich habe das schon oft gemacht
    - in vielen Farben
    - auch mit Braun vermischt
    - wie in Papis Büro
    - da ist es braun, weil er raucht
    - ich bin in sein ehemaliges Büro gezogen
    - ich habe die Wände neu gestrichen, weil's nach Rauch gestunken hat
    - da kann man nicht gut schlafen
    - wie beim Militär
    - da kann man wegen der vielen Leute im Raum nicht schlafen
    - das vergess ich nie

Analyse von Fallbeispielen

Kommentare, mit denen WA die vorgegebene Textwelt verlässt, sind relativ häufig in diesem Text. Sie stellen fast immer eine Beziehung zur eigenen Erlebniswelt her:

    1 das würd i itz dänke weu

    11 (,) das hebt wider (,) das han i äbe o scho viu gmacht (,)
    12 maler male .. sehr viu scho .. wyss (,) schwarz(,) rot ..

    21   jaja da weiss i sogar no ds
    22 <u>Militär</u> .. mit schlofe

Oder es werden Wortfindungsprozesse kommentiert:

    7   das weiss i o nümme (,) da müesst i d Büchse finge
    8 (,) weiss i wider dr Name ..

Sprachliche Ebene
Die lange Klärung, bevor WA die Aufgabe 1 bearbeiten kann, zeigt, dass WA Mühe hat, zu verstehen, worum es geht, dass er häufig auch falsch versteht, dies aber selber nicht als auffällig oder ungewöhnlich registriert.

Ausschnitt aus der Klärungsphase:

    17 |U[1]   erklärn Sie mir mal bitte ganz genau (,)
    18 |WA:

    19 |U wie man des macht   ja   ja
    20 |WA   macht (?)   ds Espresso (?)   <u>genau</u> (,)

    21 |U
    22 |WA Espresso (,) das säge aui Lüt

Von seiner Gesamthaltung her scheint WA der Untersucherin in dieser Einleitung zu signalisieren, dass sie seltsame, auch etwas dumme Fragen stelle, die weit unter seinem Niveau liegen. WA kann auch nur eingeschränkt von den als Hilfen eingesetzten Fragen der Untersucherin profitieren; er hat Mühe, einen Bezug zur Aufgabeninstruktion herzustellen.

Dass in seiner Rede semantische Paraphasien auftreten, wird von WA nicht bemerkt (T2, Z10 "schrybe" anstelle von streichen). Auch seine Wortsuchen und Wortannäherungen sind nicht von irgendwelchen Kommentaren begleitet oder etwa von Ärger, sondern erfolgen völlig beiläufig oder werden rationalisiert:

    7   das weiss i o nümme (,) da müesst i d Büchse finge
    8 (,) weiss i wider dr Name

---

[1] U=Untersucherin

WA Textbeispiel 2: Märchen

Bei der Aufforderung, Aschenputtel zu erzählen, denkt WA kurz nach und antwortet dann, er könne sich nicht an das Märchen erinnern. Als ihm die anderen Märchentitel vorgelegt werden, meint er zwar, er kenne überhaupt kein Märchen gut, das sei doch schon so lang her und man habe ihm überhaupt nie Märchen erzählt. Trotzdem beginnt er dann ohne weitere Aufforderung, "Schneewittchen" zu erzählen.

    1 Schneewittchen isch im <u>Waud</u> .. und (,) si isch nid <u>dot</u>
    2 (,) aber si isch ömu nid <u>wach</u> (,) u nächhär chöme di sibe
    3 Zwörg Zwärge (,) und näme si und troge (,) i ds Huus ine (,)
    4 u nächhär wird's wider guet (,) <u>sehr</u> guet (,) hundert Prozänt

    (U: *Können Sie s noch genauer ?*)

    1b gnauer (?) ds Schneewittchen isch äuä irgendwie imene in es
    2b Schnoss .. Schnoss ... nei (,) wie heisst das ... Chatel (?)
    3b (LACHEN) (U: *Schloss)* <u>Schloss</u> (,) äs <u>Schloss</u> (,) äbe die
    4b isch äuä uf em <u>Schloss</u> .. aber nid mitte König sondern ds
    5b <u>Kind</u> vom König isch sie .. ja .. das wärs (de?) ... u d
    6b Prinz (,) u ds Fröilein isch s "Prinzessin" .. da wär sie ä
    7b "Prinzessin" .. mit schlofe ... aber wie s passiert isch
    8b dass sie <u>schloft</u> weiss i eigetlich <u>o</u> nid (,) villicht "<u>kalt</u>"
    9b .. "kalt" dass sie ygschlafe

Umfang

Die beiden Teile der Erzählung umfassen zusammen 116 Wörter und dauerten 80 Sekunden. Der erste Teil (bis zur Aufforderung der Untersucherin, doch genauer zu erzählen) umfasst 40 Wörter und dauerte 18 Sekunden.

Suchprozess, Entscheidung

WA kommt bei seiner Gedächtnissuche zu dem Ergebnis, kein Märchen richtig erzählen zu können. Dies hält ihn schliesslich nicht davon ab, trotzdem mit der Erzählung zu beginnen. Dafür kann es unterschiedliche Erklärungshypothesen geben: Entweder er kommt im Laufe der vorbereitenden Diskussion zu dem Ergebnis, dass seine Wissensbasis doch für ein Erzählen ausreicht. Oder aber er misst der Qualität der Aufgabenbearbeitung keine weitere Bedeutung zu: Er erzählt also irgend etwas, nur um die Sache schnell hinter sich zu bringen und um die an ihn gestellten Anforderungen formal zu erfüllen. Eine dritte Möglichkeit ist, dass für WA keine Diskrepanz besteht zwischen seiner Wahrnehmung, sich nicht oder nur unzureichend erinnern zu können und dem Impuls, die Aufgabe zu beginnen. Es stört ihn dabei nicht weiter, dass er sich nicht erinnern kann. Die Handlung wird auf einer emotionalen Wahrnehmungsebene anders eingestuft als auf einer kognitiven. Das Fehlen von Erinnerungen führt WA nicht auf eigene Schwierigkeiten, sondern auf äussere Faktoren zurück.

Analyse von Fallbeispielen

Inhaltliche Vollständigkeit
Die Erzählung von WA (erster Teil) setzt sich aus vier Aussagen zusammen:

1. Schneewittchen ist im Wald.
2. Schneewittchen ist weder tot noch wach.
3. Die sieben Zwerge tragen sie ins Haus.
4. Alles wieder gut.

Mit Ausnahme des ersten Satzes (Schneewittchen ist im Wald) deckt sich keine Aussage mit der Inhaltsangabe des Märchens. Abgesehen von den Personen, die durch den Titel vorgegeben sind, beschreibt WA lediglich zwei Handlungselemente korrekt, nämlich dass sich die Handlung (zum Teil) im Wald abspielt und dass Schneewittchen sich in einem Zustand befindet, in dem sie weder tot noch lebendig ist. Im zweiten Teil der Erzählung kommen Informationen hinzu, die Personen und den Ort der Handlung, also den äusseren Rahmen betreffen. Der Ort (Schneewittchen wohnt im Schloss) deckt sich nicht mit dem des ersten Teils (im Wald).

Makrostruktur, Kohärenz
Die vier Makropropositionen des ersten Erzählteils lassen sich kaum zu einer kohärenten Geschichte verbinden. Es fehlen Handlungsteile und es bleiben Fragen offen. Unklar ist auch, worauf sich der letzte Satz, dass alles wieder gut wird, bezieht, auf den Zustand Schneewittchens? Die Handlung wirkt insgesamt unvollständig. Der zweite Teil, der auf die Aufforderung folgt, "genauer" zu werden, lässt sich inhaltlich in zwei unverbundene Abschnitte aufgliedern: Die allgemeine Beschreibung der Persons Schneewittchens und WAs Hypothesen über ihren aktuellen Zustand zwischen tot und lebendig. Dieser Zustand wird hier, anders als im Teil 1 und ohne Erklärung für den Hörer/Leser als "Schlafen" bezeichnet.

Thematische Abweichungen
Die Inhalte der Erzählung sind so allgemein, dass eine Vermischung mit anderen Märchen nicht ausgeschlossen werden kann. So fällt etwa im Märchen "Dornröschen" die Königstochter in einen hundertjährigen Schlaf. Andere Inhalte sind als Standard-Motive in vielen Märchen anzutreffen (etwa der Wald als Handlungsschauplatz; alles geht gut aus) oder weichen vom Original ab (die sieben Zwerge tragen Schneewittchen ins Haus)[2]. In Zeile 4a wiederholt WA insgesamt dreimal, dass die Geschichte einen guten Ausgang nehmen wird, ein Zeichen seiner floskelhaften, inhaltsarmen Redeweise: Z4 "un nächhär wir's wider guet (,) sehr guet (,) hundert Prozänt". Damit lässt WA die Erzählung mit einem Standard-Schluss enden, ohne sich auf den konkreten Inhalt beziehen zu müssen. Dass eine Geschichte "zu 100 Prozent" gut endet, passt stilistisch sicher nicht zur Textsorte "Märchen". Eine Vermischung der Register, etwa von Dialekt und

---

[2] Hier mag es unterschiedliche Versionen des Märchens geben.

Hochsprache, fällt an verschiedenen Stellen auf (etwa Z8b "kalt", Z6b "Prinzessin", Z2b "Chatel" für frz. Château).

Auch im zweiten Teil der Erzählung werden keine Informationen hinzugefügt, die sich ausdrücklich nur auf das Märchen "Schneewittchen" beziehen müssen. Diese Informationen sind grösstenteils ohne Relevanz für die Handlung.

Monitoring, Planungsprozesse

WA zeigt ein ausgeprägtes verbales Suchverhalten und benutzt Umschreibungen. Die Ausführungen von Zeile 2b bis 7b dienen dazu, das Wort "Prinzessin" über die Assoziationskette "Schloss – mit dem König – Kind vom König – Prinz – Prinzessin" zu finden.

> 2b Schnoss .. Schnoss (,) nei wie heisst das Chatel (?) ..
> 4b aber nid mitte König sondern ds
> 5b Kind vom König isch sie u d
> 6b Prinz (,) u ds Fröilein isch s "Prinzessin" da wär sie ä
> 7b "Prinzessin"

Mit einem Kommentar bezieht sich WA auf die Vollständigkeit seiner Erzählung: Z5b: " .. ja das wär s (de?) .. " Man hat den Eindruck, als wolle WA damit ausdrücken: "Ja, das ist auch schon alles, was es dazu zu sagen gibt". Hypothesen und Kommentare, die eine Unsicherheit zum Ausdruck bringen, kommen lediglich im letzten Abschnitt vor:

> 7b ... aber wie s passiert isch
> 8b dass sie <u>schloft</u> weiss i eigetlich <u>o</u> nid (,) villicht "kalt"
> 9b .. "kalt" dass sie ygschlafe

An den Kommentaren von WA lässt sich also ein Nebeneinander von realistischer Selbstwahrnehmung (Z7b aber wie s passiert isch ( ) weiss i eigetlich o nid) und unrealistischer Einschätzung der eigenen Leistung (Z5b ja das wär's (de?)) ablesen. WA verhält sich manchmal so, als hätte er sehr viel mehr und thematisch Gewichtigeres ausgedrückt, als es tatsächlich der Fall ist. Als er gebeten wird, die Geschichte genauer auszuführen, schwingt in seiner Rückfrage "genauer?" ein leichtes Erstaunen mit. Auch ist sein verbales Suchverhalten auf einer affektiven Ebene eher durch Belustigung, nicht aber durch Ärger oder Besorgnis gekennzeichnet.

Zusammenfassung

Trotz unzureichender Wissensaktualisierung erzählt WA das Märchen Schneewittchen. Dabei entsteht keine kohärente inhaltliche Struktur. WA nimmt zwar wahr, dass sein Wissen unzureichend ist, bezieht das aber in keiner Weise auf seine Leistung. Er scheint der Meinung zu sein, die Aufgabe bewältigt zu haben. Offensichtlich ist es für ihn unmöglich, kritisch einzuschätzen, wie relevant, zutreffend und kohärent seine Aussagen tatsächlich sind.

Analyse von Fallbeispielen

8.3.6 Textproduktion

Vergleich der Aufgabenbewältigung verschiedener Textsorten
Auffälligkeiten auf sprachsystematischer Ebene sind in allen Textproduktionen vorhanden und erschweren die Einschätzung der Texte. Von der thematischen Struktur und der globalen Kohärenz her bewältigt WA am besten zwei Texte der *Bildgeschichten* und Text 1 der Aufgabe *prozedurale Texte* (nach Anlaufschwierigkeiten). Auch der Zeitungstext der Aufgabe *Geschichten-Fortsetzen* ist von der globalen Kohärenz her befriedigend, während die Bearbeitung thematisch etwas von der Aufgabenstellung abweicht. Die Vorstrukturierung, die bei den *Bildgeschichten* durch die Bildvorlagen gegeben ist, hilft WA offensichtlich, beim

Diskursaufgabe	*Aufgabenbearbeitung*
Märchen	sehr reduzierte Informativität; keine Märchen-Superstruktur; möglicherweise Kontamination; Abdriften durch Wortsuche
Geschichten Fortsetzen	adäquate Begründungen; Missverhältnis Information /Kommentar; Hypothesen und Annahmen
Schriftsprache	Schlüsselwörter genutzt; geringe Plausibilität, mangelhafte makropropositionale Planung; Nebengleise; irrelevant
Prozedurale Texte	Text 1: adäquat nach anfänglichen Verstehensproblemen Text : thematisches Abdriften;
Bildgeschichten	informativ; verknüpft; Abdriften nur bei Wortsuche; Pointe erkannt nur bei T2
Rollenspiel	sprachliche Missverständnisse; häufiges Abdriften in Randthemen, verlässt Spielebene; Gesprächspartner strukturiert Gespräch

Tabelle 8.17 WA: Vergleich der Leistungen in verschiedenen Diskursaufgaben

Thema zu bleiben. Ansonsten besteht unabhängig von der Aufgabenstellung die Gefahr, dass WA vom eigentlichen Thema wegdriftet.

Leistungen auf verschiedenen Diskursebenen

– *Mikropropositionale Struktur, sprachliche Realisierung:* Auf mikropropositionaler Ebene ist meistens eine lokale Kohärenz vorhanden; abrupte Brüche oder Themensprünge kommen nicht vor, die einzelnen Themen sind assoziativ verkettet. Auf sprachlicher Ebene werden folgende Auffälligkeiten beobachtet:
a) *Auditive Sprachverständnisstörungen*: Probleme auf der Ebene der lautlichen Dekodierung, des sprachlichen Kurzzeitgedächtnisses. Gelegentlich wiederholt WA auch lautlich korrekt eine Frage, ohne sie richtig zu verstehen.
b) *Wortwahlfehler/Paraphasien:*
- sprachliche Registervermischungen: englische/französische Intrusionen, Gebrauch von Hochsprache statt Dialekt.

- Paraphasien mit phonematischer, seltener semantischer Nähe zum Zielwort, häufig im Rahmen der Wortsuche (Bsp. Kirsche – Kreis, Basle – Blase, Fuss – Fluss).
- Wortfindungsstörungen mit Conduite d'approche.
- Wortwahlfehler mit Überkompensationen (z.B. Rollenspiel: Lüüte, Schwyzerlüüte, Ferieenlüüte), redundante Formulierungen – (eine gseht () nümme so guet mit den Ouge).
- vereinfachte Wortwahl/Wortgebrauch, wiederkehrender Gebrauch von bestimmten Wörtern und Wendungen, die im Kontext nicht immer adäquat eingesetzt werden (z.B. stoppen, der wär sicher froh).

c) *Paragrammatismus* mit:
- Auslassungen von Satzteilen, vereinfachte oder elliptische Satzkonstruktionen, (z.B. .. wei si kei guete Brüuue).
- fehlerhafte syntaktische Konstruktionen, z.B. fehlerhafter Gebrauch von Präpositionen ("die Frau war sie traurig *von* diesem Zauberer"), von Konjunktionen, Deklinationsfehler (Das Mami und der Papi sind sehr freu *um* sehen sie die guten *Kindern*).
- fehlerhafte Verb-Konjugationen (Schnell *sticken* sich die Frau von der Feuerwehr,) bzw. falsche Zeitenformen (die angere Lüüt hei äs Boot *gfinge*),
- fehlerhafte Reflexiv-Konstruktionen (und sie haben *sich* Freud).

In der Schriftsprache kommen keinerlei Orthographiefehler vor, es sei denn als Ausdruck syntaktischer Fehler. Korrekturen kommen bei WA praktisch nur auf Wortebene vor, wenn er sich nicht sicher ist, das richtige Wort gefunden zu haben.

– *Makropropositionale Struktur, Themenstruktur:* Unter günstigen Bedingungen – bei klaren inhaltlichen Vorgaben oder Unterstützung durch Bildvorlagen – ist WA über einen kurzen Zeitraum hinweg durchaus in der Lage, eine kohärente Makrostruktur mit inhaltlich sehr plausibler Argumentation zu produzieren. Ob dies tatsächlich geschieht, scheint in erster Linie davon abzuhängen, inwieweit WA durch spontan auftretende inhaltliche Assoziationen zum Thema oder durch Wortfindungsprozesse, die ihn auf eine metasprachliche Ebene führen, abgelenkt wird. Ist dies der Fall, dann folgt WA seinen gedanklichen Assoziationsketten, wobei er den Themenfokus völlig aus den Augen verliert und ihm jegliche globale Kohärenz abhanden kommt. Kommentare und persönliche Stellungnahmen sind häufig anzutreffen. Gelegentlich verlässt WA auch auf diese Weise die Textwelt und landet bei einem Ereignis aus seinem persönlichen Erlebnisbereich. WA versucht im *Rollenspiel* im Nachhinein seine Aussagen zu begründen und verteidigen, obwohl seine assoziativ gefundenen Argumente inhaltlich oft völlig implausibel und beliebig wirken.

Analyse von Fallbeispielen - 281 -

– *Erzählperspektive:* WA macht persönliche Kommentare, gibt Aussagen als Hypothesen oder Vermutungen zu erkennen und spricht Bewertungen aus. Am Schluss des Rollenspiels verlässt er die Rolle und wechselt in eine persönliche Gesprächshaltung über. Seine Erzählperspektive ist oft sehr Ich-bezogen. Vermutlich ist dies aber in erster Linie Ausdruck seiner Schwierigkeit, bei einer Sache zu bleiben, sodass sein beliebiges gedankliches Abdriften oft automatisch zu persönlich gefärbten Assoziationen hinführt. Seine Assoziationsketten können sich durchaus auch am Rande eines Themas bewegen, ohne sofort auf persönliche Erlebnisse zuzusteuern (z.B. *Geschichten Fortsetzen, Zeitungsmeldung*).

– *Interaktives Verhalten:* WA's interaktives Verhalten wird beeinträchtigt durch seine Sprachverständnisprobleme, die er oft nicht bemerkt. Dadurch entstehen immer wieder Missverständnisse, die der Gesprächspartner auflösen muss. Diese Probleme werden von WA nicht kommentiert oder erklärt. Er nimmt sie hin, als wären sie ein selbstverständlicher Teil des Gesprächs. Die anosognostische Haltung von WA löst beim Gesprächspartner Irritation aus. WA scheint jedoch über die ungläubigen bis leicht amüsierten Reaktionen des Gesprächspartners hinwegzugehen, ohne sie in ihrer affektiven Bedeutung zu registrieren oder sich daran zu stören. Dies mag mit der Rollenspielsituation zu tun haben, in der eine gewisse Unernsthaftigkeit erlaubt ist. Es ist aber auch ein Hinweis, dass WA affektive Reaktionen des Gesprächspartners nicht wahrnimmt bzw. nicht als Feedback nutzen kann. Der amüsiert-unbeteiligte Eindruck, den WA vermittelt, kann dem Gespräch eine bestimmte emotionale Färbung geben, die vom Gesprächspartner nicht unmittelbar als störungsbedingt registriert werden muss und dann zu affektiven Gegenreaktionen führt.

8.3.7 Integratives Erklärungsmodell des Verhaltens

– *Sprachsystemebene*: Es besteht eine Störung der Sprachrezeption, d.h. primär der sprachlichen Dekodierung auf phonematischer Ebene. Zugleich sind semantische wie syntaktische Prozesse beeinträchtigt, vor allem der Wortabruf. Es kommen sowohl phonematische wie semantische Unsicherheiten vor. Diese Störungen bleiben in der Mehrzahl von WA unbemerkt, d.h. dass Vergleichsprozesse auf unterster Datenbasis beeinträchtigt sind.

– *Exekutive Ebene*: Es zeigen sich bei WA zwei Arten des Abdriftens: Die erste entsteht durch die Lenkung der Aufmerksamkeit auf sprachliche Prozesse im Rahmen von Wortfindungsstörungen. Diese werden dann zum Ausgangspunkt der weiteren Themengestaltung. Die zweite Art des Abdriftens ist thematisch motiviert, d.h. ein Inhalt löst den nächsten aus, ohne dass Kontrollen über inhaltliche Relevanz, Plausibilität, situative Angemessenheit oder die ursprüngliche Mitteilungsintention durchgeführt werden. Das diskursive Handeln wird hier durch kontextuell-assoziative Verbindungen bestimmt und nicht durch eine bewusste Handlungssteuerung. Im Rahmen des SAS-Modells wäre dies so zu interpretieren, dass assoziative Schema-Verbindungen die Ablaufregulierung übernehmen. Offensichtlich passt sich im Verlauf des Sprechens die Mitteilungsintention den assoziativ ausgelösten Inhalten an.

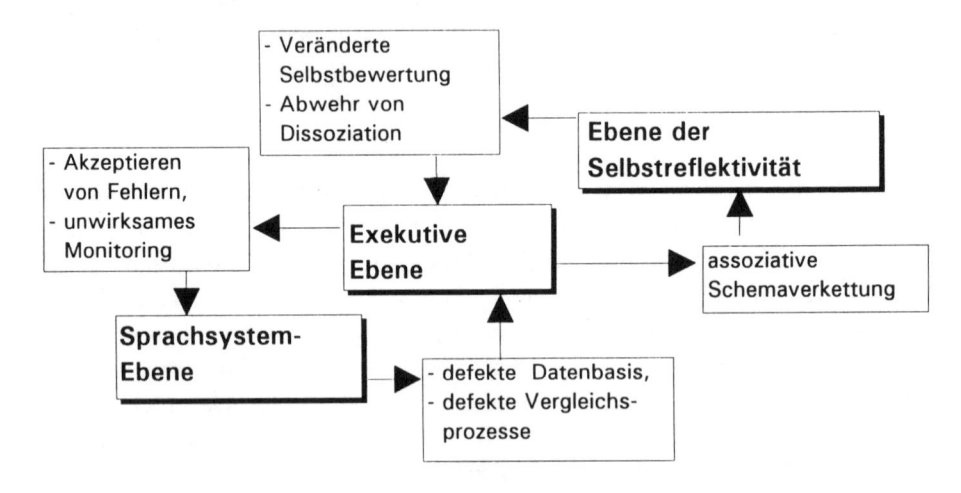

Abb. 8.18 WA: Hypothesen über das Zusammenwirken verschiedener Verarbeitungsebenen.

– *Ebene der Selbstreflexivität*: Die Bewertungskriterien für das eigene sprachliche Handeln sind verändert. Zwar nimmt WA Fehler – z.B. bei der Wortsuche – manchmal wahr, aber er bewertet sie nicht als Verlust sprachlicher Fähigkeiten, sondern als eine momentane Performanzstörung, ohne wirkliche Bedeutung, die in einem tieferen Sinne gar nicht besteht – "eigentlich kann ich das, ich habe es nur mal ins Unreine gesagt, nur eben gerade mal falsch gemacht." WA bemerkt selber nicht, dass er völlig vom Thema abkommt und Mühe hat, einen komplexen Gedankengang zusammenhängend und verständlich sprachlich auszuführen. Es ist für WA in dieser Phase seiner Erkrankung nicht möglich, sich selbst kritisch und distanziert wahrzunehmen. Ebenso nimmt er die affektiven Reaktionen, die sein Verhalten bei anderen auslöst, nicht angemessen wahr.

– *Rückwirkungen auf untere Prozessebenen*: Wird WA auf thematische Inkonsistenzen aufmerksam gemacht, versucht er, sein Handeln im Nachhinein zu rechtfertigen. Solche Rationalisierungen sind bei fast allen Formen von Anosognosie anzutreffen. Dies könnte auch eine Schutzreaktion sein, um zu verhindern, dass Handeln und Intention als desintegriert bzw. instabil erlebt werden. Selbst wenn WA merkt, dass er abdriftet oder Fehler macht, stört ihn das nicht. Dies wiederum wirkt sich auf die Effektivität diskursiver und sprachlicher Monitoring-Prozesse aus.

8.6.3 Diskursive Merkmale und ihre neuropsychologische Interpretation

Diskursives Hauptmerkmal ist das assoziative Abdriften auf makropropositionaler Ebene. Dies wird als exekutive Funktionsstörung interpretiert. Eine Steuerung durch die ursprüngliche Mitteilungsintention findet nicht statt, es setzen keine Kontrollprozesse ein. Davon nicht zu trennen ist die egozentrische Haltung und die veränderte Bewertung eigener Leistungen, die nicht nur als Konsequenz der Sprachverständnisstörung, sondern auch als Abwehrstrategie interpretiert werden (vgl. Tabelle 8.19).

	Diskursive Auffälligkeiten	*Neuropsychologische Interpretation*
Verhalten in der Situation, interaktives Verhalten	Nimmt Missverständnisse selten wahr; geht auch über Selbstkorrekturen indifferent bis amüsiert hinweg. Unplausible bis unsinnige Argumentation.	Veränderte Selbstwahrnehmung und Selbstbewertung eigener Leistungen. Coping - Strategie als Schutzreaktion ?
Erzählperspektive	persönliche, ichbezogene Erzählperspektive, behält fremde Rolle nicht bei ; äussert eigene Meinungen; eigene Erlebnisse	Distanzierung vom egozentrischen Standpunkt nicht möglich. Konsequenz gestörter Selbstwahrnehmung und eingeschränkter Abstraktionsfähigkeit.
Makropropositionale Ebene	Assoziatives Abdriften vom Themenfokus	Mitteilungsintention passt sich der assoziativen Kette an, Konsequenz des fehlenden Monitorings und veränderter Selbstbewertung; kein Vergleich mit Zielvorgaben
Mikropropositionale Ebene	lokale Kohärenz durch assoziative Verknüpfungen	Desinhibierung bzw. Überaktivierung kontextueller Verbindungen
Sprachsystem-Ebene Semantik Syntax Phonologie	Wortfindungsstörungen, semantische Paraphasien Paragrammatismus phon.conduite d'approche, Phonematische Paraphasien	Aphasie mit eingeschränktem Sprachverständnis und meist fehlendem Störungsbewusstsein

Tabelle 8.19 WA: Zusammenfassung und Interpretation der wichtigsten Auffälligkeiten im Diskurs

8.3.8 Therapeutische Strategie

Bei WA, der von seiner Grundhaltung her seine Störungen verleugnet oder sie als unbedeutend hinstellt, bildet der Aufbau einer vertrauensvollen therapeutischen Beziehung den Anfang jeglicher Therapie. Voraussetzung für eine gemeinsame therapeutische Arbeit wäre zunächst die Bereitschaft von WA, zu kooperieren und bei der Sache zu bleiben, auch wenn ihm zunächst die Einsicht in die Notwendigkeit einer Behandlung fehlen mag. Vom Therapeuten erfordert dies ein vorsichtiges Ausbalancieren zwischen Unterstützung, Einfühlung, Information und Konfrontation.

Ist eine gemeinsame therapeutische Ebene gefunden, z.B. mit Hilfe eines bestimmten Interessensgebiets, an dem WA motiviert wäre, zu arbeiten, können weitere therapeutische Ziele angegangen werden. In einem nächsten Schritt wäre es wichtig, WA das eigene Sprachverhalten bewusster zu machen. Dies kann zunächst dadurch erfolgen, dass man ihn auf Verständigungsprobleme und Missverständnisse hinweist und sich immer wieder aktiv um Verständigungssicherung bemüht. In einer zweiten Phase kann dies systematisiert werden etwa durch die Beurteilung der eigenen Sprache auf Tonband, durch Rollenspiele mit Videokontrolle und Feedback von Mitpatienten und Therapeuten. WA sollte sich seiner eigentlichen Mitteilungsintention bewusster werden und sie klarer eingrenzen können. Er muss lernen, beim Thema zu bleiben, ohne abzuschweifen. Dies lässt sich besonders gut in Rollenspielen mit klar umschriebenem Auftrag üben (z.B. "Stellenbewerbung", "auf Wohnungssuche"). In einer Gruppensituation kann auch erarbeitet werden, welche Wirkungen WA mit seinem sprachlichen Verhalten tatsächlich bei anderen erzielt und wie er dies positiv verändern könnte. Sind ein minimales Störungsbewusstsein und eine Therapiemotivation vorhanden, wird auch ein Arbeiten auf sprachtherapeutisch-funktionaler Ebene möglich. Ein Einstieg wäre über Übungen zum Sprachverständnis auf Wort, Satz- und Textebene sowie über Wortfindung oder auch über die Schriftsprache denkbar, je nachdem für welchen Bereich WA am meisten Motivation zeigt.

9. Vergleich der Einzelanalysen und Schlussfolgerungen

Die Diskurs- und Fallanalysen zeigten, dass bei den Patienten unterschiedliche Störungsmuster vorliegen, auf deren Grundlage individuell verschiedene Erklärungshypothesen erstellt werden müssen. Welche Schlussfolgerungen lassen sich anhand der Ergebnisse für die Gruppe der untersuchten Patienten und generell für die Untersuchung von Schädelhirntrauma-Patienten ziehen? Dazu sollen die Patienten nochmals verglichen und die Arbeitshypothesen, die das Vorgehen leiteten, auf der Basis der vorliegenden Ergebnisse betrachtet werden.

9.1 Phänomene auf diskursiver Ebene und ihre Erfassung

Es wurde als Arbeitshypothese angenommen, dass bei Gruppenstudien und einer rein quantifizierende Methodik zur Erfassung von sprachlich-pragmatischen Störungen wichtige Informationen verlorengehen können. Fasst man nun die Auffälligkeiten zusammen, die sich auf diskursiver Ebene bei den untersuchten Patienten zeigen, dann ergibt sich folgendes Analyseraster (vgl. Tabelle 9.1).
Bei dieser Auflistung zeigt sich, dass diskursive Abweichungen, die im Vergleich zu gesunden Kontrollprobanden bestehen, bei den Patienten nicht immer in dieselbe Richtung gehen, sondern gegensätzliche Ausprägungen zeigen können:

Beispiele:
- Die *Informativität* kann ebenso erhöht sein und übergenau (RN, SU), wie reduziert (AL, AR, WA).
- Bei einigen Patienten fehlen *kohäsive Mittel* weitgehend (AR, GO), bei anderen werden sie übertrieben eingesetzt (MI).
- Einige Patienten bilden komplizierte Sätze mit Verschränkungen und überflüssigen Elementen (SU), andere Patienten reduzieren ihre *Satzkonstruktionen* auf ein Minimum (AR), oder bevorzugen trotz intakter syntaktischer Kompetenz möglichst einfache Konstruktionen (AL).

Die Patienten sind also nicht nur hinsichtlich der Diskursmerkmale, sondern auch hinsichtlich der Ausprägungsrichtung verschieden, was es wenig sinnvoll erscheinen lässt, sie global zu einer Gruppe zusammenzufassen.[1]

---

[1] Dass aber grundsätzlich eine Unterteilung von Schädelhirntrauma-Patienten in weitere Untergruppen möglich und sinnvoll sein kann, soll damit keinesfalls ausgeschlossen werden.

Untersucht man genauer, welche Auffälligkeiten bei welchen Patienten auftreten, stellt man fest, dass dasselbe diskursive Merkmal bei verschiedenen Patienten unterschiedliche Funktionen erfüllen kann und in seiner Bedeutung für das Sprachverhalten des einzelnen Patienten anders interpretiert werden muss.
Einige Beispiele:

- *Wiederholungen und Paraphrasierungen*. Bei MI etwa zeugen Wiederholungen von Planungsproblemen und haben den Zweck, gedankliche Lücken auszufüllen und den oberflächlichen Eindruck von Kohärenz zu schaffen. SU dagegen wiederholt sich vor allem aus dem Bemühen heraus, die Aufgabe trotz seiner Unsicherheit über die eigene kommunikative Wirksamkeit so korrekt und vollständig wie möglich zu erfüllen. RN wiederholt und paraphrasiert sich aus einer konkretistischen Sprecherhaltung heraus, anstatt zusammenzufassen und zu abstrahieren. GO greift einige Male auf Äusserungen zurück, um den Redefluss nicht abreissen zu lassen. (Seine Art der "Wiederholungen" passen so wenig zu diesem Kriterium, dass sie im Schema nicht aufgeführt wurden.)

- *Kommentare, Meinungen, Wissenseinschübe* können appellativ und aus Leistungsmotivation heraus geäussert werden (SU) oder aus einer mangelhaften Diskursplanung und Situationseinschätzung heraus (WA).

- *Reduzierte Informativität* kann schwerpunktmässig eher auf Beeinträchtigungen des (Sprech-)Antriebs (GO), auf verminderten Gedächtnisabruf (AL), auf Sprachsystemstörungen (mit Einschränkung AR) oder auf Beeinträchtigungen der diskursiven Planung (WA) zurückgeführt werden.

- *Wortwahlfehler* können z.B. semantische Paraphasien sein (GO, AR), kontextinduziert auftreten im Rahmen von Systemüberlastung (AL), Konsequenzen von Zugriffstörungen im Gedächtnisbereich sein (MI). Es ist auch nicht auszuschliessen, dass dasselbe Oberflächen-Symptom bei einem Patienten je nach Auftretenskontext auf verschiedene Ursachen zurückgeführt werden kann (SU?).

Es wird daher der Schluss gezogen, dass eine isolierte Erfassung und eine rein quantitative Analyse von Diskursmerkmalen nur begrenzt Aufschluss darüber geben können, welche Bedeutung einer diskursiven Auffälligkeit wirklich zukommt. Will man verstehen, warum Patienten zu besonderen diskursiven Auffälligkeiten neigen, um daraus therapeutische Konsequenzen abzuleiten, muss der Gesamtkontext berücksichtigt werden.

Interaktiv-situatives Verhalten	
	adäquat GO, MI, SU, AL
	situativ inadäquat (AR)
	interaktiv inadäquat (WA), (RN)
Sprecherperspektive	
	unbeteiligt (neutral beschreibend) AL, (AR), GO
	beteiligt (erzählend) - empathisch MI
	– egozentrisch - (dialogisch) RN
	– (ich-Perspektive) WA, SU
Makropropositionale Ebene	
Themenstruktur	assoziative Themenverkettung WA (RN)
	Kohärenzbrüche, Themensprünge MI, WA, AL
	Themenabbruch GO
	Kommentare, Meinungen, Wissenseinschübe SU, RN, WA
	irrelevante / unlogische Begründungen MI, WA
	thematische Perseverationen AR
	Paraphrasierungen, Wiederholungen MI, SU, RN
	Sequenzfehler MI
Informativität	adäquat (MI), (RN)
	vermindert AL, AR, WA, (GO)
	übergenau - detailliert SU, RN
Plausibilität	adäquat SU, RN, (GO)
	vermindert (AL), WA, MI, AR
	Konfabulationen (MI), (AL)
	sinnleere Floskeln (MI), (AR)
Mikropropositionale Ebene	
Umfang	Verkürzungen, Reduktion auf wesentliche Elemente GO AR, (RN)
	Hinzufügung überflüssiger Elemente SU
Kohäsion	Fehlen kohäsiver Mittel GO, AR
	Übertriebene kohäsive Mittel, ohne inhaltliche Entsprechung MI
Referenz	unklare Referenz (implizite Vorannahmen) AL, GO, AR, WA, (RN),(SU)
Verknüpfung	hierarchische Verknüpfung (kausal, adversativ etc.) MI, SU, WA, (RN), (AL)
	temporale (sequentielle) Verknüpfung AR
	keine Verknüpfung (GO), (RN)
Satzkonstruktion	Fehler der Zeitenfolge (AL), AR, RN
	Topikalisierungsprobleme (Rhema am Satzanfang) SU
Registervermischung	Dialekt-Hochsprache SU, (WA)
	mündlich-schriftlich (MI), (AL)
Sprachsystem- Ebene	
Wortwahl	Wortwahlfehler, Wortfindungsstörungen GO, AR, WA, (SU),(AL),(MI)
Syntax	Angleichungsfehler WA, (RN),(SU)
	Verkürzungen, Vereinfachungen, Auslassungen AR, WA, (RN), (GO)
Lautstruktur	phonematische Paraphasien, conduites d'approche WA (GO)

Tabelle 9.1 Auffälligkeiten der Patienten auf diskursiver Ebene (Zusammenfassung)
Nennungen in Klammern: Sehr fluktuierende Leistungen oder schwer einzuordnen anhand dieses Kriteriums. Deshalb sind vereinzelt Mehrfachnennungen möglich.

9.2 Vergleich der Leistungen in verschiedenen Textproduktionsaufgaben

Es wurde die Arbeitshypothese aufgestellt, dass diskursive Leistungen je nach kognitiver Anforderung fluktuieren können. Vergleicht man die Leistungen der Patienten, ergeben sich hierbei die folgenden Möglichkeiten:

1) Ein Patient zeigt unabhängig von kognitiven Situations-Anforderungen immer dieselben oder vergleichbare sprachlich-pragmatische Schwierigkeiten
Dies trifft eigentlich nur auf AR zu, wobei seine Leistungen zumindest auch davon abhängen, wie gut er jeweils die Situationsanforderungen erfasst hat. Möglicherweise hilft ihm die schriftsprachliche Darbietung etwas beim Monitoring, obwohl auch hier bedeutsame sprachliche Auffälligkeiten vorliegen. Betrachtet man die verschiedenen Diskursleistungen, lässt sich somit folgern, dass AR schwere übergreifende Störungen aufweist, die sich in allen Aufgaben manifestieren und dass das Aufgabenniveau ihn insgesamt überfordert.

2) Derselbe Patient zeigt in seinem diskursiven Verhalten mal relativ unauffällige Leistungen, mal deutliche Abweichungen.
Dies trifft auf alle übrigen Patienten zu. Dabei kann weiterhin unterschieden werden:
2a) Es ist kein eindeutiger Zusammenhang zwischen kognitiver Anforderung der Aufgabenstellung und dem Auftreten von diskursiven Auffälligkeiten zu erkennen.
Dies ist bei RN der Fall. Das Auftreten von einer für ihn typischen diskursiven Auffälligkeit – dem dialogischen Sprechen mit einem vorübergehend egozentrischen Sprachgebrauch, bei dem er jegliche Hörerorientierung ausser acht lässt – tritt bei ihm unabhängig von der Aufgabe auf, allerdings nur in einigen Fällen, und passt mal mehr oder weniger gut zur jeweiligen Textsorte. Bei SU ist ebenfalls eine Verbindung von kognitiver Anforderung und diskursiver Leistungsminderung nur schwer zu erkennen. Seine Leistungen sind mal unauffällig, mal deutlich abweichend. Es gibt allerdings Hinweise, dass er Aufgaben weniger gut bewältigt, wenn er seine Aufmerksamkeit gezielt auf Planungsprozesse richten kann, was wiederum vom Aufgabentyp abhängig ist.
2b) Es besteht ein offensichtlicher Zusammenhang zwischen dem Aufgabentyp und der Qualität der Aufgabenbearbeitung durch den Patienten.
– Aufgaben, die eine gewisse Vorstrukturierung enthalten, durch Bildmaterial oder vorgegebene Konzepte, werden von GO wesentlich besser bewältigt als Aufgaben mit offener Fragestellung. Auch WA profitiert deutlich von Bildvorlagen, die seine Diskursplanung strukturieren helfen. Er riskiert aber trotzdem, wie bei allen anderen Aufgabenstellungen, thematisch abzudriften.

– Genau das entgegengesetzte Muster zeigt sich bei MI: Alle Aufgaben, bei denen sie sich auf Vorgaben beziehen und gezielt vorgehen muss, weisen auf verschiedenen Diskursebenen Auffälligkeiten auf. Bei einer eher offenen Aufgabenstellung, die sie frei gestalten kann, sind ihre diskursiven Leistungen dagegen besser.
– Aufgaben, die besonders Anforderungen an Gedächtnisleistungen stellen, bereiten mehreren Patienten Schwierigkeiten, vor allem aber AL.

Ob die Leistungen bei der Bearbeitung unterschiedlicher diskursiver Aufgaben variieren, scheint also vom Störungsbild selbst und von der Schwere der Störung abzuhängen. Fluktuationen der Leistungen können nicht bei allen, aber bei vielen Patienten auf unterschiedliche kognitive Anforderungen der Aufgabenstellung zurückgeführt werden. Offensichtlich besteht dabei ein Zusammenhang zwischen diskursiven Leistungen und dem jeweiligen neuropsychologischen Hintergrund.

9.3 Gemeinsame Merkmale der Patienten bei der Diskursproduktion

Neben allen individuellen Unterschieden, die bislang hervorgehoben wurden, gibt es auch Auffälligkeiten in der Diskursproduktion, die den Patienten im Vergleich zur Kontrollgruppe gemeinsam sind oder die zumindest eine gemeinsame Tendenz erkennen lassen:

– Die Informativität ist bei Textproduktionen, bei denen konkrete Inhalte aus dem Langzeitgedächtnis rekonstruiert werden müssen, reduziert (Märchen), der freie Abruf gelingt weniger gut als in der Kontrollgruppe.
– Insgesamt ist die Bandbreite der gezielt eingesetzten Argumenten kleiner als bei den Kontrollpersonen (z.B. Rollenspiel).
– Es kommen bei allen Patienten – mehr oder weniger häufig – Referenzunsicherheiten vor, was darauf schliessen lässt, dass eine hörerorientierte Aufbereitung zeitweilig nicht gelingt.
– Eine Einbettung von Inhalten in einen grösseren Zusammenhang erfolgt bei einem Teil der Patienten nicht oder ungenügend, bei einem anderen Teil werden in völlig übertriebener Weise Begründungen gegeben und Zusammenhänge hergestellt. Möglicherweise ist es für Patienten schwierig, einzuschätzen, welche Informationen der Gesprächspartner benötigt.
– Vom Umfang her sind die Texte im allgemeinen nicht länger, sondern eher kürzer als die der Kontrollpersonen (SU bildet hier manchmal eine Ausnahme), obwohl die Mehrzahl der Patienten als vom Sprechantrieb her überschiessend eingeschätzt wurde. Dieser Eindruck scheint sich also nicht auf den Umfang der Äusserungen, sondern eher auf ein Missverhältnis von Umfang und themenbezogener Informativität zu beziehen.

– Strategien, die die Textproduktion vereinfachen könnten, werden nicht genutzt. Dazu gehört, dass der Zusammenhang von Schlüsselwörtern, aus denen man eine Geschichte bilden könnte, meist nicht erkannt wird. Es werden auch keine gezielten Ökonomie-Strategien eingesetzt, wie das bei Kontrollpersonen oft der Fall ist. Daraus lässt sich schliessen, dass metasprachliche Leistungen offensichtlich bei allen Patienten vermindert sind und Prozesse, die ein gewisses Abstraktionsvermögen erfordern, weniger gut bewältigt werden können. Verkürzungen auf makropropositionaler Ebene, die in einigen Patienten-Texten vorkommen, werden offensichtlich nicht im Rahmen einer gezielten Strategie eingesetzt, sondern aus anderen Gründen.

– Beim Finden von Titeln wiesen die Patienten ebenfalls eine geringere Bandbreite als die Kontrollpersonen auf. Titel, die aus Zitaten gebildet oder ironisch gemeint waren, kamen praktisch nicht vor. Gerade Patienten mit sprachsystematischen Störungen hatten Mühe, prägnante Aussagen in kurzer, unvollständiger Form zu finden, wie es für Titel üblich ist, und bildeten meist ganze Sätze.

– Bei der Aufgabe *Bildgeschichten* wurde eine Pointe seltener von den Patienten erkannt als von den Kontrollpersonen. Dabei handelte es sich um die vom Bildmaterial her umfangreichste Geschichte, die zugleich eine Einfühlung in die Handlungsperson erforderte.

Diese Phänomene scheinen als relativ unspezifische Wirkungen unterschiedlicher neuropsychologischer Beeinträchtigungen auftreten zu können. Ob ein qualitativer oder nur ein quantitativer Unterschied zur Kontrollgruppe besteht, ist bei dieser Art von Beeinträchtigungen schwer zu bestimmen. Auffälligkeiten treten vor allem dann auf, je mehr metasprachliche, abstrahierende und aufmerksamkeitsfordernde Leistungen verlangt werden oder Leistungen, die den Rückgriff auf Vorwissen voraussetzen.

9.4 Sprachsystemstörung und sekundäre Beeinträchtigungen des Sprachverhaltens

Es stellt sich die Frage, ob man sinnvoll unterscheiden kann zwischen sprachlichen Auffälligkeiten, die als Folge von Sprachsystemstörung oder als Folge von anderen neuropsychologischen Beeinträchtigungen auftreten.

Zunächst zur diagnostischen Einschätzung:
– Im AAT als aphasisch klassifiziert wurden GO, AR, RN und WA. Nur bei AR, der als Wernicke-Aphasiker klassifiziert wurde, deckte sich die Klassifi-

zierung mit dem Urteil der behandelnden Sprachtherapeutin[2]. Bei GO und WA wurden von den jeweiligen Sprachtherapeuten andere Klassifizierungen vorgenommen. Dabei wurde GO als Patient mit dynamischer Aphasie eingestuft[3], RN als nicht-aphasisch.

– SU, AL und MI erhielten ebenfalls Sprachtherapie und waren als restaphasisch (SU und AL) oder als "sprachlich überschiessend und unkontrolliert im Sprachverhalten" (MI) eingeordnet.

Mit Ausnahme von AR, bei dem sich die Urteile zur aphasischen Klassifizierung deckten, und MI, die weder testdiagnostisch noch von der Sprachtherapeutin als aphasisch eingestuft wurde, war eine Klassifizierung der sprachlichen Störung offensichtlich nicht ohne weiteres anhand einfacher Kriterien möglich.

Als Ergebnis der Diskursanalysen zeigt sich, dass auch bei den nicht- oder restaphasischen Patienten, zumindest vereinzelt, Auffälligkeiten auf mikropropositionaler Ebene und bei der sprachlichen Realisierung auftreten. Lässt sich nun ein eindeutiges qualitatives Kriterium zur Unterscheidung von aphasischen oder durch Aufmerksamkeits- oder Gedächtnisstörungen bedingten sprachlichen Auffälligkeiten finden? Dazu können die auf Sprachsystem-Ebene aufgetretenen Störungen genauer betrachtet und verglichen werden:

– Die paragrammatischen Auffälligkeiten von WA und AR stellen überwiegend Vereinfachungen und Verkürzungen dar. (Nur vereinzelt kommen bei WA Vertauschungen vor). Man kann fragen, inwieweit ein qualitativer Unterschied im Sinne einer selektiven Syntax-Störung vorliegt oder einfach eine kontrollierte Steuerung für die angemessene Bildung von Sätzen fehlt (zur Diskussion vgl. Harley 1990). Ähnliche syntaktische Auffälligkeiten finden sich nämlich auch bei RN in Dialog-Passagen, in denen zeitweilig übergreifende Kontrollprozesse aussetzen. RN ist aber an anderen Textstellen sehr wohl in der Lage, syntaktisch komplexe Sätze korrekt zu bilden.

– Wortfindungsstörungen und Wortwahlfehler traten bei den meisten Patienten auf. Geht man davon aus, dass auch bei Aphasie Wortfindungsstörungen – neben anderen Ursachen – auf eine Störung innerhalb des semantischen Speichers zurückgeführt werden können, dann ist die genaue Abgrenzung gegenüber Gedächtnisstörungen oder Störungen, bei denen semantische Merkmale und Verbindungen nur unvollständig aktiviert werden (vgl. Teil I, 1.3.4), schwierig zu ziehen.

---

[2] Mit einer Ausnahme wurden die Patienten von unterschiedlichen Sprachtherapeuten und -Therapeutinnen untersucht und behandelt.
[3] Wobei der Status der Dynamischen Aphasie als "aphasische" Störung allerdings umstritten ist, vgl. Teil I, 3.2.2.

– Auch phonematische Unsicherheiten lassen sich in dieser Patientengruppe nicht als eindeutiges Kriterium für eine Sprachsystemstörung heranziehen. Sie finden sich zwar bei GO und WA, kommen aber bei AR in den vorliegenden Texten nicht vor[4].

Es wird der Schluss gezogen, dass man für eine Unterscheidung von sprachsystematischen und nicht-sprachlichen kognitiven Leistungen – mit den entsprechenden therapeutischen Konsequenzen – wieder das Gesamtbild berücksichtigen muss, die Schwere und Art der Störung und der übrigen kognitiven Defizite, ihren Einfluss auf das Gesamtverhalten und die Auftretensbedingungen sprachlicher Auffälligkeiten im Kontext. Es wird aber auch angenommen, dass es einen Übergangsbereich von sprachlich-kommunikativen Auffälligkeiten gibt, für den eine klare Zuordnung als sprachliche oder nicht-sprachliche kognitive Störung nicht möglich ist und auch keine Konsequenzen für die therapeutische Behandlung nach sich ziehen würde.

9.5 Die Auswirkungen von Störungen der Selbstwahrnehmung und von affektiven Störungen

In der Fremdeinschätzung wurden im affektiv-kognitiven Bereich als deutlich verändert beschrieben:
– MI (vor allem in den Bereichen emotionale Kontrolle, gesteigerter Antrieb und hastiger Stil)
– GO (vor allem Fremdanregung und verminderter Antrieb)
– AR (vor allem emotionale Kontrolle und Umstellungsfähigkeit)
– SU (vor allem Frustrationstoleranz und Einfühlungsvermögen)

Ausser bei GO, der sich selbst aber weniger beeinträchtigt einschätzt, als die Betreuer dies tun, deckte sich dieser Eindruck nicht oder nur wenig mit der Selbsteinschätzung der Patienten. Die übrigen Patienten wurden als im Verhaltensbereich nicht oder nur wenig auffällig eingestuft. (Leichte Beeinträchtigungen wurden allerdings nicht berücksichtigt.) Man kann also davon ausgehen, dass diese vier Patienten Verhaltensauffälligkeiten aufweisen, die sich auch ausserhalb des Sprachverhaltens äussern und die sie selbst nicht oder anders wahrnehmen als die Beurteiler.

---

[4] Einen unklaren Status hat der Neologismus "schwumm" in den *Bildgeschichten*, der aber einen lautmalerischen Anteil hat. AR wies jedoch in der Frühphase nach dem Ereignis einen Jargon mit phonematischen Paraphasien auf.

Die Ergebnisse der Selbst- und Fremdeinschätzung des sprachlichen Verhaltens lassen sich folgendermassen zusammenfassen:

- Nur GO und AL verfügen über eine Selbsteinschätzung, die sich in grossen Teilen mit der Einschätzung der Betreuer deckt, auch wenn manchmal unterschiedliche Gewichtungen vorliegen.
- AR und RN nehmen zwar Störungen im sprachlichen Bereich wahr, merken aber nicht, dass sie für andere nicht verständlich sind.
- MI nimmt überhaupt keine Veränderungen wahr, WA hält sich in den meisten Bereichen sogar für "verbessert", was beides der Fremdeinschätzung widerspricht.
- SU hält sich selbst in einigen Bereichen für stärker beeinträchtigt als die Betreuer dies tun, diese wiederum glauben Störungen finden zu können, die er selbst nicht feststellt.

Man kann also davon ausgehen, dass bei fünf von sieben Patienten die Wahrnehmung der eigenen Störungen des sprachlichen Verhaltens deutlich beeinträchtigt ist oder zumindest die Patienten nicht adäquat einschätzen können, wie gut sie verstanden werden. Dabei scheinen zwei Patienten, WA und MI, im engeren Sinne anosognostisch zu sein.

Beim Vergleich mit den Resultaten der Diskursanalyse (vgl. Tabelle 9.1) zeigt es sich, dass diejenigen Patienten, deren Selbstbeurteilung sich von der Fremdeinschätzung deutlich unterscheidet, in der Regel auch auf den oberen Ebenen des Diskursverhaltens Auffälligkeiten aufweisen, d.h. in der Wahl der Sprecherperspektive und der situativen oder interaktiven Angemessenheit abweichen:
- WA und RN, die zwar ihr Sprachverhalten z.T. falsch einschätzen, aber im sonstigen Verhalten als wenig oder nicht verändert eingestuft werden, verhalten sich manchmal interaktiv inadäquat. Ihre Sprecherperspektive ist häufig egozentrisch.
- Eine egozentrische Perspektive ist auch in den Diskursen von SU manchmal anzutreffen. Er ist der einzige Patient, der die traumabedingten Veränderungen als schwerer einstuft als die Beurteiler. Dies wurde im Rahmen einer depressiven Krankheitsverarbeitung erklärt.
- AR ist in der Wahrnehmung seines affektiven Verhaltens allgemein und im sprachlichen Bereich besonders bei der Einschätzung seiner Verständlichkeit beeinträchtigt. Seine Sprecherhaltung ist manchmal unbeteiligt, was mit seinen eingeschränkten sprachlichen Möglichkeiten in Zusammenhang stehen mag, und er verhält sich situativ wie interaktiv häufig inadäquat.
- AL und GO, beide ohne ausgeprägte Beeinträchtigungen der Selbstwahrnehmung, zeigen auch auf den oberen Ebenen des Diskursverhaltens keine nennenswerte Auffälligkeiten.

– Nur MI verhält sich völlig anders, als es die Diskrepanz zwischen Selbst- und Fremdeinschätzung erwarten liesse: Ihre Sprecherperspektive ist empathisch, ihr interaktives Verhalten angemessen. In ihrem Fall wäre es wichtig, genauer nach den Auftretensbedingungen für die Verhaltensauffälligkeiten zu fragen, die von den Beurteilern beschrieben werden.

Es lässt sich also schlussfolgern, dass oft, wenn auch nicht in jedem Fall, die beeinträchtigte Selbstwahrnehmung mit einer Beeinträchtigung auf diskursiver Ebene einhergeht. Diese in ihrem Ausmass und in ihren Konsequenzen zu erfassen, wäre ein wichtiger Teil einer therapieorientierten Diagnostik. Wie in den Fallanalysen beschrieben, führt gerade die Diskrepanz zwischen Erleben und Selbstwahrnehmung oft zu Anpassungsreaktionen, die wieder auf das sprachlich-pragmatische Verhalten zurückwirken und die Situation erschweren können.

9.6 Der Zusammenhang von diskursiven Auffälligkeiten und neuropsychologischen Störungen

Die auftretenden Schwierigkeiten wurden bei den einzelnen Patienten auf das Zusammenwirken verschiedener neuropsychologischer Faktoren zurückgeführt. Lassen sich auch Gemeinsamkeiten und zugrundeliegende Mechanismen erkennen?

Mit Ausnahme von RN ist bei allen Patienten – zumindest bei einigen Aufgaben – ein verminderter Überblick über Gesamtplanungsprozesse festzustellen, was bei einigen (AL, SU) offensichtlich darauf zurückgeführt werden kann, dass einzelne Prozesse soviel Verarbeitungskapazität beanspruchen, dass diese bei anderen Prozessen fehlt und dort keine Kontrollen mehr stattfinden. Fehler auf Ebene der Satzkonstruktion, Fehler der Referenz und kontextbedingte Wortwahlfehler deuten bei diesen Patienten auf momentane Systemüberlastung. Die Patienten versuchen verstärkt, ihre Aufmerksamkeit auf gerade ablaufende Planungsprozesse zu richten. Eine gleichzeitige Berücksichtigung der mikrostrukturellen Planung, der sprachlichen Formulierung sowie einer längerfristigen makrostrukturellen Planung überfordert offensichtlich viele Patienten. Dies zeigt sich auf makropropositionaler Ebene etwa in Kohärenzbrüchen oder in Paraphrasierungen und Wiederholungen.

Andere Auffälligkeiten lassen sich auf Gedächtnisstörungen zurückführen. Verzögerter Abruf und erschwerter Zugriff auf Inhalte aus dem Langzeitgedächtnis bewirken eine verminderte Informativität der Texte (MI, SU, AL), manchmal auch eine verminderte Plausibilität, da kein Vergleich verschiedener Konzepte stattfinden kann (AL). Fehlerhafte Rekonstruktionen von Gedächtnisinhalten führen vereinzelt zu Konfabulationen (MI, AL). Bei einigen Patienten

(AL, MI, AR) werden offensichtlich inkomplette semantische Bedeutungen aktiviert, so dass Nebenassoziationen fehlen (vgl. Ausführungen Teil I, 2.3.4).

In den drei Fallbeispielen wurden die Auswirkungen von Beeinträchtigungen exekutiver Funktionen dargestellt. Aber auch bei den Patienten, die hier nicht ausführlich analysiert werden konnten, zeigen sich spezifische Muster des Einflusses gestörter exekutiver Funktionen: Bei AR etwa wechseln Momente intentionalen Handelns unter exekutiver Kontrolle und Momente reizgebundenen, schemagesteuerten, automatischen Verhaltens einander ab. Auch bei RN übernehmen zeitweilig interne Schemata die Verhaltenssteuerung[5], das Verhalten wird von situativen Erfordernissen abgekoppelt. Dies hat vor allem Auswirkungen auf situative (AR) und interaktive Verhaltensaspekte (RN). Beeinträchtigungen abstraktiver Prozessen in Zusammenhang mit exekutiven Störungen führen zu konkretistischem Verhalten oder zu einer egozentrischen Perspektive, bei der zwischen eigenem und gemeinsamen Wissen nicht mehr unterschieden wird. Mikropropositional zeigt sich das durch unklare Referenz und implizite Vorannahmen, die die Verständlichkeit herabsetzen (AL, AR). Konkretismus wirkt sich etwa als Fehlen von hierarchischen Strukturen, Fehlen von Zusammenfassungen und durch den Gebrauch direkter Rede aus (RN). Beschreibung von Handlungen erfolgen manchmal in der dritten Person, d.h. es wird ein Pronomen "er" eingeführt, dessen Referent unklar ist. Auch dies kann als Zeichen von Konkretismus gelten. Übergenaue Ausführungen auf der einen Seite und implizite Voraussetzungen auf der anderen deuten darauf hin, dass es den meisten Patienten schwerfällt, ein mittleres Abstraktionsniveau zu treffen, bei dem weder zu viele noch zu wenig Informationen vermittelt werden. Eine Einschränkung der Planungsfähigkeiten bei der Erstellung und Auswahl von Lösungen wirkt sich auch auf die inhaltliche Plausibilität aus (MI).

9.7 Therapeutische Konsequenzen

Die therapeutischen Empfehlungen, die anhand der für die einzelnen Patienten erstellten Modelle gegeben wurden, sind jeweils auf die spezifische Problemkonstellation ausgerichtet und individuell verschieden. Bei den meisten Empfehlungen stehen jedoch keine Massnahmen im Vordergrund, die auf die Behandlung sprachlicher Einzelsymptome ausgerichtet sind. Statt dessen werden zunächst oft übergreifende Therapiemassnahmen vorgeschlagen, die die Selbstwahrnehmung des Patienten verbessern sollen, um ihm so eine bessere Kontrolle

---

[5] Ein Wechsel zwischen interner und reizgebundener Steuerung ist auch bei Gesunden in gewissem Umfang zu erwarten. Vgl. Herrmann & Grabowski (1994) und ihre Unterscheidung von Reiz-, Schema- und Ad-hoc-Steuerung.

und Steuerung zu ermöglichen. Dabei muss natürlich vermieden werden, Abwehr- und unangemessene Anpassungsstrategien noch zu verstärken. Je nach Analyse der Gesamtsituation können bei oberflächlich ähnlichen Störungen auf diskursiver Ebene sehr unterschiedliche Schlussfolgerungen für therapeutische Ansätze gezogen werden. So wird etwa für MI ein Vorgehen vorgeschlagen, bei dem Selbstwahrnehmung, Kontrolle und Steuerung verbessert werden sollen, während bei SU psychotherapeutische Massnahmen und entspannende Verfahren im Vordergrund stehen.

9.8 Fazit

In der vorliegenden Untersuchung über das Diskursverhalten nach Schädelhirntrauma wurde für ein auf den Einzelfall bezogenes Vorgehen plädiert, um das Zusammenwirken von Störungen erfassen zu können. Dies wurde anhand verschiedener Einzelfalluntersuchungen und ihres Vergleichs demonstriert. Dabei zeigt sich, dass Mischformen und Fluktuationen von Störungen sowie Anpassungsreaktionen offensichtlich zum normalen Krankheitsbild dieser Patienten gehören und in jeweils individuellen Kombinationen auftreten. Störungsbereiche, die üblicherweise getrennt diagnostiziert und getrennt behandelt werden, wirken ineinander und beeinflussen sich gegenseitig. Im Diskursverhalten, bei dem die Integration verschiedenster sprachlicher und anderer neuropsychologischer Leistungen gefordert ist, zeigt sich dies besonders deutlich.

Die aktuelle kognitive Neuropsychologie bietet jedoch – abgesehen von einigen Ansätzen – kaum Modelle, die das Zusammenwirken und die Integration von sprachlichen und anderen Funktionen abbilden. Kognitiv-neuropsychologische Modelle zielen im Gegenteil auf eine immer stärkere Isolierung von Einzelkomponenten ab, was für die Erfassung selektiver Störungen und zur Theoriebildung berechtigt sein mag. Um therapeutische Handlungsanweisungen für Schädelhirntrauma-Patienten zu erhalten, für die ein sehr konkreter Rehabilitationsbedarf besteht, greifen diese Modelle jedoch zu kurz. Deshalb sollten Konzepte und Vorgehensweisen entwickelt werden, die möglichen Wechselwirkungen von Störungen und Reaktionen auf das veränderte Erleben Rechnung tragen. Es wurde mit dieser Arbeit versucht, einen Schritt in diese Richtung zu tun.

10. Zusammenfassung der Arbeit

Störungen des sprachlich-kommunikativen Verhaltens nach Schädelhirntrauma können in der Regel nicht auf isolierte Sprachsystemstörungen zurückgeführt werden. In der vorliegenden Arbeit wird die These vertreten, dass Auffälligkeiten in der Diskursproduktion von Schädelhirntrauma-Patienten auf das Zusammenwirken verschiedener Störungsebenen zurückzuführen sind, die sich gegenseitig beeinflussen, und dass deshalb ein Vorgehen, das auf die Diagnose und Therapie von selektiven Einzelstörungen ausgerichtet ist, meist nicht ausreicht. Es wird ausserdem davon ausgegangen, dass Patienten nach Schädelhirntrauma unterschiedlichste Störungskombinationen aufweisen und deshalb nicht global als Gruppe zusammengefasst werden können. In der vorliegenden Untersuchung wurde die Ätiologie "Schädelhirntrauma" in ihrer weiten Bedeutung aufgefasst und keine Vorselektionen der Patienten vorgenommen, etwa nach offenem oder gedecktem Trauma, wie das manchmal - mehr oder weniger implizit - in der Literatur der Fall ist

Um aufzuzeigen, welche Art von Auffälligkeiten bei der Textproduktion auftreten, wurde die Diskursproduktion von sieben Patienten nach Schädelhirntrauma untersucht. Da Störungskombinationen und -Interaktionen individuell sind und diskursive Auffälligkeiten kontextbedingt auftreten können, wurden qualitativ ausgerichtete Einzelfalluntersuchungen durchgeführt. Die einzelnen Patienten wurden ausserdem miteinander und mit einer gesunden Kontrollgruppe verglichen. Als theoretische Grundlage diente das Modell der drei kognitiven Funktionsebenen von Stuss (1991b), das hier auf sprachlich-pragmatisches Verhalten angewandt und etwas erweitert wurde.

Es wurden sechs Bedingungen der Diskursproduktion vorgegeben, die unterschiedliche Anforderungen an planerische und andere kognitive Leistungen stellen. Eine Annahme war, dass ein Patient in den Aufgaben verschiedene diskursive Leistungen zeigen kann, je nachdem welche neuropsychologischen Beeinträchtigungen bei ihm vorliegen. Vier der Aufgaben waren mündliche Textproduktionen (Geschichten-Fortsetzen, ein Märchen erzählen, Geschichten nach Bildvorlagen erzählen, Handlungen beschreiben), eine Aufgabe schriftsprachlich (eine Geschichte aus vorgegebenen Wörtern erfinden) und eine weitere Aufgabe ein Dialog (Rollenspiel). Alle Patienten wurden mit einer neuropsychologischen Testbatterie und einem Aphasietest untersucht und durch zwei Beurteiler hinsichtlich Verhaltensauffälligkeiten im kognitiv-affektiven und sprachlichen Bereich eingeschätzt. Die Patienten wurden auch nach ihrer Selbsteinschätzung in diesen Bereichen befragt.

Anhand von drei Fallbeispielen wurden Erklärungsmodelle entworfen, bei denen diskursive Auffälligkeiten und neuropsychologische Störungen in Beziehung gesetzt wurden. Sprachlich-pragmatisches Handeln wurde dabei zurückgeführt auf ein Zusammenspiel von kognitiven, affektiven und situativen Faktoren. Zusammenhänge dieser Art waren bei den beschriebenen Patienten zu beobachten, zeigten sich aber auf individuelle Weise. Bei einigen Patienten wurden diskursive Auffälligkeiten als Konsequenz veränderten affektiven Erlebens interpretiert, was sich z.B. in einer veränderten Bewertung der eigenen diskursiven Leistung und Gleichgültigkeit gegenüber Fehlern ausdrückte. Entstanden aufgrund von Einschränkungen der Handlungsplanung Diskrepanzen im Erleben des Patienten, kam es häufig zu kompensatorischen Verhaltensweisen, die offensichtlich darauf abzielen, das Selbstbild des Patienten als gezielt und intentional handelnden Menschen zu schützen. Die meisten Patienten der Untersuchung waren in ihrer Selbstwahrnehmung beeinträchtigt. Anzeichen für ein Zusammenwirken der verschiedenen Faktoren waren auf allen Ebenen diskursiven Verhaltens, auf sprachsystematischer, mikro-, makropropositionaler Ebene, im interaktiven und situativen Verhalten vorhanden. Es wurden für die Patienten der Fallbeispiele therapeutische Strategien skizziert.

Beim Vergleich der Patienten zeigte sich, dass jeder ein anderes, individuelles diskursives Störungsmuster aufwies. Störungsausprägungen waren in verschiedene Richtungen zu beobachten, z.B. verminderte Informativität bei einigen und übertriebene Detailgenauigkeit bei anderen Patienten. Auch wenn dieselben diskursiven Auffälligkeiten bei verschiedenen Patienten zu beobachten waren, konnten sie doch manchmal auf unterschiedliche Ursachen zurückgeführt werden und erforderten andere therapeutische Massnahmen. Dies spricht gegen rein quantitative Diskursanalysen, in denen solche Bedeutungsunterschiede verlorengehen.

Abgesehen davon, dass die Patienten als Gruppe in ihren Leistungen sehr inhomogen waren, gab es auch beim einzelnen Patienten grosse Leistungsfluktuationen. Viele Patienten, besonders wenn sie keine ausgeprägten Sprachstörungen aufwiesen, produzierten mal nahezu unauffällige, mal deutlich abweichende Texte. Ein Zusammenhang zwischen neuropsychologischen Beeinträchtigungen und der Bearbeitung der verschiedenen Textproduktionsaufgaben war beim grössten Teil, aber nicht bei allen Patienten festzustellen. Hier hängt es offensichtlich von der Art und Schwere der Störungen ab, ob sich unterschiedliche Anforderungen auf die diskursive Leistung auswirken. Dagegen wiesen Patienten, bei denen es Hinweise auf eine beeinträchtigte Selbstwahrnehmung und ein vermindertes Störungsbewusstsein gab, in der Regel auch ausgeprägte Beeinträchtigungen im diskursiven Verhalten auf.

Zusammenfassung

Es gab nur wenig gemeinsame Merkmale der Patientengruppe gegenüber den Kontrollprobanden. Allgemein scheinen Schädelhirntrauma-Patienten beeinträchtigt, wenn metatextuelle Strategien verfolgt werden könnten, z.B. bei der Anwendung einer gezielten Ökonomie-Strategie oder beim Nutzen vorgegebener assoziativer Verbindungen. Musste Vorwissen zur Aufgabenbeantwortung frei abgerufen werden, waren die Leistungen der Schädelhirntrauma-Patienten oft auffällig. Eine hörerorientierte Aufbereitung des Textes fiel allen Patienten – zumindest zeitweilig – schwer. Sie setzten entweder zuviel oder zuwenig gemeinsamen Wissenshintergrund voraus und hatten Mühe, ein mittleres Abstraktionsniveau – weder zu vage noch zu detailliert – zu treffen.

Doch auch die Leistungen der Kontrollgruppe waren heterogen, was Umfang, inhaltliche und formale Qualitäten der Texte anging. Deshalb scheint es wichtig, bei sprachlich-diskursiven Aufgaben die individuellen Voraussetzungen, z.B. Bildungsniveau, zu berücksichtigen, da man kaum von allgemeinen Normvorstellungen ausgehen kann.

Es wird aus der Untersuchung die Schlussfolgerung gezogen, dass sprachlich-pragmatische Auffälligkeiten bei Schädelhirntrauma-Patienten in Zusammenhang mit der kognitiven und affektiven Gesamtsituation gesehen und analysiert werden sollten. Die isolierte Untersuchung und Therapie von Störungen auf der sprachsystematischen Ebene wird bei diesen Patienten der Problematik meist nicht gerecht. Dazu werden in der Rehabilitation Modelle benötigt, die das Zusammenwirken von Störungen beschreiben.

Literaturverzeichnis

ACKER, M.B. (1990): A review of the ecological validity of neuropsychological tests. in: D.E.Tupper & K.D.Cicerone (eds.): *The neuropsychology of everyday life: Assessment and basic competencies.* Boston: Kluwer

ADAMS, H.J. (1990): Brain damage in fatal non-missile head injury in man. in: R.Braakman (ed.): *Handbook of Clinical Neurology, Vol 13, (57), Head Injury.* Elsevier Science Publisher 1990

ADAMS, J.H., DOYLE, D., GRAHAM, D.I., LAWRENCE, A.E., MCLELLAN, D.R., GENNARELLI, T.A., PASTUSKO, T.A., & SAKAMOTO, T. (1985): The contusion index: A reappraisal in human and non-missile head injury. *Neuropathology and Applied Neurobiology*, 11, 299-309

ADAMOVITCH, B.B. (1990): Information processing, cognition, attention, and communication following closed-head injury. *Folia Phoniatrica*, 42, 11-23

ADAMOVITCH, B.B. & HENDERSON, J.A. (1983): Treatment of communication deficits resulting from traumatic head injury. in: W.Perkin (ed.): *Current therapy in communication disorders. Language handicaps in adults.* New York: Thieme & Stratton

ALAJOUANINE, T., CASTAIGNE, P., LHERMITTE, F., ESCOUROLLE, R. & RIBAUCOURT, B. DE (1957): Etude de 43 cas d'aphasie post-traumatique. Confrontation anatomoclinique et aspects évolutifs. *Encéphale* 46, 1-45

ALEXANDER, M.P., BENSON, D.F.,& STUSS, D.T. (1989): Frontal lobes and language. in: *Brain & Language,* 37, 656-691

AMERICAN SPEECH-LANGUAGE-HEARING ASSOCIATION (1988): The role of speech-language pathologists in the identification, diagnosis, and treatment of individuals with cognitive - communicative impairments. *Asha*, 79

ANDERSON, J.R. (1993): *Rules of the mind.* Hillsdale, N.J.: Erlbaum

ANDERSON, S.W., DAMASIO, H.M., JONES, R.D. & TRANEL, D. (1991): Wisconsin Card Sorting Test as a measure of frontal lobe damage. *Journal of Clinical and Experimental Neuropsychology*, 13, 909-922

ARMSTRONG, C. (1991): Emotional changes following brain injury: Psychological and neurological components of depression, denial and anxiety. *Journal of Rehabilitation*, 57, 15-22

ARSENI, C., CONSTANTINOVICI, A., ILIESCU, D., DOBROTA, I. & GAGEA, A. (1970): Considerations on posttraumatic aphasia in peace time. *Psychiatria, Neurologia, Neurochirurgia*, 73, 105-112

AUSTIN, J.L. (1962): *How to do things with words.* Oxford: Clarendon Press

BADDELEY, A.D. (1986): *Working memory.* Oxford: Clarendon Press

BADDELEY, A.D. & WILSON, B. (1988): Frontal amnesia and the dysexecutive syndrome. *Brain & Cognition*, 7, 212-230

BADDELEY, A.D. (1990): *Human memory: Theory and practice.* Boston: Allyn and Bacon

BARSALOU, L. (1987): The instability of graded structure: Implications for the nature of concepts. in: U.Neisser (ed.): *Concepts and conceptual development: Ecological and intellectual factors in categorization.* Cambridge: Cambridge University Press

BAUER, A. & KAISER, G. (1989): Verbesserungshandlungen in der sprachlichen Interaktion zwischen Aphasikern und Sprachgesunden: Ein deskriptiv-analytisches Verfahren ihrer Analyse für diagnostische Zwecke. in: V.M.Roth (Hrsg.): K*ommunikation trotz gestörter Sprache. Aphasie, Demenz, Schizophrenie.* Tübingen: Narr

BÄUMLER, G. (1985): *Der Farbe-Wort-Interferenztest (FWIT) nach J.R. Stroop.* Göttingen: Hogrefe

BEAUGRANDE, DE R.-A. (1984): *Text production: Toward a science of composition*. Norwood, N.J.: Ablex

BEAUGRANDE, DE R.-A. & DRESSLER, W.U. (1981*): Einführung in die Textlinguistik*. Tübingen: Niemeyer

BEEMAN, M. (1993): Semantic processing in the right hemisphere may contribute to drawing inferences from discourse. *Brain & Language*, 44, 80-120

BEESON, P.M., BAYLES, K.A., RUBENS, A.B., & KASZNIAK, A.W. (1993): Memory impairment and executive control in individuals with stroke-induced aphasia. *Brain & Language*, 45, 253-257

BELLACK, A.S. (1979): Behavioral assessment and social skills. in: A.S. Bellack & M.Hersen (eds.): *Research and practice in social skill training*. New York: Plenum

BENTON, A.L. (1967): Problems of test construction in the field of aphasia. *Cortex*, 3, 32-58

BERG , T. & SCHADE, U. (1992): The role of inhibiting in a spreading activation model of language production: I. The psycholinguistic perspective. *Journal of Psycholinguistic Research*, 21, 405-434

BERNSTEIN-ELLIS, E., WERTZ, R.T., & DRONKERS, N. (1985): Pica performance by traumatically brain injured and left hemisphere CVA patients. in: R.H.Brookhire (ed.): *Clinical Aphasiology. Conference Proceedings 1984*. Minneapolis: BRK Publishers

BEUTEL, M. (1990): Coping und Abwehr - Zur Vereinbarkeit zweier Konzepte. in: F.A. Muthny (Hrsg.): *Krankheitsverarbeitung. Hintergrundtheorien, klinische Erfassung und empirische Ergebnisse*. Berlin: Springer

BLANK, M.& FRANKLIN, E. (1980): Dialogue with preschoolers: A cognitively-based system of assessment. *Applied Psycholinguistics*, 1, 127-150

BLANKEN, G. (1988): Zur Ausgrenzbarkeit der neurolinguistischen Formulierungsprozesse. Neurolinguistische Evidenzen. in: G.Blanken, J.Dittmann, & C.W.Wallesch (Hrsg): *Sprachproduktionsmodelle. Neuro- und psycholinguistische Theorien der menschlichen Spracherzeugung*. Hochschul Verlag: Freiburg

BLUMER, D. & BENSON, D.F. (1975): Personality changes with frontal and temporal lobe lesions. in: D.F.Benson & D.Blumer (eds.): *Psychiatric aspects of neurological disease*. New York: Grune & Stratton

BLOMERT, L., KOSTER, C., VAN MIER, H., & KEAN, M.-L. (1987): Verbal communication abilities of aphasic patients: The everyday language test. *Aphasiology*, 1, 463-474

BÖCHER, W. (1963): Erfahrungen mit dem Wechslerschen Gedächtnistest (Wechsler Memory Scale) bei einer deutschen Versuchsgruppe von 200 normalen Vpn. *Diagnostica*, 9, 56-68

BOND, M. (1984): The psychiatry of closed head injury. in: N.Brooks (ed.): *Closed head injury. Psychological, social, and family consequences*. Oxford: Oxford University Press

BOTEZ, M.I. & BARBEAU, A. (1971): The role of subcortical structures and particularly the thalamus in the mechanisms of speech and language. *International Journal of Neurology*, 8, 300-320

BRAUN, C.M.J., BARIBEAU, J.M.C., ETHIER, M., DAIGNAULT, S., & PROULX, R. (1989): Processing of pragmatic and facial affective information by patients with closed head injuries. *Brain Injury*, 3, 5-17

BRICKENKAMP, R. (1962): *Test D2, Aufmerksamkeits-Belastungs-Test*. Göttingen: Hogrefe

BRINKER, K. (1988): *Linguistische Textanalyse*. Eine Einführung in Grundbegriffe und Methoden. 2.Auflage. Berlin: Erich Schmidt

BRINKER, K. & SAGER, S.F. (1989): *Linguistische Gesprächsanalyse*. Eine Einführung. Berlin: Erich Schmidt

BROOKS, N.(1990): Behavioral and social consequences of severe head injury. in: B.G.Deelman, R.J.Saan & A.H.van Zomeren (eds.): *Traumatic brain injury*. Amsterdam: Swets & Zeitlinger

BROOKS, N. CAMPSIE. L., SYMINGTON, C., BEATTIE, A., BRYDEN, J. & McKINLAY, W. (1987): The effects of severe head injury upon patients and relatives within seven years of injury. *Journal of Head Trauma Rehabilitation*, 2, 1-13

BROOKS, N., CAMPSIE, L., SYMINGTON, C., BEATTIE, A., & MCKINLAY, W.(1986): The five year outcome of severe blunt head injury: A relative's view. *Journal of Neurology, Neurosurgery & Psychiatry*, 49, 764-770

BROOKSHIRE, R.H. & NICHOLAS, L.E. (1984): Comprehension of directly and indirectly stated main ideas and details in discourse by brain-damaged and non brain-damaged listeners. *Brain & Language*, 21, 21-36

BROTHERTON, F.A., THOMAS, L.I., WISOTZEK, I.E., & MILAN, M.A. (1988): Social skill training in the rehabilitation of patients with traumatic closed head injury. *Archives of Physical Medicine and Rehabilitation*, 69, 827-832

BROWN, G. & YULE, G. (1983): *Discourse analysis*. Cambridge: Cambridge University Press

BUTLER-HINZ, S., CAPLAN, D., & WATERS, G. (1990): Characteristics of syntactic comprehension deficits following closed head injury versus left vascular accident. *Journal of Speech and Hearing Research*, 33, 269-280

CAPPA, S.F. (1993): Pathology of nonaphasic language behavior after focal left hemispheric damage. in: G. Blanken et al. (eds.): *Linguistic disorders and pathologies. An international handbook*. Berlin: De Gruyter

CARAMAZZA, A.(1986): On drawing inferences about the structure of normal cognitive systems from the analysis of patterns of impaired performance: The case for single-patient studies. in: *Brain & Cognition*, 5, 41-66

CARAMAZZA, A. & McCLOSKEY, M. (1988): The case for single-patient studies. *Cognitive Neuropsychology*, 5, 517-528

CHAFE, W.(1987): Cognitive constraints on information flow. in: R.S.Tomlin (ed.): *Coherence and grounding in discourse.*(Typological studies in language 11). Philadelphia: John Benjamins

CHAPMAN, S.B., LEVIN, H.S. & CULHANE, K.A. (1995a): Language impairment in closed head injury. in: H.S.Kirshner (ed.): *Handbook of neurological speech and language disorders*. New York: Marcel Dekker

CHAPMAN, S.B., LEVIN, H.S., MATEJKA, J., HARWARD, H. & KUFERA, J.A. (1995b): Discourse ability in children with brain injury: Correlations with psychosocial, linguistic and cognitive factors. *Journal of Head Trauma Rehabilitation*, 10, 36-54

CHERNEY, L.R. & MILLER, T.K. (1991): A classification system for cognitive, linguistic, speech, and swallowing disorders in the traumatically brain injured adult. in: A.S.Halper, L.R.Cherney, & T.K.Miller (eds.): *Clinical management of communication problems in adults with traumatic brain injury*. Gaithersburg: Aspen

CHRISTENSEN, A.-L.(1989): The neuropsychological investigation as a therapeutic and rehabilitative technique. in: D.Ellis & A.-L.Christensen (eds.): *Neuropsychological treatment after brain injury*. New York: Kluwer

CLARK, H.H. (1977): Bridging. in:P.N.Johnson-Laird & G.Wason (eds.): *Thinking: Readings in cognitive science*. Cambridge: Cambridge University Press.

COELHO, C.A.(1995): Discourse production deficits following traumatic brain injury: A critical review of the recent literature. *Aphasiology*, 9, 409-429

COELHO, C.A., LILES, B.Z., & DUFFY, R.J. (1991a): The use of discourse analysis for the evaluation of higher level traumatically brain-injured adults, *Brain Injury*, 5, 381-392

COELHO, C.A., LILES, B.Z., & DUFFY, R.J. (1991b): Analysis of conversational discourse in head-injured adults. *Journal of Head Trauma Rehabilitation*, 6, 92-99

COELHO, C.A., LILES, B.Z., & DUFFY, R.J. (1991c): Discourse analysis with closed head injured adults.: Evidence for differing patterns and deficits. *Archives of Physical Medicine and Rehabilitation*, 72, 465-468

COHEN, R., KELTER,S., KOEMEDA-LUTZ, M. & MEIER, E. (1988*):* Sprache und Denken. Beiträge aus der Aphasieforschung. in: A.von Stechow & M.-T. Schepping (Hrsg.): *Fortschritte in der Semantik.* Weinheim

COHEN, R., GLÖCKNER, A., LUTZ, M., MAIER, T., & MEIER, E. (1983): Cognitive impairments in aphasia: New results and new problems. in: R.Bäuerle, C.Schwarze, & A.von Stechow (Hrsg.): *Meaning, use and interpretation of language.* Berlin: De Gruyter

CORSI, P.M. (1972): *Human memory and the medial temporal region of the brain.* Doctoral thesis. Department of Psychology, McGill University Montreal

COSLETT, H.B., BOWERS, D., VERFAELLIE, M., & HEILMAN, K.M. (1991): Frontal verbal amnesia. *Archives of Neurology,* 48, 949-955

COURVILLE, C.B.(1950): *Pathology of the central nervous system,* 3rd ed., Mountain View, CA, Pacific Press

CRAMON, D.VON (1988): Planen und Handeln. in: D. von Cramon & J.Zihl (Hrsg.): *Neuropsychologische Rehabilitation. Grundlagen, Diagnostik und Behandlungsverfahren.* Berlin: Springer

CRAMON, D.Y. & MATTHES-VON CRAMON, G. (1993): Problemlösendes Denken. in: D.Y.von Cramon, W. Mai & W. Ziegler (Hrsg.): *Neuropsychologische Diagnostik.* Weinheim: VCH

CRAMON, D.Y. VON, MATTHES-VON CRAMON, G., & MAI, N. (1991): Problem-solving deficits in brain-injured patients: A therapeutic approach. *Neuropsychological Rehabilitation,* 1, 45-64

CRAMON, D.Y. VON & MATTHES-VON CRAMON, G. (1990): Frontal lobe dysfunctions in patients - Therapeutic approaches. in: R.Ll. Wood & I. Fussey (eds.): *Cognitive Rehabilitation in Perspective.* London: Taylor & Francis

CRAMON, D.Y. VON & VOGEL, M. (1981): Der traumatische Mutismus. *Nervenarzt,* 52, 664-668

CRITCHLEY, M. (1972): Communication: Recognition of its minimal impairment. in: M.Critchley, J.L.O'Leary, & B.Jennett (eds.): *Scientific foundation of Neurology.* London: Heinemann

CROSSON, B. (1992): *Subcortical functions in language and memory.* New York: Guilford Press

CROSSON, B., NOVACK, T.A., TRENERRY, M.R. & CRAIG, P.L. (1989): Differentiation of verbal memory deficits in blunt head injury using the recognition trial of the California Verbal Learning Test: An exploratory study. *Clinical Neuropsychologist,* 3, 29-44

CROSSON, B., NOVACK, T.A., TRENERRY, M.R., & CRAIG, P.L. (1988): California Verbal Learning Test (CLVT) performance in severely head-injured and neurologically normal adult males. *Journal of Clinical and Experimental Neuropsychology,* 10, 754-768

CROWE, S.F.(1992): Dissociation of two frontal lobe syndromes by a test of verbal fluency. *Journal of Clinical and Experimental Neuropsychology,* 14, 327-339

CUMMINGS, J.L. (1985): *Clinical neuropsychiatry.* New York: Grune & Stratton

DAHLSTROM, W.G., WELSH, G.S.,& DAHLSTROM, L.E.(1972): *An MMPI Handbook.Vol.1: Clinical interpretation.* Minneapolis: University of Minnesota Press.

DAMASIO, A.R.(1991): Signs of aphasia. in: M.Taylor Sarno (ed.): *Acquired aphasia.* 2nd ed. San Diego: Academic Press

DAMASIO, H.C.(1991): Neuroanatomical correlates of the aphasias. in: M.Taylor Sarno (ed.): *Acquired aphasia.* 2nd ed. San Diego: Academic Press

DAMASIO, A.R., TRANEL, D., & DAMASIO, H.C. (1991): Somatic markers and the guidance of behavoir: Theory and preliminary testing. in: H.S.Levin, H.M.Eisenberg, & A.L.Benton (eds.): *Frontal lobe function and dysfunction.* New York: Oxford University Press

DAMICO, J.S.(1985): Clinical discourse analysis: A functional approach to language assessment. In: C.S.Simon (ed.): *Communication skills and classroom success.* London: Taylor & Francis

DANES, F. (1974): Functional sentence perspective and the organization of the text. in: F.Danes (Hrsg.): *Papers on functional sentence perspective*. Prag: Academia

DARLEY, F.L. (1982): *Aphasia*. Philadelphia: Saunders

DARLEY, F.L. (1964): *Diagnosis and appraisal of communication disorders*. Englewood Cliffs, New Jersey: Prentice-Hall

DELL, G.S. (1988): The retrieval of phonological forms in production: Tests of predictions from a connectionist model. *Journal of Memory and Language*, 27, 124-142

DELL, G.S. (1986): A spreading activation theory of retrieval in sentence production. *Psychological Review*, 93, 283-321

DIJK, T.A. VAN (1985): Semantic discourse analysis. in: T.A. van Dijk (ed.): *Handbook of discourse analysis*. Vol.2. London: Academic Press

DIJK, T.A. VAN (1980): *Textwissenschaft*. Tübingen: Niemeyer

DIKMEN, S. & REITAN, R.M.(1977): Emotional sequelae of head injury. *Annals of Neurology*, 2, 492-494

DITTMANN, J. (Hrsg.) (1979): *Arbeiten zur Konversationsanalyse*. Tübingen: Niemeyer

DRESSLER, W.U.& PLÉH, C.(1988): On text disturbances in aphasia. in: W.U.Dressler & J.A.Stark (eds.): *Linguistic analysis of aphasic language*. New York: Springer

DRESSLER, W. & PLÉH, C. (1984): Zur narrativen Textkompetenz von Aphatikern. in: W.Dressler & R.Wodak (Hrsg.): *Normale und abweichende Texte*. Hamburg: Buske

Duden-Grammatik (1984): Hrsg. G.Drosdowski. Mannheim: Duden-Verlag

EAMES, P. (1990): Organic bases of behaviour disorders of traumatic brain injury. in: R. Ll. Wood (ed.): *Neurobehavioural sequelae of traumatic brain injury*. New York: Francis & Taylor

EHRLICH, J. (1988): Selective characteristics of narrative discourse in head-injured and normal adults. *Journal of Communication Disorders*, 21, 1-9

EHRLICH, S.& BARRY, P.(1989): Rating communication behaviours in the head-injured adult. *Brain Injury*, 3, 193-198

EHRLICH, J.& SIPES, A.(1985): Group treatment of communication skills for head-trauma patients. *Cognitive Rehabilitation*, 3, 32-37

ELLIS, A.W. (1987): Intimations of modularity, or the modelarity of mind: Doing cognitive neuropsychology without syndromes. in: M.Coltheart, G.Sartori, R.Job (eds.): *The cognitive neuropsychology of language*. Hillsdale, NJ: Erlbaum

ELSASS, L. & KINSELLA, G. (1987): Social interaction following severe closed head injury. *Psychological Medicine*, 17, 67-78

ENGEL, D. (1977): *Textexperimente mit Aphatikern*. Tübingen: Narr

ESLINGER, P.J.& DAMASIO, A.R. (1985): Severe disturbance of higher cognition after bilateral frontal lobe ablation: Patient E.V.R. *Neurology*, 35, 1731-1741

FAHRENBERG, J., HAMPEL, R., & SELG, H.(1984): *Das Freiburger Persönlichkeitsinventar, FPI*. 4.rev.Auflage. Göttingen: Hogrefe

FARRELL, A.D., RABINOWITZ, J.A., WALLANDER, J.L., & CURRAN, J.P.(1985): An evaluation of two formats for the intermediate-level assessment of social skills. *Behavioral Assessment*, 7, 155-171

FAYOL, M. & LEMAIRE, P. (1993): Levels of approach to discourse. in: H.H. Brownell & Y. Joanette (eds.): *Narrative discourse in neurologically impaired and normal aging adults*. San Diego: Singular

FODOR, J.A.(1983): *The modularity of mind*. MIT Press: Cambridge, MA

FREEDMAN, M., ALEXANDER, M.P., NAESER, M.A. (1984): Anatomic basis of transcortical motor aphasia. *Neurology*, 34, 409-417

FROWEIN, R.A. & FIRSCHING, R.(1990): Classification of head injury. in: R.Braakman (ed.): *Handbook of clinical neurology*, Vol. 13 (57). Amsterdam: Elsevier Science

FUNKE, J. & GRUBE-UNGLAUB, S. (1993): Skriptgeleitete Diagnostik von Planungskompetenz im neuropsychologischen Kontext: Erste Hinweise auf die Brauchbarkeit des "Skript-Monitoring-Tests"(SMT). *Zeitschrift für Neuropsychologie*, 4, 75-91

FUSTER, J.M.(1989): *The prefrontal cortex.* 2nd ed. New York: Raven Press

GAJAR, A., SCHLOSS, P.J., SCHLOSS, C.N., & THOMPSON, C K. (1984): Effects of feedback and self-monitoring on head trauma youth's conversational skills. *Journal of Applied Behavoir Analysis*, 17, 353-358

GASSER, M. (1991): Warum englisch und nicht züridütsch ? Ein Beitrag zur Mehrsprachigkeit bei Aphasie. *Aphasie und verwandte Gebiete*, 4, 76-87

GEFFEN, G.M., BUTTERWORTH, P., FORRESTER, G.M., & GEFFEN, L.B. (1994): Auditory verbal learning test components as measures of the severity of closed-head injury. *Brain Injury*, 8, 405-411

GENTNER, D. & STEVENS, A.L.(1983): *Mental models.* Hillsdale, N.J.: Erlbaum

GERWIG, M., WILLMES, K., & HARTJE, W.(1993): Störungen nichtsprachlicher kognitiver Leistungen bei Aphasie. *Zeitschrift für Neuropsychologie.* 4, 54-64

GESCHWIND, H. (1982): Disorders of attention: A frontier in neuropsychology. *Philosophical Transactions of the Royal Society*, 298, 173-185

GESCHWIND, N. (1964): Non-aphasic disorders of speech. *International Journal of Neurology*, 4, 207-214

GLINDEMANN, R. & VON CRAMON, D.Y. (1995): Kommunikationsstörungen bei Patienten mit Frontalhirnläsionen. *Sprache Stimme Gehör*, 19, 1-7

GLOSSER, G.& GOODGLASS, H.(1990): Disorders in executive control functions among aphasic and other brain-damaged patients. *Journal of Clinical and Experimental Neuropsychology*, 12, 485-501

GLOSSER, G. & DESER, T. (1990): Patterns of discourse production among neurological patients with fluent language disorders. *Brain and Language*, 40, 67-88

GODFREY, H.P.D., KNIGHT, R.G., BISHARA, S.N. (1991): The relationship between social skill and family problem-solving following very severe closed-head injury. *Brain Injury*, 5, 207-211

GODFREY, H.P.D., KNIGHT, R.G., MARSH, N.V., MORONEY, B.M. & BISHARA, S.N. (1989): Social interaction and speed of information processing following very severe closed head injury. *Psychological Medicine*, 19, 175-183

GOLDMAN-RAKIC, P.S. (1993): Specifications of higher cortical functions. *Journal of Head Trauma Rehabilitation*, 8, 13-23

GOLDMAN-RAKIC, P.S. (1987): Circuitry of primate prefrontal cortex and regulation of behavior by representational knowledge. in: F. Plum & V.Mountcastle (eds.): *Handbook of Physiology* (Vol. 5), Bethesda, M.D.: American Physiological Society

GOLDBERG, E. & BILDER, R.M.(1987): The frontal lobes and hierarchical organization of cognitive control. in: E.Perecman (ed.): *The frontal lobes revisited.* New York: IRBN Press

GOLDBERG, E. & BARR, W.B. (1991): Three possible mechanisms of unawareness of deficit. in: G.P.Prigatano & D.L.Schacter (eds*.): Awareness of deficit after brain injury.* New York: Oxford University Press

GOLDBERG, E. & TUCKER, D.(1979): Motor perseveration and long-term memory for visual forms. *Journal of Clinical Neuropsychology*, 1, 273-288

GOLDSTEIN, K. (1948): *Language and language disturbances.* New York: Grune & Stratton

GOLDSTEIN, K. (1944): Mental changes due to frontal lobe damage. *Journal of Neurology and Psychopathology*, 17, 27-40

GOLDSTEIN, K. (1942): *After effects of brain injuries in war.* New York: Grune & Stratton

GOLDSTEIN, F.C. & LEVIN, H.S. (1991): Question-asking strategies after closed-head injury. *Brain & Cognition*, 17, 23-30

GOLDSTEIN, F.C., LEVIN, H.S., BOAKE, C., & LOHREY, J.H. (1990): Facilitation of memory performance through induced semantic processing in survivors of severe closed-head injury. *Journal of Clinical and Experimental Neuropsychology*, 12, 286-300

GOLDSTEIN, F.C. & LEVIN, H.S. (1989): Manifestations of personality change after closed head injury. in: E. Perecman (ed.): *Integrating theory and practice in clinical neuropsychology*. Hillsdale: Erlbaum

GOLDSTEIN, F.C., LEVIN, H.S. & BOAKE, C.(1989): Conceptual encoding following severe closed-head injury. *Cortex*, 25, 541-554

GONSER, A.(1992) : Prognose, Langzeitfolgen und berufliche Reintegration 2-4 Jahre nach schwerem Schädel-Hirn-Trauma. *Nervenarzt*, 63, 462-433

GOODGLASS, H. & KAPLAN, E. (1972): *Boston Diagnostic Aphasic Examination*. Philadelphia: Fea & Febiger

GRAFMAN, J., SIRIGU, A., SPECTOR, L., & HENDLER, J. (1993): Damage to the prefrontal cortex leads to decomposition of structured event complexes. *Journal of Head Trauma Rehabilitation*, 8, 73-87

GRAFMAN, J., JONAS, B., & SALAZAAR, A.(1990): Wisconsin Card sorting Test performance based on location and size of neuroanatomical lesion in vietnam veterans with penetrating head injuries. *Perceptual & Motor Skills*, 71, 1120-1122

GRANT, D.A.& BERG, E.A.(1948): A behavioral analysis of degree of impairment and ease of shifting to new responses in a Weigl-type card sorting problem. *Journal of Experimental Psychology*, 8, 404-411

GRANT, I.& ALVES, W.(1987): Psychiatric and psychosocial disturbances in head injury. in: H.S.Levin, J.Grafman, H.M.Eisenberg (eds.): *Neurobehavioral recovery from head injury*. New York: Oxford University Press

GREEN, G.M. (1989): *Pragmatics and natural language understanding*. Hillsdale, N.J.: Lawrence Erlbaum

GREITEMANN, G. (1988): Sprache. in: D.von Cramon & J.Zihl (Hrsg.): *Neuropsychologische Rehabilitation*. Berlin: Springer

GREYERZ, O.VON & BIETENHARD, R. (1988): *Berndeutsches Wörterbuch*. Vierte Auflage. Muri: Ed.Francke

GRICE, H.P. (1978): Further notes on logic and conversation. in: P.Cole (ed.): *Syntax and semantics: Pragmatics*. New York: Academic Press

GRICE, H.P. (1975): Logic and conversation. in: P.Cole & J.L. Morgan (eds.): *Syntax and Semantics: 3. Speech Acts*. New York: Academic Press

GRIMM, J. (Hrsg.)(1989): *Grimms Märchen*. Thienemann: Stuttgart

GROHER, M.E. (1990): Communication disorders in adults. in: M.Rosenthal, E.R.Griffith, M.R.Bond, & J.D.Miller (eds.): *Rehabilitation of the adult and child with traumatic brain injury*. 2nd edition. Philadelphia: F.A.Davis

GROHER, M.E. (1977): Language and memory disorders following closed head trauma. *Journal of Speech and Hearing Research*, 20, 212-223

GROHER, M.E. & OCHIPA, C. (1992): The standardized communication assessment of individuals with traumatic brain injuy. *Seminars in Speech and Language*, 13, 252-263

GROTE, W. (Hrsg.)(1986) : *Neurochirurgie*. 2. Auflage. Stuttgart-New York:Thieme

GÜLICH, E. & RAIBLE, W.(1977): *Linguistische Textmodelle*. München: Fink

GUTBROD, B. (1991): *Beeinträchtigungen im Satzverständnis und im verbalen Kurzzeitgedächtnis bei Aphasikern*. Konstanz: Hartung-Gorre-Verlag

GUTBROD, K. (1990): *Mnestische Störungen bei Aphasikern. Versuch einer Erklärung ihrer funktionalen Ursachen im Rahmen eines kognitiv-neuropsychologischen Ansatzes*. Unveröffentlichte Dissertation. Konstanz

GUTBROD, K., BRÖNNIMANN, S., HEINEMANN, D., JUNGO, M.-A., KAMMERMANN, B., MARKUS, E., STUDER, B., WAHRENBERGER, C. & WIRZ, F. (1994): *Der desorientierte Patient*. Arbeitspapiere zur neuropsychologischen Rehabilitation Nr.4, Abteilung für Neuropsychologische Rehabilitation, Inselspital, Bern

HAGEN, C. (1984): Language disorder in head trauma. in: A.Holland (ed.): *Language disorders in adults*. San Diego: College Hill Press

HAGEN, C. (1983): Language-cognitive disorganization following closed head injury. in: L.E.Trexler (ed.): *Cognitive Rehabilitation*. New York: Plenum Press

HAGEN, C. (1981): Language disorders secondary to closed head injury: Diagnosis and treatment. *Topics in Language Disorders*,1,73-87

HALLIDAY, M.A.K. & HASAN, R.(1976): *Cohesion in English*. London: Longman

HALPERN, H., DARLEY, F.L., & BROWN, J.R. (1973): Differential language and neurologic characteristics in cerebral involvement. *Journal of Speech and Hearing Disorders*, 38, 162-173

HARLEY, T.A. (1993): Connectionist approaches to language disorders. *Aphasiology*, 7, 221-249

HARLEY, T.A. (1990): Paragrammatism: Syntactic disturbance or breakdown of control ? *Cognition*, 34, 85-91

HARTLEY, L.L. (1995): *Cognitive-communicative abilities following brain injury. A functional approach*. San Diego: Singular Publishing Group

HARTLEY, L.L.(1992): Assessment of functional communication. *Seminars in Speech and Language*, 13, 264-277

HARTLEY, L.L. (1990): Assessment of functional communication. in: D.E.Tupper & K.D.Cicerone (eds.): *The neuropsychology of everyday life. Assessment and basic competencies*. Boston: Kluwer

HARTLEY, L.L. & JENSEN, P.J. (1992): Three discourse profiles of closed-head-injury speakers: Theoretical and clinical implications. *Brain Injury*, 6, 271-282

HARTLEY, L.L. & JENSEN, P.J.(1991): Narrative and procedural discourse after closed head injury. *Brain Injury*, 5, 267-285

HARTLEY, L.L. & LEVIN, H.S. (1990): Linguistic deficits after closed head injury: A current appraisal. *Aphasiology*, 4, 353-370

HARTLEY, L.L. & GRIFFITH, A.(1989): A functional approach to the cognitive-communication deficits of closed-head-injured clients. *Journal of Speech-Language Pathology and Audiology*, 13, 51-57

Hamburg-Wechsler-Intelligenztest für Erwachsene HAWIE, Revision 1991. Bern: Huber

HASHER, L.& ZACKS, R.T.(1979): Automatic and effortfull processes in memory. *Journal of Experimental Psychology: General*, 108, 356-388

HATHAWAY, S.R. & MCKINLEY, J.C. (1951): *The Minnesota Multiphasic Personality Inventory Manual*. Ney York: The Psychological Corporation

HAUT, M.W.& SHUTTY, M.S.(1992): Patterns of verbal learning after closed-head injury. *Neuropsychology*, 6, 51-58

HEAD, H. (1926): *Aphasia and kindred disorders of speech*. Cambridge: Cambridge University Press

HEATON, R.K. (1981): *Wisconsin Card Sorting Test Manual*. Psychological assessment ressources

HEESCHEN, C. (1985): Agrammatism versus paragrammatism: A ficticious opposition.in:M.L. Kean (ed.): *Agrammatism*. Orlando: Academic Press

HEILMAN, K.M. (1991): Anosognosia: Possible neuropsychological mechanisms. in: G.P.Prigatano & D.L.Schacter (eds.): *Awareness of deficit after brain injury*. New York: Oxford University Press

HEILMAN, K.M., SAFFRAN, A., & GESCHWIND, N. (1971): Closed head trauma and aphasia. *Journal of Neurology, Neurosurgery and Psychiatry,* 34, 265-269

HEIM, E., AUGUSTINSKY, K., BLASER, A., SCHAFFNER, L. (eds.) (1991): *Berner Bewältigungsformen.* Bern: Huber

HEINEMANN, W.& D. VIEHWEGER (1991): *Textlinguistik. Eine Einführung.* Tübingen: Niemeyer

HELFFENSTEIN, D.A. & F.S. WECHSLER (1982): The use of interpersonal process recall (IPR) in the remediation of interpersonal and communication skill deficits in the newly brain-injured. *Clinical Neuropsychology,* 4, 139-143

HELMSTÄDTER, C. & H.F. DURWEN(1990): VLMT: Verbaler Lern- und Merkfähigkeitstest. Ein praktikables und differenziertes Instrumentarium zur Prüfung der verbalen Gedächtnisleistungen. *Schweizer Archiv für Neurologie und Psychiatrie,* 141, 21-30

HERRMANN, T. (1985): *Allgemeine Sprachpsychologie. Grundlagen und Probleme.* München: Urban & Schwarzenberg

HERRMANN, T. & GRABOWKI, J. (1994): *Sprechen. Psychologie der Sprachproduktion.* Heidelberg: Spektrum Akademischer Verlag

HERRMANN, T. & HOPPE-GRAF (1988): Textproduktion. in: H.Mandl & H.Spada (Hrsg.): *Wissenspsychologie.* Weinheim: PVU

HÖHLE, B. (1994): *Aphasie und Sprachproduktion. Sprachstörungen bei Broca- und Wernicke-Aphasikern.* Opladen: Westdeutscher Verlag

HOFMANN STOCKER, E. (1990): Zum Arbeiten mit ausbildungsbezogenen Texten in der Aphasietherapie. Teil I: Textverstehen und sprachliches Lernen bei Aphasie. *Aphasie und verwandte Gebiete,* 3, 22-38

HOGARTY, G.E. & KATZ, M.M.(1971): Norms of adjustment and social behavior. *Archives of General Psychiatry,* 25, 470-480

HOLLAND, A. (1982): When is aphasia aphasia ? The problem of closed head injury. in: R.H. Brookshire (ed.): *Clinical Aphasiology. Conference proceedings 1982.* Minneapolis: BRK Publishers

HOLLAND, A. (1980): *Communicative Abilities of Daily Living - A test of functional communication for aphasic adults.* Baltimore: University Park Press

HOLLY, W. (1992): Holistische Dialoganalyse. Anmerkungen zur "Methode" pragmatischer Textanalyse. in: S.Stati & E.Waigand (Hrsg.): *Methodologie der Dialoganalyse.* Tübingen: Niemeyer

HORN, W. (1983): *Leistungsprüfsystem L-P-S.* 2.Auflage. Göttingen: Hogrefe

HOPS, H., WILLS, T.A., WEISS, R.L., & PATTERSON, G.R. (1972): *Marital interaction coding system.* Eugene, Oregon: University of Oregon and Oregon Research Institute

HUBER, W.(1990): Text comprehension and production in aphasia: Analysis in terms of micro- and macrostructure. in: Y.Joanette & H.H.Brownell: *Discourse ability and brain damage.* New York: Springer

HUBER, W., POECK, K., WENIGER, D., & WILLMES, K (1983): *Der Aachener Aphasie-Test.* Göttingen: Hogrefe

HUBER, W. & GLEBER, J.(1982): Linguistic and non-linguistic processing of narratives in aphasia. *Brain & Language,* 16, 1-18

HUNT, K.(1970): Syntactic maturity in school children and and adults. Monographs of the Society for Research in Child Development, 35 (Serial 134)

HUNTLEY, R.A. & ROTHI, L.J.G. (1988): Treatment of verbal akinesia in a case of transcortical motor aphasia. *Aphasiology,* 2, 55-66

ILMBERGER, J. (1988): *Münchner verbale Gedächtnistest.* München: Unveröffentlichtes Skript

IRVINE, L. & BEHRMANN, M.(1986): The communicative and cognitive deficits following closed-head injury. *The South African Journal of Communication Disorders,* 33, 49-54

JACKSON, H.F., HOPEWELL, C.A., GLASS, C.A., WARBURG, R., DEWEY, M., & GHADIALI, E. (1992): The Katz Adjustment Scale : Modification for use with victims of traumatic brain and spinal injury. *Brain Injury*, 6, 109-127

JANOWSKY, J.S., SHIMAMURA, A.P., & SQUIRE, L.R. (1989): Source memory impairment in patients with frontal lobe lesions. *Neuropsychologia*, 27, 1043-1056

JEFFERSON, G. (1974): Error-correction as an interactional resource. *Language in Society*, 3, 181-200

JEFFERSON, G.(1972): Side sequences. in: D.Sudnow (ed.): *Studies in social interaction*. New York: Free Press

JENNETT, B. & FRANKOWSKI, R.F.(1990) : The epidemiology of head injury. in: R.Braakman (ed.): *Handbook of Clinical Neurology*, Vol.13 (57), Head Injury. Elsevier Science Publisher

JOANETTE, Y., GOULET, P., & HANNEQUIN, D. (1990*): Right hemisphere and verbal communication*. New York: Springer

JOHNSON-LAIRD, P.N. (1983): *Mental models*. Cambridge, Mass.: Cambridge University Press

JONAS, S. (1987): The supplementary motor region and speech. E.Perecman (ed.): *The frontal lobes revisited*. New York: IRBN Press

JONES, C.L (1992).: Recovery from head trauma: A curvilinear process ? in: C.L.Long & L.K.Ross (eds.): *Handbook of head trauma. Acute care to recovery*. New York, London: Plenum Press

JUNGO, M.A., LIECHTI, M., WIRTZ, F.(1992): Ergotherapie in der Frührehabilitation nach erworbener Hirnschädigung. *Ergotherapie*, 4, 18-28

JÜRGENS, U. & VON CRAMON, D. (1982): On the role of the anterior cingulate cortex in phonation: A case report. *Brain & Language*, 15, 234-248

KACZMAREK, B.L.J (1987): Regulatory functions of the frontal lobes. A neurolinguistic perspective. in: E.Perecman (ed.*): The frontal lobes revisited*. New York: IRBN Press

KACZMAREK, B.L.J.(1984): Neurolinguistic analysis of verbal utterances in patients with focal lesions of the frontal lobes. *Brain & Language*, 21, 52-58

KALLMEYER, W. & SCHÜTZE, F. (1976): Konversationsanalyse. *Studium Linguistik*, 1, 1-28

KATZ, D.I.& ALEXANDER, M.P.(1994): Traumatic brain injury. in: D.C.Good & J.R.Couch (eds.): *Handbook of neurorehabilitation*. New York: Dekker

KATZ, M.M. & LYERLI, S.B. (1963): Methods for measuring adjustment and social behaviour in the community: I. Rationale, description, discriminative validity and scale development. *Psychological Reports*, 13, 503-535

KELTER, S.(1990): *Aphasien: Hirnorganisch bedingte Sprachstörungen und kognitive Wissenschaft*. Stuttgart, Berlin, Köln: Kohlhammer

KERTESZ, A. (1981): *Western Aphasia Battery*. New York: Grune & Stratton

KERTESZ, A. & WALLESCH, C.-W.(1993): Cerebral organization of language. in: G.Blanken et al. (eds): *Linguistic disorders and pathologies. An international handbook*. Berlin: De Gruyter

KIMBERG, D.Y. & FARAH, M.J.(1993): A unified account of cognitive impairments following frontal lobe damage: The role of working memory in complex, organized behaviour. *Journal of Experimental Psychology: General*, 122, 411-428

KINTSCH, W.(1993): Information accretion and reduction in text processing: Inferences. *Discourse Processing*, 16, 193-202

KINTSCH, W. (1988): The use of knowledge in discourse processing: A construction-integration model. *Psychological Review*, 95, 163-182

KINTSCH, W.(1985): Text processing: A psychological model. in: A.T.van Dijk (ed.): *Handbook of discourse analysis*. Vol. 2. London: Academic Press

KINTSCH, W. & VAN DIJK, T.A. (1983): *Strategies of discourse comprehension*. New York: Academic Press

KLEIN, W.& STUTTERHEIM, C. VON (1991): Text structure and referential movement. *Sprache und Pragmatik,* 22, 1-32
KLEIN, W. & STUTTERHEIM, C. VON (1987): Quaestio und referentielle Bewegung in Erzählungen. *Linguistische Berichte,* 109, 163-183
KLEIST, K.(1934): *Gehirnpathologie.* Leipzig: Barth
KOLB, B.& WISHAW, I.Q.(1993): *Neuropsychologie.* Heidelberg: Spektrum-Verlag
KOLK, H.H.J. (1987): A theory of grammatical impairment in aphasia. in: G.Kempen (ed.): *Natural language generation.* Dordrecht: Martinus Nijhoff Publisher
KOLL-STOBBE, A. (1985): *Textleistung im Komplex Bild-Sprache: Semantische Prozesse und linguistische Repräsentationen am Beispiel der klinischen Empirie.* Tübingen: Niemeyer
KOTTEN, A. (1989): Textproduktion bei Aphasie. in: G.Antos & H.P.Krings (Hrsg.): *Textproduktion.* Tübingen: Niemeyer
KRATOCHWILL, T.R. & LEVIN, J.R.(eds.) (1992): *Single-case research design and analysis. New directions for psychology and education.* Hillsdale, N.J.: Lawrence Erlbaum
KRAUS, J.F., BLACK, M.A., HESSOL, N., LEY, P., ROKAW, W., SULLIVAN, C., BOWERS, S., KNOWLTON, S., & MARSHALL, L. (1984): The incidence of acute brain injury and serious impairment in a defined population. *American Journal of Epidemiology,* 119, 186-201
KRUSCHE, D. (1991): *Reclams Film Führer.* Stuttgart: Reclam
LACY COSTELLO, A.DE & WARRINGTON, E.K. (1989): Dynamic aphasia: The selective impairment of verbal planning. *Cortex,* 25, 103-114
LAINE, M.(1989): *On the mechanisms of verbal adynamia. A neuropsychological study.* Turku: Annales Universitatis Turkuensis
LAMBERTI, G. (1993): Persönlichkeitsveränderungen nach Hirnschädigung. Zum Stand der gegenwärtigen Diskussion. *Zeitschrift für Neuropsychologie,* 4, 92-103
LAUSBERG, G., SERVET, A. & WILDFÖRSTER, U.(1982): Verlaufsformen und Prognose akuter Hirnstammsyndrome. in: E.Müller (Hrsg*.): Das traumatische Mittelhirnsyndrom.* Berlin-Heidelberg: Springer
LAUSBERG, H.(1960): *Handbuch der literarischen Rhetorik.* München: Hueber
LEBRUN, Y. (1995): Luria's notion of '(frontal) dynamic aphasia'. *Aphasiology,* 9, 171-180
LEBRUN, Y. (1987): Anosogosia in aphasics. *Cortex,* 23, 251-263
LEININGER, B.E., KREUTZER, J.S., & HILL, M.R. (1991): Comparison of minor and severe head injury emotional sequelae using the MMPI. *Brain Injury,* 5, 199-205
LENNOX, R.D. & WOLFE, R.N. (1984): Revision of the Self-Monitoring-Scale. *Journal of Personality and Social Psychology,* 46, 1349-1364
LESSER, R. & ALGAR, L. (1995): Towards combining the cognitive neuropsychological and the pragmatic in aphasia therapy. *Neuropsychological Rehabilitation,* 5, 67-97
LESSER, R. & MILROY, L. (1993): *Linguistics & Aphasia. Psycholinguistic and pragmatic aspects of intervention.* London/New York: Longman
LEVELT, W.J.M. (1991): Die konnektionistische Mode. *Sprache & Kognition,* 10, 61-72
LEVELT, W.J.M. (1989): *Speaking: From intention to articulation.* Cambridge/London: MIT Press
LEVIN, H.S. (1991): Aphasia after head injury, in: M.Taylor Sarno (ed.): *Acquired aphasia.* Second edition. San Diego: Academic Press
LEVIN, H.S (1990).: Predicting the neurobehavioral sequelae of closed head injury. in:R.Ll.Wood (ed.): *Neurobehavioural sequelae of traumatic brain injury.* New York: Taylor & Francis
LEVIN, H.S. (1989): Memory deficits after closed-head injury. *Journal of Clinical and Experimental Neuropsychology,* 12, 129-153
LEVIN, H.S., AMPARO, E., EISENBERG, H.M., WILLIAMS, D.H., HIGH, W.H., MCARDLE, C.B., & WEINER, R.L. (1987) : Magnetic resonance imaging and computerized tomography in

relation to the neurobehavioral sequelae of mild and moderate head injuries. *Journal of Neurosurgery,* 66, 706-713

LEVIN, H.S., HIGH, W.M., GOETHE, K.E., SISSON, R.A., OVERALL, J.E., RHOADES, H.M., EISENBERG, H.M., KALISKY, Z., & GARY, H.E.(1987): The neurobehavioural rating scale: Assessment of the behavioural sequelae of head injury by the clinician. *Journal of Neurology, Neurosurgery, and Psychiatry,* 50, 183-193

LEVIN, H.S.& GOLDSTEIN, F.C.(1986): Organization of verbal memory after severe closed head injury. *Journal of Clinical and Experimental Neuropsychology,* 8, 643-656

LEVIN, H.S., MADISON, C.F., BAILEY, C.B., MEYERS, C.A., EISENBERG, H.M., & GUINTO, F.C.(1983): Mutism after closed head injury. in: *Archives of Neurology,* 40, 601-606

LEVIN, H.S., BENTON, A., & GROSSMAN, R.G. (1982): *Neurobehavioral consequences of closed head injury.* New York: Oxford University Press.

LEVIN, H.S., GROSSMAN, R.G. SAWAR, M., & MEYERS, C.A. (1981): Linguistic recovery after closed head injury. *Brain and Language,* 12, 360-374

LEVIN, H.S., O'DONNELL, V.M., & GROSSMAN, R.G.(1979): The Galveston Orientation and Amnesia Test: A practical scale to assess amnesia after head injury. *Journal of Nervous and Mental Disease,* 167, 675-684

LEVIN, H.S., GROSSMAN, R.G. , & KELLY, P.J. (1976): Aphasic disorders in patients with closed head injury. *Journal of Neurology, Neurosurgery and Psychiatry,* 39, 1062-1070

LEVINSON, S.C. (1983): *Pragmatics.* Cambridge: Cambridge University Press

LEZAK, M.D. (1993): Newer contributions to the neuropsychological assessment of executive functions. *Journal of Head Trauma Rehabilitation,* 8, 24-31

LEZAK, M.D. (1987): Relationships between personality disorders, social disturbances, and physical disability following traumatic brain injury. *Journal of Head Trauma Rehabilitation,* 2, 57-69

LEZAK M.D. (1983): *Neuropsychological assessment.* 2nd ed. New York: Oxford University Press

LEZAK, M.D. (1982): The problem of assessing executive functions. *International Journal of Psychology,* 17, 281-297

LILES, B.Z., COELHO, C.A., DUFFY, R.J., & ZALAGENS, M.R. (1989): Effects of eliciting procedures of normal and closed head-injured adults. *Journal of Speech and Hearing Disorders,* 54, 356-366

LISHMAN, W.A. (1968): Brain damage in relation to psychiatric disability after head injury. *British Journal of Psychiatry,* 114, 373-410

LISHMAN, W.A. (1978*): Organic Psychiatry. The psychological consequences of cerebral disorder.* Oxford: Blackwell

LOHMAN, T., ZIGGAS, D., PIERCE, R.S. (1989): Word fluency performance on common categories by subjects with closed-head injuries. *Aphasiology,* 3, 685-692

LONG, C.J.& SCHMITTER, M.E.(1992): Cognitive sequelae in closed head injury. in: C.J.Long & L.K.Ross (eds.): *Handbook of head trauma. Acute care to recovery.* New York, London: Plenum Press

LORIOT (1959): *Wahre Geschichten.* Zürich: Diogenes

LÜTHI, M. (1947): *Das europäische Volksmärchen.* Form und Wesen. Bern

LURIA. A.R.(1982): *Sprache und Bewusstsein.* Köln: Pahl-Rugenstein-Verlag

LURIA, A.R.(1973): *The working brain. An introduction to neuropsychology.* Harmondsworth: Penguin

LURIA, A.R. (1970): *Traumatic aphasia. Its syndromes, psychology and treatment.* The Hague: Mouton

LURIA, A.R. (1966): *Higher cortical functions in man.* New York: Plenum Press

LURIA, A.R. & HUTTON, J.T.(1977): A modern assessment of the basic forms of aphasia. *Brain & Language*, 4, 129-151

LURIA, A.R.& TSVETKOVA, L.S.(1970): The mechanisms of 'dynamic aphasia'.in: M. Bierwisch & K.E.Heidolph (eds.): *Progress in linguistics*. The Hague: Mouton

LURIA, A.R., NAYDIN, V.L., TSVETKOVA, L.S.& VINARSKAYA, E.N. (1969): Restoration of higher cortical function following local brain damage. in: P.J.Vinken & G.W.Bruyn (eds.): *Handbook of Clinical Neurology*, vol.3. Amsterdam: North Holland Publishing

LUZZATTI, C., WILLMES, K., TARICCO, M., COLOMBO, C., & CHIESA, G. (1989): Language disturbances after severe head injury: Do neurologic or other associated cognitive disorder influence type, severity or evolution of the verbal impairment ? A preliminary report. *Aphasiology*, 3, 643-653

MARIE, P., FOIX, C., & BERTRAND, I. (1917): Localisation des principaux centres de la face externe du cerveau chez les blessés du crâne. *Annales de Médecine*, 4, 228-249

MARQUARDT, T.P., STOLL, J., & SUSSMAN, H. (1988): Disorders of communication in acquired cerebral trauma. *Journal of Learning Disability*, 21, 340-351

MARSH, N.V. & KNIGHT, R. G. (1991): Behavioral assessment of social competence following severe head injury. *Journal of Clinical and Experimental Neuropsychology*, 13, 729-740

MARTI, W.(1985a): *Berndeutsch-Grammatik*. Bern: Francke Verlag

MARTI, W. (1985b): *Bärndütschi Schrybwys*. 2.Auflage. Bern: Francke Verlag.

MATEER, C.A. & RUFF, R.M. (1990): Effectiveness of behavioral management procedures in the rehabilitation of head-injured patients. in: R.L. Wood (ed.): *Neurobehavioral sequelae of traumatic brain injury*. New York: Taylor & Francis

McANDREWS, M.P. & MILNER, B.(1991): The frontal cortex and memory for temporal order. *Neuropsychologia*, 29, 849-859

McDONALD, S. (1993): Pragmatic language skills after closed head-injury: Ability to meet the informational needs of the listener. *Brain and Language*, 44, 28-46

McDONALD, S. (1992): Communication disorders following closed-head injury: New approaches to assessment and rehabilitation. *Brain Injury*, 6, 283-292

McDONALD, S. & VAN SOMMERS, P.(1993): Pragmatic language skills after closed head injury: Ability to negotiate requests. *Cognitive Neuropsychology*, 10, 297-315

McGLYNN, S.M. (1990): Behavioral approaches to neuropsychological rehabilitation. *Psychological Bulletin*, 108, 420-441

McREYNOLDS, L.V. & KEARNS, K.P. (1983*): Single-subject experimental designs in communicative disorders*. Austin,Texas: Pro-Ed

MENDELOW, A.D.(1990) : Clinical examination in traumatic brain damage. in: R.Braakmaan (ed.): *Handbook of Clinical Neurology*, Vol 13 (57) Head Injury. Elsevier Science Publisher

MENTIS, M., & PRUTTING, C.A. (1991): Analysis of topic as illustrated in a head injured and a normal adult. *Journal of Speech and Hearing Research*, 34, 583-595

MENTIS, M. & PRUTTING, C.A. (1987): Cohesion in the discourse of normal and head injured adults. *Journal of Speech and Hearing Research*. 30, 88-98

MESULAM, M.-M.(1985): Attention, confusional states, and neglect. in: M.-M.Mesulam (ed.): *Principles of Behavioral Neurology*. Philadelphia: Davis

MILLER, P., KESSEL, F. & FLAVELL, J. (1970): Thinking about people thinking about people thinking about ... : A study of social cognitive development. *Child Development*, 41, 613-623

MILLIS, S.R. & RICKER, J.H.(1994): Verbal learning patterns in moderate and severe traumatic brain injury. *Journal of Clinical and Experimental Neuropsychology*, 16, 498-507

MILNER, B.(1964): Some effects of frontal lobectomy in man. in: J.M.Warren & K.Akert (eds.): *The frontal granular cortex and behavior*. New York: McGraw-Hill

MILNER, B.(1963): Effects of different brain lesions on card sorting. *Archives of Neurology*, 9, 90-100

MILTON, S. & WERTZ, R.(1986): Management of persistent communication deficits in patients with traumatic brain injury. in: B.Uzzell & Y.Gross (eds.): *Clinical neuropsychology of intervention*. Boston: Nijhoff

MILTON, S., PRUTTING, C.,& BINDER, G. (1984): Appraisal of communicative competence in head injured adults. in: R.Brookshire (ed.): *Clinical Aphasiology, Conference proceedings*. Minneapolis, BRK Publisher

MÖLLER, H.(1984): *Funktionale Syntax*. Zürich: Hans Rohr

MORRIS, C.W. (1938): Foundations of the theory of signs. in: O. Neurath, R.Carnap, & C. Morris (eds.): *International Encyclopedia of Unified Science*. Chicago: University of Chicago Press

MORSIER, G.DE (1973): Sur 23 cas d'aphasie traumatique. *Psychiatrie clinique*, 6, 226-239

MOSCOVITCH, M., & UMILTÀ, C. (1991): Conscious and nonconscious aspects of memory: A neuropsychological framework of modules and central systems. in : R.Lister & H.J.Weingartner (eds.): *Perspectives on cognitive neuroscience*. New York: Oxford University Press

MROSS, E.F. (1990): Text analysis: Macro- and microstructural aspects of discourse processing. in: Y.Joanette & H.H. Brownell (eds.): *Discourse ability and brain damage. Theoretical and empirical perspectives*. New York: Springer

MURDOCH, B.E.(1990): *Acquired speech and language disorders*. London: Chapman & Hall

MUTHNY, F.A.(1989): *Freiburger Fragebogen zur Krankheitsbewältigung*. Weinheim: Beltz

MYERS, P.S. (1993): Narrative expressive deficits associated with right hemisphere damage. in: H.H.Brownell & Y. Joanette (eds.): *Narrative discourse in neurologically impaired and normal aging adults*. San Diego: Singular Publishing Group

NAJENSON, T., SAZBON, L., FISELZON, J., BECKER, E., & SCHECHTER, L. (1978): Recovery of communicative functions after prolonged traumatic coma. *Scandinavian Journal of Rehabilitation Medicine*, 10, 15-21

NEWCOMBE, F. & MARSHALL, J.C.(1988): Idealisation meets psychometrics: The case for the right groups and the right individuals. *Cognitive Neuropsychology*, 5, 549-564

NEWTON, A. & JOHNSON, D.A. (1985): Social adjustment and interaction after severe head injury. *British Journal of Clinical Psychology*, 24, 225-234

NOVOA, O.P.& ARDILA, A.(1987): Linguistic abilities in patients with prefrontal damage. *Brain & Language*, 30, 206-225

NORMAN, D.A. & SHALLICE, T. (1980/1986): Attention to action: Willed and automatic control of behavior. Center for human information processing (Technical reports 99). in revidierter Form abgedruckt in: R.J.Davidson, G.E.Schwartz, & D.Shapiro (eds.): *Consciousness and self-regulation*. Vol.4. New York: Plenum Press

ODDY, M., COUGHLAN, T., TYERMAN, A., & JENKINS, D. (1985): Social adjustment after closed head injury: A further follow-up 7-years after injury. *Journal of Neurology, Neurosurgery and Psychiatry*, 48, 564-568

ODDY, M. & HUMPHREY, M. (1980): Social recovery during the year following severe head injury. *Journal of Neurology, Neurosurgery and Psychiatry*, 43, 768-802

OLBRICH, E. (1990): Methodischer Zugang zur Erfassung von Coping - Fragebogen oder Interview? in: F.A. Muthny (Hrsg.): *Krankheitsverarbeitung. Hintergrundtheorien, klinische Erfassung und empirische Ergebnisse*. Berlin: Springer

OSWALD, W.D. & ROTH, E. (1987): *Der Zahlen-Verbindungs-Test ZVT*. 2. Auflage. Hogrefe: Göttingen

PARKER, D.M. & CRAWFORD, J.R. (1992): Assessment of frontal lobe dysfunction. in: J.R.Crawford, D.M.Parker & W.W.McKinley (eds.): *A Handbook of neuropsychological assessment*. Hove: Lawrence Erlbaum

PATRY, R. & NESPOULOUS, J.-L.(1990): Discourse analysis in linguistics: Historical and theoretical background. in: Y.Joanette & H.H.Brownell (eds): *Discourse ability and brain damage. Theoretical and empirical perspectives.* New York: Springer

PAYNE-JOHNSON, J.C. (1986): Evaluation of communication competence in patients with closed head injury. *Journal of Communication Disorders,* 19, 237-249

PEACHER, W.G. (1947): Speech disorders in world war II. *Journal of Nervous and Mental Diseases,* 106, 52-65

PENN, C. (1985): Compensatory strategies in aphasia. Behavioural and neurological correlates. in: K.M.Grieve & D.Griesel (eds.): *Neuropsychology.* University of South Africa Press

PENN, C. (1983): *Syntactic and pragmatic aspects of aphasic language.* Doctoral thesis, Department of Speech Pathology and Audiology, University of the Witwatersrand

PENN, C.& CLEARY, J.(1988): Compensatory strategies in the language of closed-head injured patients. *Brain Injury,* 2, 3-17

PERKINS, L. & LESSER, R. (1993): Pragmatics applied to aphasia rehabilitation. in: M. Paradis (ed.): *Foundations of aphasia rehabilitation.* Oxford: Pergamon

PERRET, E.(1974): The left frontal lobe of man and the suppression of habitual responses in verbal categorical behaviour. *Neuropsychologia,* 12, 323-330

PETRIDES, M. (1991): Learning impairments following excisions of the primate frontal cortex. in: H.S. Levin, H.M.Eisenberg, A.L.Benton (eds.): *Frontal lobe function and dysfunction.* New York: Oxford University Press

PEUSER, G. (1983): Zweimal Rotkäppchen. Ein Vergleich der mündlichen und schriftlichen Textproduktion von Aphatikern. in: K.Günther & H. Günther (Hrsg.): *Schrift, Schreiben, Schriftlichkeit.* Tübingen: Niemeyer

PORCH, B.E. (1981): *The Porch Index of Communicative Ability.* Administration, scoring, and interpretation. Vol. 2. Palo Alto: Consulting Psychologists Press

PORTEUS, S.D.(1950): *The Porteus Maze Test and intelligence.* Palo Alto: Pacific Books

PRIGATANO, G.P. (1991): Disturbances of self-awareness of deficit after traumatic brain injury. in: G.P.Prigatano & D.L.Schacter (eds.): *Awareness of deficit after brain injury. Clinical and theoretical issues.* New York: Oxford University Press

PRIGATANO, G. P.(1986): Personality and psychosocial consequences of brain injury. in: G.P.Prigatano (ed.): *Neuropsychological rehabilitation after brain injury.* Baltimore: John Hopkins

PRIGATANO, G.P., ROUECHE, J.R., & FORDYCE, D.J. (1986): Nonaphasic language disturbances after brain injury. in: G.P.Prigatano (ed.): *Neuropsychological rehabilitation after brain injury.* Baltimore: John Hopkins

PRINCE, E.F. (1981): Toward a taxonomy of given-new information. in P.Cole (ed.): *Radical Pragmatics.* New York: Academic Press

PROPP, V.(1975): *Morphologie des Märchens.* Frankfurt: Suhrkamp

PRUTTING, C.& KIRCHNER, D.(1987): A clinical appraisal of the pragmatic aspects of language. *Journal of Speech and Hearing Disorders,* 52, 105-119

PRUTTING, C.& KIRCHNER, D. (1983): Applied pragmatics. in: T.Gallagher & C.Prutting (eds.): *Pragmatic assessment and intervention issues in language.* San Diego: College Hill Press

REGARD, M. (1990): *Spontane Flexibilität, 5-point Test Regard.* Zürich. Unveröffentlichtes Manuskript

REHAK, A., KAPLAN, J.A., & GARDNER, H. (1992): Sensitivity to conversational deviance in a right hemisphere damaged patient. *Brain & Language,* 42, 203-217

REHAK, A., KAPLAN, J.A., WEYLMAN, S.T., KELLY, B., BROWNELL, H.H., & GARDNER, H. (1992): Story processing in right-hemisphere damaged patients. *Brain & Language,* 42, 320-336

REITAN, R.M. (1958): Validity of the Trailmaking-Test as an indication of organic brain damage. *Perceptual & Motor Skills*, 8, 271-276

RICHARDSON, J.T.E.(1990*): Clinical and neuropsychological aspects of closed head injury.* London: Taylor & Francis

RICHARDSON, J.T.E. (1984): The effects of closed head-injury upon intrusions and confusions in free recall. *Cortex*, 20, 413-420

RICKHEIT, G.& STROHNER, H. (1993*): Grundlagen der kognitiven Sprachverarbeitung.* Tübingen/Basel : Francke/UTB

RIMEL, R.W., JANE, J.A., & BOND, M.R.(1990): Characteristics of the head-injured patient. in: M.Rosenthal, E.G.Griffith, M.R.Bond, & J.D. Miller (eds.): *Rehabilitation of the adult and child with traumatic brain injury.* 2nd edition. Philadelphia: F.A.Davis

ROSCH, E. (1975): Cognitive representation and semantic categories. *Journal of Experimental Psychology: General,* 104, 192-233

ROSENTHAL, M., & BOND, M.R.(1990): Behavioral and psychiatric sequelae. in: M.Rosenthal, E.R.Griffith, M.R.Bond, & J.D.Miller (eds*.): Rehabilitation of the adult and child with traumatic brain injury.* 2nd ed. Philadelphia: F.A.Davis

RUBENS, A.B. & GARRETT, M.F. (1991): Anosognosia of linguistic deficits in patients with neurological deficits. in : G.P.Prigatano & D.L.Schacter (eds.): *Awareness of deficit after brain injury. Clinical and theoretical issues.* New York: Oxford University Press

RÜGER, U., BLOMERT, A.F., & FÖRSTER, W. (1990): *Coping. Theoretische Konzepte, Forschungsansätze, Messinstrumente zur Krankheitsbewältigung.* Göttingen: Vandenhoeck & Rubrecht

RUMELHART, D.E. & McCLELLAND, J.L.(1986): On learning the past tenses of English verbs. in: J.L.McClelland & D.E.Rumelhart (eds*.): Parallel distributed processing, Vol. 2. Psychological and biological models.* Cambridge, Mass.: MIT Press

RUSK, H., BLOCK, J. & LOWMAN, E. (1969): Rehabilitation of the brain injured patient: A report of 157 cases with long term follow-up of 118. in: E.Walker, W.Caveness, M.Critchley (eds.): *The late effects of head injury.* Springfield, Ill.: Thomas

RUSSELL, W.R. (1971*): The traumatic amnesias.* London: Oxford University Press

RUSSELL, W.R.(1932): Cerebral involvement in head injury: A study based on the examination of two hundred cases. *Brain,* 55, 549-603

RUSSELL, W.R.(1935): Amnesia following head injuries. *Lancet,* 2, 762-3

RUSSELL, W.R. & ESPIR, M.L.E. (1961): *Traumatic aphasia. A study of aphasia in war wounds of the brain.* Oxford: Oxford University Press

SÄHRING, W.(1988): Aufmerksamkeit. in: D. von Cramon & J.Zihl (Hrsg.): *Neuropsychologische Rehabilitation.* Berlin: Springer

SAFFRAN, E.M. (1990): Short-term memory impairment and language processing. in: A.Caramazza (ed.): *Cognitive Neuropsychology and Neurolinguistics. Advances in models of cognitive function and impairment.* Hillsdale, N.J.: Lawrence Erlbaum

SANDERS, T.J.M., SPOOREN, W.P.M., & NORDMAN, L.G.M. (1992): Toward a taxonomy of coherence relations. *Discourse Processes,* 15, 1-35

SANDSON, J.& ALBERT, M.L.(1984): Varieties of perseveration. *Neuropsychologia,* 22, 715-732

SANTORO, J. & SPIERS, M. (1994): Social cognitive factors in brain-injury associated personality change. *Brain Injury,* 8, 265-276

SARNO, M.T. (1984): Verbal impairment after closed head injury: Report of a replication study. *Journal of Nervous and Mental Disease,* 172, 475-479

SARNO, M.T. (1980): The nature of verbal impairment after closed head injury. *Journal of Nervous and Mental Disease,* 168, 685-692

SARNO, M.T. (1969): *The functional communication profile: Manual of directions*. New York: New York University Medical Center, Institute of Rehabilitation Medicine

SARNO, M.T., BUONAUGURO, A., & LEVITA, E. (1986): Characteristics of verbal impairment in closed head injured patients. *Archives of Physical Medicine and Rehabilitation*, 67, 400-405

SARNO, M.T. & LEVIN, H.S. (1985): Speech and language disorders after closed head injury. in: J.K. Darby (ed.): *Speech and language evaluation in Neurology: Adult disorders*. New York: Grune & Stratton

SCHADE, U. (1992): *Konnektionismus. Zur Modellierung der Sprachproduktion*. Opladen: Westdeutscher Verlag

SCHADE, U., LANGER, H., RUTZ, H. & SICHELSCHMIDT, L.(1991): Kohärenz als Prozess. in: G.Rickheit (Hrsg.): *Kohärenzprozesse: Modellierung von Sprachverarbeitung in Texten und Diskursen*. Opladen: Westdeutscher Verlag

SCHANK, R.C. (1982): *Dynamic memory*. Cambridge: Cambridge University Press

SCHANK, R.C. & ABELSON, R.(1977): *Scripts, plans, goals, and understanding*. Hillsdale: Lawrence Erlbaum

SCHEGLOFF, E.A., JEFFERSON, G., & SACKS, H. (1977): The preference for self correction in the organization of repair in conversation. *Language*, 53, 361-382

SCHELLIG, D. & HÄTTIG, H.A. (1993): Die Bestimmung der visuellen Merkspanne mit dem Block- Board. *Zeitschrift für Neuropsychologie*, 4, 104-112

SCHENKEIN, J. (ed.) (1978): *Studies in the organization of conversational interaction*. New York: Academic Press.

SCHILLER, F. (1947): Aphasia studied in patients with missile wounds. *Journal of Neurology, Neurosurgery and Psychiatry*, 10, 183-197

SCHNOTZ, W. (1988): Textverstehen als Aufbau mentale Modelle. in: H.Mandl & H. Spada (Hrsg.): *Wissenspsychologie*. München : Psychologie Verlags Union

SCHWARTZ-COWLEY, R. & STEPANIK, M.J. (1989): Communication disorders and treatment in the acute trauma center setting. *Topics in Language Disorders*, 9, 1-14

SEARLE, J.R.(1969): *Speech acts*. Cambridge: Cambridge University Press.

SHALLICE, T. (1988): *From neuropsychology to mental structure*. Cambridge: Cambridge University Press

SHALLICE, T. (1982): Specific impairments of planning. *Philosophical Transactions of the Royal Society London, Biology*, 298, 199-209

SHALLICE, T. & BURGESS, P.W. (1991a): Deficits in strategy application following frontal lobe damage in man. *Brain*, 114, 727-741

SHALLICE, T. & BURGESS, P.W. (1991b): Higher-order cognitive impairments and frontal lobe lesions in man. in: H.S. Levin, H.M.Eisenberg & A.L.Benton (eds.): *Frontal lobe function and dysfunction*. New York: Oxford University Press

SHALLICE, T. & EVANS, M.E. (1978): The involvement of the frontal lobes in cognitive estimation. *Cortex*, 4, 294-303

SHANNON, C. & WEAVER,W.(1949): *The mathematical theory of communication*. Urbana: University of Illinois Press

SHERRATT, S.M. & PENN, C. (1990): Discourse in a right-hemisphere brain-damaged subject. *Aphasiology*, 4, 539-560

SHIFFRIN, R.M. & SCHNEIDER, W.(1977): Controlled and automatic human information processing. II. Perceptual learning, automatic attending, and a general theory. *Psychological Review*, 84, 127-190

SHIMAMURA, A.P., JANOWSKY, J.S., & SQUIRE. L.S. (1991): What is the role of frontal lobe damage in memory disorder ? in: H.S. Levin, H.M.Eisenberg, & A.L.Benton (eds.): *Frontal lobe function and dysfunction*. New York: Oxford University Press

SMITH, M.L. & MILNER, B. (1984): Differential effects of frontal lobe lesions on cognitive estimation and spatial memory. *Neuropsychologia,* 22, 697-705

SNOW, P., DOUGLAS, J. & PONSFORD, J. (1995): Discourse assessment following traumatic brain injury: A pilot study examining some demographic and methodological issues. *Aphasiology,* 9, 365-380

SOHLBERG, M.M., MATEER, C.A., & STUSS, D.T. (1993): Contemporary approaches to the management of executive control dysfunction. *Journal of Head Trauma Rehabilitation,* 8, 45-58

SOHLBERG, M.M. & MATEER, C.A.(1989a): *Introduction to cognitive rehabilitation.* New York: Guilford Press

SOHLBERG, M.M. & MATEER, C.A. (1989b): The assessment of cognitive-communicative functions in head injury. *Topics in Language Disorders,* 9, 15-33

SPIERS, M.V., POUK, J.A., SANTORO, J.M. (1994): Examining perspective-taking in the severely head injured. *Brain Injury,* 8, 463-473

SPREEN, O. & STRAUSS, E. (1991): *A compendium of neuropsychological tests.* New York: Oxford University Press

SPREEN, O. & BENTON, A.L. (1969*): Neurosensory Center Comprehensive Examination for Aphasia.* Victoria: Neuropsychology Laboratory, University of Victoria

STAHLHAMMAR, D.(1990): The mechanisms of brain injuries. in: R.Braakman (ed.): *Handbook of Clinical Neurology,* Vol 13 (57), Head Injury. Elsevier Science Publisher

STAMBROOK, M., MOORE, A..D., PETERS, L.C., DEVIANES, C., & HAWRYLUK, G.A.(1990): Effects of mild, moderate and severe closed head injury on long-term vocational status. *Brain Injury,* 4, 183-190

STARK, J. & STARK, H.K. (1991): Störungen der Textverarbeitung bei Aphasie. in: G.Blanken (Hrsg.): *Einführung in die linguistische Aphasiologie.* Freiburg: HochschulVerlag

STEIN, H.L.& GLENN, C.G.(1979): An analysis of story comprehension in elementary school children. in: R.O.Freedle (ed.): *New directions in discourse processing.* Norwood: Ablex

STEINER, E. (1982): *Wi me Bärndütsch schrybt.* Konolfingen: Viktoria Verlag

STEPANIK, M.J. & ROTH, W. (1985): Certain aspects of post-traumatic aphasia. Paper presented in the annual meeting of the Maryland Head Injury Foundation, Baltimore

STUSS, D.T. (1991a): Interference effects on memory function in postleukotomy patients: An attentional perspective. in: H.S.Levin, H.M. Eisenberg, A.L.Benton (eds.): *Frontal lobe function and dysfunction.* New York: Oxford University Press

STUSS, D.T. (1991b): Self, awareness and the frontal lobes: A neuropsychological perspective. in: G.R.Goethaals & J.Strauss (eds*.): The self. An interdisciplinary approach.* New York: Springer

STUSS, D.T. (1991c): Disturbance of self-awareness after frontal system damage. in: G.P.Prigatano & D.L. Schacter (eds.): *Awareness of deficit after brain injury.* New York: Oxford University Press

STUSS, D.T.& BENSON, D.F. (1986): *The frontal lobes.* New York: Raven Press

TAYLOR, E. (1989): Frontal lobes and childhood hyperactivity. Proceedings of the first meeting of the British Neuropsychiatric association, London 8.7.1988. *Journal of Neurology, Neurosurgery, & Neuropsychiatry,* 52, 420-422

TEASDALE, G. & JENNETT, B.(1974): Assessment of coma and impaired consciousness: A practical scale. *Lancet,* 2, 81-84

THOMSEN, I.V. (1990): Recognizing the development of behavior disorders. in: R.Ll.Wood (ed.): *Neurobehavioral sequelae of traumatic brain injury.* New York: Taylor & Francis

THOMSEN, I.V.(1984): Late outcome of very severe blunt head trauma: A 10 to 15 year second follow-up. *Journal of Neurology, Neurosurgery & Psychiatry,* 47, 260-268

THOMSEN, I.V. (1981): Neuropsychological treatment and longtime follow-up in an aphasic patient with very severe head trauma. *Journal of Clinical Neuropsychology,* 1981, 3, 43-51

THOMSEN, I.V. (1976): Evaluation and outcome of traumatic aphasia in patients with severe verified focal lesions. *Folia Phoniatrica*, 28, 362-377

THOMSEN, I.V.(1975): Evaluation and outcome of aphasia in patients with severe closed head trauma. *Journal of Neurology, Neurosurgery, and Psychiatry*, 38, 713-718

THOMSEN, I.V. & SKINHOJ, E. (1976): Regressive language in severe head injury. *Acta Neurologica Scandinavica*, 54, 219-226

TROWER, P., BRYANT, B., & ARGYLE, M. (1978): *Social skills and mental health*. London: Methuen

TRUELLE, J.L. & ROBERT-PARISET, A.(1990): Questionnaire assessment of neurobehavioural problems: European head injury evaluation chart. in: R.LL.Wood (ed.): *Neurobehavioural sequelae of traumatic brain injury*. New York: Taylor & Francis

TSVETKOVA, L.S. (1982): *Aphasietherapie bei örtlicher Hirnschädigung*. Tübingen: Narr

ULATOWSKA, H.K. & BOND CHAPMAN, S. (1994): Discourse macrostructure in aphasia. In: R.L.Bloom, L.K.Obler, S.De Santi, & J.S.Ehrlich (eds.): *Discourse analysis and applications. Studies in adult clinical populations*. Hillsdale, NJ: Erlbaum

ULATOWSKA, H.K. & BOND CHAPMAN, S. (1991): Discourse studies. in: R.Lubinski (ed.): *Dementia and communication*. Philadelphia: Decker

ULATOWSKA, H.K., ALLARD,L. & BOND CHAPMAN, S. (1990): Narrative and procedural discourse in aphasia. in: Y.Joanette & H.H. Brownell (eds.): *Discourse ability and brain damage*. New York: Springer

ULATOWSKA, H.K., FREEDMAN-STERN, R., WEISS-DOYEL, A., MACALUSO-HAYNES, S., NORTH, A.J. (1983a): Production of narrative discourse in aphasia. *Brain & Language*, 19, 317-334

ULATOWSKA, H.K., DOYEL, A.W., STERN, R.F., WEISS-DOYEL, A., MACALUSO-HAYNES, S., & NORTH, A.J. (1983b): Production of procedural discourse in aphasia. *Brain & Language*, 18, 315-341

ULATOWSKA, H.K., NORTH, A.J. & MACALUSO-HAYNES, S. (1981): Production of narrative and procedural discourse in aphasia. *Brain & Language*, 13, 345-371

VAN HORN, K.R., LEVINE, M.J. & CURTIS, C.L.(1992): Developmental levels of social cognition in head-injured patients. *Brain Injury*, 6, 15-28

VATER, H.(1992): *Einführung in die Textlinguistik*. Tübingen: Fink

VAUTH, F.(1992): Interaktive Kategorien der Verständigungsherstellung als Grundlage für die Diagnostik und Therapie. in: G.Rickheit, R.Mellies, A.Winnecken (Hrsg.): *Linguistische Aspekte der Sprachtherapie*. Opladen: Westdeutscher Verlag

VILKKI, J.(1988): Problem solving deficits after focal cerebral lesions. *Cortex*, 24, 119-127

WADE. D.T. (1992): *Measurement in neurological rehabilitation*. Oxford: Oxford University Press

WALLESCH, C.W.(1990): Zum Problem der Repräsentation höherer Hirnleistungen. in: K.Ehlich, A.Koerfer, A.Redder, R. Weingarten (Hrsg.): *Medizinische und therapeutische Kommunikation*. Opladen: Westdeutscher Verlag

WALLESCH, C.W., KORNHUBER, H.H., KÖLLNER, C., HAAS, H.C. & HUFNAGEL, J.M. (1983): Language and cognitive deficits resulting from medial and dorsolateral frontal lobe lesions. *Archiv für Psychiatrie und Nervenkrankheiten*, 233, 279-296

WARREN, R.L., & DATTA, K.D. (1981): The return of speech 4 1/2 years post head injury: A case report. in: R.H. Brookshire (ed.): *Clinical Aphasiology Conference Proceedings 1981*. Minneapolis: BRK Publisher

WECHSLER, D. (1945): A standardized memory scale for clinical use. *Journal of Psychology*, 19, 37-95

WEDDELL, R., ODDY, M. & JENKINS,D. (1980): Social adjustment after rehabilitation: A 2-year follow-up of patients with severe head injury. *Psychosocial Medicine*, 10, 257-263

WEINSTEIN, E.A. & KELLER, N.J.A. (1964): Linguistic patterns of misnaming in brain injury. *Neuropsychologia*, 1, 79-90

WENIGER, D. & BECK,G. (1985): Unterschiedliche Ausprägung aphasischer Symptome in Mundart und Hochsprache. *Germanistische Linguistik*, 81, 1-22

WEYLMAN, S.T., BROWNELL, H.H.& GARDNER, H.(1988): "It's what you mean, not what you say": Pragmatic language use in brain damaged patients. F. Plum (ed.): *Language, communication and the brain*. New York: Raven Press

WHITACKER, H.A. & SLOTNICK, H.B. (1988): Comments on "The case for single case studies": Is (neuro)psychology possible ? *Cognitive Neuropsychology*, 5, 529-534

WIIG, E.H., ALEXANDER, E.W. & SECORD,W. (1988): Linguistic competence and level of cognitive functioning in adults with traumatic closed head injury. in: H.A.Whitacker (ed.): *Neuropsychological studies of nonfocal brain damage*. New York: Springer

WIIG, E.H. & SECORD,W. (1985): *Test of language competence*. San Antonio

WILLMES, K. & POECK, K. (1993): To what extent can aphasic syndromes be localized ? *Brain*, 116, 1527-1540

WOOD, R.LL. (1987): *Brain injury rehabilitation. A neurobehavioural approach*. London: Croom Helm

WYCKOFF, L.H.(1984): *Narrative and procedural discourse following closed head injury*. Unveröffentlichte Dissertation. University of Florida

WYGOTSKI, L.S.(1964): *Denken und Sprechen*. Berlin: Akademie-Verlag

YARNELL, P.R. & ROSSIE, G.V. (1990): Bifrontal trauma and "good outcome" personality changes: Phineas P.Gage syndrome updated. *Journal of Neurological Rehabilitation*, 4, 9-16

YLVISAKER, M. (1992): Communication outcome following traumatic brain injury. *Seminars in Speech and Language*, 13, 239-251

YLVISAKER, M., URBANCYK, B. & FEENY, T.J. (1992): Social skills following traumatic brain injury. *Seminars in Speech and Language*, 13, 308-322

YLVISAKER, M.S. & HOLLAND, A.L. (1985): Coaching, self-coaching, and rehabilitation of head injury. in: F.Johns (ed.): *Clinical management of neurogenic communicative disorders*. Boston: Little Brown

YORKSTONE, K.M., HONSINGER, M.J., MITSUDA, P.M., & HAMMEN, V. (1989): The relationship between speech and swallowing disorders in head-injured patients. *Journal of Head Trauma Rehabilitation*, 4, 1-16

ZIEGLER, W. & ACKERMANN, H. (1994): Mutismus und Aphasie - eine Literaturübersicht. *Fortschritte der Neurologie, Psychiatrie*, 62, 366-371

ZIEGLER, W. & CRAMON, D.VON (1987): Differentialdiagnostik der traumatisch bedingten Dysarthrophonien. in: L.Springer & G. Kattenbeck (Hrsg.): *Aktuelle Beiträge zur Dysarthrophonie und Dysprosodie*. München: Tuduv

ZIMMERMANN, P. & FIMM, B. (1993): *Testbatterie zur Aufmerksamkeitsprüfung* (TAP). Freiburg: Psytest

ZOMEREN, A.H. VAN (1981): *Reaction time and attention after closed head injury*. Lisse: Swets & Zeitlinger

ZOMEREN, A.H.VAN, BROUWER, W.H. & DEELMAN, B.G. (1984): Attentional deficits, the riddles of selectivity, speed, and alertness. in: N.Brooks (ed): *Closed head injury: Psychosocial, social and family consequences*. Oxford: Oxford University Press

ZOMEREN, A.H. VAN & BROUWER, W.H. (1994*): Clinical neuropsychology of attention*. New York/Oxford: Oxford University Press

Anhang

1. Fragebögen zur Selbsteinschätzung

Zu jeder Frage werden von den Patienten zwei Einschätzungen auf einer 5-stufigen Skala (0= trifft überhaupt nicht zu / nie; 1= trifft kaum zu / selten; 2= trifft etwas zu / manchmal; trifft ziemlich zu / häufig; 4 = trifft völlig zu / immer) vorgenommen:
– Einschätzung des Verhaltens *heute*
– Einschätzung des Verhaltens *früher* (vor dem Ereignis)

1.1 Fragen zur Selbsteinschätzung der Sprache und Kommunikation

1. Ich rede laut
2. Ich habe Mühe, genau zu verstehen, was der andere mir sagen will.
3. Ich finde stets die passende Formulierung.
4. Ich spreche langsam, mit Pausen.
5. Ich antworte oft am Thema vorbei
6. Ich bin ein guter und aufmerksamer Zuhörer.
7. Ich rede immer wieder über dieselben Themen
8. Ich drücke mich klar und gut verständlich aus
9. Ich rede viel und kann mich dabei kaum stoppen.
10. Ich treffe mit meinen Worten genau den Kern der Sache.
11. Ich lasse meinen Gesprächspartner ausreden.
12. Ich merke sofort, wenn man mich schlecht versteht.
13. Es fällt mir schwer, gut zuzuhören.
14. Ich behalte im Gespräch gut den Überblick und weiss immer, worum es geht.
15. Ich rede wenig.
16. Andere haben Mühe, zu verstehen, was ich sagen will.
17. Ich schweife im Gespräch leicht vom Thema ab.
18. Ich weiss oft nicht, über welches Thema ich reden könnte.
19. Ich rede in angemessener Lautstärke.
20. Mir fehlt oft das richtige Wort oder die richtige Formulierung.
21. Wenn im Gespräch Missverständnisse auftreten, dann liegt das an den anderen.
22. Ich spreche schnell.
23. Ich unterbreche meinen Gesprächspartner im Gespräch.
24. Ich verliere im Gespräch den Faden und bin unsicher, was ich sagen wollte und worum es geht.
25. Ich verstehe gut, was andere sagen.
26. Ich bleibe im Gespräch beim Thema ohne abzuschweifen.
27. Ich rede leise.
28. Ich rede mit normaler Geschwindigkeit.
29. Andere reden genauso viel wie ich.
30. Ich rede mit normal lauter Stimme.
31. Ich spreche weder besonders schnell noch besonders langsam.
32. Meine Sprache ist flüssig, ohne Stocken oder Pausen.

1.2 Fragen zur Selbsteinschätzung des Erlebens und Verhaltens

1. Ich kann mich gut auf neue Situationen einstellen.
2. Ich will alleine sein und brauche meine Ruhe.
3. Ich habe Interesse an meiner Umgebung und nehme Anteil an meinen Mitmenschen.
4. Schon Kleinigkeiten können mich völlig aus der Fassung bringen.

Anhang

5. Ich kann mich schlecht in andere einfühlen. Das interessiert mich auch nicht.
6. Auch bei schwierigen Aufgaben gebe ich nicht auf. Ich versuche es trotzdem zu schaffen.
7. Wenn ich Menschen nicht gut kenne, bin ich höflich und zurückhaltend.
8. Auf Kritik reagiere ich sehr empfindlich.
9. Ich handle überlegt und ohne die Dinge zu überstürzen.
10. Ich verliere rasch den Überblick und weiss dann nicht mehr weiter.
11. Ich bin bereit, für meine Ziele zu kämpfen.
12. Ich bin ein geselliger Typ und habe gerne Leute um mich.
13. Ich verliere rasch die Beherrschung und werde dann sehr heftig.
14. Ich will so selbständig wie möglich sein, ohne fremde Hilfe.
15. Plötzliche Änderungen bringe mich völlig durcheinander.
16. Ich habe wenig Vertrauen in meine Fähigkeiten.
17. Oft sitze ich einfach da und tue gar nichts.
18. Ich bin zuversichtlich und optimistisch.
19. Ich brauche Anregungen durch andere (Familie, Kollegen), wenn ich etwas unternehmen will.
20. Es fällt mir schwer, eigene Wünsche anzumelden.
21. Ich weiss nicht, warum ich mich noch anstrengen soll.
22. Es fällt mir schwer, ernst zu sein. Gerne spiele ich anderen kleine Streiche.
23. Ich kann mir gut vorstellen, was ein anderer fühlt.
24. Ich spiele Menschen gern gegeneinander aus.
25. Ich kann meine Wünsche und Bedürfnisse gut durchsetzen.
26. Ich handle langsam und brauche für alles viel Zeit.
27. Ich habe das Gefühl, dass alle gegen mich sind.
28. Ich kann gut verkraften, wenn mir mal was misslingt.
29. Ich verhalte mich fair und offen.
30. Es fällt mir leicht, Zusammenhänge zu verstehen.
31. Ich bin immer in Hektik und Unruhe. Es fällt mir schwer, zu entspannen.
32. Ich vertraue den Menschen in meiner Umgebung und kann mich auf sie verlassen.
33. Bei Schwierigkeiten weiche ich aus.
34. Bei gemeinsamen Unternehmungen (mit Freunden, Familie) bin ich die treibende Kraft.
35. Ich kann meine Gefühle gut beherrschen und habe mich stets in der Gewalt.
36. Ich fühle mich niedergeschlagen und verzweifelt.
37. Ich habe keinerlei Hemmungen, auf Menschen zuzugehen. Fremde anzusprechen fällt mir leicht.
38. Eigentlich ist mir alles gleichgültig.
39. Ich will betreut und versorgt werden.
40. Selbst wenn ich wütend bin, kann ich mich beherrschen.
41. Ich möchte auf keinen Fall aufdringlich oder lästig wirken.
42. Ich habe viel Selbstvertrauen.
43. Ich reagiere hastig und ohne gross zu überlegen.
44. Ich kann mich gut entspannen und zur Ruhe kommen.
45. Meine Aufgaben kann ich in angemessener Zeit erledigen.
46. Ich weiss mich immer zu beschäftigen

2. Fragebögen zur Fremdeinschätzung

Zu jeder Frage werden Einschätzungen auf einer 5-stufigen Skala (0= trifft überhaupt nicht zu / nie; 1= trifft kaum zu / selten; 2= trifft etwas zu / manchmal; trifft ziemlich zu / häufig; 4 = trifft völlig zu / immer) vorgenommen:

2.1 Fragen zur Fremdeinschätzung des Verhaltens und Erlebens

1. Patient/in wirkt depressiv (z.B. zeigt Niedergeschlagenheit, Hoffnungslosigkeit, Verzweiflung/ weint häufig).
2. Patient/in ist angemessen höflich und auch in schwierigen Situationen beherrscht.
3. Patient/in zeigt Überangepasstheit, Fügsamkeit (z.B. äussert keine Kritik, keine eigenen Wünsche/ ist immer mit allem einverstanden / entschuldigt sich häufig / hat Hemmungen, um etwas zu bitten)
4. Patient/in weicht bei Schwierigkeiten aus (z.B. aggraviert in bestimmten Situationen, wenn dadurch unangenehme Aufgaben vermieden werden können / verweigert Mitarbeit)
5. Patient/in verhält sich fair und offen (z.B. spricht Probleme mit Betroffenen selbst an / hält Vereinbarungen ein)
6. Patient/in verliert rasch den Überblick (z.B. weiss nicht mehr weiter/ hat "Blackouts"/ perseveriert / übersieht wichtige Handlungsschritte).
7. Patient/in verhält sich gleichgültig (z.B. äussert wenig Gefühle, weder Sorge, noch Freude, noch Angst / Indifferenz gegenüber der eigenen Zukunft).
8. Patient/in handelt aus eigenem Antrieb heraus (z.B. zeigt Eigeninitiative/ wird von selber aktiv).
9. Patient/in bewältigt Aufgaben in angemessener Zeit (mit angemessener Geschwindigkeit)
10. Patient/in nimmt Anteil am Befinden anderer und kann gefühlsmässig auf andere Menschen eingehen.
11. Patient/in handelt vorschnell und überstürzt.
12. Patient/in hat Mühe, eine angemessene soziale Distanz zu wahren (z.B. wird zu persönlich, unverschämt, beleidigend / fasst den anderen häufig an).
13. Patient/in kann Misserfolge bewältigen.
14. Patient/in kann Zusammenhänge gut erfassen und entsprechend handeln (bewältigt auch komplexere Handlungen / handelt zielorientiert).
15. Patient/in gibt auch bei Schwierigkeiten nicht auf (bemüht sich um Geduld und Durchhaltevermögen / lässt sich nicht entmutigen).
16. Patient/in wirkt motiviert (strengt sich an / freut sich über Erfolge).
17. Patient/in benötigt Fremdaktivierung, um zu handeln (benötigt äusseren Anstoss / ist selbständig nur bei Routineaufgaben)
18. Patient/in traut sich nichts zu, wirkt ängstlich und unsicher (z.B. fragt oft nach / benötigt Rückversicherungen / benötigt Ermutigung).
19. Patient/in meidet Kontakt, zieht sich zurück.
20. Patient/in zeigt aggressives Verhalten (z.B. beschimpft andere / bedroht andere verbal oder physisch).
21. Der Antrieb der/des Patientin/en ist gesteigert (z.B. wirkt motorisch unruhig, nervös, getrieben).
22. Patient/in kann eigene Wünsche und Bedürfnisse gut durchsetzen
23. Patient/in handelt verlangsamt, bedächtig.
24. Patient/in zeigt ein angemessenes Mass an Vertrauen in seine Umgebung (z.B. fragt um Rat / kann auch mal die Fehler anderer tolerieren).
25. Patient/in nimmt Anteil, zeigt innere Beteiligung am Geschehen.

26. Patient/in benötigt einen stark strukturierten Rahmen, um sich zurechtzufinden.
27. Patient/in kann keine Frustrationen ertragen (z.B. reagiert sehr empfindlich bei Kritik, bei Konfrontation mit Beeinträchtigungen).
28. Patient/in verhält sich höflich und angemessen im Umgang mit anderen.
29. Patient/in zeigt regrediertes Verhalten (z.B. verhält sich nicht altersgemäss / möchte versorgt und verwöhnt werden / verweigert Selbständigkeit).
30. Patient/in sucht Kontakte, sucht das Gespräch.
31. Patient/in wirkt stimmungsmässig ausgeglichen.
32. Patient/in zeigt unangemessenes, albernes Verhalten (z.B. macht taktlose Bemerkungen / kann nichts ernst nehmen / spielt kleine Streiche).
33. Patient/in zeigt starke Ich-Bezogenheit (z.B. sieht nur die eigenen Probleme / spielt sich gerne in den Vordergrund).
34. Patient/in zeigt Misstrauen, Feindseligkeit (z.B. unterstellt böse Motive / kritisiert an allem herum, nörgelt).
35. Patient/in kann sich auf neue Situationen problemlos einstellen und anpassen.
36. Patient/in zeigt manipulatives Verhalten (z.B. spielt Personen gegeneinander aus / äussert Kritik nicht offen / versucht Mitleid zu erregen).
37. Patient/in wirkt nicht motiviert (z.B. zeigt keinen Einsatz / zeigt keine Freude über Erfolge / kein Interesse an Fortschritten).
38. Patient/in kann ihre/seine Gefühle gut beherrschen, hat sich gut in der Gewalt.
39. Patient/in wirkt in ihrem/seinem Verhalten sicher und selbstbewusst (z.B. handelt eigenständig, ohne Rückversicherung).
40. Patient/in verhält sich angemessen höflich im Umgang, wahrt eine angemessene Distanz.
41. Der Antrieb der Patientin/des Patienten ist vermindert (z.B. wirkt apathisch, gedämpft / klagt über Langeweile / kann sich nicht selbst beschäftigen).
42. Patient/in zeigt unkontrollierte emotionale Ausbrüche (z.B. wird laut / fängt an zu weinen / reagiert gereizt).
43. Patient/in handelt überlegt und geplant.
44. Patient/in bemüht sich in allem um grösste Selbständigkeit (z.B. verhält sich altersgemäss / nimmt wenig Hilfe in Anspruch).
45. Patient/in wirkt ruhig und kann sich entspannen.
46. Patient/in kann sich selbst beschäftigen, kann selbst aktiv werden.

2.2 Fragen zur Fremdeinschätzung der Sprache und Kommunikation

1. Patient/in spricht auffallend viel, lässt den Gesprächspartner kaum zu Wort kommen.
2. Die Themenwahl ist nicht angemessen (z.B. ständige Wiederholung derselben Themen, peinliche oder unpassende Themen).
3. Patient/in verliert im Gespräch den Faden (z.B. wechselt plötzlich das Thema / bricht ab und weiss nicht mehr weiter).
4. Patient/in bemerkt Missverständnisse oder Unklarheiten, verbessert sich dann und fragt nach.
5. Äusserungen des /der Patienten/in sind schwer verständlich.
6. Patient/in spricht in verständlicher Lautstärke, ohne zu flüstern.
7. Patient/in versteht im Gespräch gut.
8. Patient/in spricht auffallend langsam (z.B. schleppend / mit Pausen).
9. Patient/in findet ohne Probleme Wörter und Formulierungen.
10. Patient/in redet flüssig, ohne zu stocken oder zu unterbrechen.
11. Patient/in kann gut auf ein vorgegebenes Thema eingehen und sich dazu äussern (z.B. erfasst genau, worum es geht).
12. Patient/in wählt angemessene Themen im Gespräch.
13. Es gelingt dem /der Patient/in gut, beim Thema zu bleiben ohne abzuschweifen.
14. Patient/in spricht in einem angemessenen Tempo, ohne sich zu überstürzen oder Silben zu "verschlucken".
15. Patient/in unterbricht den Gesprächspartner, fällt ihm ins Wort.
16. Patient/in kann aufmerksam zuhören.
17. Patient/in bemerkt nicht, wenn er /sie sich unverständlich ausgedrückt hat (z.B. geht über Unklarheiten hinweg / keine Korrekturversuche / kein Nachfragen).
18. Patient/in hat Wortfindungsstörungen (z.B. sucht nach Worten/ stockt im Satz / benutzt falsche oder nicht passende Formulierungen).
19. Patient/in antwortet am Thema vorbei (z.B. antwortet mit Allgemeinplätzen, Floskeln/ geht nicht auf Frage ein / hebt Unwichtiges hervor).
20. Patient/in spricht auffallend wenig oder sehr mühsam, stockend, mit Pausen.
21. Patient/in kann auch längeren oder komplizierteren Gedankengängen folgen bzw. Gedankengänge selber entwickeln.
22. Patient/in spricht auffallend schnell (z.B. hastig, ohne Pausen).
23. Patient/in hat Mühe, den Gesprächspartner zu verstehen (z.B. gibt unpassende Antworten / Missverständnisse).
24. Patient/in hat Mühe, aufmerksam zuzuhören (z.B. hört nicht bis zum Ende zu / kein Blickkontakt / wirkt unaufmerksam beim Zuhören).
25. Patient/in spricht auffallend laut.
26. Äusserungen des /der Patienten/in sind gut verständlich.
27. Patient/in lässt den Gesprächspartner ausreden.
28. Patient/in schweift im Gespräch vom Thema ab (z.B. bringt ständig neue Nebenaspekte, verliert sich auf Nebengleisen/ bleibt nicht bei der Sache).
29. Patient/in geht im Gespräch auf den anderen ein und lässt auch den Gesprächspartner zu Wort kommen.
30. Patient/in spricht auffallend leise.
31. Das Sprechtempo zeigt keine Verlangsamung.
32. Patient/in spricht, ohne dabei laut zu werden.

3. Ergebnisse der testpsychologischen Untersuchungen

3.1 Aachener Aphasie Test

	GO		RN		MI		AR		SU		WA		AL	
Spontansprache	2¦3¦5¦3¦4¦4		4¦2¦5¦5¦5¦4		5¦ 5¦ 5¦ 5¦ 5		2¦5¦3¦3¦3		4¦5¦5¦4¦5¦5		3¦5¦5¦3¦4¦4¦		5¦4¦5¦5¦5¦4	
	Punktwert	Prozentrang	Punktwert	Prozentrang	Punktwert	Prozentrang	Punktwert	Prozentrang	Punktwert	Prozentrang	Punktwert	Prozentrang	Punktwert	Prozentrang
Token Test	12	77	1	97	0	99	24	56	0	99	20	65	3	95
Nachsprechen	147	96	127	69	148	97	123	64	146	94	127	69	147	96
Schriftsprache	81	90	88	99	87	97	79	87	89	99	79	87	88	99
Benennen	103	84	115	98	99	79	91	64	114	98	97	75	105	87
Sprachverständnis	101	86	118	100	97	79	83	56	105	92	86	61	97	79

3.2 Gedächtnistests

Münchner verbale Gedächtnistest

	GO				RN				MI				AR				SU				WA				AL			
	korrekt	Intrus.	Persev.	Cluster	korrekt	Intrus.	Persev.	Cluster	korrekt	Intrus.	Persev.	Cluster	korrekt	Intrus.	Persev.	Cluster	korrekt	Intrus.	Persev.	Cluster	korrekt	Intrus.	Persev.	Cluster	korrekt	Intrus.	Persev.	Cluster
Recall 1 (x = 7.2)	4				7				7				3	3		1	5				5	2	1	0	3	1		
Recall 5 (x = 13.5)	6		1		11		7	12	7			7	5	7			12			3	13	3	1	6	10		2	3
Short term recall (x = 12.6)	3				10			5	11	8	5	7	3	5			12			4	10	1	0	5	10			1
cued recall (x = 13)	5	2			14				12	1	2		2	7			11	1			13	1			8			
long term recall (x = 12.4)	3	1			11		1	7	7	1	3	3	0	1			15		2	5	12	1		3	6			1
cued recall (x = 13.5)	5	1			12		1		11	2	3		2	6			12	2			14				8			
Recognition (max.16) / Fehler	16	6 F.			16	1 F.			16	4 F.			16	12 F.			16	1F.			16	0 F.			14	1 F.		

Wechsler Memory Scale

Texte	GO	RN	MI	AR	SU	WA	AL
Punkte (x = 10.01, sd= 4.4)	6,5	10	5	4	9	3,5	6,5

Rey-Figur

	GO	RN	MI	AR	SU	WA	AL
Kopie (x=35.1, sd= 1.5)	36	*	21.5	36	35	34	35
Reproduktion (x= 22.7, sd= 7)	33	*	3	15	29	24	23

Gedächtnisspanne

	GO	RN	MI	AR	SU	WA	AL
verbal	5	6	6	4	5	3	7
non-verbal	5	5-6	5	5	6	7	6

3.3 Exekutive Funktionen

	GO	RN	MI	AR	SU	WA	AL
Wisconsin Card Sorting Test							
Anzahl Kategorien (x = 5.6, sd =1)	6	3	0	4	x	6	6
Perseverative Antworten (x= 10.4, sd=8)	24	64	68	61	x	2	9
5-Punkte Test (Regard)							
Anzahl korrekter Antworten (x=37.7, sd=9.7)	17	32	20	15	55	19	10
Anzahl Wiederholungen (x= 1.9, sd= 9.7)	0	0	1	0	5	0	0
Wortflüssigkeit nach Thurstone	(alternativ zu LPS6)						
Anzahl Antworten (x=33.3, sd= 8.2)	xx	xx	16	xx	xx	xx	xx

3.4 Intelligenz- und Leistungstests

HAWIE	GO	RN	MI	AR	SU	WA	AL
Bilderordnen (Wertpunkte)	10	8	0	6	8	10	7
Mosaiktest (Wertpunkte)	8	9	8	*6	8	16	10
Gemeinsamkeiten Finden (Wertpunkte)	4	7	6	*0	7	2	4
LPS 3 (T-Wert)	57	44	45	53	50	50	56
LPS 6 (T-Wert)	25	49	xx	37	58	44	42
LPS 9 (T-Wert)	45	51	41	44	47	59	49

3.5 Aufmerksamkeit

TAP - Testbatterie zur Aufmerksamkeitsprüfung (Zimmermann & Fimm)

	GO	RN	MI	AR	SU	WA	AL
1. Alertness							
Median mit Warnton-Rohwert (Prozentrang)	201(73)	293 (10)	323(3)	202 (69)	523 (0)	211 (57)	256 (23)
Median ohne Warnton -Rohwert (PR)	215 (71)	324 (5)	330 (3)	214 (71)	389 (1)	200 (83)	276 (16)
2. Go/no-Go							
Fehlreaktionen-Rohwert (Prozentrang)	7 (2)	1 (66)	5 (7)	5 (7)	13 (0)	3 (24)	1 (66)
3. Geteilte Aufmerksamkeit							
Auslassungen - Rohwert (Prozentrang)	1(27)	2 (10)	3 (3)	2 (10)	1 (27)	0 (60)	1 (27)
4. Arbeitsgedächtnis							
Auslassungen - Rohwert (Prozentrang)	6 (3)	5 (4)	1 (42)	7 (1)	6 (3)	4 (6)	4 (6)
Fehlreaktionen - Rohwert (Prozentrang)	1 (64)	4 (17)	8 (1)	10 (0)	4 (17)	1 (64)	3 (31)

ZVT							
Prozentrang	*0	2	8	1	5	42	x

D2							
GZ-F Prozentrang	*2,3	39	x	*0	30	46	x

* Testvoraussetzungen nicht gegeben oder eingeschränkt x = Mittelwert
x Testdurchführung nicht möglich / oder abgebrochen   sd = Standardabweichung
xx missing data

4. Diskursaufgabe Geschichten-Fortsetzen: Titel der Kontrollgruppe

Zeitungsmeldung	Auto-Geschichte
– Gasexplosion	– Die Fremde
– Der Brand	– Ein Unfall
– Gasexplosion	– Autopanne
– Grossbrand bei Ferienabwesenheit	– Baby erblickte das Licht der Welt in der freien Natur
– Panzer verursacht Gebäudeschaden in der Höhe von Zehntausenden von Franken	– Geburt auf einer Landstrasse
– Schlossermeister brachte Gasleitung nicht dicht	– Wer weiss Näheres über den Toten?
	– Der grauenvolle Anblick
– Das Unglück	– Ein glücklicher Tag
– Ich war Gärtner	– Die Lebensretterin
– Trauriges Ferienende	– Die Begegnung
– Erholsame Ferien	– Schlimmes Erlebnis nach zufriedenem Tag
– Wiedersehen macht Freude	
– Unachtsames Verlassen einer Wohnung	– Die Panne
– Der Trümmerhaufen	– Ein schöner Sommerabend
– Kleiner Fehler	– Nickerchen

5. Diskursaufgabe Prozedurale Texte: Gegenstandslisten (Kontrollgruppe)

Was man braucht zum Kaffeekochen	Anzahl Nennungen	Was man braucht zum Zimmerstreichen	Anzahl Nennungen
Kaffeemaschine	5	Farbe	12
Wasser	5	Pinsel	8
Filter	2	Rolle	4
Durchlauferhitzer	1	Verdünner	5
Entkalker-Sieb	1	Gefäss für Pinsel	1
Kaffee	1	Farbtopf	2
Tasse	1	Gitter zum Abstreichen	1
Filtertüte	1	Stecken	1
Löffel	1	Material zum Abdecken	5
		Leiter	4
		Lauge, zum Putzen der Wände	2
		Wasser und Schwamm	1
		Igel	1
		Tapete	2
		Kleister	2
		Tisch zum Zuschneiden	1
		alte Kleidung	1

6. Diskursaufgabe Bildgeschichten: Titel (Kontrollgruppe)

Boot	Seifenblasen	Brille
- Das Boot ist voll	- Die herti Seifenblattere	- Blindgänger
- Hochwasser	- Die blöde Seifenblase	- Der Brillenträger
- Das Boot ist voll	- Ä komischi Seifenblase	- Die widergesehni Ehefrou
- Wir schwimmen alle im selben Boot	- Der Seifenblasenartist	- Nimm myni Ouge u lueg
- Einer zuviel an Bord	- Dünni Fänschterschybene	- D Gfahr vor Brüuä - Die Gefahr einer Brille
- Spektakuläre Rettung	- Huch, da war wohl was falsch	
- Die Rettung	- Der Pfeifenraucher und seine Folgen	- Wer Arbeit und Mühsal nicht scheucht
- Verhängnisvolle Rettung		- Die Brille
- Das Boot ist voll	- Täuschung	- Welt mit oder ohne
- Rettung in der Not	- Schärbe bringe Glück	- Schock der Wahrheit
- Überschwemmig	- Seifenblasen	- Ansichtssache
- Das sinkende Schiff	- Die harte Seifenblase	- Sehstörungen
- Die Rettung	- Kuriosum	- Klar sehen
	- Die Seifenblase	- Die Brille
	- Die Seifenblase	- Die Brille

7. Transkripte (Auswahl)

7.1 Märchen

AL: Märchen: Schneewittchen und die sieben Zwerge

1 Also .. das Schneewittchen (,) hatte im Spiegel mal gefragt
2 (,) wer die schönste sei (,) und der Spiegel (,) meinte (,)
3 sie sei die Schönste .. doch die Mut(,)ter von ihr dachte (,)
4 sie wär ziemlich schön (,) aber das war sie nicht .. und ...
5 und dann ist das Schneewittchen durch den Wald gegangen (,)
6 und kam dann ins Haus der sieben Zwerge .. und hatte sich
7 dort ein Bettchen ge(,)schnappt(,) die sieben Zwerge waren
8 momentan nicht zuhause die waren bei der Arbeit .. also sie
9 musste mehrere Betten aneinanderschieben (,) um darin
10 überhaupt schlafen zu können .. ähm (,) dann kam (,) dann
11 ist sie eingeschlafen und die sieben Zwerge kamen dann ...
12 ähm (,) (die sieben Zwerge kamen dann) (LEISE) und (,)
13 haben sich gewundert (,) dass auf einmal die Frau dalag ..
14 in dem Bett ... ähm (,) äm ähm ... und dann gingen .. dann
15 haben se sich ja damit abgefunden ... hamms ihr auch recht
16 gemütlich dann nachher gemacht (,) die is noch ne zeitlang
17 dageblieben .. und die (,) sieben Zwerge sind wieder zur
18 Arbeit (,) gegangen (,) ganz normal ... ähm (,) ähm ähm ..
19 weiter weiss ichs dann nicht mehr

U: nee ? Wie geht's dann aus ?

20 Hm (,) auf alle Fälle (,) mh (,) stell steht sie (,) also
21 geht sie wieder nach Hause (,) steht vorm Spiegel .. und ist
22 dann (,) doch die Schönste im Land (,) und das bleibt sie
23 auch

7.2 Geschichten Fortsetzen

RN: Zeitungsmeldung

1 und zwar (,) es könnt sein (,) irgendwelche Terroristen (,)
2 haben dort (,) eine Bombe gelegt (,) heut geht alles .. s
3 gib s geht geht (,) kein Problem (,) man hat Geld (,) und
4 kann kaufen (,) was (,) man will (,) Gewehr (,)
5 Pistole und (,) Granaten .. alles kein Problem (,) also
6 .. es könnte sein (,) dass dort (,) Terroristen am Werk waren
7 .. [so'n Pech Mensch] (AUSRUFEND) (,) wer bezahlt das (?)
8 (,) die Versicherung vielleicht .. vielleicht .. das
9 schöne Haus kaputt (,) (gearbeitet dadran?) (,) wie wild
10 .. steckt viel Geld rein (,) viel Geld viel Arbeitszeit ..
11 also dann sowas (?).. nee danke ..
Titel: Terroristen

RN: Auto - Geschichte

1 ganz brutal gesehn .. sie sieht eine Leiche (,) im Auto ..
2 erschossen (,) Kopfschuss .. sie ist völlig fertig (,) [(was
3 &mach&ich ?) (,) was was was (?)] (AUSRUFEND).. Auto nehm'

Anhang - 329 -

```
 4 und (,) zur nächsten (,) Telefonzelle fahrn .. und anrufn (,)
 5 die Polizei ... zurückfahrn und (die Strasse sichern ?) (,)
 6 falls einer kommt (,) dann den (,) Wagen (,) [na was (?)]
 7 (AUSRUFEND)  (,) ja (,) (x...x machen und die x.....x gang
 8 um die Spur ?) (,)  (gang um die Figur ?)(,)  als sie merkt
 9 (,) der läuft (,) wie er sich gibt ...[ vorsichtig (,) nich
10 sehen (,)  sie kann (,) nee .. also los] (FLÜSTERND] (,) ich
11 loslatschen .. is ja sowieso keiner (,) aha (,) nich laufen
12 (,) mich sieht sowieso keiner (,) mich sieht keiner (,)
13 wetten (?) .. rangehen (,) [dt dt dt] (LAUTMALERISCH)
14 und&los (,) sind nicht (in&Ruhe ?) (,) vorsicht ... das
15 mein' ich (,) hinguckn (,) dortbleibn (,) und dann nee (,)
16 nicht daneben (,) weiter weg .. das Auto steht hier .. also
17 sich hier hinstelln (,) (weit weg ?)(,) ungefähr hundert
18 Meter (,) das Dreieck (,) da  damit man sieht (,) was dort
19 los is (,)(was&dort&los&is ?) (,) genau ... dann warten ..
20 bis die Polizei da is (,) (und dann sehen?)(,) war nichts
21 weiter (,) nur des Auto war alleine (,) denn (,) die Bullen
22 (,) wollen wissen (,) was Fakt ist (,) ob einer da war (,)
23 meistens (ises x...x oder fremdet?) (,) man kann ja da
24 nichts (wissen?) (,) da isser bestimmt .. genau so (,) der
25 eine Hilfe is für die Polizei (,) mithelfen wo es geht ..
26 und da gehts (,) sich da hinsetzen und warten .. kommt einer
27 (?)  mhm (,) und dann [pff] (SCHUSSGERÄUSCH) du gesehen
28 (?)(,) du tot (,) bitte keiner gesehen  (U: fragt nach)  er
29 kommt dann (,) [sie wissen s ?] (FRAGEND) .. [mhm]
30 (ANTWORTEND) (,) [pfff] (SCHUSSGERÄUSCH) er erschiesst sie
31 (,) und dann .. sind sie auch tot .. (wir?) hamm s gewusst
32 (,) nicht leben (,) töten (,) ausserdem war da (ausser
33 ich ?) ( U:das hab ih nicht ganz verstanden, wer hat wen
34 erschossen jetzt am Schluss ?) er meint  sie (,) s find't
35 es (,) und sie [halt ich komme] (AUSRUFEND)..  sie sie sind
36 .. [hab'n Sie sie gesehn (?)] (FRAGEND) [ja] (ANTWORTEND) ja
37 (?) .. wo die Polizei (,) kommt (,)  [pfff] (SCHUSS)
38 erschiessen (,) sie erschiessen (U: Wer, die Polizei ? ) ich
39 .. ich bin der Gangster (U: Der Gangster der tut den Zeugen
40 erschiessen (?) ) ja (,) [genau so] (FLÜSTERND)
Titel: Am Strassenrand
```

AR: Zeitungsmeldung
```
1 ja der anger het s gseh oder ... dr Walter .. gseh (,) wie ds
2 Huus brönnt oder .. un&nähär ... jö .. glöscht .. aber nid guet
3 (,) nähär (,) abebrönnt .. jaja
Titel:"das dumme Sachen"
```

AR: Rotes Auto
```
1 ja use (,) die Frou use .. un&nähär Polizei aa aalüüte ... das
2 Auto isch .. nid guet ... oder süsch äbe (,) das Auto brönnt ..
3 irgendwie lösche .. zersch mau oder(,) lösche (,) un&nähär
4 frage di di (,) wie heisst die Frou .. oder ä Maa .. isch guet
5 oder nid guet und süsch de .. irgendwie nüt (,) nüt .. sprach
```

6 spreche wisch ..irgendwie ruhig wisch .. un&nähär .. aalüte ...
7 Polizei aalüüte .. de nähär (,) Doktor oder so (,) wisch
Titel: "Das Auto gelöscht"

7.3 Schriftsprache

WA: Schriftsprache 1
1 Eine Frau ist im Haus und sieht den
2 kalten Winter vom Baum. Sie sah eine
3 Katze die sich auf dem Baum retten
4 weil der Hund sie jagen will. Schnell
5 ticken sich die Frau von der Feuer-
6 wehr um mit der Leiter die Katze.
7 Die Feuerwehr arbeiten gut zu leben sie
8 das arme Kätzlein in der Kälte zurück
9 ins Haus

WA: Schriftsprache 2
1 Die Heirat
2 Vor der heiraten kennen sich die beiden
3 Leuten beim Zauberer der sehr gross
4 wachte und sogar auch er der Beste von
5 Tricks. Die Frau war sie traurig von diesem
6 Zauberer weil die drei Kindern nicht dort
7 waren. Sie spricht sich mit dem Mann so
8 dann gehen die beiden Heiratsleuten mit
9 dem Beinen zurück zum Haus zu den
10 drei Kindern, um die Jungen gut lernen
11 für die Schule. Das Mami und der Papi
12 sind sehr freu um sehen sie die guten
13 Kindern. Nützlich war das Wetter auch
14 noch sehr plus, keine Wolken oder
15 Regen es war es die Sonne vom Früh-
16 ling.

7.4 Prozedurale Texte

MI: Kaffeemaschine
1 aso ich tue erschtemal dä Chnopf abetrucke (,) dass s Wasser schön (,) nei zerscht
2 tuen i mal s Wasser iifülle .. dass s überhaupt Kafi cha gäh (,) dass sWasser (,) äh
3 cha usselaa (,) dänn tuen ich de Chnopf iistelle (,) dass er (,) dass s Wasser au schön
4 warm wird (,) schön heiss (,) muss aber lang warte (,) wil's ja frisches Wasser isch (,)
5 oder (?) s geit lang bis das heiss isch .. dänn hol ich äs Tassli (,) suech äs Tassli
6 äh .. wo da Kafi au drii mag .. tu zwee Assugrin (,) drii dass scho gsüesst isch
7 (,) dass i das scho mal han (,) und ich trink-en schwarz (,) drum trink-i (,) nim-i
8 käs Cremli oder (,) und äh (,) tu s Tellerli (,) aso s (,) und's Löffeli (,) parat stelle
9 (,) dass das alles parat isch (,) dänn tuen ich's under d Kafimaschine stelle das
10 Bächerli .. äh das Tassli (,) und äh (,) laa dä Kafi use (,) und dänn chann-i (,) druck-i
11 uf dä Chnopf und dänn chunnt dä Kafi use und dänn chann-i rundumeriiere (,)
12 aso je nach däm (,) es chunnt druff aa (,) wenn's natürlich no kei Kafi (,)
13 äh (,) ding (,) Pulver dinne hätt (,) dänn tuen-i Kafi iifülle (,) aber wenn's scho
14 dinne hätt (,) dänn muess i das nümmme mache oder .. je nach däm

Anhang

MI: Zimmer streichen
1 also ich muess mer emal zerscht überlege (,) was für ä Farb das ich dänn das
2 Schlafzimmer wett striiche (,) dänn muess ich mal die (,) Farb wo n ich au wett
3 zuetue (,) dass ich die (,) emal hann oder (,) än Pinsel muess ich ha (,) dänn
4 muess ich natürlich Ziitige am Bode lege (,) dass nöd alles am Bode uf de Teppich
5 gheit (,) die Farb .. dänn cha's eigentlich losga (,) aso ich muess d Wänd
6 natürlich freimache (,) wänn ich Bilder ufghängkt ha die abenäh (,) dass schön
7 Platz hät zum (,) zum das striiche-n -oder (?) dänn cha's loosgaa (,) dänn
8 chann- ich das .. Schlafzimmer neu striiche (,) aber ebe ich muess eifach rundumme
9 Platz mache (,) dass ich au Platz ha zum überall striiche würklich oder (,) dänn
10 chann'ich das striiche (,) und dänn muess ich eigentlich no (,) wenn das so wiit
11 isch (,) dänn muess ich's na lang trochne laa (,) am beschten äh (,) mach-i
12 das grad eso (,) dass es über d Nacht cha (,) aaso dass ` über d Nacht no cha
13 trochne (,) dass i da nümme cha a d Wand lange oder (,) dass ich dänn schlafe (,)
14 eigentlich

7.5 Bildgeschichte

SU: Boot
1 oder mit üserer Wetter (,) situation (,) hätt es sehr viel Überschwemmige
2 gebe .. wenn man zum Beispiel Italie aalueget das .. Pisa (,) sind sehr viele
3 Hüüser in Mitleidenschaft gezogen worden und der Wasserstand so hoch (,)
4 gstiige dass (,) die Lyt ufs Dach klettern mussten .. das rettende Boot
5 erschien .. und man (,) übernahm .. eventuell ein Maa .. oder man kann sagen ein
6 Maa zuviel (,) so dass das Boot unterging .. und das zeigt üüs das Bild .. dass alle
7 Herrschaften im Wasser (,) frei schwimmend .. sich befinde .. dänn hätte mer das
Titel: die versuechte Rettig

SU: Seifenblasen
1 gut (,) die bekannte Witzperson (,) spielt mit Seifenblasen ...das Röhrli
2 wo er eigentlich haben sollte (,) is äs Pfiifli .. durch das Pfiffli erreicht er
3 (,) en schöne Blaa(,)sering .. die klineren Blasen .. verreissen (,) und mit
4 der grösseren Blase macht er sein Spielchen .. er spielt auf einer Hand
5 Handball .. und als Profi versuecht er (,) die Blase wiit zu werfen (,) leider
6 stat das Fenster dazwüschen und (,) vorschröckend gat das Schiibli
7 kaputt .. auch die Überraschig is vorhanden .. da Seifenblasen ja das
8 Fenster (,) nicht .. entzweien ... wie das Männlein da heisst (,) weiss i nid
9 (,) ich hab den gestern da schon gsuecht den Name (,) die Witzfigur is ja
10 schon driissigjährig
Titel: Die Seifenblase

SU: Brille
1 leider seh ich nur (,) meine (Pause 12 Sek) hähä (,) wie drückt ma a des
2 guet us .. . leider fehlt mir die Brülle .. denn ohne Brülle sehn ich alles
3 zitternd vor mir .. is gliich was es is (,) so besuechten mer mit de
4 Frau (,) es Brüllengeschäft .. auch das ganze Geschäft wackelte vor mir
5 (,) so wie nachher .. der Ladenkorpus ... und der Berater .. nachdem er
6 mir die rechte Brülle usgsuechet hatte und ich sie (,) aalegte (,) beruhigte
7 sich alles (,) und erkannte auch leichte (,) Bibeli im Gsicht meiner Frau
8   .. nachdem ich die Brille abnahm (,) ereignete sich wieder .. wie vorher
9 (,) die ganze Zitterei (,) dass sich alles bewegte .. aber da die Unschlüssigkeit
10 noch vorhanden war .. verliess ich das Gschäft (,) und blickte mich nicht

11 mehr um damit ich das Zitterige nich mehr sehe .. das einzige was ich
12 noch merkte .. wo ich meine Frau (,) in den unter den Arm (,) nahm (,)
13 dass sie auch noch zitterte (,) wahrscheinlich aus dem Grund .. oder (,)
14 in der Ufregig dass ich die Brülle nicht kaufte
Titel : das unruhige Wesen, oder : unruhige Gefühle

7.6.1 Rollenspiel: Patient WA

```
 1 |A Tierverschutz (,) wott ds Gäld (,) damit chan er mit de Jäger
 2 |B

 3 |A stoppe              Jäger       Jäger
 4 |B       wer will mer stoppe (?)    Jäger (?)       wieso söll

 5 |A              stoppe (?) damit sie grad de Tod (,) vo d Tier
 6 |B me die stoppe (?)

 7 |A (,)    wil es git sehr Tier wo si tot däne (,) si
 8 |B     ja

 9 |A Soucheibe (jagt?)       si nid so guet (,) und di
10 |B            ja (,) ja

11 |A wei numme der e (,) "Elfenbein" (,) für e Elefant (,)
12 |B

13 |A     u vilich äs Fell (,) o no (,) u de nit so vil äbe
14 |B mhm

15 |A (,)    nid e mou ds Fleisch ässe (,)    weisch e die (LACHT)
16 |B    mhm                ja (,)

17 |A                .. was rufe (?)
18 |B und was söll ich jetzt mache (?)      was ich söll

19 |A     söll mach (?)
20 |B mache           was ich söll mache (,) was muen i

21 |A         ja am beschte wo's geit vo Geld    da ma wider
22 |B mache (?)                    hm

23 |A cha (,) (Lütte?) cha go derthier (,) i ds Land (,) wil es isch
24 |B

25 |A nid hier ir Schwyz mit de Elefante (LACHT)   des isch vo
26 |B                        ja

27 |A Kenia irgendwo z Afrika (,)    u de cha me mit Outo und Waffe
28 |B                mhm

29 |A fahre u die Lüte stoppe ..    und wenn si haut dervoseckle cha
30 |B               mhm

31 |A ma de Tod mache mit dene         ja
32 |B              mit de Lüt (?)    d Lüt abeschüsse (?)
```

```
33 |A (,) ja ig würd se äuä nid (,) aber s git
34 |B

35 |A anger Lüt (,) so wien ig kenn          di wei immer
36 |B                                   mhm (,) mhm

37 |A eine wo nid guet ga dr Tod (LACHT)     s sy wildi Lüt
38 |B                                    ja

39 |A                       das Gäud (?)     das isch
40 |B und wer chunnt denn das Gäld über (?)          mhm

41 |A der Verein vo Tierverschutz      dä bruucht ds Gäud
42 |B                              mhm

43 |A              Tierverschutz    Sutz (,) Schutz (,)
44 |B Tierverschutz (?)            hm

45 |A Schutz (wo isches? x...x) (LACHT)
46 |B                              Tierverschutz (,)

47 |A              Tierverschutz    mhm (,) der Verein
48 |B Tierschutzverein          mhm

49 |A      genau (,) dasch ä Verein (,)    sehr ä guete Verein
50 |B ja (,) ja                         ja

51 |A      u i ha gseh da git's ou (,) Bilder äh (,) Strasse
52 |B mhm

53 |A oder so (,) wo si äbe wei dr Tierverschutz endlich stoppe
54 |B                                                      mhm

55 |A wil s git sogar Ärzte hie ir Schwyz ..    sogar mit Chatze
56 |B                                      sogar

57 |A u (,) "Kaninchen" u aues mache di Cheibe so Lüte
58 |B                                          hm (,) mhm

59 |A und das han i&da (x...x) i o nid froh (,) mit dene arme Tier
60 |B

61 |A     mit de Chopf (,) u ds Züüg schnyden u (,) Mässere u
62 |B (,) ja

63 |A so Sache (,) das isch nid so guet
64 |B                              mhm (,) ja und (,) mit der

65 |A
66 |B Gsundheit (,) des ä des chunnt ja der Gsundheit z guet (,)

67 |A                           ja
68 |B wenn die Tierversüech machet (,)    der Gesundheit vom

69 |A        ja äbe (,) de Mensche (,) (LACHT) (,) ja es het ja
70 |B Mensch
```

```
71  | A  ou gnue              zuviel vilich sogar
72  | B         hm (,) gnueg Mensche? (LACHT)         ja (,) mhm

73  | A  .. zuviel u (,) öppe gad (,) das blybt itz de ändlich es chöi ja
74  | B

75  | A  nit no meh       süsch wird's de z äng ..    da muess me
76  | B            mhm                    (dax..x?)

77  | A  z vil Lüte loufe (LACHT)           jaja(,)
78  | B              ja (LACHT) mhm       ja (,) und eh

79  | A
80  | B  das Ge&also wenn ich jetzt Geld gibe (,) w was passiert

81  | A                    mit Geld (?)  (,) di Lüte (,) wo
82  | B  denn genau mit dem Geld (?)         ja

83  | A  arbeite (,) uf Kenia (,) für d Jäger ..   und de schicke
84  | B                         hm

85  | A  das Gäud dene    wil di bruuche o ds Gäud (,) oder?
86  | B              mhm                ja

87  | A      und wenn si ganzi Wuche dört sy (,) müesse si
88  | B (,) ja

89  | A  ou ds Ässe oder öppis ha u    nid unbe nume Waffe (LACHT)
90  | B                   mhm

91  | A
92  | B  ja (,)  und also das sind Schwyzer wo denn abegönnt (,)

93  | A
94  | B  oder sind das Lüt vo dörte  wo (,) wo das Geld überchömmet (?)

95  | A  das sy Schwyzerlüte (,)      di meischte ja        vilich
96  | B             Schwyzer               mhm

97  | A  het's no chlei Ferielüte vo Holland oder so (,)  oder
98  | B                              mhm

99  | A  Dütschland sogar (,) (LACHT)                         mhm
100 | B                 also Lüt wo Ferien machet dunne (?)

101 | A                          ja
102 | B  und dene muen ich mys Geld gä (,)   dene wo Ferien machet (?)

103 | A (LACHT)      genau
104 | B ja (?) (LACHT)     ja (,) was machet de die mit dem Geld (,)

105 | A
106 | B  dörte (,) die wo Ferien machet (,) die machet Ferie mit

107 | A           vilich o no (,) ja  (LACHT) ... jaa
108 | B  mym Geld (?) (LACHT)
```

109 | A dasch <u>schön</u> (,)   Ferie mache isch immer schön
110 | B   ja   aber isch's

111 | A   mou i by (,) für de
112 | B nöd für de Tierschutzverein (?)

113 | A Tierverschutz (,) aber i by nit Mit(,)   aso (,) itze
114 | B   mhm

7.6.2 Rollenspiel: Patient AL

1 | A Ich bin Tierschützer (,) und zwar will ich von dir <u>Geld</u> habn
2 | B

3 | A zur Rettung der Elefant'n (,) ich find das sehr sinnvoll dass
4 | B

5 | A die erhalt'n bleib'n (,)
6 | B   tja da bin i ober a weng andrer Meinung

7 | A
8 | B woil (,) da wird schon gnug Geld dafür ausgebn (,) und (,)

9 | A
10 | B die sollt'n ja auch ma a weng härter durchgreifn woil die ham

11 | A   ja und schon
12 | B sowieso gnug Geld zur Verfügung (,) und (,) mit (la ?)

13 | A (hast du nicht hart genug durchgeg?) äh [hast du nicht hart
14 | B

15 | A genug Geld gegebn] (ZÖGERND) sterbn noch sehr viel Elefanten
16 | B

17 | A
18 | B ach des is eigentlich (,) für mich (,) relativ <u>uninteressant</u>

19 | A (LACHEN)
20 | B   weil (,) die solln mit ihre Probleme streckenweis selber mal

21 | A   (LACHEN) .. hm .. ähä ... ja auf alle Fälle
22 | B fertig werdn (,)

23 | A solln die Elefanten am <u>Leben</u> bleibn
24 | B   ja des schon aber (,) da

25 | A
26 | B muss ma irgendwo annersch da anfange (,) da muss ma bei dene

27 | A
28 | B anfange die wo sie immer abschlachte (,) und da muss ma aber

29 | A
30 | B bei <u>unnere</u> (,) Zivilisation anfange dass die koi <u>Elfebein</u> mehr

31 | A | ja das
32 | B woin (,) das | dene irgendwie klarzumache wenn koi Elfebein
33 | A   ähä
34 | B mehr kauft wird dann wern auch die Elefante nimmer abgeschlacht
35 | A | ja   es   wird ja   schon vonner Polizei verboten
36 | B das isch | doch a logische Folgerung
37 | A dass Elefenbein geliefert wird also geschlachtet und (,)
38 | B
39 | A [verliefert wird] (LEISE) (,) aber es wird trotzdem noch gemacht
40 | B
41 | A und gekauft
42 | B   ja des scho (,) aber da muss ma halt bei dene
43 | A
44 | B Grossköpferten anfange do (,) ähm (,) weisst ei do bei
45 | A
46 | B dene Ami und Japaner (,) dass man dene das kloarmache tut (,)
47 | A ja aber | die Japaner ham ja
48 | B | weil das Zeig kriegste (,) das kriegste (,) kriegste immer noch aufm
49 | A   ja aber die Japaner die hams ja glaub ich auch
50 | B Schwoarzmarkt
51 | A schon verbotn
52 | B   (EINATMEN) da müssense härter durchgreifen ganz
53 | A
54 | B einfach&und (,) für sowas hab ich eigentlich (,) kei Geld übrig (,)
55 | A   LACHEN
56 | B weil da muss ma (,) sich selber an der Nosen fassen (,) (jedes
57 | A   du hast wohl noch Geld aber (,) ähm (,) man
58 | B eignes Land ?)
59 | A versucht ja schon (,) ähm einiges für die Polizei zu gebn dass
60 | B
61 | A die das unterstützt(,) aber (,) die brauchen halt genügend Geld
62 | B
63 | A (,) um das durchzusetzen (,) um auch neue Polizisten
64 | B
65 | A einzusetzen
66 | B   also genügend Geld genügend Geld(,) tja (,)
67 | A
68 | B fahrts hin und her (,) denn im Endeffekt bringt des auch
69 | A
70 | B nix (,) die warn doch da und vor dene (,) die wo die

```
71  | A
72  | B (,) Elefanten abschlachten  die warn doch da von dene
73  | A                                   äm
74  | B stellenweis sogar bestochn ..     also des (,) dass sie da
75  | A                     | (also ich  bin ?)
76  | B wegschaue (,) | dass is für mich ä (,) schlussends (,) (klare ?)

77  | A ja  also ich bin ziemlich sicher dass des klappt  denn (,)
78  | B

79  | A wenn Polizisten darauf aufpassen können dann werdn auch keine
80  | B

81  | A Elefanten mehr da viel geschlachtet
82  | B                              des is eigentlich

83  | A       (LACHEN) es is nich scheissegal (,) schliesslich
84  | B scheissegol

85  | A | sterben ja Elefanten ..
86  | B | ja freilich           wieso soll da soviel Geld ausgebn

87  | A
88  | B worn (,)  noch mehr (,) als sonst (,) da wird sowieso

89  | A                       aber nich genuch Geld um Polizisten
90  | B gnug Geld ausgebn (,)

91  | A | neu einzustelln
92  | B | aber nit genug Geld (,) und dass denn die zum Teil selber

93  | A
94  | B noch in die eigene Taschen stecken (,) das Geld (,) also hob

95  | A                      nee  die kriegn ja nur ihr
96  | B i für sowas koa (,) nix übrig

97  | A Gehalt (,) die | kriegen ja kein extra Geld
98  | B                | na ihr Gehalt scho       aber (,) die wo (,)

99  | A                                         nee das
100 | B (umsetzen?) irgendwo (,) die (stauben?) eine'n mit

101 | A glaub ich kaum                          äh (LACHEN)
102 | B            na das kann leicht möglich sein

103 | A denn das Geld wird ja eigentlich nur für die Elefantenrettung
104 | B

105 | A finanziert ..
106 | B            dann solln se weng (,) grössere Schutzgebiete

107 | A            na wird ja auch  äh von (,) ähm (,) der .. ähm (,) vom
108 | B machen
```

```
109 |A Krankenschutzverein so gesteuert dass die nich mehr Geld kriegn
110 |B

111 |A als se wolln
112 |B            aha . ... ja (,) und was soll jetzt do jetzt da (?)

113 |A (LACHEN) ja die kriegn nich mehr Geld m (,) auch wenn ses
114 |B

115 |A wollen kriegn die nich mehr Geld (,) die kriegn nur ihr
116 |B

117 |A Gehalt (,) mehr nich
118 |B                  na das is mir scho kloar dass die (,) wo (,)

119 |A                                       ja (,) also
120 |B die Laufburschen sind bloss ihr Gehalt kriegn

121 |A kriegn se ja kein Gehalt mehr (,) was du ja meintest (,)
122 |B                                                phfff (,)

123 |A                       (LACHEN) ja okay
124 |B des is eigentlich nit mei Problem
```